眼科 检查与处置

焦万珍 甄灿灿 姜艳华 戴汉军 张道敬 赵雅珺 主编

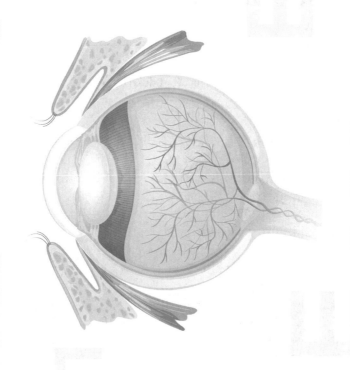

中国出版集团有限公司

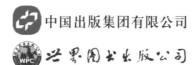

世界图书出版公司

广州·上海·西安·北京

图书在版编目（ＣＩＰ）数据

眼科检查与处置 / 焦万珍等主编. -- 广州 ： 世界
图书出版广东有限公司，2023.10
　ISBN 978-7-5232-0875-5

　Ⅰ．①眼… Ⅱ．①焦… Ⅲ．①眼科检查②眼病－诊疗
Ⅳ.①R77

中国国家版本馆CIP数据核字(2023)第201261号

书　　名	眼科检查与处置	
	YANKE JIANCHA YU CHUZHI	
主　　编	焦万珍　甄灿灿　姜艳华　戴汉军　张道敬　赵雅珺	
责任编辑	曹桔方	
装帧设计	济南雅卓文化传媒有限公司	
责任技编	刘上锦	
出版发行	世界图书出版有限公司　世界图书出版广东有限公司	
地　　址	广州市新港西路大江冲25号	
邮　　编	510300	
电　　话	020-84460408	
网　　址	http://www.gdst.com.cn	
邮　　箱	wpc_gdst@163.com	
经　　销	各地新华书店	
印　　刷	广州市迪桦彩印有限公司	
开　　本	787mm×1092mm　　　1/16	
印　　张	26.25	
字　　数	651千字	
版　　次	2023年10月第1版　　　2023年10月第1次印刷	
国际书号	ISBN 978-7-5232-0875-5	
定　　价	128.00 元	

编 委 会

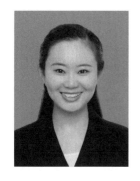

焦万珍

　　山东第一医科大学附属省立医院眼科副主任医师，擅长常见眼底疾病的诊断与治疗，主持并参与国家级及省级课题5项。

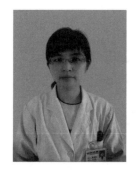

甄灿灿

　　山东省金乡县人民医院眼科主治医师，擅长眼表、眼底、屈光疾病的诊断和治疗。

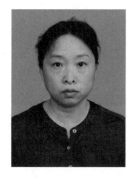

姜艳华

　　山东省高唐县人民医院眼耳鼻喉科主治医师，擅长睑内翻、上睑下垂等疾病的诊治。

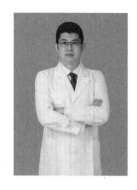

戴汉军

武汉大学中南医院眼科副主任医师，对眼眶病、眼肿瘤、眼整形和泪器病有丰富的临床诊治经验。

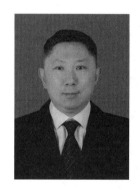

张道敬

山东省青岛市即墨区人民医院副主任医师，擅长白内障、青光眼、玻璃体视网膜疾病、眼外伤、黄斑病变的诊治。

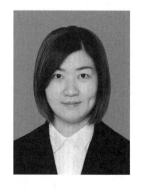

赵雅珺

南京江北医院眼科主治医师。

前　言

　　眼科学是研究人类视觉器官疾病的发生、发展及其防治的学科,有着很强的专业特点,是临床医学的一个重要分支。近年来,随着眼科临床和科研领域日新月异的发展,越来越多悬而未决的问题得到了解决。但是眼球是一个极其精密而又复杂的视觉器官,涉及各个方面的疾病,甚至有些疾病相互交织,相互间有着千丝万缕的联系,导致临床上某些疾病的治疗很棘手。因此,作为一名眼科医生,必须不断积累知识和经验,掌握新技术,才能更好地诊治疾病,本书正是在这样的背景下编写的。

　　本书先介绍了临床眼科常见的症状、眼科常用检查方法和常用的眼科药物等;然后用较大的篇幅详细介绍了临床常见眼科疾病的发生发展、诊断和防治等,涉及眼睑疾病、泪器疾病、结膜疾病、角膜疾病、巩膜疾病、晶状体疾病、玻璃体疾病、青光眼、葡萄膜疾病、视网膜疾病、视神经疾病、斜视与弱视等。本书内容紧密结合临床,内容新颖、特点鲜明、科学性和可操作性高,是一部极具参考价值的专业类书籍,可供临床眼科医师、医学院校师生参考。

　　在本书编写过程中,各位编者做出了较大的努力,对稿件进行了多次认真的修改,虽力求全面精细,但由于编写经验不足,可能仍存在不足之处,敬请广大读者不吝赐教。

目　录

第一章

眼科常见症状

第一节　视力障碍

眼功能包括形觉、色觉和光觉。视力可以比较精确地表示形觉的功能,可分为中心视力和周边视力。中心视力是通过黄斑中心获得的,周边视力指黄斑以外的视网膜功能。故视力是视功能的具体表现之一。视力发生障碍,即使很轻微,也说明视功能受到了影响。

1.病因

引起视力障碍的病变所在部位甚为广泛,因而造成视力障碍的原因也就多种多样。

(1)炎症是引起视力障碍最常见的原因。

1)感染性:由细菌、病毒、衣原体、真菌、寄生虫等引起的角膜炎、角膜溃疡、虹膜睫状体炎、脉络膜炎、眼内炎、全眼球炎、眼眶蜂窝织炎等。

2)非感染性:泡性角膜炎、基质性角膜炎、葡萄膜炎(包括虹膜睫状体炎、脉络膜炎)、交感性眼炎、原田病、白塞综合征等。

(2)屈光不正:近视、远视、散光。

(3)斜视、弱视。

(4)眼创伤:眼球穿孔伤、钝挫伤、爆炸伤、化学烧伤、辐射伤等。

(5)青光眼。

(6)各种眼病所致后遗症:角膜瘢痕、瞳孔膜闭、瞳孔闭锁、玻璃体混浊。

(7)全身循环障碍、代谢障碍及遗传性疾病所致眼病变:高血压性视网膜病变、糖尿病视网膜病变、肾炎性视网膜病变、妊娠高血压综合征视网膜病变、血液病性视网膜病变、视网膜色素变性与黄斑变性、缺血性视神经病变、Leber 氏病等各种眼底病变及糖尿病性白内障。

(8)视网膜血管病和视网膜脱离:视网膜动脉阻塞、视网膜静脉阻塞、中心性浆液性脉络膜视网膜病变、视网膜血管炎、视网膜脱离等。

(9)老年性和变性病变:老年性白内障、角膜变性、老年性黄斑变性。

(10)肿瘤:眼内肿瘤、眼眶肿瘤转移癌或侵及眼球的眼睑肿瘤等。

(11)其他:视路病变、伪盲。

2.病史

患者主诉视力减退,首先应了解确切的视力情况,包括远视力和近视力,以排除屈光不正和老视。若远、近视力均不好,则应看有无眼红,即睫状充血。如存在睫状充血,应当考虑角膜炎、虹膜睫状体炎(包括外伤所致)、闭角型青光眼。若无睫状充血,则应检查屈光间质有无混浊,如角膜瘢痕、角膜变性、白内障、玻璃体混浊等。或为开角型青光眼、眼底病变。通过眼底检查,对视网膜、脉络膜、视神经病变可以明确。如上述病变均不明显,则要通过视野检查排除视路病变;若均为阴性,应排除弱视。当然还应结合主诉中的其他症状全面分析。因此详细询问病史及从前向后逐步细致地检查是非常重要的。

详细询问视力障碍的发生发展过程。视力障碍是单眼还是双眼;是同时发生还是先后发生;是迅速发生还是逐渐发生;是远视力差还是近视力差,抑或远、近视力都差。有无其他症状,如眼充血、畏光、流泪、异物感、疼痛,以排除角膜炎、角膜异物、虹膜睫状体炎;头痛、眼胀、雾视、虹视以除外青光眼。单眼复视,考虑角膜、晶状体、玻璃体的混浊、晶状体半脱位。暗点、色视、小视、夜盲、视物变形、视野缺损、眼前黑影飘动、闪光感等症状,应考虑眼底病变,并注意有无创伤史。

3.体格检查

(1)全身检查:视力障碍可由全身性疾病引起,故全面体检非常重要。尤其应注意神经、心血管及内分泌等系统的检查。

(2)眼部检查:必须系统、全面地从眼外到眼内进行检查。先右后左,以防遗漏重要体征。

1)视力检查:视力检查包括远视力检查和近视力检查,以便对视力障碍有一个初步印象。远视力不佳、近视力尚好,可能为近视、散光等。近视力不佳、远视力良好,可能为远视。40岁以上者考虑为老视。远、近视力均不佳,可为远视或散光,或是屈光间质混浊、眼底或视神经病变、颅内病变等。如有睫状充血应考虑角膜炎、虹膜睫状体炎、青光眼。视力突然障碍,可能为视网膜中央动脉阻塞、缺血性视神经病变。数日内视力迅速减退,可能为视网膜中央静脉阻塞、视网膜脱离、玻璃体积血、眼及颅脑创伤、中毒、颅内急性病变等。无光感可能系视神经萎缩、眼球萎缩、眼球结核、绝对期青光眼、皮质盲等。对上述视力有了初步印象后,应按一定的步骤,从前向后逐步深入地检查。

2)外眼检查:

①眼睑:一般眼睑病变很少引起视力障碍,只有当眼睑病变引起刺激因素者,才会出现视力障碍,如眼睑内、外翻,倒睫,结膜结石,睑缘炎,瘢痕形成等。

②眼眶与眼球:眼球是否突出或凹陷,眼球位置有无异常。眶周能否触及肿物,眼球转动是否受限。

③角膜:大小,有无血管翳、浸润、溃疡、瘢痕、变性、异物、畸形。

④前房:深浅、房水混浊程度,有无积脓、积血、渗出物。

⑤虹膜:颜色、纹理,有无缺损(先天、手术),有无结节、萎缩、前后粘连、新生血管、震颤(注意双眼对比)。

⑥瞳孔:形状、大小、边缘、光反应(直接、间接、辐辏)。瞳孔区有无渗出物、色素等。

3)玻璃体及眼底检查:在暗室内用直接或间接检眼镜进行检查。观察玻璃体有无混浊、出血、液化、变性、异物、寄生虫等。检查眼底应注意视盘、视网膜血管、黄斑及眼底全貌,有无炎症、出血、渗出、变性、畸形等。

4)特殊检查：

①裂隙灯显微镜检查：能进一步观察眼部各组织的微细变化。注意角膜、房水、晶状体及前部玻璃体的微细病变。结合角膜染色术(2%荧光素溶液染色)，以鉴别角膜新鲜与陈旧病变。结合前房角镜观察前房角的变化，结合三面镜观察眼底各部位的改变。

②视野：包括中心视野和周边视野，以了解视神经、视网膜及视路的功能变化。

③检影、试镜：了解屈光状态。

(5)眼压及眼球突出度的测量：青光眼的眼压测量是必不可少的，但对诊断难以明确者，尚需进一步做 24 小时眼压曲线、房水流畅系数(C 值)测定以及眼压激发试验。

4. 辅助检查

(1)实验室检查：为了明确诊断或追究病因，血压测量、血尿常规、红细胞沉降率测定、血糖检测、结核菌素试验、甲状腺功能检查和病理检查等均有重要参考价值。

(2)器械检查：

1)荧光素眼底血管造影：能进一步了解眼底血液循环(达毛细血管水平)的细微结构、动态变化以及功能上的改变，为眼底病提出更多、更详尽的诊断依据。

2)视觉电生理检查：包括视网膜电图(ERG)、眼电图(EOG)、视觉诱发电位(VEP)等，以了解视网膜及视路功能。

3)影像检查：包括胸部、眼眶 X 线检查，超声探查(A 超、B 超、超声多普勒)，CT 扫描，磁共振成像(MRI)等。可以显示眼部结构和病理变化，对眼部不透明组织可达到直接视诊目的。

5. 鉴别诊断

创伤所致视力障碍有创伤史为依据，一般无须鉴别，以下重点介绍视力障碍无红眼症状的眼病。

(1)屈光不正与调节障碍：这种视力障碍多数是逐渐的，很难说清有病日期，眼部无异常发现。

1)近视：远视力减退，近视力正常。中度以上轴性近视可出现玻璃体液化、混浊，主观感眼前黑影飘动。眼底呈豹纹状，视神经盘颞侧有弧形斑。后极部巩膜向后扩张，导致 Bruch 膜变性，产生漆样裂纹，引起黄斑部视网膜下新生血管，而致黄斑出血。亦可致脉络膜萎缩，或形成后巩膜葡萄肿。此时近视力也受影响，称病理性近视。通过观察眼底征象及所用观测镜识别。通过检影、试镜明确诊断。

2)远视：轻度远视可以被调节代偿，故青少年轻度远视者，远、近视力可保持正常。只有度数较高的远视眼才会显出视力减退，且近视力比远视力减退早而明显。患者常因调节疲劳而有眼胀、头痛等症状。眼底检查及检影验光可明确诊断。

3)散光：远、近视力均不清晰，似有重影，伴眼胀痛、头痛，甚至恶心、呕吐等眼疲劳症状。眼底检查有时可见视盘呈垂直椭圆形，边缘模糊，用检眼镜不能很清晰地看清眼底。可通过检影验光明确诊断。

4)老视：40 岁以上者远视力正常，近视力减退，年龄愈大，近视力减退愈明显。特别是近距离工作时视物不清，为了看清楚，不自觉地把物体挪远，并将头后仰，甚或出现调节疲劳，如眼胀、头痛和眼眶部疼痛等。可戴正透镜予以矫正。

（2）屈光间质病变：

1）角膜瘢痕或变性：角膜瘢痕是角膜炎症、外伤及其他角膜病痊愈后遗留下不透明的结缔组织，会使角膜失去透明度而混浊。角膜变性是一种继发于炎症、外伤、代谢或增龄性退化性改变等复杂而不甚了解的常见角膜病变。可见于各个年龄段，但多发生于年长者，双眼或单眼发病，一般无家族遗传因素，病程发展缓慢。可引起角膜混浊。

2）白内障：白内障是常见眼病和主要致盲原因之一。可按病因、发生年龄、晶状体混浊的部位和形态进行分类。但无论哪种类型的白内障都可借助视力及晶状体混浊情况予以确诊。若晶状体混浊较轻，则须通过裂隙灯显微镜检查才能确诊。若混浊明显，则借助手电即可观察到瞳孔区呈灰白色混浊。

①老年性白内障：是最常见的白内障，多在 50 岁以后，发病率随年龄增长而增加。多为双侧性，两眼可先后发病。可出现进行性视力减退，或出现单眼复视或多视，也有出现第二视力者。根据晶状体混浊部位及形态分为皮质性白内障、核性白内障和后囊下白内障三类。皮质性者，初起混浊出现在晶状体周边部，呈尖端向中心的楔形，故瞳孔常态下常不易被发现。继之晶状体核硬化，屈光力增强，产生晶状体性近视，使近视力改善，即为第二视力。晶状体混浊逐渐发展至完全混浊，视力可仅为指数、手动或光感。核性白内障是晶状体混浊始于晶状体核，强光下因瞳孔缩小而使视力减退，进展缓慢。常有病情发展至相当程度，仍保持较好的近视力，直至晶状体核变为深棕色、皮质也发生混浊时，近视力才显著降低。后囊下白内障是初起在晶状体后极部囊下皮质浅层出现金黄色或白色颗粒，间或有小空泡的盘状混浊，因混浊位于视轴区，早期即影响视力。常与核性白内障及皮质性白内障同时存在。

②先天性白内障：有些除晶状体混浊外，还有全身及眼部异常。晶状体混浊多为双眼、静止性。呈前后极、花冠状、绕核性或完全性混浊形态。

③并发性白内障：是指由眼内病变引起的白内障。常见眼内病有青光眼、葡萄膜炎、视网膜脱离、视网膜色素变性、视网膜血管病等。晶状体混浊常位于后囊，呈褐色菊花型。

④全身性疾病所致白内障：最常见的是糖尿病性白内障。年龄大者，体征多与老年性白内障相似，只是发病年龄较早，发展较快。典型的青少年糖尿病性白内障，多双眼发病，进展迅速。早期晶状体前后囊下出现点状或雪片状混浊，可在数周或数月内晶状体完全混浊。

⑤低钙性白内障：或称低血钙性白内障。可有甲状旁腺功能低下、婴幼儿软骨病、孕妇或哺乳期缺钙。晶状体混浊位于前后皮质，呈多数白点或红、绿、蓝色微粒结晶，混浊区与晶状体囊之间有透明分界，重者可迅速完全混浊。

3）晶状体脱位：晶状体脱位分全脱位和不全脱位。全脱位时，瞳孔区晶状体阙如，表现前房加深、虹膜震颤、眼底呈高度远视性改变，凸透镜片能改善视力。不全脱位可有单眼复视，检眼镜检查呈双乳头像。轻者散瞳后用裂隙灯显微镜观察才能发现；明显者在瞳孔可见晶状体边缘，并有新月弧形的明暗对比。可伴虹膜震颤或玻璃体疝。

4）玻璃体混浊：玻璃体混浊不是一种独立的疾病，而是某些眼病的一种表现。多系眼内炎症、出血、变性、异物、寄生虫等引起。轻者可有眼前黑影飘动，视力可无影响；重者自觉眼前呈云雾状昏暗，甚或仅有光感。用眼底镜检查，可见玻璃体有混浊物飘动，重者无红光反射，眼底难以窥见。

　　5)开角型青光眼:开角型青光眼又称慢性单纯性青光眼。其主要特点是高眼压状态下,前房角宽而开放,与闭角型青光眼发作时房角关闭有着根本性不同。大多数患者早期无任何症状,少数病例眼压高时感头晕、头痛、眼胀或黑蒙。在此阶段有时无明显体征,常被疏漏;或眼压不稳定,只有测24小时眼压才有助于诊断。随着病情的发展,眼压逐渐增高,视神经盘杯盘比值增大、视网膜神经纤维层病变及视野缺损,诊断才能成立。有时典型症状出现时,视力视野几近丧失,已达不可逆转的程度。因此,本病的早期诊断至关重要。有下列情况者应做青光眼排除检查:①有开角型青光眼家族史者;②晨起阅读困难;③老年人频换老视眼镜;④进行性高度近视;⑤患视网膜静脉阻塞;⑥一眼已发病,另眼应及时做检查;⑦视神经盘杯盘比值(C/D)＞0.6。尤其对眼压偏高,且可疑视盘改变时更应做全面检查,以便早期确诊。

　　检查包括:①详查眼底,主要观察C/D、视网膜神经纤维层病变情况;②详细检查视野,主要有中心外暗点及鼻侧阶梯状暗点、弓状暗点、环状暗点,或向心性收缩,晚期呈管状视野;③前房角镜检查;④眼压描记C值;⑤检测24小时眼压波动;⑥必要时做眼压激发试验。本病应与慢性闭角型青光眼鉴别。后者外眼也可无充血,自觉症状不明显,但可有典型的小发作史,即使有轻度眼胀、头痛及视物稍模糊,但常有虹视。而开角型青光眼多无自觉症状。慢性闭角型青光眼的视神经盘陷凹较开角型者浅,且前房角为窄角,并有粘连。而开角型青光眼前房角为宽角,个别者为窄角。两者的主要鉴别方法是在高眼压情况下查房角,如房角宽而开放则为开角型青光眼。

　　6)眼底病变:外眼检查多无任何变化,其症状主要是视力减退,视物变形、变小、色视、暗点等。

　　①视网膜血管阻塞

　　视网膜动脉阻塞:本病属眼科急症。能致瞬间失明,如不及时抢救会造成永久性视力障碍。单眼发病,以左眼多见。根据阻塞部位不同,分为视网膜中央动脉阻塞和视网膜分支动脉阻塞。眼底特点主要表现为缺血状态。动脉管径狭细,后极部视网膜呈乳白色水肿,黄斑中心有樱桃红点。眼底很少出血,晚期可继发视神经萎缩。如阻塞限于动脉分支,则病变以该分支供血的视网膜区为限。视网膜中央动脉阻塞可表现视野缩小或呈管状,有时颞侧仅留一小片岛状视野。电生理检查呈典型的负相波。眼底荧光血管造影表现为动脉充盈迟缓,动静脉血管内荧光素流变细,或呈串珠状、树枝折断状,毛细血管闭塞。偶有染料渗漏或血管瘤样改变。

　　视网膜静脉阻塞:视力在数日内迅速减退,不像动脉阻塞那样突然。根据阻塞部位不同分为视网膜中央静脉阻塞、视网膜半侧静脉阻塞和视网膜分支静脉阻塞。黄斑区受累时视力显著下降。眼底表现为视神经盘正常或水肿,边界模糊,可被出血掩盖。视网膜动脉细,反光强;静脉迂曲扩张,如腊肠状。沿静脉干可见视网膜有火焰状出血,有时出现棉絮样斑。病变可波及黄斑,并有黄斑水肿。根据阻塞部位的不同,其病变波及范围也不一致,但眼底改变基本一致。眼底荧光血管造影可有静脉回流时间延长,视神经盘毛细血管扩张,染料渗漏。静脉管壁也可见荧光素渗漏。视网膜毛细血管扩张,微动脉瘤形成,晚期染料渗漏。黄斑区可出现点状或花瓣状染料渗漏,形成黄斑囊样水肿,甚或出现囊样变性,黄斑裂孔。如有视网膜大片无灌注区形成,可诱发新生血管,导致玻璃体积血、增殖,发生牵拉性视网膜脱离;也可发生新生血管性青光眼。

②视网膜静脉周围炎:也称 Eales 病或青年复发性视网膜玻璃体积血。多见于男性青壮年,双眼先后发病,有复发趋势。病变多起于周边部视网膜静脉。只有散瞳检查眼底时才能被发现。病变波及静脉主干时,静脉迂曲,有白鞘,眼底可有大量出血及渗出伴视网膜水肿。黄斑星芒状渗出或囊样水肿。可并发静脉阻塞现象,大量视网膜出血若流入玻璃体,视力会突然减退。周边部毛细血管闭塞形成大片无灌注区,导致新生血管形成,也可造成出血流入玻璃体,产生增殖性玻璃体视网膜病变牵拉性视网膜脱离。荧光血管造影,受累静脉管壁有荧光素渗漏和管壁着色,毛细血管扩张,微动脉瘤形成。晚期视网膜周边部有大片无灌注区,其周围可有微动脉瘤、动静脉短路和新生血管形成。黄斑也可出现点状渗漏或花瓣状渗漏。

③中心性浆液性脉络膜视网膜病变:是以黄斑区水肿为特征的常见眼底病。单眼或双眼均可发病,常易复发,多见于男性,发病年龄在 20～45 岁。病情可以自限。自觉视力减退,70%左右的患者视力在 0.5～1.0,很少低于 0.1。主诉视物不清,有中心暗点、视物变形、色视或小视。眼底检查时黄斑区局限性肿胀隆起,周围有光晕,中心凹反射消失。数周后有多数黄白小点沉着,或伴有色素紊乱。眼底荧光血管造影,静脉期可见一个或多个强荧光点,逐渐呈扩散型或喷出型染料渗漏。视野检查有中心暗点,应用 Amsler 方格表检查,能查出视物变形。

④视网膜脱离:指视网膜本身组织的神经上皮层和色素上皮层分离。分为裂孔源性视网膜脱离和非裂孔源性视网膜脱离。后者包括渗出性、牵拉性和肿物所引起。通常所言,视网膜脱离主要指裂孔源性视网膜脱离。初起视网膜受到刺激产生闪光感及眼前黑影增多。继之视野中出现固定性黑影遮挡,视物变形及明显视力障碍。眼底检查,脱离区的视网膜呈灰白色水波纹状隆起,血管爬行其上。并发增殖性玻璃体视网膜病变者,眼底可见增殖条索和星状皱褶。脱离区内或附近,常可发现透见背景红色的视网膜裂孔。眼压低于正常。局限性脱离时,相应部位视野缩小,并有红蓝色视野交叉现象。

⑤原发性视网膜色素变性:具有遗传倾向的慢性进行性视网膜色素上皮和光感受器的变性疾病。夜盲和双眼视野逐渐向心性缩窄是本病的主要特征。眼底检查,视神经盘呈蜡黄色,逐渐苍白萎缩,境界清晰。视网膜血管显著变细。早期视网膜赤道部有骨细胞样色素,遮盖部分血管。病变逐渐向后极部扩展,甚至累及黄斑,视网膜呈青灰色。眼底荧光血管造影,早期背景荧光呈斑驳状,动静脉充盈时间延长,晚期可有脉络膜血管无灌注区,也可见黄斑水肿所致的荧光素渗漏。视觉电生理检查视网膜电图(ERG)呈熄灭型,临床眼电图(EOG),表现为平坦波。

根据病史、视野、眼底不难做出诊断。早期病例可参考视觉电生理检查。

⑥全身性疾病的眼底病变:一些全身性疾病可引起眼底病变而导致视力障碍。除全身性疾病的临床表现外,眼底表现各有其特点。

高血压性视网膜病变:任何原因的血压增高都可引起眼底改变,其中包括视网膜病变、脉络膜血管改变以及视神经盘水肿。高血压分原发性与继发性两种,前者常发生在中老年人,以慢性进行性多见;后者以急进型多见,又称恶性高血压,多见于 40 岁以下,常见于肾病、妊娠高血压综合征、嗜铬细胞瘤等。视力障碍的程度与眼底改变的程度有关,多为双眼。眼底检查,视网膜小动脉部分或普遍性缩窄,管径不规则。血压长期持续增高,血管壁增厚,管腔狭窄,血管反光带增宽,失去透明性而呈铜丝样动脉,更重者呈银丝样动脉,并伴动静脉交叉压迫现象。血压急剧增高还可导致视网膜水肿、出血和渗出物。若高血压进入严重阶段还会产生视神经盘水肿。

慢性肾炎性视网膜病变:其眼底表现和高血压性视网膜病变极相似。特别是晚期高血压有肾功能损害时,两者鉴别困难。必须结合病史、临床表现及实验室检查全面分析。一般情况,慢性肾炎性视网膜病变眼底呈贫血状态、灰黄色调,水肿明显,絮状渗出多。黄斑区星芒状渗出斑多见,与红润清晰的高血压眼底截然不同。

妊娠高血压综合征性视网膜病变:发生在妊娠末 3 个月,有高血压、水肿和蛋白尿,甚至惊厥、昏迷。眼底检查,早期视网膜小动脉痉挛性收缩,管径粗细不均,管壁光反射增强,在痉挛血管附近和脉络膜梗死的血管分支供应区相对应的视网膜表面或其下方出现灰白水肿。严重时出现渗出性视网膜脱离和视神经盘水肿。此时会出现严重视力障碍。眼底荧光血管造影可见局限性脉络膜循环障碍,其周围有代偿性脉络膜毛细血管扩张渗漏,通过色素上皮损害区渗液抵达神经上皮而导致视网膜脱离。同时尚可见到视网膜毛细血管不同程度的染料渗漏。终止妊娠后一般视力恢复较好。若病变损害黄斑部,或因视神经盘水肿导致视神经萎缩时,也会遗留永久性视力障碍。

糖尿病性视网膜病变:是糖尿病的严重并发症之一,也是严重致盲眼病之一。眼底表现静脉迂曲、充盈,后极部出血点,微动脉瘤形成及黄白色硬性渗出物,或有灰白色软性渗出物及出血斑。重者有视网膜新生血管,以致引起视网膜玻璃体积血,形成增殖性玻璃体视网膜病变牵拉性视网膜脱离。眼底荧光血管造影,早期后极部可见微动脉瘤形成点状强荧光及视网膜毛细血管扩张,晚期均有染料渗漏,波及黄斑区时可有囊样水肿形成的花瓣状强荧光。也可有无灌注区形成的弱荧光区,或新生血管形成的强荧光区。电生理检查有助于鉴别。

⑦视神经及视路病变:

视神经炎:视力减退,视野向心性缩小或有中心暗点。炎症累及视神经盘时,眼底表现视神经盘充血,边缘模糊,轻度肿胀,盘面及盘缘少量出血、渗出。动脉细,静脉稍纡张。眼底荧光血管造影,动脉期视神经盘毛细血管扩张,随之染料逐渐渗漏,晚期视盘呈强荧光。如炎症累及视神经球后段,则称球后视神经炎。除视力障碍及视野改变外,外眼、眼底均无阳性体征。视觉电生理检查有助于诊断。急性期视力严重受损时,视觉诱发电位(VEP)显示潜伏期延长,振幅明显下降,甚至反应完全消失。视神经炎应与视神经盘水肿和缺血性视神经病变鉴别。

视神经盘水肿:常由颅内压增高引起,病变多为双侧。早期出现一过性视物模糊,晚期视力减退。眼底检查,视神经盘隆起度较高,边缘不清,生理凹陷消失。盘面及盘缘有火焰状出血或渗出,视网膜动脉正常或较细,静脉怒张。视野检查生理盲点扩大。眼底荧光血管造影视盘上有扩张的毛细血管,静脉期多量扩张的表层辐射状毛细血管及微动脉瘤清晰可见,盘面很快出现荧光素渗漏,晚期视盘呈明显强荧光。

缺血性视神经病变:分前部及后部缺血性视神经病变。是视神经的营养血管发生循环障碍所致急性营养不良性疾病。两者均会出现突然视力障碍。前者眼底检查可有改变,视神经盘轻度水肿、色淡,有出血,血管正常或动脉稍细。视野检查常为与生理盲点相连的水平半盲或象限性视野缺损。眼底荧光血管造影,其特点为视神经盘上的梗阻区与未梗阻区荧光强弱不对称。此点和视神经炎、视神经盘水肿显著不同,以资鉴别。后部缺血性视神经病变早期眼底正常。视野检查,有中心或中心盲点暗点,水平或垂直偏盲,象限缺损或不规则周边缺损。晚期(4～6周后)可出现视神经萎缩。

视路病变:该部位的病变可引起视力障碍,但在外部的直接检查是不易明确诊断的。视野检查是较为有效的诊断方法。炎症、创伤、异物、中毒、肿瘤均可导致该部位的病变。根据视野变化可以初步判断病变部位。如视野缩小伴中心暗点,考虑病变在视神经;双颞侧视野缺损提示病变在视交叉;双眼同侧视野缺损,病变在对侧视束;双眼同侧视野缺损,但无偏盲性瞳孔强直,提示病变在视野缺损的对侧视放射;双眼黑蒙,瞳孔反射正常,眼底正常,为皮质盲,提示病变在距状沟皮质。为进一步明确诊断尚需结合全身体征及影像学检查。

⑧弱视:凡眼球外部、内部无任何器质性病变,矫正视力低于0.9者,即可诊为弱视。

⑨伪盲:如视力与行动不相称,无疾病可资解释视力障碍的原因,患者拒绝检查或检查不合作,两侧瞳孔反应良好,反复测试视野可得出不同结果,要注意有无伪盲。进一步通过检查伪盲的方法予以确诊。检查伪盲的方法很多,常用者如缩短或移远检查视力的距离,若视力结果相同,则为伪盲。如在5m处查视力为0.2,而缩短距离为2.5m处查视力,所得结果仍为0.2,即可诊断为伪盲。又如检查健眼视野,但不遮盖盲眼,如果所得的鼻侧视野超过60度,可怀疑为伪盲。伪盲应与癔症性盲目或弱视鉴别。后者有精神因素存在,视觉诱发电位正常,暗示治疗有效。伪盲与皮质盲鉴别,后者为视中枢病变所致,异物突然出现在被检者眼前则缺乏瞬目反射,视动性眼球震颤消失。伪盲与球后视神经炎鉴别,后者有眼球转动疼痛、瞳孔开大、光反应不能持久、视野有哑铃形暗点、视觉诱发电位异常等以资鉴别。

第二节 红 眼

红眼是指眼白发红。这是一种笼统的概念。球结膜和巩膜组织的血管在某种情况下出现扩张充血、淤血或出血时,即可呈现眼白发红。由于眼部各部分组织的血供来源不同,其表现的红眼形态也不一样,而反映的病变部位也不尽相同,因此,红眼是许多眼病所共有的常见症状。临床诊断应进一步具体化,要了解引起红眼的结膜充血和睫状充血。结膜充血代表结膜或周围附属器官的原发或继发疾病。睫状充血则代表眼球本身的疾病,如角膜炎、巩膜炎、虹膜睫状体炎、充血性青光眼等。若血管本身病变或损伤破裂,则出血可积聚于球结膜下,称为结膜下出血,其也在红眼的范畴之内。而局部淤血也可导致红眼。

1.病因

由于红眼是由各种眼病所引起的,所以红眼的病因也多种多样。

(1)炎症

1)感染性:如细菌、立克次体、病毒、真菌、寄生虫等感染。可引起角膜炎、角膜溃疡、葡萄膜炎、化脓性虹膜睫状体炎、眼内炎、全眼球炎、眼眶蜂窝织炎等,以及各种类型的结膜炎。

2)变态反应性:如对异体抗原过敏、对自体抗原过敏或自身免疫性疾病。常见有阿托品等药物过敏、泡性角结膜炎、春季卡他性结膜炎、角膜基质炎、巩膜炎、虹膜睫状体炎等。

（2）外伤：各种眼创伤、异物、交感性眼炎等。

（3）压迫性：眼内或眶内压力增高，导致血液循环障碍，局部淤血。见于急性闭角型青光眼、眶内占位性病变等。

（4）新生物：活动性翼状胬肉、角结膜恶性肿物。

（5）慢性刺激：调节疲劳，风、尘、烟、热的刺激。

2.病史

首先了解红眼是单眼还是双眼，同时发生或先后发生。有无分泌物，分泌物的性质是脓性、黏液性还是水样。有无畏光、流泪、眼痛等刺激症状。视力有无受影响。若红眼起病急，双侧伴有分泌物，无刺激症状，且未影响视力，则考虑急性结膜炎。如红眼无分泌物，也无其他症状，可能为结膜下出血。如有眼红、视力障碍，伴有明显的刺激症状，可能是角膜或虹膜睫状体的炎症。若红眼发病急，伴眼痛眼胀、虹视、视力急剧减退，甚至伴恶心呕吐，可能是急性闭角型青光眼。还要详细询问有无药物过敏史及外伤手术史。

3.体格检查

（1）全身检查：有无全身性传染病，有无发热、高血压、心血管病、血液病等。

（2）眼部检查：先测视力，以了解红眼是外眼病还是眼前段病变。进一步检查红眼是充血、淤血还是出血。结膜下出血易辨认。一般情况下原因不明，可能与创伤、咳嗽、揉眼、便秘、饮酒等不被注意的因素有关。但应注意有无高血压、血液病、急性传染病。如为淤血伴结膜水肿，则应考虑眼球及眼眶情况，注意眼压，注意眼眶有无肿物、炎症。如为充血，则应辨别是结膜充血还是睫状充血。结膜充血代表结膜或周围附属器官的病变，应注意有无睑裂闭合不全、内翻倒睫、睑缘炎、睑结膜充血、乳头滤泡增生、瘢痕、肉芽等。球结膜有无疱疹、翼状胬肉或新生物。睫状充血代表眼球前段病变。裂隙灯显微镜详细检查角膜、前房、虹膜、瞳孔，必要时结合眼压及眼底情况，以鉴别角膜炎、异物、溃疡、虹膜睫状体炎、急性闭角型青光眼、眼内炎等。

4.辅助检查

（1）实验室检查：涂片、刮片及培养对结膜、角膜病变的诊断有益。葡萄膜炎的病因诊断常较困难。实验室检查有助于发现全身性疾病，如白细胞及其分类、血沉、结核菌素试验应是常规。其他如抗链球菌溶血素"O"、类风湿因子（RF）、抗核抗体（ANA）、C-反应蛋白（CRP）等检测。

（2）器械检查：裂隙灯显微镜检查可以了解到角膜病变的形态、大小及深浅。必要时结合荧光素染色。前房的深浅、纤维蛋白渗出、积脓、积血、角膜后沉着物（KP）、Tyndall现象、前房浮游细胞、虹膜粘连与萎缩、晶状体变化等，均需依靠裂隙灯显微镜详细检查。房水蛋白含量增加时，房水呈现混浊，即为Tyndall现象。但此现象不代表细胞浮游。有细胞浮游不一定有Tyndall现象。KP及前房浮游物为非色素性，提示虹膜睫状体炎。而急性闭角型青光眼则以色素性KP及浮游物为主。虹膜表面的Koeppe小结及Busacca小结，在虹膜睫状体炎症时可见。在虹膜表面，直径为$0.2\sim0.5$mm。因此裂隙灯显微镜检查会获得可靠的诊断及鉴别诊断依据；X线检查可除外结核及结节病；骶髂关节及骨关节检查有助于关节炎，特别是强直性脊柱炎的诊断。眼底荧光血管造影、超声检查、CT扫描对某些特殊病例有诊断意义。

5.鉴别诊断

(1)结膜炎:以感染性炎症为多见。表现为红眼者常以急性炎症为主。结膜炎的诊断容易,但病原诊断较为困难。凡脓性分泌物者,多为细菌感染;若有滤泡增殖、眼分泌物呈浆液状且量少,耳前淋巴结肿大,提示病毒或衣原体感染。其他尚有常见的春季卡他性结膜炎、泡性结膜炎等。

1)急性卡他性结膜炎:俗称暴发火眼,起病急,多为双眼发病。结膜充血伴大量脓性分泌物,视力不受影响。诊断不困难。若并发角膜周边部受侵;则可出现畏光、流泪、磨痛症状,称为卡他性角膜炎。

2)流行性出血性结膜炎:是一种暴发流行的传染性眼病。为肠道微小核糖核酸病毒感染。潜伏期短,起病急,常为双眼。分泌物量少,为浆液性。可有眼睑肿胀,显著的结膜充血,多有结膜下出血。少数伴有上呼吸道症状及肢体瘫痪。流行期间较易诊断。流行初期或散发者有时和急性卡他性结膜炎混淆。前者常可见角膜细点状上皮剥脱,少数病例上皮下实质浅层浸润混浊,伴耳前或颌下淋巴结肿大,有助于鉴别。

3)流行性角膜结膜炎:病原体为腺病毒,以腺病毒Ⅷ型最常见。常为暴发流行,潜伏期5～12日,症状和急性卡他性结膜炎相似。有角膜损害时可有疼痛、畏光、流泪,结膜充血、水肿、水样分泌物。穹隆部有大量不透明、体大、形状不规则滤泡。睑结膜面可有灰白色伪膜。结膜炎症严重时有耳前淋巴结肿大。7～10日后出现角膜损害,开始为浅层点状上皮性角膜炎,若侵入上皮下组织,则形成圆形浸润斑。炎症消退后浸润逐渐吸收,点状混浊可持续数月甚至数年。

4)变态反应性结膜炎:其中最常见者为春季卡他性结膜炎,为双侧性,反复发作,有季节性,多在春夏季发病,秋冬季缓解;好发于儿童;特点为奇痒、充血、流泪伴黏液性乳白色分泌物。临床分为:①睑结膜型,病变局限于上睑结膜,色粉红,有巨大形状不规则的扁平乳头,状如铺路石子;②角膜缘型,特点为角膜缘处结膜变宽加厚,始于上方角膜缘,逐渐漫及全角膜缘呈胶样增厚,有一个或多个胶样隆起结节;③混合型,即前两种病变兼有之。

5)泡性角结膜病变:是幼儿及青少年多见的变态反应性病变。结膜、角膜缘、角膜处反复出现结节状病变。结节中央部坏死脱落后形成溃疡,附近球结膜有局限性充血。好发于角膜缘及角膜者,眼红、刺激症状明显,患者常紧闭双眼藏于暗处。本病应与巩膜炎相鉴别。后者病变呈结节样隆起,局部巩膜上血管充血呈暗红色,不随结膜移动,有压痛。不难鉴别。

(2)角膜炎:角膜炎症表现的红眼为睫状充血,唯一重要的体征必须有角膜水肿、浸润、溃疡、异物、外伤等,比较容易鉴别。

(3)巩膜炎:眼痛常为眼病患者的一个主诉症状。眼球及其附属器的许多病变都可以引起明显的眼痛。由于疾病的不同,其疼痛的部位和性质也各异,因此,必须结合其他体征才能进一步确诊。

(4)急性虹膜睫状体炎:其病因复杂,分外源性和内源性两类。前者指物理、化学刺激或邻近部位的病灶感染;后者包括病原微生物经血流、淋巴转移到眼内,或变态反应而发。临床表现畏光、流泪、眼痛、视力障碍。睫状充血或混合性充血,房水混浊。裂隙灯显微镜检查角膜后有灰白色沉着物,前房可见浮游物及 Tyndall 现象。瞳孔缩小,有后粘连及渗出物。初发时容易和急性结膜炎混淆,应进行裂隙灯检查,注意上述体征以资诊断。如瞳孔缩小、环形后粘连则形成瞳孔闭锁,若大量纤维素样渗出物呈膜状覆盖在瞳孔区晶状体前面,机化后则称为瞳孔膜闭。渗出物阻塞房角,均会引起眼压增高,继发青光眼。应与急性闭角型青光眼鉴别。

(5)急性闭角型青光眼:起病急,眼胀痛伴同侧偏头痛,视力减退,虹视,恶心呕吐。视力明显障碍,严重者仅有光感。睫状充血或混合性充血。角膜呈雾状混浊,角膜后沉着物为色素性;前房浅。瞳孔中度散大呈竖椭圆形,光反应迟钝或消失。虹膜纹理不清或节段性萎缩。晶状体前囊有青光眼斑,眼压增高,指触眼压可坚硬如石,眼压测量高达 6.65～10.64kPa(50～80mmHg)。前房角镜检查,房角闭塞,虹膜根部与周边角膜几乎相贴。与开角型青光眼的正常宽角截然不同。本病应和急性虹膜睫状体炎相鉴别。前者治疗上应当缩瞳,禁忌散瞳。而虹膜睫状体炎则应散瞳,禁忌缩瞳。因为在治疗上两者有原则的不同,因此鉴别诊断极为重要。尚须追问病史,是否用过散瞳药,以利于鉴别。同样,若误诊为急性结膜炎,由于失去了早期治疗机会,易贻误病情而致盲。因此,在红眼的鉴别中,必须强调指出,急性结膜炎、急性虹膜睫状体炎、急性闭角型青光眼三者的鉴别诊断极为重要。由于患者有恶心、呕吐、剧烈头痛等全身症状,偶有误诊为颅脑疾病或急性胃肠炎者,甚至给予阿托品类药物治疗,使病情恶化。因此,凡有上述症状,绝不能忽视眼检查,以防误诊。

(6)交感性眼炎:一眼穿孔伤或手术后发生非化脓性葡萄膜炎,另一眼也发生同样性质的葡萄膜炎症,称为交感性眼炎。创伤眼称交感眼,另一眼称被交感眼。伤后2～8周最多见,也有数年后发生者。临床表现伤眼充血经久不退,眼球有触痛,角膜后沉着物及前房浮游物持续存在,伴低眼压。被交感眼初发症状不一,可先出现眼前段症状,也可先发生眼后部病变。眼前段有睫状充血或混合性充血及前部葡萄膜炎体征。眼后部有视神经盘充血、水肿,视网膜水肿、污秽,黄斑部渗出物,继发性视网膜脱离。根据创伤史和临床表现,诊断不困难。

本病需和交感性刺激鉴别。后者为一眼有创伤,另眼有刺激症状,排除原发刺激,交感刺激即消失,且视力不受影响。还需和晶状体性眼球血管膜炎鉴别。交感性眼炎为全色素膜炎,健眼发炎时,创伤眼也有炎症;而晶状体性眼球血管膜炎其创伤眼没有炎症表现。尚需和葡萄膜大脑炎相鉴别。两者临床症状相似,而葡萄膜大脑炎有头痛、头晕、耳聋耳鸣,并伴毛发皮肤改变,且无眼创伤史。

(7)眼内炎:眼内炎是眼内急性化脓性感染。常因眼球外伤、手术、角膜溃疡穿孔后发病。也可因全身性感染,通过血流进入眼内,又称转移性眼内炎。发病急,剧烈眼痛,刺激症状明显,混合性充血,角膜混浊,前房絮状渗出物,前房积脓,玻璃体混浊,瞳孔区呈黄白色反光。视力严重障碍。如眼球剧痛难忍,眼睑、球结膜高度充血、水肿,眼球突出,运动受限,则称化脓性全眼球炎。

(8)结膜下出血:结膜下出血是由于细菌、毒素侵害,或创伤,使球结膜下血管破裂,血液积聚在结膜下,也呈红眼表现。但和充血所致红眼不同,呈片状鲜红或暗红色,境界清。分不出血管界线。引起结膜下出血的原因很多,如流行性出血性结膜炎,可有结膜下小出血。高血压、动脉硬化、饮酒后、揉眼、咳嗽、呕吐、便秘,偶发生结膜下出血。更要除外因血液病所致的结膜下出血。如创伤24小时后发现除结膜下出血外,还有眶内出血,则应注意有无颅底骨折。

第三节 眼 痛

眼痛常为眼病患者的一个主诉症状。眼球及其附属器的许多病变都可以引起明显的眼痛。由于疾病的不同,其疼痛的部位和性质也各异,因此必须结合其他体征才能进一步确诊。

1.病因

(1)感染性:

1)眼睑痛:睑腺炎、眼睑皮肤病、眼睑脓肿。

2)眼眶痛:急性泪囊炎、急性泪腺炎、眼眶骨膜炎、眼眶蜂窝组织炎、眼球筋膜炎、眼眶脓肿、眼眶假瘤。

3)眼球痛:角膜炎、溃疡、巩膜炎、虹膜睫状体炎、眼内炎、全眼球炎。

4)球后痛:蝶窦炎、球后视神经炎。

(2)变态反应性:泡性角结膜炎、巩膜炎、急性虹膜睫状体炎。

(3)机械刺激:内翻倒睫、结膜结石。

(4)青光眼性。

(5)创伤性:各种眼球及眼附属器的创伤、异物等。

(6)肿瘤压迫。

(7)神经性:三叉神经痛(眼支)、眶上神经痛。

(8)屈光不正与调节疲劳、屈光参差。

2.病史

眼痛多伴有其他眼部症状,应详细询问病史。要注意眼痛的部位及性质。如角膜病变的疼痛是磨痛,像眼里有沙子的感觉,并伴有刺激症状。急性虹膜睫状体炎的眼痛则是眼酸眼痛,伴同侧偏头痛,睫状部有明显压痛是其特点。急性闭角型青光眼的眼痛为眼球剧烈胀痛,伴同侧偏头痛,同时有视力障碍、虹视、雾视、恶心呕吐等。球后视神经炎则是眼球深部疼痛,眼球运动或压迫眼球时感到球后部钝痛。眶上神经痛者疼痛剧烈,夜间重,眶上切迹处有明显压痛点。屈光不正、调节疲劳时,眼痛多与视近物有关,闭目休息后好转。全眼球炎、眼眶蜂窝织炎等为全眼及眼眶胀痛,眼球运动时痛且伴剧烈头痛及全身急性感染症状。

3.体格检查

注意全身检查,如体温、脉搏等,有无全身急性感染征象。有无颅脑及鼻旁窦疾病。

眼部检查注意视力,有无眼睑红肿、内翻倒睫,眶周肿物、瘘管、窦道,眼球突出、运动障碍,泪囊部红肿、压之溢出分泌物,结膜充血或睫状充血,巩膜充血、结节,角膜异物、浸润、溃疡、角膜后沉着物,前房渗出、积脓、积血,虹膜前后粘连、萎缩、结节,瞳孔大小、形状、光反应及眼底改变。必要时验光、测眼压。

4.辅助检查

(1)实验室检查:对感染性疾病,注意血常规检查。对上述某些疾病寻求病因,应测定红细胞沉降率、血液免疫球蛋白、淋巴细胞转化率以及结核菌素试验等。

(2)器械检查:裂隙灯显微镜检查,除外角膜炎、溃疡、异物及虹膜睫状体炎、青光眼等病变。眼底镜检查玻璃体、眼底变化。前房角镜检查有助于青光眼类型的诊断。视野检查对青光眼及球后视神经炎有诊断意义。影像检查可以判断眶骨、眶内及眼球有无异常改变。

5.鉴别诊断

(1)眼睑痛：

1)睑腺炎：是临床十分常见的眼睑腺体化脓性炎症。临床分外睑腺炎和内睑腺炎。前者是睫毛囊根部较浅在的外睑腺的炎症，一般黄色脓头位于毛囊根部。内睑腺炎是发生在眼睑深部的睑板腺内，脓点位于睑结膜面。睑腺炎早期尚未化脓时，常表现球结膜充血、水肿。此时应与急性结膜炎鉴别。睑腺炎有眼痛、眼睑红肿并可摸到压痛之硬块，不难鉴别。睑腺炎和急性泪腺炎虽都有眼痛，但后者炎症在眶外上部明显，且能在此睑缘与眶缘之间摸到硬结，有压痛。眼球向鼻下方转动时，在外上穹隆部可见泪腺突出。

2)眼睑脓肿：通常是睑腺炎扩大或特殊感染，其早期可有显著局部胀痛及压痛，当脓肿穿破时疼痛减退。

3)眼睑损伤：眼睑局部损伤成创面，表现为局部疼痛，若有外因刺激则更加剧。

4)眼睑皮肤病：如带状疱疹、单纯疱疹、湿疹等累及眼睑时会引起局部疼痛，尤其带状疱疹疼痛明显，有一定神经分布区域疼痛特点及夜间痛。

(2)眼眶痛：

1)眼眶骨膜炎：前部眶骨膜炎病灶位于眶缘，有剧烈放射性疼痛伴明显压痛。邻近眼睑、结膜明显充血水肿，眼球向对侧移位，也可溃破形成瘘管，探针可触及粗糙骨面。后部眶骨膜炎常由鼻旁窦炎扩散而来。病变侵及眶尖而使眼球向正前方突出，并伴眼睑球结膜水肿，眼肌麻痹。常诊为眶上裂综合征，有视力障碍者则诊为眶尖综合征。有时诊断较困难，影像检查显示骨质改变则有助于诊断。

2)急性泪囊炎：急性泪囊炎实质上包括泪囊周围蜂窝织炎。疼痛放射至额部及牙齿。红肿部位在内眦韧带下沿至泪囊区，可蔓延至鼻根部，耳前淋巴结肿大。肿块的部位及泪道阻塞是其鉴别点。

3)鼻窦炎：任何一窦发生病变，均有引起眼部疼痛的可能，尤其以急性炎症者为多。其疼痛的重点在眶壁，晨起重，日渐轻。额窦炎则可致眶内上角处疼痛，压之更甚，并有剧烈的额部疼痛。筛窦炎所致疼痛主要眼的鼻侧，触内眦部则疼痛加重。上颌窦炎所致的眼痛主要在眼眶的下部，常伴有视疲劳、头昏等症状，也有主诉眼球疼痛者。蝶窦炎表现头痛、球后痛、视力减退，易误诊为球后视神经炎。另一种所谓"真空性疼痛"，如鼻孔闭塞，以致额窦内空气完全吸收，造成真空，于是在鼻上侧眶缘表现疼痛。眼球运动则疼痛加剧，上斜肌滑车附着部压痛显著，主要是由于该处骨质较薄。

(3)眼球痛：

1)巩膜炎：

①巩膜外层炎：分结节性巩膜外层炎及单纯性巩膜外层炎。两者除眼痛及刺激症状外，前者以局限性结节为特征。巩膜表面有粉红色或紫红色结节隆起，结节表面及其附近之球结膜局限性充血、水肿。后者多在妇女月经期出现，突然发病，发作时间短暂，病变部位巩膜表层与其上面结膜呈现弥漫性充血水肿。

②深层巩膜炎：为深部巩膜基质层的炎症。常波及角膜和眼球血管膜。a.前部巩膜炎：病变位于赤道前部巩膜。除疼痛剧烈外，还有刺激症状。巩膜呈暗红色或紫红色，充血、水肿、界线不清，可向赤道部扩展，也可波及表层巩膜。并发症多为角膜炎和葡萄膜炎。b.后部巩膜炎：病灶位于赤道后部巩膜，眼前部体征不明显，故诊断困难。临床表现眼球疼痛，可波及眉、颞、颧骨部。视力减退、眼红，重者眼球突出、复视，眼睑下垂、水肿，球结膜明显水肿。可并发玻璃体混浊，脉络膜炎，脉络膜皱褶，视神经盘水肿，渗出性视网膜脱离等。如有环形脉络膜脱离时，常使虹膜-晶状体隔向前移位，而将房角关闭引起眼压升高。其特点为用缩瞳治疗前房进一步变浅，而用抗感染治疗房角重新开放，前房恢复正常，眼压迅速下降。影像检查颇为有益。荧光素眼底血管造影可见散在多处深层染料渗漏，并逐渐融合成片状或多湖状，晚期形成视网膜下荧光素积存，与原田病患者相似，但脉络膜皱襞形成的多数条状低荧光是其特征。B超显示眼球后壁变平、增厚以及球后水肿，球后水肿围绕视神经呈"T"形征象。CT扫描显示后巩膜增厚。

2）急性虹膜睫状体炎：因毒素刺激睫状神经末梢，引起睫状肌痉挛而眼球酸胀痛，重者波及眼眶及额部。睫状部有明显压痛。除此之外尚有睫状充血，角膜后沉着物及 Tyndall 现象，前房大量渗出物，瞳孔小，有后粘连。

3）急性闭角型青光眼：其眼痛的特征为患眼剧烈胀痛，伴同侧偏头痛，并波及三叉神经分布区域的眼眶周围、鼻窦、耳根及牙齿。视力极度减退，混合性充血，角膜雾状混浊，瞳孔散大呈椭圆形，眼压增高。

4）电光性眼炎：一般在紫外线照射后8～12小时发病。开始异物感，以后逐渐感觉眼痛，初为浅表部位疼痛，而后觉全眼球痛。有的患者自觉疼痛难忍，坐卧不安。结膜充血明显，常呈混合充血。

5）角膜炎：角膜是极其敏感的组织，神经纤维分布广泛，故而在角膜上的任何一种炎症伤害，即使是一个小溃疡、异物，均可引起局部的不适与疼痛。此外还有畏光、流泪、角膜浸润、周围充血等表现。

6）眼球穿通伤：眼球穿通伤，视其所在位置的不同而临床表现也各异。在危险带部（环角膜缘周围 8mm）的穿通伤，疼痛剧烈，似重度的虹膜睫状体炎。在角膜上的穿孔，疼痛也较显著，似重度角膜炎（溃疡型）。有穿孔存在，诊断较易。如有异物存留眼内，有炎症反应，则疼痛持久。若其本身无刺激影响，或者已被结缔组织所包绕，则疼痛渐消。

7）眼内炎：表现急性虹膜睫状体炎的征象，眼球疼痛明显。

8）全眼球炎：全眼球炎与眼内炎的不同，除眼球血管膜炎症外，并蔓延及整个眼球内外组织，眼球内充满脓液。表现混合性充血，呈一种红色外观，除眼球剧烈疼痛外还表现出头痛。可有发热及呕吐表现。

9）眼球萎缩：眼球在萎缩过程中有时也表现阵发性的疼痛。待完全萎缩了，这种痛苦便不复再有。

10）眼球筋膜炎：系眼球外围筋膜的一种炎症。局限性者较多，弥漫性者常与其他炎症合并发生。当炎症在局限部位发展中，初期仅有不舒服感觉，继则有眼球疼痛。偏于一侧，每当眼球运动时则显著，病变部位有压痛。此外有球结膜水肿、眼球移位等。

11）眼睑内翻与倒睫：内翻与倒睫不论发生在上睑或下睑，直接受到威胁的便是角膜。由于眼睑位置的改变及睫毛失去正常的排列，会发生角膜刺激症状，可以造成角膜浸润、溃疡、炎症、血管新生、混浊等。视力减退是一种痛苦，然其经常主诉的是眼睛不适（轻度者）及眼球疼痛（重度者）。

12）眼睑外翻：眼睑是保护眼球的，若向外翻，便失去了对眼球的保护意义。眼球得不到正常的保护，尤其是角膜，便发生干燥、刺激、上皮剥脱等一连串的变化。由于视力的减退及局部的刺激，患者常诉以眼睛不适及眼球疼痛的症状。

13）结膜结石：此类病变有称结膜固结体者，似较恰当。虽已往多沿用"结石"之名，但是其中的成分并不含钙类物质。它是由一些淀粉样物质及结晶体所构成的，有的是胆脂质或坏死组织的凝集。检查时，在睑结膜下可以看到一种黄色或黄白色的小颗粒。早期较软，尚不感到有何显著刺激。当日趋变硬时，刺激随之而生。患者常感眼睛不适及异物感，刺激严重者则有疼痛感觉，这种刺激与角膜受伤害有关。

14）屈光不正与调节疲劳：在屈光不正中以远视散光最易出现眼痛。远视眼是眼在休息状态，平行光线在视网膜之后形成焦点，因而视网膜成像是模糊的。为了看清远方物体，需要使用调节，当看近时除了正常看近的调节外，还要增加矫正远视的调节，因而容易出现视疲劳。出现眼胀、头痛甚至头晕、全身不适，但闭目休息后可好转。老花眼是随年龄增长，晶状体逐渐变硬失去原有的可塑性，睫状肌功能减弱，调节力不断降低。当睫状肌的作用接近于它的功能极限时，即产生调节疲劳。因而出现阅读后眼睑沉重，眼球胀痛不适，近视力减退。

（4）球后痛：

1）球后视神经炎：球后视神经炎分为急性球后视神经炎和慢性球后视神经炎，以后者多见。慢性者一般没有眼痛症状。急性者疼痛明显，其表现重点在球后，并有球后压痛（即施压力于眶上缘与眼球间而向后下）。有时有显著的病侧头痛，在诊断上还要依靠一些客观的检查，如视野暗点等。

2）眶内肿瘤：当一个眼球向外突出，而无其他任何炎症迹象时，得想到有肿瘤的存在的结果，需要继续做有关的检查，如超声波探查、眶后造影、CT和X线检查、眼功能检查及眼底检查。眼后的肿瘤，当损害到后部的神经丛或有刺激性炎症表现时，可有球后痛的主诉症状。

3）蝶窦炎：蝶窦位于眼眶后，一旦发炎，即有球后疼痛，位于眶后深部，压迫眼球则更痛，有引起球后视神经炎的机会，故也可有球后视神经炎的征象。

（5）痛点不明显的眼痛：

1）眼眶蜂窝织炎：眼眶蜂窝织炎是眼眶内软组织的一种感染炎症。眼球运动时疼痛且伴剧烈头痛及急性感染症状，为全眼及眼眶胀痛，患者很难说出疼痛是在眼球还是在眼眶，指触眼球则更痛，有临近组织感染病史，眼睑及球结膜极度水肿，眼球突出，运动障碍。

2）眶内绿色瘤：眼球白血病侵犯眶骨眼痛范围弥漫，重点常在眶后，小儿患者多见，多指不出具体疼痛部位。表现眼球突出、球结膜水肿。血常规示白血病征。

（6）与头痛同时存在的眼病：

1）重度眼痛病变：眼部疼痛严重者，由于反射性刺激加剧，于是引起轻重程度不等的头痛。如急性充血性青光眼、急性虹膜睫状体炎、眼球穿通伤、全眼球炎、眶蜂窝织炎等病变，其所致的头痛多在头前部及颞部,也有放射至头后部或耳后者。

2)交感性眼炎:交感性眼炎系一眼受到损伤(主为葡萄膜)引起另一眼的葡萄膜炎性病变,其主要表现为虹膜睫状体炎症状,部分显示脉络膜、视网膜病征。多属重型,故而除眼部疼痛外,多同时有头痛发生。

3)血管神经性头痛:一般多发生在交感神经紧张的患者,有轻度的血压增高、心悸,指划皮肤可见划痕,颜面潮红,患者自觉有一种搏动性的头痛,眼球可表现轻度外突,有的患者同时也感到眼部疼痛。检查眼底,视网膜静脉淤滞,动脉窄细。有的表现脑动脉痉挛病征。

4)动脉硬化症:多发生在老年患者,表现为一般的退行性变化,多有高血压。眼底有动脉硬化征,视网膜动静脉交叉处示压迫征。常可发生头痛,位置多在额部,有时与老年调节障碍同时存在,患者常有眼痛表现,工作时则加重,休息可减轻。

5)偏头痛:有遗传因素,在童年即有初次发作史,多为女性。头痛开始于眼球或眼眶,或头的额部或颞部。其特点为最后延展到整个头的半侧。其疼痛性质,开始如剧烈的破裂样或刺切样疼痛。由于头痛引起了眼部的一连串表征,如视力障碍、闪光暗点、眼底贫血等,故有眼性偏头痛之名。另有一种颅内病变所致的偏头痛,如颅内动脉瘤,往往有眼病症状。按神经科要求检查及眼底、视野检查,对诊断有帮助,血管造影明确诊断。

6)发热性疾病:凡高热的疾病,尤其是急性传染病,常有头痛表现,也有部分病例表现眼眶或眼球部疼痛。

7)中毒:毒素侵及神经系统,则有头痛或眼痛的表现,如烟、酒、奎宁等中毒,引起眼痛,常有球后视神经炎征象。

8)其他:此外,尚有不属于以上各点,表现不规律的头痛。可为生理功能的改变,或为神经刺激的异常,如停经期、月经异常(月经过多、过少,经期过长或过短)、血压异常、癔症、日射病等,均有发生头痛及眼痛的机会。

第四节　眼　痒

眼部发痒是某些眼睑皮肤和眼结膜疾病的特征性表现,属于眼部疾病特别是眼前节表面疾病的常见症状。体内外因素,如机械性的搔抓、强酸、醋酸、甲酸、弱碱、甲基溴化物、芥子气、某些植物,以及机体细胞受损后产生的一些物质(如组胺、活性蛋白酶及多肽类物质)等,皆可引起痒感。迄今为止,从组织学上尚未发现特殊的痒觉感受器,一般认为它与痛觉关系密切,可能是通过游离神经末梢或毛囊周围末梢神经网传导的。眼部发痒,按部位可分为眼睑皮肤发痒和结膜发痒,有时两者可同时存在。

一、眼睑皮肤发痒

引起眼睑皮肤发痒的感染性疾病有眼睑单纯性疱疹、眼睑牛痘、眼睑水痘、真菌感染、寄生虫(如蠕螨和阴虱)感染等。眼睑变态反应性炎症有应用青霉素、磺胺、阿托品、毛果芸香碱、碘剂、汞等制剂引起的过敏反应,蚊虫叮咬引起的过敏反应、眼睑血管神经性水肿、荨麻疹,其他如使用化妆染料、染发剂等或全身接触某些致敏物质和某些食物过敏所致。局部慢性刺激因素有慢性结膜炎、睑外翻及慢性泪囊炎等,由于分泌物或泪液的经常刺激所致。某些腺病毒及营养不良的儿童或药物性湿疹等也可引起眼睑发痒,如眼睑盘状红斑狼疮、皮肌炎等。某些维生素如维生素 A、维生素 B_2、烟酸等缺乏也可致眼睑和结膜发痒。睑缘炎,如干燥性睑缘炎、鳞屑性睑缘炎和眦角性睑缘炎是临床较常见的伴有明显眼痒的眼部疾病。

二、结膜发痒

各种原因所致的结膜炎多伴有眼部发痒的临床症状,如急性卡他性结膜炎、慢性卡他性结膜炎、流行性角结膜炎、牛痘苗性结膜炎、麻疹、春季卡他性结膜炎、花粉过敏性结膜炎、巨乳头性结膜炎、药物性变态反应性结膜炎、立克次体性结膜炎、真菌性结膜炎、支原体性结膜炎、寄生虫性结膜炎。

第五节　溢　泪

溢泪是在泪液分泌正常的情况下,由于泪道排泄发生障碍而引起泪液经睑缘溢出的现象,迎风时加重。溢泪是泪道疾病的主要症状。泪道病是患者感到极为痛苦的常见眼病。溢泪应和反射性泪腺分泌过多所致的流泪相区别。

1.病因

(1)下泪点位置异常:因泪点或下睑外翻所致。

(2)泪囊吸力不足:如面神经麻痹导致眼轮匝肌松弛,泪囊瘢痕性缩小或扩张无力。

(3)泪点阻塞:先天性、炎症、创伤。

(4)泪小管、鼻泪管阻塞(炎症、创伤)。

(5)其他:慢性泪囊炎、泪道肿瘤。

2.病史

询问患者流泪发生的时间,是先天发生还是后天发生。有无异物入眼史,如飞虫、风尘等。是否曾受电光或紫外光直接照射,有无角膜损伤或眼部手术后存有缝线史,有无睑缘炎、角膜炎、虹膜睫状体炎。上述原因均为反射性泪液分泌过多,造成眼泪流向睑裂以外,被称为"流泪";如无上述原因而泪液外溢者,则称为溢泪。应进一步询问是否并发脓性或黏液性分泌物溢出。如有则考虑慢性泪囊炎。注意有无创伤史,若泪小管断裂或下睑瘢痕性外翻,均可引起排泪障碍。鼻中隔偏曲、中鼻甲肥大、鼻息肉、鼻腔内肉芽组织等新生物,以及鼻内感染,都可以影响泪道的正常排泄功能,引起鼻源性溢泪。详细询问有无面神经麻痹,使眼轮匝肌无力,导致排泪机制障碍及睑外翻使泪点位置异常而发生溢泪。

3.体格检查

(1)全身检查:应注意神经系统有无面神经麻痹。鼻科检查特别重要,有无引起鼻泪管阻塞的鼻炎、鼻息肉、鼻腔及鼻旁窦肿物。

（2）眼部检查：首先观察下泪点的大小、位置有无异常。下泪点要行使它的功能，必须将泪点对合于眼球，否则泪液不能被吸入泪道而引起溢泪。下泪点是否外翻，是以上视时能否见到下泪点为依据。下泪点外翻常见原因有下睑外翻、面神经麻痹、老年人下睑松弛无张力。下睑内翻，泪点也相应内卷，不能使泪点对合眼球致使溢泪，但较少见。检查时不要忽视因慢性结膜炎、睑缘炎所致的泪点狭窄或闭锁。此外还需检查泪囊部有无隆起、波动、肿物、瘘管，压之有无分泌物。

（3）特殊检查：

1）荧光素滴眼：下鼻道置湿棉片，结膜囊内滴 2% 荧光素，令患者头略前倾，数分钟后取出棉片观察。泪道功能正常者，数分钟内结膜囊的荧光素液即能抵达鼻腔，使棉片着色。婴儿用此试验可代替泪道冲洗。

2）泪道冲洗：用 2~5mL 注射器接泪道冲洗针头，筒内盛消毒生理盐水。检查时先用 1% 丁卡因棉签夹置于泪小点处做局部麻醉。被检查者头略低，冲洗针头垂直插入下泪点 1~2mm，立即使针头呈水平位，顺泪小管行走方向深入 5~6mm，推注盐水。若水流入鼻腔或咽部，患者自觉有水流下，证明泪道通畅。冲洗液虽可流至咽、鼻部，但量少，而且大量冲洗液从泪点反流，说明泪道狭窄。冲洗时有黏液或脓性分泌物由泪点返出者，提示慢性泪囊炎。鼻泪管阻塞、慢性泪囊炎、总泪管阻塞者，水液不能流入咽部，且注射时阻力大，水流由上泪点返回。此三种情况经泪道探通术可以鉴别。若冲洗时阻力大，水不能流入咽部或鼻腔，而由下泪点返出，上泪点无液体逆流，则下泪小管阻塞是极有可能的。若冲洗通而不畅，用 1% 麻黄碱收敛鼻黏膜后，再经冲洗通畅者，为鼻源性泪道阻塞。

3）泪道探通术：经冲洗泪道尚难明确阻塞部位者，可行泪道探通术。其具有诊断与治疗的双重意义。插入泪小管的方法与冲洗试验相同。但必须插入泪囊，感觉探针已触及较硬的泪囊窝骨壁时，以针头作为支点，将针体靠近眼睑向眉头做 90° 转动，使探针呈垂直位，将探针插入鼻泪管 2cm 深。根据探针受阻的部位，即可明确是哪一部位的阻塞。

4.辅助检查

（1）实验室检查：泪道脓性分泌物涂片及培养对药物选择有意义。病理检验对泪囊肿瘤、结核诊断可靠。

（2）器械检查：

1）泪道放射性核素造影：闪烁照相机扫描可了解泪道形态及功能。

2）泪囊造影：先将泪囊内容物挤掉，用泪道冲洗器将碘化油或碘水（泛影葡胺等）注入泪囊中，4 分钟后拍眼眶正侧位片。正常泪道内碘油大部排入鼻腔。泪道阻塞、狭窄、粘连、泪囊扩张或附近肿瘤压迫均可显示，有助于诊断。

3）鼻泪管内镜：Singh 等报道鼻泪管内镜直接观察泪道，为泪道检查开辟了新途径。

5.鉴别诊断

（1）泪道通畅的溢泪：临床常遇到，对此类患者，经泪道冲选通畅，往往忽略进一步寻求溢泪的病因。

1）下泪点位置异常：维持正常的导泪功能，上、下泪点相比较，主要依靠下泪点。因此下泪点的位置异常可以引起溢泪。

①下泪点外翻:正常泪点浸于泪湖中,并与球结膜相碰,即使让患者向上看,不扳开下睑是不会看到下泪点的。这种紧密的接触是维持正常吸引泪液功能的先决条件。通过视诊即可观察到泪点的位置。尽管泪道冲洗通畅,也难以导流泪液而引起溢泪。引起下泪点外翻的原因很多,如先天异常、瘢痕性睑外翻、老年性睑皮松弛、面神经麻痹。特别是很轻微的面神经麻痹常被忽视,此时让患者笑一笑便可发现。

②下泪点内翻:常因内翻倒睫、各种原因的睑球粘连,使下泪点内卷,虽冲洗泪道通畅,但也可导致溢泪。此种情况多与内翻倒睫刺激,引起反应性泪液分泌过多的流泪同时存在。

2)排泪的吸收功能不良:此种溢泪常被忽视。患者自觉流泪,但无泪点大小及位置异常,冲洗泪道也通畅。需进一步通过泪囊碘油造影排除泪囊瘢痕性缩小、泪囊扩张无力、泪囊壁增厚所致无弹性。还应除外眼轮匝肌无力所致排泪功能不良。这四种情况都可破坏排泪机制而造成溢泪。后者常在面瘫尚未发生明显睑外翻及下泪点外翻以前,即引起溢泪。泪囊肿瘤早期也可出现溢泪症状。此时泪道仍通畅,只是影响到泪囊的排泪功能所致。经泪囊碘化油造影可获诊断。

(2)泪道阻塞或狭窄的溢泪:泪道阻塞多发生在泪点、泪小管、泪囊与鼻泪管交界处,以及鼻泪管下口。

1)泪点狭窄或阻塞:可以是先天的,或由于创伤、炎症所致瘢痕形成。视诊可见泪乳头处泪点狭窄或闭锁,即在泪点处形成一白色小突起,或根本无泪点痕迹。

2)泪小管阻塞:为常见病。特别是内侧段泪小管,总泪管及其进入泪囊处。原因有先天畸形、炎症后瘢痕、创伤等。泪道冲洗不通,液体自原泪点反流。泪道探通术泪小管处有阻力或不通,即可确诊。

3)鼻泪管阻塞:多由鼻炎上延,使鼻泪管阻塞。主诉溢泪,压迫泪囊部无分泌物自泪点溢出,冲洗泪道不通。泪道探通术有助于诊断。

4)慢性泪囊炎:是一种常见疾病。女性多于男性。由于鼻泪管阻塞造成泪液潴留于泪囊中,是引起泪囊炎的先决条件。患者主要症状是溢泪,常伴有该侧的慢性结膜炎。外观多正常,有时泪囊区有轻度隆起,压迫泪囊区可见黏液、黏液脓性或脓性分泌物反流,自泪点溢出。当泪小管也有阻塞时,分泌物可积存于泪囊中,使泪囊形成球形黏液囊肿。此时泪囊区有球形隆起,表面光滑,与皮肤无粘连,压之囊性感有弹性。如用力压,其内容物自泪小点排出或经鼻泪管排至鼻腔。但不久又复充满,重又形成囊肿。需和肿瘤或寒性脓肿相鉴别。泪囊肿瘤经泪囊造影可显示肿物阴影,且无黏液或脓性反流物,活体组织检查对肿瘤及结核诊断最可靠。泪囊区皮脂腺囊肿位置较浅,与皮肤粘连,冲洗泪道通畅,较易鉴别。

5)新生儿泪囊炎:又称先天性泪囊炎。可发生于泪囊与鼻泪管交界处至鼻泪管下口之间的任何部位,是鼻泪管形成过程中,鼻泪管下端开口处的胚胎残膜不退缩,即先天性鼻泪管未开通,使泪液和细菌潴留在泪囊内,引起继发性感染所致。有 2%～4% 的足月产婴儿有此种膜性阻塞。但大多数残膜在出生后 4～6 周自行萎缩而恢复通畅。一般从出生后 10 日或更长时间开始,先有溢泪,逐渐变为脓性分泌物,常被误诊为结膜炎。压迫泪囊区有脓性分泌物反流者即可诊断。

6)泪道肿瘤:

①泪小管肿瘤:主要有炎症性肉芽肿,其次为乳头状瘤,可以引起泪道阻塞而出现溢泪。

②泪囊肿瘤:罕见。早期主诉溢泪,这是因为泪囊壁肿瘤细胞浸润,失去弹性所致。泪道冲洗试验通畅,偶有疼痛,有时从泪点反流出血性分泌物。常被误诊为慢性泪囊炎。X线泪囊造影,显示泪囊扩张、移位或曲线异常。若泪囊区有肿块形成,应和泪囊黏液囊肿相鉴别。若肿瘤波及皮肤,形成溃疡,局部可触及淋巴结,甚至可有转移。需和泪囊区表面皮肤肿瘤相鉴别,后者泪道冲洗通畅,泪囊造影正常。

第六节　角膜混浊

角膜是无血管结构的透明组织。透明是角膜组织的最大特征,是担负其生理功能的基本要素。一旦因创伤或有害因素影响,使其透明度丧失发生混浊,就会引起视力障碍。

1.病因

(1)先天性:家族遗传性角膜营养不良(少见)。

(2)感染性:包括细菌、真菌、病毒所致的角膜炎、角膜溃疡。

(3)创伤性:角膜穿孔伤、挫伤、爆炸伤、化学烧伤、热烫伤等。

(4)变态反应性:如泡性角膜炎。

(5)变性或营养不良性:如角膜老年环、角膜带状变性;格子状角膜营养不良、角膜软化等。

(6)瘢痕性:角膜薄翳、斑翳、白斑、粘连性白斑以及角膜葡萄肿等。

(7)角膜肿瘤:原发者少见,绝大多数起源于结膜或角膜缘。

(8)其他:角膜混浊属其他眼病的体征之一。如角膜水肿、角膜后沉着物、角膜新生血管、角膜血染、角膜色素环(Kayser-Fleischer 环,简称 K-F 环)、翼状胬肉等。

2.病史

要了解病史、发病时间、详细症状。如角膜混浊伴眼红、畏光、流泪、磨痛、视力减退则为角膜炎症特征。如有创伤史应询问受伤的具体情况,如农作物致伤者,有可能是真菌感染。有角膜异物剔除史,角膜溃疡进展迅速者,要注意铜绿假单胞菌感染。若角膜混浊多为双眼,无刺激症状且有家族史,则有角膜变性可能。曾有创伤或角膜炎史,无任何刺激症状,仅有视力障碍,则可能系角膜瘢痕。

3.体格检查

(1)全身检查:有些角膜病变是全身其他疾病引起的。如上呼吸道感染可引起疱疹性角膜炎,带状疱疹可波及角膜,营养不良的婴幼儿由于维生素 A 缺乏可引起角膜软化症。因此应重视全身体检,有利于诊断。

(2)眼部检查:可用手电配 10 倍放大镜检查角膜病变。详细病变尚需依靠裂隙灯显微镜配合荧光素染色进行观察。如角膜炎性混浊主要是细胞浸润和水肿,故混浊区边界不清,表面失去光泽伴睫状充血。若为角膜瘢痕,则无睫状充血,角膜混浊境界清,表面有光泽。荧光素染色炎症者着色,瘢痕由于上皮完整则无着色表现。角膜混浊两眼对称,呈颗粒状、点状、格子状,或在原白斑基础上出现钙质沉着等,则为角膜变性或营养不良。

4.辅助检查

(1)实验室检查:

1)刮片及培养:角膜溃疡刮片可迅速了解致病菌,结膜囊分泌物做细菌或真菌培养。

2)细胞学检查:溃疡刮片细胞学检查,病毒呈立体椭圆形。荧光显微镜下感染的细胞质及核呈黄绿色荧光。

3)血清学检查:对单纯疱疹病毒性角膜炎的诊断有意义。

(2)器械检查:裂隙灯显微镜配合荧光素染色检查有助于诊断。

5.鉴别诊断

(1)角膜炎:

1)浅层角膜炎:

①原发性病变可为病毒所致。如腺病毒Ⅷ型引起的流行性角结膜炎、肠道病毒引起的流行性出血性结膜炎,均可在角膜上皮和上皮下引起炎症浸润。荧光素染色呈粗细不等的点状着色。若为单纯疱疹性上皮感染则呈点状、星芒状或线状,逐渐发展为树枝状或地图状混浊。

②继发于邻近组织的炎症,如较重的急性结膜炎,侵犯角膜周边部,发生浅表性角膜组织浸润、水肿、上皮剥脱,多呈点状局限混浊。荧光素染色阳性。若角膜下有密集的点状上皮炎和糜烂,常为葡萄球菌性眼睑缘炎伴发。

2)基质性角膜炎:大多属免疫反应,也可由致病微生物直接侵犯所致。先天梅毒是最常见的原因,结核、单纯疱疹、带状疱疹等也可引起本病。为一种深层角膜炎,病变位于角膜基质深层,呈雾状浸润混浊及水肿。病变角膜增厚,伴有后弹力层皱褶,外观呈毛玻璃样。视力减退,睫状充血,可伴有虹膜睫状体炎。晚期可见新生血管由周围伸入角膜基质层,呈毛刷状,很少分支。轻者炎症消退后角膜仍可恢复透明。如基质板层有坏死,将遗留厚薄不等的深层瘢痕。

3)角膜溃疡:角膜有灰白色浸润,境界欠清,表面失去光泽,继之组织缺损形成溃疡,荧光素染色阳性。重者刺激症状明显,睫状充血显著,溃疡较大而深,伴前房积脓,可以穿孔。

①匐行性角膜溃疡:是一种急性化脓性角膜溃疡。多见于老年体弱或有慢性泪囊炎者。起病急,常在角膜创伤后1~2日内出现眼痛、畏光、流泪、视力下降、睫状充血或混合性充血。角膜有灰黄色致密浸润灶,边界模糊,很快形成溃疡。溃疡基底污秽,有坏死组织覆盖,溃疡边缘向周围和深部呈潜行性扩展。荧光素染色阳性。常伴有虹膜睫状体炎,前房内有大量纤维素样渗出物和积脓。瞳孔小,后粘连。重者角膜易穿孔,甚或发展成眼内炎。刮片或培养可找到致病菌。如肺炎双球菌、溶血性链球菌、金黄色葡萄球菌等。

②铜绿假单胞菌性角膜溃疡:是由铜绿假单胞菌感染引起的严重化脓性角膜炎。常因创伤,角膜异物剔除后,或使用被铜绿假单胞菌污染的器械、眼药水(如荧光素)、接触镜而发生。发病迅速,多在数小时或1~2日内出现剧烈疼痛、视力下降、眼睑肿胀、球结膜充血水肿、角膜上出现黄白色坏死灶,表面稍隆起,迅速扩大,周围有一浓密的环形浸润。前房大量积脓。角膜坏死组织脱落形成大面积溃疡,并产生大量黄绿色黏稠分泌物。如不能很快控制,则在1~2日之内全部溶解穿孔。刮片做细菌学检查,可找到革兰氏阴性杆菌。培养出铜绿假单胞菌更可明确诊断。

③真菌性角膜溃疡:常有农业角膜创伤史,农忙高温季节发病率高。特点是起病缓慢,病程较长,刺激症状较前两者为重。溃疡色调较白,表面干燥粗糙,呈"舌苔"或"牙膏"样,似有干而硬的感觉,容易刮下。中心病灶周围有时可见到"伪足"或"卫星灶"。角膜后壁有片状胶样沉着物。前房有稠厚积脓。刮片可找到菌丝,诊断即可成立。培养可见致病真菌。如镰刀菌、曲霉菌、青霉菌、白念珠菌、酵母菌等。

(2)角膜创伤与异物存留:

机械性或化学性损伤,可有上皮水肿、剥脱。伤害区域的角膜混浊。重度者有大部组织损害,甚至角膜穿孔,伴邻近组织损伤。角膜异物存留者,除异物部位组织混浊外,异物周围有混浊或色素沉着。金属异物可见金属锈。用放大镜或裂隙灯显微镜可鉴别。

(3)角膜变性或营养不良:

1)老年环:主要发生在老年人,为角膜周边部基质层类脂质浸润。两侧对称,在角膜缘有一圈白色环,环宽 1mm 左右。肉眼观察老年环与角膜缘有透明带相隔,其内缘边界不清。裂隙灯显微镜检查,光学切面可见混浊,深部起自后弹力层,后期由前弹力层向下也有混浊。无炎症刺激症状,不影响视力。

2)带状角膜病变:带状角膜病变是角膜上皮下发生钙质沉着而引起的角膜病变。病因尚不清,可能与甲状腺功能亢进、结节病、肾钙质沉着、维生素 D 中毒导致血液、间质液中钙与磷酸盐浓度过高有关;或睑裂区角膜水分蒸发促进局部钙盐浓度增高。二氧化碳的挥发增高了局部 pH,有利于钙和磷酸盐的沉淀,角膜缺乏血管,致使血液对 pH 的缓冲作用极小。临床表现为角膜睑裂区暴露部分呈带状钙质沉积(沉积在上皮基底膜、前弹力膜和浅层基质)带状混浊区前弹力层上有许多孔洞。病变白周边向中央部扩展,无新生血管。本病应和角膜钙质变性相鉴别,后者钙的沉积累及角膜深层组织。常为眼部严重创伤、眼球结核、长期慢性虹膜睫状体炎和继发性青光眼的后发病。

3)角膜营养不良:是一种与遗传有关的原发性进行性角膜病变。双眼对称,病程发展缓慢,早期病例常在体检中发现。大多数类型的角膜营养不良病变始于某一层组织或细胞。经多年发展,影响或波及相邻组织或细胞,甚至波及全层角膜,造成严重视功能障碍。按原发病灶最初的解剖部位分为三类,即角膜前部、基质部及后部角膜营养不良。

①地图状-点状-指纹状营养不良:是前部营养不良的代表;30 岁以上者多见。角膜中央上皮层有许多灰色斑块,微小囊肿或细微线条。可有反复性角膜上皮剥脱和暂时性视物模糊。

②颗粒状角膜营养不良:此为角膜基质营养不良的代表。为常染色体显性遗传病。角膜前基质层内有局限性分散的颗粒透明样物质沉着。病变多在中央部。晚期可有视力障碍。

③Fuchs 内皮营养不良:是角膜后部营养不良的代表。为常染色体显性遗传病。女性多发。中央部角膜内皮变性和丧失,后弹力层增厚赘生有小突起,称角膜小点,用裂隙灯显微镜检查明显可见。由于角膜内皮失代偿,可致角膜基质及上皮水肿,使角膜增厚混浊,明显影响视力,甚至发生大疱变性。大疱破裂,上皮脱落引起剧烈疼痛。

4)角膜瘢痕性混浊:角膜炎症、创伤痊愈后遗留的瘢痕,使角膜失去透明度而混浊。无刺激症状及充血,表面光泽,荧光素染色阴性。根据角膜组织混浊的浓淡厚薄与组织的破坏程度可有如下分类：

①角膜薄翳：混浊极薄，肉眼看不清。用良好的斜照光线或裂隙灯显微镜才可看清。

②角膜斑翳：肉眼即可看清，呈灰白色，较云翳厚，较白斑薄。

③角膜白斑：角膜混浊浓厚，呈瓷白色。

④角膜粘连性白斑：在角膜全层混浊的部位，有虹膜前粘连，瞳孔变形。因角膜穿孔病变所致。

⑤角膜葡萄肿：膜葡萄肿是角膜溃疡或外伤穿孔后，虹膜脱出与角膜粘连在一起所形成的菲薄瘢痕组织，因不能抵抗眼内的压力而呈黑色半球形或圆锥形的向前膨出所致，其形状酷似葡萄而得名。

⑥角膜血管翳：角膜炎症或创伤后，自角膜缘处有新生血管侵入角膜。

第二章

眼科常用检查方法

第一节 视力检查

一、远视力检查

（一）适应证
（1）眼科就诊及其他科室要求会诊的患者。

（2）健康体检。

（二）禁忌证
（1）全身状况不允许检查者。

（2）因精神或智力状态不配合者。

（三）操作方法及程序
（1）可选用对数视力表、国标标准视力表、ETDRS（早期治疗糖尿病视网膜病变研究）视力表。前两种视力表的检查距离为5m，后者的检查距离是4m。视力表的1.0一行应与被检眼等高。视力表的照明应均匀，无眩光。可采用自然照明。如用人工照明，照明强度为300～500lx。

（2）两眼分别检查，先查右眼，后查左眼。检查时用挡眼板遮盖一眼。如受检者戴镜，应先查裸眼视力，再查戴镜视力。

（3）下面以国际标准视力表为例叙述远视力检查方法。该表分12行，能看清第一行为0.1，第10行为1.0，第12行为1.5。若能辨认第8行全部视标，同时辨认第9行半数以下视标时则记0.8＋；如能辨认第8行全部视标，同时辨认第9行半数以上视标时则记0.9－。

（4）如被检查者不能辨认视力表上最大视标时，可移近视力表，直至看清第1行视标（0.1），记录的视力为0.1×被检者与视力表的距离（m）/5，例如在2m处能看清0.1，视力为0.1×2/5＝0.04。

（5）如在1m处不能辨认最大视标，则检查指数（CF）。嘱受检者背光而坐，检查者伸手指让被检者辨认手指数目，记录其能辨认指数的最远距离，如指数/30cm或CF/30cm。如果在眼前5cm处仍不能辨认指数，则检查者在受试者前摆手，记录能辨认手动（HM）的最远距离，如手动/30cm或HM/30cm。

(6)对只能辨认指数或手动的受检者,应在暗室中进一步检查光感(LP)及光定位。检查光感时,将患者一眼完全遮盖,检查者一手持烛光,放在被检眼前 5m 处开始检查。若受检者看不见烛光,则将烛光向受检者移近,直至受检者能辨认为止。记录受检者能看见烛光的最远距离。检查光定位时将烛光置于患者前 1m 处,嘱受检者向正前方注视,不要转动眼球和头部,分别将烛光置于左上、左中、左下、正上、正中、正下、右上、右中、右下,同时询问受检者是否能看见烛光。如应答正确记录为"＋",应答错误记录为"－"。如患者全无光感,记录为"无光感"。

（四）注意事项

(1)如果检查室的最大距离小于 5m,采用反光镜法检查视力。将视力表置于被检查者坐位的后上方,于视力表对面 2.5m 处放一平面镜,嘱受检者注视镜内所见的视力表来检查远视力。

(2)每个字母辨认时间为 2～3 秒。

(3)未受检眼遮盖要完全,但不要压迫眼球。

(4)检查时受检者头位要正,不能歪头用另一只眼偷看,也不能眯眼。

(5)对于裸眼视力小于 1.0,而且没有矫正眼镜的受检者,应加用针孔板后再查小孔视力。

(6)视力检查是心理物理检查,评价结果时应当考虑到这一点。

二、近视力检查

（一）适应证

(1)屈光不正患者。

(2)老视患者。

(3)需要检查近视力的其他情况。

（二）禁忌证

(1)全身状况不允许时。

(2)精神或智力状态不允许时。

（三）操作方法及程序

(1)可选用徐广第 E 字近视力表、Jaeger 近视力表、对数近视力表。近视力表的照明不易固定,可采用自然弥散光,也可采用人工照明,但注意避免眩光。

(2)两眼分别检查,常规先查右眼,后查左眼。检查时用挡眼板遮盖一眼。

(3)检查距离一般为 30cm。对于屈光不正者,要改变检查距离才能测得最好近视力。如将近视力表向受检眼移近时视力逐渐增加,该眼可能为近视眼或假性近视眼。如将近视力表向受检眼移远时视力逐渐增加,该眼可能为远视眼或老视眼。

(4)以能看清的最小一行字母作为测量结果。可采用小数法记录。如用 Jaeger 近视力表,则以 J1 至 J7 记录,并注明检查距离。

（四）注意事项

(1)每个字母辨认时间为 2～3 秒。

（2）未受检眼遮盖要完全,但不要压迫眼球。

（3）检查时受检者头位要正,不能歪头用另一只眼偷看,不能眯眼。

三、婴幼儿视力检查

（一）适应证

（1）需要检查远视力的婴幼儿。

（2）特别是怀疑弱视的婴幼儿。

（二）禁忌证

（1）全身状况不允许时。

（2）精神或智力状态不配合者。

（三）操作方法及程序

1.视动性眼球震颤检查法

（1）可测定 6 个月内婴幼儿视力。

（2）将黑白相间条纹的转鼓放在婴儿眼前 30cm 处,使其转动。观察婴儿的眼部反应。

（3）如果眼球出现震颤为有视力,反之无视力。

（4）检查者可观察婴幼儿双眼球对不同宽窄光栅条纹的反应,记录引起眼球震颤的最细条纹。所用的转鼓条纹越细,表示婴儿的视力越好。

2.根据婴幼儿反应来判断视功能

（1）对于婴儿至 2 周岁幼儿,可交替遮盖双眼,观察幼儿反应,来判断视功能。

（2）若一眼被遮盖,另一眼视力好,并能保持中心注视,则婴幼儿头位基本不动;若健眼被遮盖,另一眼视力差,婴幼儿就会发出反抗的声音,或移动头位。

3.选择性观看检查法

（1）适用于 6 个月至 2 周岁幼儿。

（2）在暗室中进行检查,距离约为 50cm,检查者随机调换条纹及灰板的方向,观察婴幼儿是否随条纹而转动头位。

（3）如对某一条纹的反应率达到 75% 时为通过,并可根据所用条纹的宽窄将其换算为 Snellen 视力表视力。

4.幼儿视力检测卡

（1）适用于 2～3 岁儿童。

（2）在自然光下分别检测双眼,距离为 5m。

（3）检查者手持视力检测卡,令幼儿用手指或语言回答检测卡上条纹的走向。检查者可随机转换检测卡上条纹的方向。从 1 号、2 号……依次检查,直到不能辨认为止。

（4）检查结束时,可将其换算为 Snellen 视力表视力。

5.点状视力表

（1）是一种近视力检测法,适合于 1～5 岁儿童。

（2）双眼分别检查,测试距离约为 25cm。

(3)从最大视标开始辨认。令患儿指出黑点的位置,逐一更换小视标,直到不能辨认为止。

6.儿童图形视力卡

(1)适用于4~5岁的婴儿。

(2)在室内自然光线下进行,检查距离为5m。

(3)双眼分别检查,测试前要向儿童解释图形。

(4)以看清最小图形的视力卡记录视力。

7.图形视觉诱发电位(VEP)视力

(1)适用于4~6个月儿童。

(2)图形视觉诱发电位是以翻转棋盘格或翻转黑白条栅作为刺激源。随棋盘格逐渐变小,其P波也变小。直至能测出最小波幅的VEP为止。

(3)根据这时的空间频率来对视力进行推测。

(四)注意事项

(1)检查者必须耐心。

(2)最好由经治医师或专科护士进行检查。

(3)检查环境应安静。

(4)被检者应保持精力充沛。

第二节 瞳孔反应检查

一、瞳孔光反应检查

(一)适应证

(1)普通眼科就诊的患者。

(2)健康体检。

(二)操作方法及程序

1.直接光反应

(1)受检者面对检查者,双眼注视远方。

(2)检查者用手电筒光从侧方照向一眼,同时观察被照眼瞳孔的反应情况。

(3)正常时瞳孔被光照后即缩小,停止照射即散大。

(4)分别检查两眼,以比较双侧瞳孔反应的程度和速度。

2.间接光反射

(1)受检者面对检查者,双眼注视远方。

(2)检查者用手电筒光照射一眼瞳孔,观察另一眼瞳孔反应。

(3)正常时当照射一眼时另一眼瞳孔缩小,不照射时另一眼瞳孔散大。

(4)分别检查两眼,以比较双侧瞳孔反应的程度和速度。

（三）**注意事项**

（1）检查瞳孔应该在暗光下进行。

（2）照射瞳孔的光线不应太强或太弱。

（3）检查时应保证光源只照射一侧眼，对侧眼不应受到光的照射。

（4）检查时应让患者注视远处目标，光线自下而上照入，避免与近反射引起的瞳孔改变相混淆。

（5）检查儿童时，请家长或他人帮助在远处设置一目标。

二、瞳孔摆动闪光试验

又称相对性传入性瞳孔阻滞试验（RAPD）。

（一）**适应证**

（1）怀疑单侧或双眼不对称的前段视路（视网膜、视神经、视交叉）病变。

（2）功能性瞳孔检查。

（二）**操作方法及程序**

（1）通常被检查者与受检查者面对面，采取坐位。

（2）令受检查者双眼注视远距离目标。

（3）分别记录双眼瞳孔大小。

（4）检查者选择明亮的光线，如卤素光源或间接检眼镜，分别照被检查者双眼。光线照射健眼 3 秒时，可见双眼瞳孔缩小，随后移动光线照患眼 3 秒，若出现双眼瞳孔不缩小，再以 3 秒间隔交替照射双眼，可见健眼瞳孔缩小，患眼瞳孔扩大。

（5）上述结果为相对性瞳孔阻滞，也称 Marcus－Gunn 瞳孔征阳性。

（三）**注意事项**

（1）检查时，照射的角度和位置必须保持一致。

（2）检查时，要求照明明亮均匀、只照一眼而照不到另一眼。

（3）检查时，光源应来回摆动照射，两眼照射时间应一致，且不宜过长。

三、瞳孔近反射

（一）**适应证**

普通眼科就诊的患者。

（二）**操作方法及程序**

（1）检查时先嘱受检者向远方注视，然后突然令其注视近处 15cm 的物体。

（2）可见受检者双眼向内集合，瞳孔同时缩小。如果瞳孔开始收缩，再让患者注视逐渐远离的目标。观察瞳孔是否开大。

（三）**注意事项**

（1）检查瞳孔近反应时应首先检查其随意的瞳孔近反应，然后再检查由视觉刺激引起的集合运动的瞳孔收缩。

（2）瞳孔的近反射不同于光反射,没有反复变化的情况,如果眼球集合程度不变,瞳孔的收缩程度也不变。

四、偏盲性瞳孔反应

（一）适应证
怀疑视网膜、视神经、视束或视中枢病变所致的视野偏盲性缺损。

（二）操作方法及程序
（1）用点光源分别对双眼自鼻侧及颞侧进行斜照或用裂隙灯之柱状光束斜照,观察瞳孔反应的灵活度。

（2）如果光线自一侧照射时瞳孔反应灵敏,而自另一侧照射时反应迟钝,则为偏盲性瞳孔反应。

（三）注意事项
注意使用的光源大小和照射的角度。

第三节　裂隙灯显微镜检查

一、基本原理

裂隙灯显微镜是眼科临床最基本和最常用的检查设备之一。

裂隙灯显微镜整个系统的主要结构,顾名思义,由用于照明的裂隙灯和用于观察的显微镜两大部分组成,两部分共用一轴,既可分别运动进行左右两侧大幅度旋转,又可借助操纵柄共同联动进行左右、前后和上下的三维运动,发挥既各自独立又相互配合的作用。其中,裂隙灯作为特色部分,已经成为裂隙灯显微镜的简称,其最大特点是能够提供光带宽度可调节的裂隙光,裂隙宽度调节范围为 0～8mm,此外也提供光斑直径可调节的圆点光,两者结合可产生形状和大小不等的裂隙光、方形光或圆点光。光的亮度分为几个不同而连续的水平,其次除白光外,通过不同的滤光片还有无赤光（绿光）、蓝光等彩色光可供选择,另外还有减光片、减温片等。具体构造上包括可发出强光的专用灯泡、透镜组、裂隙宽度调节装置等,以便调节和控制光亮度的高低、焦点的远近、光斑的大小和裂隙的宽窄等,最后形成明亮而清晰的光束。眼组织本为光学器官,待查组织被光束投照进入后获得良好的照明,光束外组织因没有照明而处于背景或黑暗中,两者的明暗程度形成强烈对比,十分有利于细微结构和改变的详细观察和鉴别。所谓显微镜实际上是双目放大镜,具体由物镜和目镜组成,更换物镜或目镜,可获得不同的放大倍率,放大倍率分为 10×、16× 和 40× 几个不同档次,常用倍率为 10× 和 16×,目镜镜筒上有调整环可校正目镜的焦点,以适应检查者不同的屈光状态,而且由于双目同时观察,于强光下具有良好的立体效果。眼组织从前向后各种成分的屈光间质虽有良好的透明性,但其屈光系数不一,对光线有不同的反射和折射性能,所以光线路径上呈现不同透明程度的光带,即使表面上显微镜的放大倍率不十分高,另加实际检查中采用不同的照明方法,仍然能够突出和细致地分别显示不同的组织结构,尤其病理状态下改变更加明显,例如前房房水中浮游的细胞或其他细小颗粒可以清楚地查见。

裂隙灯显微镜功能强大,为眼组织结构的观察提供了清晰、放大和三维的检查方法。其本身即可直接用于眼前部结构的常规检查,如果借助某些专门的附件或装置也可进行眼后部结构的检查和某些特殊检查,例如借助前置镜、眼底接触镜或三面镜可以进行玻璃体和眼底检查,借助前房角镜和 Goldmann 压平眼压计可以分别进行前房角和眼压的检查等。

裂隙灯显微镜的发展自从 Allvar Gullstrand 于 1911 年发明以来,历经 100 余年,目前国内外已有许多品牌和型号,其中最有代表性的产品为"瑞士 900 型"系列的裂隙灯显微镜(Haag-Street 900),其品质优越,功能齐全,成为裂隙灯显微镜中其他许多品牌和类型仿效的模板。尤其近些年来,计算机技术进入裂隙灯显微镜的设计中,配备计算机系统的各种新型裂隙灯显微镜不断问世,由此裂隙灯显微镜的功能日趋完备,不仅可以检查而且检查结果可以记录,例如显示、打印和储存,甚至编辑等。另外,随着临床诊治技术的发展,应用范围仍在扩展,例如眼科照相或激光治疗即需要照相机或激光治疗机与裂隙灯显微镜的联合设计和使用。

二、裂隙灯显微镜检查方法

临床上,裂隙灯显微镜的使用价值和检查方法多种多样,不同的检查方法适用于不同的检查目的。现将临床上常用的几种方法予以介绍如下。

1. 一般准备

裂隙灯使用中裂隙光的强弱和清晰程度与灯泡安装正确与否有关,灯泡位置的校准方法是:裂隙光开至最大,对焦棒(裂隙灯显微镜附件之一,临时安装)上呈现的圆形光斑明亮、均匀而清晰为准,亮度一般不低于 2 000lx;同时,采用同样方法检查裂隙灯和显微镜两者的共轴共焦状态是否良好。裂隙灯检查须在暗室内进行,但全黑条件下不便于操作,因此以微光或弱光下便于整体操作为宜。如果室内光线较弱,患者须有一定的暗适应。眼睛本为敏感器官,如果患眼刺激征显著,须用表面麻醉剂。对于晶状体周边部、玻璃体和眼底尤其周边部的检查,一般需要放大瞳孔。

虽然裂隙灯与显微镜两者均可进行同轴旋转,但通常使用方法是,显微镜置于正前方,而裂隙灯置于受检眼的颞侧或鼻侧。一般是裂隙灯的光线于待检眼的颞侧投射,与显微镜间的角度分别随着检查内容不同而调整:检查眼前节时可在 40°左右;检查晶状体和前部玻璃体(尤其瞳孔较小)时,须小于 30°;检查后部玻璃体和眼底时,除需要放大瞳孔和专门眼底接触镜等装置外,光线入射角度常在 10°左右或更小。

2. 裂隙灯显微镜的使用方法

裂隙灯显微镜使用方法的要点在于,显微镜观察焦点清晰聚焦时,裂隙灯提供合适的光线照明。所以,一般意义下,裂隙灯显微镜的使用方法实际上特指的是裂隙灯光线的不同照明方法:从照明光的形态上分为宽窄不同的裂隙光和大小不一的圆点光,透明的眼组织结构内随之分别形成不同的光学照明区,例如光学切面、光学平行六面体和光学圆锥束;从光线投照的焦点与观察目标的焦点两者间的位置关系上,大致分为直接照明法和间接照明法,前者意指两个焦点于观察目标处合二为一,从而观察目标获得直接的照明和观察;后者意指显微镜的焦点聚焦于观察目标上,而裂隙灯光线投照的焦点另在别处,观察目标借助散射或反射等获得间接照明。进而,两者又分别包括不同和具体的照明方式,例如直接照明法中包括直接焦点照明法、直接弥散照明法、镜面反射照明法;间接照明法中包括邻近间接照明法、后部反光照明法、角膜缘分光照明法。除上述单一方法外,还有联合照明法。总之,裂隙灯光线的照明形态和投射焦点一起成为裂隙灯照明法的两个要素,现将临床上常用的几种裂隙灯光线的照明方法介绍如下:

(1)直接焦点照明法:该法是临床上最基本和最常用的一种照明法,其他照明法由此演变或与此互用,其原理和操作是裂隙灯和显微镜两者的焦点调节至被检组织结构处并完全重合为一。此时,依据裂隙灯的照射光为裂隙光或圆点光以及被检结构是否为透明组织,检查者所见物像随之不同:对于巩膜和虹膜等不透明组织,其表面即呈现一个清晰的方形或圆形照亮区;而对于角膜、前房、晶状体和玻璃体等透明的屈光组织,照射光线将依次透过,由于不同组织因屈光系数不等而形成各自的屈光界面,不同结构表现为不同形态和亮度的照明区,并由此相互区分开来。临床上,焦点照明法的裂隙灯照明方式多用裂隙光,所以有时又被称为裂隙照明法,此时,根据裂隙光的宽窄,每一结构整体上呈现出各自相应的光学物像,例如对于角膜和晶状体,窄裂隙光下仅表现为一个菲薄的光学切面,而宽裂隙光下则表现为具有一定体积的平行六面棱体,切面或棱体内呈现的组织结构即作为观察目标,其形状、大小和色调与组织结构本来的形态和密度等因素相应或有关。光学切面或棱体的形成取决于裂隙光的宽度,切面或棱体前后两面的宽度随裂隙光光带宽度增减而增减,但其深度(厚度)并无改变。宽光带时虽然入射光线增多,但照明区与附近背景对比度降低而眩光增强;窄光带时虽然入射光线减少,但照明区与附近背景对比度增加而眩光减弱,而且窄光容易进入组织结构深处,便于内部观察。此外,同样重要的是,光学切面以裂隙光的光轴为原点是可以旋转的,裂隙光在光轴上可垂直定位,也可水平定位或不同的斜向定位,不同方位的光学切面给出的物像有所不同,但水平定位仅用于个别例外情况下,主要原因是其与显微镜双目观察的视轴平面相平行,立体视觉受到限制。光学切面犹如病理切片,越薄越易于观察细微改变。因此,对于细微改变或深部定位,通常通过窄裂隙光下光学切面进行观察,而犹如病理切片的制作,光学切面的制作也随之成为裂隙灯检查法中一个特有和专门的方法。

角膜于光学切面下,其上皮面和内皮面分别形成前(外)和后(内)两个弧线,弧度大小随投射光线角度而不一。足够照明和清晰聚焦状态下,采用16×或20×放大倍率时,可见角膜组织的层次结构依次为:①前表面的亮带为泪膜;②其后的暗灰线为上皮层;③再后的亮细线为前弹力膜;④灰白色颗粒状宽带区为基质层;⑤最后内表面的亮区为内皮层,而角膜五层中后弹力膜不可见。如果予以荧光素钠染色,泪膜着色后更易可见。

角膜后面即为前房,光学切面下因房水十分透明而呈光学空间状,如果改裂隙光为圆点光,则光线径路上表现为一个细长的光锥形照明区,尤其强光下照明区内出现微弱闪亮,称为生理性房水闪辉,病理情况下房水闪亮增强即称为 Tyndall 现象。房水中浮游细胞的多少和闪辉的强弱,反映炎症的轻重程度,其分级有助于病情的判断。一个传统而实用的分级方法和标准如下:裂隙灯光束形成一个宽和高为 2mm×4mm 的光学六面体,先聚焦于瞳孔附近的虹膜上,再退回至前房内,此时前房内光学六面体的亮度相对低于通过角膜和晶状体的光束,检查者则观察该暗区内呈现的房水闪辉强度或计数 1 分钟内可见的细胞数目(表 2-1)。

表 2-1 房水细胞和闪辉程度的分级标准

分级	房水细胞	分级	房水闪辉
0	无	0	无:双侧比较,呈光学空间状
1	少:1分钟内可见 2～5 个细胞	1	弱:呈薄雾状或双侧不等
2	中:1次可见 5～10 个细胞	2	中:虹膜纹理清晰可见
3	多:细胞散在于整个光束内;20 个或更多	3	强:虹膜纹理模糊不清
4	极多:光束内细胞致密,难以数清	4	极强:呈浓雾状,伴有虹膜上明显纤维蛋白积聚

晶状体于光学切面下表现为一个具有不同层次、密度和乳白色调深浅不均的结构,即使正常人中,其形态改变也与年龄有密切关系。晶状体厚度远远大于角膜,因此一个焦点照明时,无法清晰地反映晶状体整个光学切面的前后全貌,实际检查中必须由前向后逐步进行。一般成年人中,晶状体核已经形成,此时可见晶状体光学切面的完整结构,除前后囊膜的两条弧线外,内部晶状体皮质的密度较小、色调较浅,中心晶状体核的密度较高、色调较深。

晶状体后面即为玻璃体,裂隙灯检查的一般方法下仅前部 1/3 部分可见,前部玻璃体于光学切面下呈光学空间状或灰白色网丝状不均匀结构。后部玻璃体一是由于位于深处,二是由于照明光线经过前面的角膜、前房和晶状体后亮度已被削弱 85%,所以需要借助特殊辅助器械方可查见。

(2)直接弥散照明法:该法的操作是,裂隙光开至最宽、投射角度为 45°左右或加用磨光玻璃减光片,采用非焦点的弥散光线照射于整个眼前节结构上,通过双目显微镜进行直接而大体的观察,以获得相对全面而立体的印象。该法适用于眼前节结构,诸如睑缘、结膜、角膜、巩膜、虹膜和放大瞳孔下晶状体的检查,尤其借助无赤光和荧光素钠时眼表染色的检查,例如角膜上皮着色部位、范围和形态,泪膜破裂时间等。此外,无赤光下观察也有助于结膜充血、睫状充血、上巩膜血管充血等不同充血的鉴别。该法通常并不单独使用,多用于检查开始时,任何所见异常均应进一步采用其他合适的照明法予以详细检查。

(3)镜面反射照明法:该法实际上是直接焦点照明法中光学平行六面体的另外一种用法,而且主要用于观察角膜的内皮细胞或晶状体的上皮细胞。镜面反射是一种正常的表面光反射,与弥漫反射截然不同,突出特性为入射光照射于镜面后,反射光以与入射光的入射角相等而对称的反射角进行规则反射,此反射即称为镜面反射。

但对于角膜和晶状体而言,其前后表面分别处于与空气或房水相接触的界面间,由于各个屈光介质折射率不一(空气 1.000,角膜 1.376,房水 1.336),各个表面的镜面反射性能不同,以角膜为例:上皮面的反射比远远大于内皮面的反射比,亦即角膜前表面的镜面反射远远亮于后表面的镜面反射。因此,若要清晰地观察低反射的深层内皮层时,就需避开来自浅层上皮层(包括泪膜)高反射的干扰甚至遮盖。高反射比的上皮镜面反射形成强光反射区,低反射比的内皮镜面反射形成弱光反射区。后者经常由前者所覆盖,覆盖的程度取决于照明光束的宽度、角膜厚度(和屈光指数)以及裂隙灯与显微镜间的角度(角度越大,上皮与内皮两镜面反射区间错位的距离越大)。具体方法上几个专门要求如下:①裂隙灯与显微镜两者间的角度以 45°～60° 为宜;②需要高亮度照明和高倍率放大(40×);③采用角膜光学平行六面体照明,裂隙光高度和宽度以(2～3)mm×(0.3～0.5)mm 为宜。

下面以左眼角膜前表面和内皮层为例说明镜面反射照明法的基本操作步骤:

1)受检者注视正前方,并保持注视稳定。

2)显微镜置于正前方;裂隙灯从颞侧投照(类似于直接照明法,裂隙光宽度依据显微镜间夹角大小而定:角度大则宽些,角度小则窄些,注意避免角膜前后两面相重叠),于角膜缘内侧,以角膜内皮面为焦点形成一个大小适中、清晰聚焦的角膜光学平行六面体;然后,保持以角膜内皮面为焦点向角膜中心缓慢移动光学六面体,至距离角膜中心大约 1/2 处可见耀眼夺目和边界不清的强光反射区(角膜前表面的镜面反射;对于角膜上皮细胞,因泪膜的覆盖和反光而难以看清)。

3)继续向角膜中心稍微移动,于紧邻强光反射区的鼻侧可见弱光反射区:位于光学六面体的后表面、范围稍小、边界不齐、呈黄铜色;此时,显微镜精密聚焦,直至可见呈马赛克镶嵌状的六角形内皮细胞。如果内皮层高低不一形成不规则反射,该处则被称为反射暗区,例如 Hassall-Henle 小体。

对于显微镜和裂隙灯的某一特定位置而言,角膜的凸形反射面上产生镜面反射的部位是唯一单点的,而且镜面反射区所占部位仅占角膜光学六面体内有限范围,观察时为看清较大区域,裂隙灯应稍稍左右移动,更加广泛的检查,可借助两个步骤:一是裂隙光投射方向改变;二是受检者按照要求转动眼球,以变换角膜上镜面反射部位。另外需要注意的两点是:①观察中虽然通过双目显微镜,但实际上并非双眼同时可见观察目标,一般是裂隙光投射方向对侧的一眼可见,双眼观察目标的分别可见需要显微镜左右方向的稍微移动;②即使放大倍率为 40 倍,内皮细胞看上去并未达到如同许多教科书所示,其外观纹理类似剥皮橘或篮球的表面,应注意辨认和判断。

晶状体前表面的观察相对容易:患者眼球转向颞侧 30°～40°,显微镜焦点对准晶状体前囊,裂隙灯从颞侧投射,并调节转动至适当投射角,直至可见晶状体前囊的镜面反射,状如橘皮或鲨鱼皮。晶状体后囊表面形成的镜面反射像在后囊前几毫米处,裂隙灯显微镜的操纵柄从前囊向后囊推进时即可见到镜面反射的灯丝像,焦点继续后移便可见到后囊膜的镜面反射,此镜面反射范围小于前囊镜面反射中可见的前囊范围。

该法临床应用中存在一定的技术困难,某一检查部位裂隙灯照明与显微镜观察两者间具体的位置关系只有仔细调节才可找到。下述技巧或有帮助(仍以左眼角膜内皮观察为例):先按照直接焦点照明法聚焦于角膜内皮面(犹如 KP 检查),再找到角膜镜面反射的位置:角膜光学切面的鼻侧虹膜上有一长条形照亮区,而颞侧角膜上有一很小但很亮的圆形或椭圆形光亮区,此即角膜上光源的镜面反射像(该反射像从任何角度均可看到,不因裂隙灯和显微镜联合移动而移动;同时注意该强光反射像来自角膜前表面,后表面即内皮面的弱光反射像位于深处);继之按照前述要求调整裂隙光,形成角膜光学六面体;然后保持六面体的内面聚焦于角膜内皮,并缓慢移动靠近角膜的镜面反射区,于即将接近处(并非完全重合)可见内皮镜面反射

（完全重合时内皮面的相对弱光反射被上皮面的强光反射所遮掩；为避免遮掩,需注意调整裂隙灯的角度和裂隙光的宽度）；至此,仔细调节显微镜,精确聚焦后即可观察角膜内皮。上述方法稍作调整,也可观察泪膜和后弹力层。

（4）邻近间接照明法：即通常所谓的间接照明法,该法的操作是,光线的焦点不直接投照于待检部位,而投照于其邻近一旁,进而待检部位借助内反射的散射光获得照明。例如,对于角膜的细小浸润、细小的新生血管、上皮损害等,间接照明法下更易于被查见。

（5）后部反光照明法：该法的操作是,光线的焦点不直接投照于待检部位,而投照于其后部,进而待检部位借助后部的反射光或散射光获得照明。具体分为两种照明方式：一是直接后部反光照明法,其操作是,光线投照于虹膜、晶状体或眼底,被检结构位于直接反射的光线路径上；二是间接后部反光照明法,其操作是,光线投照于眼内,被检结构位于反射光线路径的邻近一旁,并以弥散光线照明区域为背景进行观察,来自眼底的反射光线因带有眼底的红光色调而临床上习惯称为红光反射。

该法的特点是裂隙灯和显微镜的两个焦点不在一个平面上,照明来自后面的反射光线,而观察需聚焦于待检结构,待检结构居于明亮的背景前,并且不同组织成分具有不同的分光性、遮光性或屈光性等,因此最适宜于角膜和晶状体等透明或半透明组织的检查,例如角膜的上皮或内皮水肿、轻度浸润、角膜新生血管、角膜后壁沉着物（KP）,晶状体的皮质内空泡或水隙、前囊下或后囊下的轻度混浊等。采用直接后部反光照明法进行病变定位时,须改变显微镜的焦点,与周围正常组织进行比较以确定病变部位。另外,采用间接后部反光照明法进行虹膜组织缺损的检查时,例如各种伴有虹膜基质萎缩的疾病中或虹膜切开术后,该法也称为透照法。

（6）角膜巩膜缘分光照明法：该法的操作是,光线以较强的亮度、较宽的光束和较小的角度直接照射于角膜巩膜缘上,进入角膜的光线根据全内反射原理,照明整个角膜,并于全周角膜巩膜缘上形成一个明亮的光环。该法适于角膜的检查,正常情况下角膜由于完全透明而十分清亮,病理情况下任何异常,即使轻微改变,检查中也清晰可见。

每一照明方法均有其各自的适用目的和条件,而且临床检查实际上是一个富于自主操作性和灵活性的动态过程,检查者往往针对检查目标先后变换的同时使用不同的照明方法,或者采用联合照明法。

3.临床裂隙灯检查

不仅在于发现异常,而且往往需要确定病变所在的部位、层次乃至程度,以帮助疾病的诊断、治疗和预后判断。因此,裂隙灯定位法对眼科临床是一个很有价值和意义的方法,常用方法简述如下。

（1）直接焦点照明法：此法最常用,借助光学切面,无论角膜或者晶状体内不同部位和层次的异常改变均可清楚显示。

（2）显微镜焦点前后移位法：此法可用于测量两个病变位置的相对深度,借助显微镜的聚焦螺旋改变焦距,两相比较以测量两者的相对位置和深度。

（3）镜面反射照明法：根据 Purkinje 反射原理,裂隙灯光源在眼内不同屈光界面上,例如角膜前后表面和晶状体前后表面,形成至少四个反射像,因此借助镜面反射法,可精确显示病变所在层次,例如可清晰地观察泪膜的改变。

此外,裂隙灯的使用中应注意光线投影的问题。正常情况下,各种组织结构具有良好的透明性和规则的屈光性,无论是直接焦点照明法还是后部照明法,照明光路上任何异常改变,例如前面角膜上常见的黏液、异物、小面、薄翳、血管等,均可在其后虹膜和晶状体上形成不同形态和程度的投影,影响对观察目标的检查;同时,该现象也有助于对细微病变的发现,应予以注意。

第四节 检眼镜检查

一、直接检眼镜检查

(一)适应证
(1)眼病患者,特别怀疑玻璃体或眼底有病变时。

(2)健康体检。

(二)禁忌证
(1)屈光间质明显混浊者。

(2)瞳孔明显缩小者。

(三)操作方法及程序
(1)开始检查时转动检眼镜转盘,先用(+8)~(+10)D 的镜片,检眼镜距受检眼 10~20cm。以侧照法检查眼屈光间质。由前逐次向后,分别检查角膜、晶状体、玻璃体。正常情况下,瞳孔区呈现橘红色反光,如有屈光间质混浊,红色反光中出现黑影。此时嘱受检者转动眼球,根据黑影移动方向与眼球转动方向的关系,判断混浊的屈光间质部位。

(2)检查眼底时,将检眼镜置于受检眼前约2cm处。根据检查者和受检眼的屈光状态,旋转检眼镜转盘,直至看清眼底。

(3)检查时嘱受检者先注视正前方,检眼镜光源经瞳孔偏鼻侧约15°可检查视神经盘,再沿血管走行观察视网膜后极部,最后嘱受检者注视检验镜的灯光,检查黄斑部。若要观察周边部视网膜,嘱受检者转动眼球,以扩大观察范围。

(4)眼底检查的记录内容:以眼底解剖结构为基础对视盘、视网膜血管、黄斑等部位进行描述。可以视盘和血管直径来描述病变大小,以屈光度描述病变隆起高度。

(四)注意事项
(1)直接检眼镜下所见并不是眼底的实际大小,检查所见比实际物像放大 14~16 倍。

(2)若要观察视网膜神经纤维层改变时,应在无赤光下观察。

(3)检查结束时,应将检眼镜的转盘拨到 0 处,以免转盘上的镜片受到污染。

(4)一般检查时可不散大瞳孔。若要详细检查眼底时,需要散瞳后检查。

(5)直接检眼镜观察范围小,屈光间质混浊可影响眼底的观察。

(6)怀疑闭角型青光眼患者或前房浅者,散瞳时要格外谨慎,以免导致闭角型青光眼发作。

(7)对于高度屈光不正者,直接检眼镜检查较为困难,可应用间接检眼镜进行检查。

二、间接检眼镜检查

(一)适应证

(1)眼病患者,特别怀疑玻璃体或眼底有病变时。

(2)健康体检。

(二)禁忌证

(1)屈光间质明显混浊者。

(2)瞳孔明显缩小者。

(三)操作方法及程序

(1)检查者自己调节好间接检眼镜头带或镜架,使间接检眼镜目镜与检查者双眼的水平相接近,并调节目镜的瞳距。

(2)受检者瞳孔散大后,取坐位或仰卧位进行眼底检查。检查者一般用左手持物镜,并用左手无名指协助分开受检眼眼睑,固定于眶缘。右手不持巩膜压迫器时,用其中指辅助牵开受检眼眼睑。

(3)先以弱光线从眼底中周部开始检查,这样可给受检者一个对光线的适应过程,以便用较强光线检查眼底后极部时,受检者可以较好地配合。

(4)根据屈光间质混浊程度调整检眼镜的照明强度,根据瞳孔大小选择不同直径照明光斑,根据眼底病变情况选择不同度数的非球面镜。

(5)检查眼底时,先在物镜中心找到以视盘为中心的眼底后极部。从视盘开始,沿着某一眼底血管走向从后极部向周边部眼底观察,直至最大限度能观察到的周边部眼底范围。然后再沿其临近部位由周边部眼底向着视盘观察。

(6)请患者分别注视上、下、鼻、颞、鼻上、鼻下、颞上和颞下8个检查眼位,以便检查全部眼底。对于病变或可疑病变部位进行重点检查。

(7)检查眼底锯齿缘和睫状体平坦部等远周边部眼底时,需用巩膜压迫器辅助检查。

(8)绘图记录检查结果时,应以不同颜色代表不同组织的病变。

(四)注意事项

(1)由于间接检眼镜所见图像放大倍数较小,因而不易发现细微病变。

(2)检查时所见眼底像为倒像。

(3)对于浅前房者和闭角型青光眼患者,散瞳时要格外谨慎,以免导致散瞳后眼压升高。

(4)检查时避免强光长时间照射黄斑部,以免引起黄斑部光损伤。

(5)使用物镜时,将其表面弧度大的一面向上。否则反光过强,图像变形扭曲。

(6)注意保持物镜清洁,否则会影响成像效果。

第五节 前房角镜检查

前房角位于整个前房的周边部,为周边前房的一个夹角状结构,其外部相当于角巩膜缘处。从解剖结构上来看,其夹角状结构由三个部分组成:前壁,即角膜周边部和巩膜向前房内的突出部;后壁,即虹膜周边部;两者交汇处形成夹角的顶端,即隐窝,其基底为睫状体冠部前表面暴露于前房内的一部分。前房角是房水循环通路中的一个重要环节,但由于隐匿于不透明的角巩膜缘的内里,常规眼科检查法例如一般的裂隙灯显微镜检查法下是不可见的,需要借助于专门的检查手段。前房角镜检查法即是前房角检查中基本而重要的检查手段,掌握其各种常用技术对青光眼以及其他有关临床情况的评价有至关重要的临床意义。

一、前房角镜的设计原理和种类

正常情况下从前房角反射的光线在泪膜－空气界面经历了全内反射。光线经过两个不同折射率的介质时,部分光线于介质界面被折射出来进入另一介质,其余的被反射回到自身介质;但光线从光密介质(较高折射率的介质)到光疏介质(较低折射率的介质)而且入射角大于临界角时,全部光线没有折射而只有反射,称为全内反射。例如,光线从玻璃进入空气时会发生全反射,但光线从空气进入玻璃时则不会发生。前房角的临界角约为46°,光线全部反射回到角膜基质,因此外部不可直接看到前房角。所有前房角镜借助一个塑料或玻璃镜面放置于角膜表面上,镜面与角膜表面间充填以患者的泪液、生理盐水或某种透明的黏弹性物质,据此消除泪膜－空气界面及其所形成的全内反射,从而可以看到前房角。

根据检查中看到前房角,即外部可见的前房角光线的折射或反射方式,前房角镜分为两大类:直接式,例如 Koeppe 型前房角镜(属于前房角透镜),可见来自前房角直接折射出来的光线;间接式,例如 Goldmann 型或 Zeiss 型前房角镜(属于前房角棱镜),可见来自前房角折射但经过反射的光线。

直接式前房角镜提供的是前房角的直接观察,临床医师看到的是前房角结构的正像。但要求患者仰卧位,因此裂隙灯显微镜不便应用,须用手持显微镜,所以通常用于手术室内借助手术显微镜进行麻醉下婴幼儿前房角的检查或前房角切开术。现在,直接式前房角镜应用渐少。

间接式前房角镜的设计类型和临床应用较多,借助裂隙灯显微镜的照明和放大作用即可用于日常诊室内,目前国内常用的是 Goldmann 间接式前房角镜。间接镜内置一个或多个倾斜一定角度(Goldmann 型前房角镜为 64°)的反射镜面,以反射从前房内射出来的光线,所以提供的是对侧前房角的倒像,但水平镜面左右方位和垂直镜面的上下方位保持不变,不过与直接镜所见比,间接镜所见的前房角看起来略浅。

二、检查方法

从前房角镜的操作方法上,检查技术分为静态检查法和动态检查法,其一般理解为:静态指的是,患者眼位保持正前方原在位,前房角镜不做压迫等操作时前房角的自然状态;而动态指的是,患者眼位按照医师要求转动至某一方位、前房角镜做压迫等动作,或上述两者兼而有之时前房角的人为干预状态。静态检查法属于基本检查技术,而动态检查法是在静态检查法的基础上根据实际情况和目的所采用的。例如对于开角型青光眼,静态检查法下整个前房角结构一览无余,无须再用动态检查法;对于闭角型青光眼,单纯静态法下不仅无法看清整个前房角结构的全貌,而且无法分辨前房角是否关闭或关闭是贴附性的还是粘连性的,此时须用动态法予以鉴别。

前房角镜检查技术因前房角镜类型不同而不一,一般步骤如下(以 Goldmann 式单面前房角镜为例):

(1)患者和裂隙灯显微镜的准备如同眼科常规检查。此外,患眼点滴表面麻醉剂,裂隙灯照明以灯臂与镜臂 $10°\sim15°$ 为宜,放大以 $10\times\sim20\times$ 即可。

(2)前房角镜凹面清洗和消毒后滴入少许人工泪液或眼科黏弹剂等作为接触介质,轻缓地放入患眼结膜囊内并与眼表面相吸附(勿出现气泡),其反射镜面置于正上方,采用静态检查法。其操作要点有二:一是患者眼位保持正前方原在位;二是裂隙灯照明光应短而宽以避免直接照射瞳孔,从而保证前房角实际宽度的观察,对于窄前房角或闭角型青光眼的患者尤显重要。

(3)反射镜面首先置于上方,实际上前房角观察从下方开始。由于房水重力和上睑压迫等关系,前房角宽度一般下方最大,从而容易观察,其结构、色素、粘连等情况看得最为明显和清晰,据此获得前房角形态的一个基本印象。其中,首先而重要的是识别两个前房角定位标志,即巩膜突和 Schwalbe 线,对随后整个前房角结构的识别和判断有了一个前提和基础。

(4)Goldmann 型单面前房角镜中单面的前房角涵盖范围为 $60°$(即 1/6 圆周),因此需要转动前房角镜,例如顺时针转动一周后才能查遍整个前房角,最后得出结论。需要注意的两点:一是转动前房角镜时切勿混淆前房角的镜下部位与实际解剖部间的关系。前房角镜的镜面位置以 12 点位为中心时,其镜面中心反映的是 6 点位前房角的图像;同时,其 5 点位和 7 点位的图像分别位于镜面中心的右侧和左侧。其余以此类推。二是鼻侧和颞侧前房角的观察相对困难,此时仍使用纵裂隙光,但改变光照角度或改用横裂隙光,并向上倾斜 $20°$(Haag-Streit 900 型裂隙灯显微镜容易做到),以充分照明前房角。

(5)如果静态法下前房角结构无法充分观察,例如虹膜膨隆或虹膜末卷隆起导致前房角狭小以及前房角关闭,需要鉴别属于接触性或粘连性时,应当再做动态检查法。需要注意的是,对于 Goldmann 型前房角镜,由于其接触凹面直径较大,动态检查时如果采用压迫动作,容易造成周边角膜形成皱褶而影响前房角观察,或导致前房角图像变形,甚至出现人为变窄或关闭的假象,因此推荐通过改变患者眼位,进行动态检查的方法。对于 Zeiss 型前房角镜,由于其接触凹面直径较小(9mm),压迫动作仅用力于中央角膜上,则可避免上述弊端。

(6)检查完毕后取出前房角镜,患眼滴入抗生素滴眼液。

三、正常前房角的结构形态

前房角构成中前壁的角膜属于相对刚性的组织,隐窝睫状体的解剖位置相对固定,上述两个结构对于前房角整体形态的影响甚小,后壁的虹膜属于柔性组织,而且其本身解剖上厚薄、生理条件下舒缩和膨隆或平坦,容易受到附近其他结构如晶状体和睫状体乃至整个眼球状态的影响,因此成为决定前房角形态的主要因素。依照前房角镜下从前壁到后壁的观察顺序,前房角的结构组成依次如下。

1. Schwalbe 线

即前境界线,外观上呈灰白色略突起的细线状结构,为前房角前界的起始标志。此线位于角膜后弹力膜的终止处。

2. 小梁网

位于 Schwalbe 线与巩膜突之间,外观上呈半透明或表面粗糙、深浅不一的棕褐色小带状结构,宽度约为 0.5mm。小梁网整体色调的深浅依年龄等因素而不同,其本身前部小半部分色调较浅,为非功能区小梁网,而后部大半部分色调较深,为功能区小梁网,是小梁网发挥房水滤过的区域,Schlemm 管恰恰位于其深层组织内部。正常情况下,Schlemm 管不可见,但低眼压、炎症或动态检查中眼球压迫等情况下房水静脉血液反流时,则可于小梁网处透见红色即充盈着血液的 Schlemm 管。

3. 巩膜突

紧邻于小梁网之后,外观上呈灰白色、宽窄不一的线状结构,为小梁网结束的后界标志。解剖学上,巩膜突是巩膜向前房内突出的前端部分,也是睫状体的附着部位。

4. 睫状带

位于巩膜突与虹膜根部止端之间,实际上是睫状体冠部外侧前表面暴露于前房角内,外观上呈类似于睫状体的棕黑或深褐色小带状结构,形成前房角的隐窝部分。其宽度与虹膜根部在睫状体冠部前表面止端位置的前后有关,个体差异很大。

正常婴幼儿的前房角结构与成人相比有所不同,主要区别在于前房角隐窝的宽窄和深浅,由此影响前房角的整个形态。正常婴幼儿的眼球发育至 3 岁时大部分完成,出生时隐窝并未充分发育,1 岁时隐窝形成一个朝向睫状体前表面的凹陷。睫状体外观犹如深向小梁网表面的致密色素带,其前界融入巩膜突,而巩膜突犹如一条白线介于睫状体与其前部色素小梁网之间。如果小梁网上没有色素,睫状体带将是前房角内唯一的色素结构。房角隐窝内,睫状体带暴露得可能很宽,有时可见不规则线状或束状,来自前层虹膜基质的纤维形成树枝状,跨过前房角隐窝,称为虹膜突。虹膜突通常终止于巩膜突附近,但某些虹膜突可以伸到小梁网,偶尔甚至高达 Schwalbe 线。较大的虹膜突意味着虹膜与前房角前壁间胚胎分离的不完全,数量很多时见于先天性 Axenfeld 综合征。大多数纤维于巩膜突处失去色素,然后向前融进小梁网的最内层,称为葡萄膜小梁网。虹膜突对房水外流没有任何影响。

5. 虹膜末卷

即虹膜周边接近根部的部分,而虹膜末卷的形态与整个虹膜的形态是密切相关的。前房角镜检查时应仔细观察的两个主要虹膜,其特征是:整体构型和终端位置,就整体构型而言,应注意深前房时虹膜呈平坦状,浅前房时虹膜呈膨隆状,高度近视眼等特殊情况下周边虹膜呈凹陷状;就终端位置而言,包括表观上和实际上两种情形(需要动态检查法予以区别)。终端位置的描述以前房角隐窝(虹膜末卷深部为前房角隐窝)内结构为参考,诸如:位于前部小梁网和

Schwalbe线位于后部小梁网,恰恰位于巩膜突以下;位于巩膜突以下和睫状体以内或位于睫状体带以后。亚洲人种和远视眼患者中常见虹膜止端位置前移的情况;实际上,前房角的宽度即虹膜与角膜间的夹角恰恰取决于虹膜根部在睫状体上的止端位置、虹膜的膨隆程度和虹膜末卷的隆起程度,而前房角宽度的观察和判断正是许多前房角镜检查法分级系统的基础。

正常前房角内除上述结构外,还有两种常见成分,即色素和虹膜突。色素在年轻人中极少,以后随年龄增长而增多,一般呈近似于虹膜色泽的浅或中褐色,主要分布于小梁网尤其后部小梁网上;虹膜突属于中胚叶组织残留,位于隐窝前或横跨于虹膜末卷与巩膜突间,数量上一般不多或完全缺失。如正常前房角无论是色素还是虹膜突,对前房角功能均无影响,但数量或者形态上发生显著改变时,应注意寻找其可能潜在的病理因素。

四、前房角宽度和色素的分级和记录法

1.前房角宽度分级和记录法

前房角宽度是前房角镜检查中一个基本而重要的指标,尤其对青光眼的诊断和治疗有特殊价值和意义,但其分级法目前尚无统一规定,国内外文献上介绍和临床中应用的分级法已有多种,现将几种常见并且具有代表性的分级法介绍如下。

(1) Scheie分级法:最初为Scheie(1957年)所介绍,中华医学会第二次全国眼科学术会议(1979年)建议采用,作为我国眼科临床中迄今所常用的前房角宽度分级法。该法依据前房角镜静态检查法下所见前房角结构的不同,先将前房角分为宽角和窄角两型,进而再将窄角分为由轻到重的四级。对于窄角,静态检查后应进行动态检查以观察前房角宽度的改变,尤其对于重度窄角,通过动态检查法判断是否属于闭角以及关闭的性质和程度。现予分述如下:

1)宽角(简写符号为W):静态检查法下周边虹膜平坦,全部前房角结构包括后壁的虹膜末卷、隐窝的睫状体带、前壁的巩膜突、小梁网和Schwalbe线,均易于查见。

2)窄角(简写符号为N):静态检查法下周边虹膜膨隆,依据其膨隆程度即遮掩睫状体带和前壁各个结构的轻重不同,依次分为四级(简写符号为罗马数字Ⅰ~Ⅳ)。

NⅠ:静态下睫状体带可见范围较窄或完全不可见;属于轻度窄角。动态检查下睫状体带可见范围加宽或由不可见变为可见。

NⅡ:静态下巩膜突不可见;属于中度窄角。动态检查下巩膜突由不可见变为可见。

NⅢ:静态下后部色素小梁网(功能区小梁网)不可见,但交点线错位(即裂隙光照明下虹膜表面和角膜内面两条窄细的光线于前房角顶点交汇时处于分离的位置而不是汇合的位置);属于重度窄角。

NⅣ:静态下Schwalbe线可见或不可见,即全部前房角结构不可见,但交点线错位;属于重度窄角。

闭角前房角为NⅢ和NⅣ时均属于重度窄角,如果交点线不错位则提示已经关闭,即可判断为闭角。此时,通过动态检查法可以确认前房角关闭的性质和程度。性质上指的是,动态观察下全部小梁网可见,属于贴附性关闭;反之,属于粘连性关闭。程度上指的是,全周前房角中关闭所发生的范围;需要注意的是,粘连程度实际上包括范围大小和位置高低两个方面,粘连

性关闭来自高位的周边前粘连(PAS),即粘连位置达到小梁网、Schwalbe 线甚至角膜内面,而低位的周边前粘连对于前房角的结构和功能尚属轻度改变和损害。进而,同一眼内前房角不同位置(不同象限或钟点)上关闭的性质和粘连的程度可以互有不同。

前房角宽度的描述方法最好包括虹膜形态、虹膜根止位置和虹膜与小梁网间的夹角,但Scheie 分级法仅以前房角结构的可见程度作为前房角宽度分级的标准,并未反映周边虹膜的形态和前房角夹角的角度,容易造成错觉和混淆,例如周边虹膜不膨隆但虹膜根止前位致使睫状带甚至巩膜突不可见,此种宽角可误以为窄角。目前,国外较多采用的是 Shaffer 分级法和Spaeth 分级法。

(2)Shaffer 分级法:依据虹膜与小梁网表面间夹角的大小,将前房角从宽到窄依次分为五个等级(4 级～0 级):

4 级:虹膜与小梁网表面间的夹角为 40°。

3 级:虹膜与小梁网表面间的夹角为 30°左右(大于 20°但小于 45°)。

2 级:虹膜与小梁网表面间的夹角为 20°,可能发生关闭。

1 级:虹膜与小梁网表面间的夹角为 10°,很可能随时发生关闭。

0 级:虹膜与小梁网表面间的夹角呈裂隙状或为 0°;极可能发生关闭或关闭已经存在。

(3)Spaeth 分级法:对 Shaffer 分级法予以扩展,除依据虹膜与小梁网表面间夹角的大小外,还包括周边虹膜形态、虹膜根止位置以及动态检查法对前房角构型的影响。

1)虹膜根止位置:由大写英文字母所表示。A 表示虹膜止端位于 Schwalbe 线以前;B 表示位于 Schwalbe 线和巩膜突之间;C 表示巩膜突可见;D 表示虹膜止端较深、睫状体带可见;E 表示虹膜止端极深、睫状体带可见超过 1mm。

2)前房角夹角:由两条切线的夹角所决定。一条线与小梁网内表面相切,另一条线与虹膜前表面的中间 1/3 相切,两条线所形成的夹角作为前房角的宽度,依据不同大小表示为 0°～50°,前房角很宽时甚至大于 50°。重要的是需要理解,上述角度所确定的并非虹膜隐窝自身的角度,而是虹膜相对于隐窝的角度。

3)周边虹膜构型:由小写字母表示。最初版本中,r 表示虹膜平坦,即没有明显的向前膨隆或向后凹陷;q 表示向后凹陷;s 表示向前膨隆。后来的修改版本中,为进一步鉴别周边虹膜根止位置,采用 f、c、b 和 p 替代原先的 r、q 和 s,其含义分别为:f 表示平坦;c 表示向后凹陷;b 表示向前膨隆;p 表示呈高坪状。原定义中 s(表示向前膨隆)或许不能充分区分伴有瞳孔阻滞的虹膜膨隆与高坪虹膜构型,而新定义的一个优点在于能够区分周边虹膜的不同构型,从而有助于治疗方式的选择,例如瞳孔阻滞可通过周边虹膜切开术获得缓解,而高坪虹膜则需要周边虹膜成形术。

因此,Spaeth 分级法中,前房角宽度的描述所采用的代码至少包括 1 个大写字母、1 个数字和 1 个小写字母。例如,对于一个虹膜止端位于巩膜突以后,宽度正常和周边虹膜构型呈平坦状的前房角,其分级的描述代码为 D40r(修改版本中为 D40f)。

2.前房角色素分级法

年轻人中前房角一般没有色素或色素极少,以后随年龄增加色素出现并增多,但正常年龄性色素增多的临床表现通常集中于前房角的前壁,即小梁网上,尤其以后部功能性小梁网表面为显著。原因在于小梁网的房水引流作用,房水中含有的色素颗粒滞留于小梁网上,日积月累地呈现出来,并随年龄增长逐渐增加,其色调初为浅棕色,渐为深棕色,也可为深灰色甚至黑棕色。病理情况下,色素分布的部位不再限于小梁网而且数量增多,色素颗粒的形态和色调等均可发生变化,甚至可能满布于整个前房角,或者出现某种特征性表现。

(1)Scheie 前房角色素分级法:依据色素数量和分布部位从轻到重分为 0～Ⅳ 共计五级,分述如下:

0 级:整个前房角内除睫状体带呈色素性外观外,其他结构上均无色素可见。

Ⅰ 级:后部小梁网有少量色素。

Ⅱ 级:后部小梁网有较多色素。

Ⅲ 级:后部小梁网有密集的深棕色的色素,同时前部小梁网以及 Schwalbe 线处也有较多色素。

Ⅳ 级:全部小梁网呈深棕色,同时巩膜突和角膜内面也有色素沉积。

(2)Spaeth 前房角色素分级法:依据前房角内 12 点位小梁网色素(TMP)的轻重程度依次分为五级:

0 级:没有色素。

1＋级:微量色素。

2＋级:少量色素。

3＋级:色素较多。

4＋级:色素致密。

3.前房角检查结果的记录法

前房角检查从方法上分为静态法和动态法,从内容上包括前房角的形态和色素,上述四个方面均应在检查结果中予以分别记录,记录的方法尚无统一硬性规定,以尽量全面和准确地反映检查结果为原则。我国采用 Scheie 前房角宽度和色素分级法,记录法多为简图示意与文字附注相结合的方法,其中简图可绘成同心圆图或四象限图(以患者的解剖方位为准),附注文字应说明前房角镜检查时患者眼压高低、瞳孔大小和用药(毛果芸香碱滴眼液)与否等有关因素,以及检查结果的要点,并给出最后印象。

Spaeth 前房角宽度和色素记录法采用代码形式描述前房角的三维信息。其中,反映虹膜根止位置的大写英文字母具有两种描述方式:静态观察下得到的结果采用字母外加括号的形式;动态观察下得到的结果直接采用字母表示。例如(B)D25P 的具体含义为:(B)意指静态下光学虹膜止端位于 Schwalbe 线和巩膜突之间;D 意指动态下解剖学虹膜止端位置较深,睫状体带可见;25 意指由两条切线所形成的夹角约为 25°;P 意指周边虹膜为高坪构型。

如果连同色素分级一起表述,其记录方式如(B)D20S/2＋TMP,斜线后 2＋TMP 表示小梁网可见少量色素。

五、前房角异常

1.周边前粘连(PAS)

所谓周边前粘连是指后壁的周边虹膜与前壁的巩膜突、小梁网乃至 Schwalbe 线相粘连。

其形态可表现为丝状、丘状、帐篷状等,其原因多为青光眼、前部葡萄膜炎、眼外伤等。其中,炎症除造成前房角的周边前粘连外,还可导致不同部位出现不同数量和形态的渗出,尤以下方为重。

2.色素异常增多

青光眼发作后,前部葡萄膜炎、眼外伤、内眼手术后(包括激光周边虹膜切开术后)等均可导致前房角色素的异常增多。此外,具有特征性的色素异常增多还可见于:

(1)假性囊膜剥脱综合征:患侧眼前房角内除有剥脱的碎屑外,还有明显的色素沉积,尤以下方更多,表现为一个或多个越过 Schwalbe 线的色素性波纹,即 Sampaolesi 线。与对侧眼相比较,其不同显而易见。

(2)色素播散综合征:前房角内大量色素沉积,色素的色调多为棕黑色甚至深黑色,分布的部位从睫状体带到 Schwalbe 线,尤以功能区小梁网特别浓厚,呈现为全周前房角的环形致密色素带。

3.钝挫性眼外伤后前房角改变

具有代表性的几种包括虹膜根部解离、前房角后退、睫状体解离。

4.新生血管形成

糖尿病性视网膜病变、视网膜中央静脉阻塞和颈动脉阻塞综合征分列三大病因,其共同的发病机制为,眼铁血条件下新生血管形成因子被诱发,并刺激前房角内新生血管形成。此外,Fuchs 异色性虹膜睫状体炎、慢性炎症、长期高眼压或低眼压等均可诱发前房角内新生血管形成。

5.先天性前房角发育异常

源自眼前节中胚叶发育不全,见于合并眼前节发育异常的先天性青光眼,例如 Axenfeld-Rieger 综合征和无虹膜。前者表现包括:由角膜中胚叶组织增殖形成的突出而前移的 Schwalbe 线(单独 Schwalbe 线的突出和前移称为后胚胎环,因不合并青光眼而没有临床意义),由葡萄膜中胚叶组织残留形成的粗大条索从虹膜伸向 Schwalbe 线而遮盖小梁网。后者表现多为虹膜发育严重不全,周边残存少量虹膜组织与角膜相粘连,或前房角内充满大量残留的中胚叶组织和色素。

六、前房角镜检查的临床应用

1.青光眼

眼压的主要影响因素是房水的容积,房水动态循环的整个通路中有两条外流途径,即小梁网通路和经过睫状带的葡萄膜巩膜通路。前房角是两条外流途径流出眼球前必经的共同部位,因此是临床上特别关注的一个结构。房水引流通路的阻滞状态及其性质和程度的判断,仅就前房角本身而言,所谓正常是指功能上必须是开放而不是关闭的,但功能上的开放可有结构上的宽窄之分,即角度可有大小之分。若就前房角宽窄而言,宽角条件下可以发生开角型青光眼,而窄角状态并不一定导致闭角型青光眼。因此,前房角正常与否的评价应当与整个房水循环通路中各个环节及其影响因素结合起来。小梁网位于前壁,睫状带作为隐窝,后壁为虹膜周边部并决定着前房角的宽窄,具体取决于两个因素,即虹膜根在睫状体前面的止端位置和根部虹膜的形态。其中前者由发育性解剖因素形成,后天不再改变;后者的影响因素较多,既有解剖因素也有生理因素,诸如虹膜自身膨隆或肥厚的程度、睫状突的位置、晶状体的厚度和位置及其相互关系以及年龄老化的影响等。从结构与功能间的关系看,前房角的宽窄为解剖状态,而开放或关闭为其功能状态,两者既有密切联系又不完全相同。临床医师应当掌握前房角镜的多种检查技术,以适应房水外流阻滞各种类型诊断和治疗的要求。

(1)原发性青光眼:原发性青光眼的直接病因通过目前的临床检查法尚不能查及,发病机制上前房角的检查成为目前分类乃至诊断和治疗的重要依据。

1)开角型青光眼:开角型青光眼中前房角从功能上是开放的,此外形态上并无特别异常的表现,需要注意的是,结构上可有宽或窄的不同。一般临床意义上所谓的开角型青光眼往往指的是前者,但实际上后者也是存在的,并且需要与慢性闭角型青光眼相鉴别。鉴别要点是:虽然两者前房角均属于窄角,但眼压升高状态下开角型青光眼的前房角依然是全周开放的,但闭角型青光眼的前房角必然存在着一定范围的关闭。

2)闭角型青光眼:闭角型青光眼的诊断、治疗乃至随访中前房角镜的应用都具有十分重要的意义。急性闭角型青光眼急性发作期中,由于患者症状严重、结膜急性充血和角膜高度水肿等,检查难以配合和观察,特别情况下需要检查时,采用甘油或其他高渗剂滴眼等待角膜脱水透明后,立即进行检查;发作期后检查,往往可以查及不同程度的前房角关闭和周边前粘连。慢性闭角型青光眼中,依据不同的具体亚型,除一定程度的前房角关闭和周边前粘连或前房角缩短外,还可查及周边虹膜呈现膨隆或高坪状态的不同构型。整个闭角型青光眼中,病情处于早期时,依据前房角情况的治疗选择和预后判断有所不同:急性闭角型青光眼因发病机制为瞳孔阻滞而呈现明显的虹膜膨隆,慢性闭角型青光眼中呈现虹膜膨隆时提示存在着瞳孔阻滞的发病机制。上述两种情况下,周边虹膜切开术的治疗效果较好,并且术后前房角宽度有明显改善。但高坪虹膜的慢性闭角型青光眼,由于其发病机制主要不在瞳孔阻滞,所以周边虹膜切开术的治疗效果较差,并且术后前房角宽度改善不明显,此时激光周边虹膜成形术(前房角成形术)是一个可以选择的治疗措施。

(2)继发性青光眼:继发性青光眼的原发病因既有全身性的也有局部性的,不同的病因可能影响整个房水循环通路中不同的流通环节。仅就前房角本身而言,诸如糖皮质激素性青光眼等开角型青光眼中,前房角形态上没有任何特异性改变,其他具有代表性的几种前房角改变如下:

1)继发于炎症的青光眼:发病机制多为两种情况,或者两者兼而有之:一是急性炎症时小梁网上或隐窝内积聚大量渗出(此时眼压并不一定升高),或慢性炎症下周边前粘连导致前房角关闭;二是炎症直接累及小梁网,此时可见小梁网上出现油滴状或干胶状渗出。上述情况均以下方为著。

2)新生血管性青光眼(NVG):临床上,初起时前房角内出现少许的新生血管但眼压尚未升高,称为临床前期。眼压升高后分为开角期和闭角期:开角期内尽管前房角宽度似乎正常,但小梁网表面已被新生血管纤维膜所封闭;及至闭角期时新生血管纤维膜进一步增殖甚至收缩,造成前房角完全关闭。

3)房角后退性青光眼:房角后退性青光眼属于钝挫性眼外伤后继发性开角型青光眼的一种类型,前房角后退为其特异性体征。其中,前房角后退作为一种直接源于眼外伤的创伤性前房角改变,如果发生则伤后立刻检查即可查及,此后不能修复,但角膜或虹膜的内皮细胞逐渐形成的玻璃膜可覆盖前房角,或表面出现灰白色瘢痕,严重者可导致周边虹膜前粘连。房角后退性青光眼的诊断须有眼外伤的病史和房角后退的体征,发生的伤后时间不一,早发者多于伤后数周内,晚发者可于伤后数十年后以致外伤史可能被遗忘。

其他具有前房角特异性改变的继发性青光眼:下述几种继发性青光眼中,前房角镜下所见的特异性改变对诊断有重要价值:假性囊膜剥脱性青光眼中,可见 Schwalbe 线前出现 Sampaolesi 线;色素播散综合征中,可见小梁网上致密浓黑的环形色素带;虹膜角膜内皮综合征(ICE)尤其进行性(原发性)虹膜萎缩中,可见大范围高位置的周边虹膜前粘连;上巩膜静脉压升高的继发性青光眼中,可见功能区小梁网呈红线状充血性外观;血影细胞性青光眼中,可见小梁网上沉积的血影细胞呈现土黄色外观。

(3)先天性青光眼:对于青少年型先天性青光眼的前房角检查,方法上与成人类似,结果上也与成人的原发性开角型青光眼相同,一般并无特殊所见。对于婴幼儿型先天性青光眼的前房角检查,一般需要采用全麻下检查法(EUA),使用 Koeppe 直接式前房角镜或 Goldmann 间接式前房角镜于手持裂隙灯或手术显微镜下进行检查,如果患儿角膜上皮水肿,可予以纯甘油或高渗糖脱水或 70% 乙醇去上皮。正常婴幼儿的前房角本不同于成人,主要表现为:虹膜周边平坦,根端止于巩膜突后;睫状带于生后 6～12 个月时出现;整个小梁网从巩膜突到 Schwalbe 线透明光滑均匀,罕有色素;隐窝内虹膜突少见,若有也极少带有色素。

婴幼儿青光眼中,半数患儿的前房角并无特异发现,另有半数可见单纯小梁网发育不良,其表现形式有二:绝大多数虹膜周边平坦,根端止于巩膜突之后、之上或之前,但通常较前,甚至止入小梁网,睫状带不能辨认(房角隐窝阙如),巩膜突发育不良,小梁网透明性降低甚至睫状肌纤维伸入,影响小梁网、巩膜突和睫状带的观察,中胚叶组织残留,色素较多;另外少数周边虹膜凹陷,根端平面位于巩膜突后,但虹膜前层基质匍匐性覆盖整个房角;止于 Schwalbe 线后。

2.非青光眼领域

(1)炎症:炎症性前房角改变源自全身或眼局部因素引起的急性或慢性前部葡萄膜炎,常见的改变除外各种形态的周边前粘连,主要为渗出:其形态可呈颗粒或油滴状,位于虹膜根部、隐窝内或小梁网上,严重者也可呈干胶状覆盖于小梁网上。

(2)外伤、异物:外伤后几种具有代表性的改变如下:

1)前房角挫伤、出血:由于伤情和伤后病程不同,外伤后前房角改变不一。如伤情较轻、前房积血很少或没有肉眼下血性房水时,前房角镜下仅见小梁网上少许色素沉积,或血丝附着,尤以下方明显。如伤情较重,尤其大量出血时,往往提示前房角发生实质性结构损害的可能。

2)虹膜根解离:是指虹膜根部与其相附着的睫状体前表面相分离,解离裂口较小时只有前房角镜下检查时才可查见,裂口较大尤其位于上方时直观下即可看见。

3)睫状体解离:是指睫状体前端外侧与其相附着的巩膜突相分离,前房角镜下可见巩膜突与睫状带间出现裂口、前房与睫状体上腔相连通,以至眼压降低甚至极低。需要注意的是,睫状体解离属于钝挫性眼外伤后一种继发性改变,而前房角分离是一种手术方式。

4)前房角后退:是指睫状体本身外部的径向纤维依然与巩膜突相附着,而内部的环形纤维与其外侧的径向纤维间发生不同程度的劈裂,同时内侧的环形纤维发生后退,所以又称为前角劈裂。前房角镜下可见虹膜根部后退、隐窝加深、睫状体带变宽。注意,前房角后退是钝挫性眼外伤后一种常见的后遗症,但存在前房角后退时并不一定发生眼压升高。

5)前房角异物:前房角内细小异物的滞留通常是借助前房角镜检查发现的,因此对于慢性反复的原因不明的葡萄膜炎,应当注意前房角异物的存在,一般多在下方,异物长期存留后可被机化物包裹,并可进一步造成周边前粘连。眼内铁质沉着症的前房角中,小梁网上可见明显的铁锈样铁质沉着。

(3)肿瘤:所谓前房角肿瘤是指虹膜或睫状体肿瘤对前房角的侵犯,或眼后节乃至全身其他部位恶性肿瘤在前房角的转移和种植。周边虹膜囊肿很小时,需要借助前房角镜才可查见,一般境界清晰、网形或半圆形,棕灰或灰白色,囊壁非常薄而透明或半透明,通常带有色素斑点。虹膜或睫状体黑色素瘤中,瘤体隆起可呈不规则形,表面粗糙,呈棕黑或全黑色,经常引起前房角浸润并导致不同结构的前粘连,尤其下方常见粗大色素颗粒沉积。个别病例中,仅见前房角内色素异常增多。

第六节 角膜的特殊检查

一、角膜厚度测量

(一)适应证
(1)角膜接触镜配戴者及戴镜后复查。
(2)屈光性角膜手术前检查。
(3)评价一些角膜疾患,如圆锥角膜、角膜水肿、角膜基质炎、边缘性角膜溃疡等。
(4)间接地了解角膜内皮细胞层的功能。
(5)高眼压症和原发性青光眼。

(二)禁忌证
(1)严重畏光或其他原因不能配合裂隙灯检查者。
(2)结膜急性炎症者。
(3)大面积角膜溃疡、角膜穿孔。

(三)操作方法及程序
1. Haag-Streit 厚度测定法
(1)测量前,将裂隙灯活体显微镜右侧目镜换上裂隙分影目镜。调整裂隙灯,使其与显微镜呈 40°~45°,并使裂隙光束通过厚度测定器的裂隙光阑,垂直聚焦于瞳孔中央的角膜表面。
(2)受检者注视裂隙光带。检查者转动厚度测定器上方的刻度盘,并调整裂隙灯显微镜的高度,使分裂影像分成上下相等的两半,且位于瞳孔领内。

(3)刻度盘恢复至"0"位。转动刻度表,使分裂影像的上方后表面(角膜内皮层)与下方前表面(角膜上皮层)相交。

(4)读取刻度盘上读数。

(5)以上测量步骤重复 2~3 次,取平均值。

2. A 型超声角膜厚度测量法

(1)受检者取平卧位或坐位。

(2)结膜囊滴表面麻醉剂。

(3)消毒超声探头。

(4)嘱受检者向正前方注视。先查右眼,后查左眼。

(5)检查者一手分开患者眼睑,一手持超声检查探头测量各点角膜厚度。

(6)保持超声探头垂直于角膜,并维持适度压力。

(7)测量角膜厚度,同一测定点重复 3 次,取平均值,打印结果。

(四)注意事项

1. Haag-Streit 厚度测定法

(1)判断测量终点时受测量者主观因素的影响,准确性和重复性低于超声波测量法。

(2)由于 Kappa 角的影响,左右眼测量结果常不一致,通常左眼偏高,右眼偏低。

2. A 型超声角膜厚度测量法

(1)检查时注意保持探头与角膜垂直。

(2)探头对角膜的压力太大时会导致检测角膜厚度变薄,压力太小时则无法显示结果。

(3)角膜表面要保持一定的湿度,过干或过湿均会影响检查结果。

(4)注意超声探头的消毒。

(5)测试后嘱患者不要用力揉眼,以免发生角膜上皮损伤。

(6)超声探头应定期检测。

(7)也可以采用浸入法行 A 型超声生物测量。

二、角膜曲率计检查法

(一)适应证

(1)判定有无散光及散光性质。

(2)用于某些疾病的诊断,如圆锥角膜、扁平角膜或大散光等。

(3)角膜手术后的追踪观察。

(4)指导配戴角膜接触镜。

(5)指导屈光性角膜手术。

(6)人工晶状体植入术前准备。

(二)禁忌证

严重角膜疾患,无法进行准确测量者。

（三）操作方法及程序

（1）双眼分别测量。

（2）受检者将下颌置于颌架上，前额贴住头架，受检眼直视镜筒。

（3）调节下颌托架，改变眼位，使角膜曲率计的图像投照在受检眼角膜的正中央。

（4）检查者观察受检眼角膜上的影像，调节旋钮，使影像清晰。

（5）为主子午线定位。记录屈光力和曲率半径值。

（6）将镜头转到与第一主子午线呈 90°的垂直位，或者直接由镜筒内看到轴向垂直的两圆圈，旋转微调至垂直影像恰相接触或重合。

（7）记录垂直轴向及标尺上的屈光力和曲率半径值。

（四）注意事项

（1）应用角膜曲率计测量时，因为所测的角膜面积仅限于角膜中央 3mm 范围，所以不适于评估屈光性角膜成形术的疗效。

（2）一些自动验光仪、角膜地形图也可用以进行角膜曲率的测量。

三、角膜知觉检查

（一）适应证

临床怀疑角膜知觉减退时，如病毒性角膜炎、三叉神经受损和角膜营养不良者。

（二）禁忌证

急性结膜炎。

（三）操作方法及程序

1. 棉签法

（1）双眼注视前方。

（2）将消毒棉签头端的棉花捻出一细长的棉丝，并折弯使与棉棍呈 45°。

（3）以棉丝尖端从受检眼侧面接近并轻轻触及角膜。

（4）结果判断角膜知觉正常者，可立即出现反射性瞬目或有感知。若不发生瞬目反射或无感知，为角膜知觉消失。如瞬目反射迟钝或感知不敏感或低于对侧眼为角膜知觉减退。

2. 角膜知觉测定计

（1）双眼注视前方。

（2）将角膜知觉测定计的尼龙丝从 60mm 开始在受检眼的颞侧以纤维细丝轻轻触及角膜。

（3）角膜知觉正常者，尼龙丝弯曲并可立即出现反射性瞬目或有感知。若不发生瞬目反射或无感知为角膜知觉消失。如瞬目反射迟钝或感知不敏感，将尼龙丝从 60mm 依次减少直至 40mm，若低于 35mm 为角膜知觉减退。

（四）注意事项

（1）注意无菌原则，避免感染。

（2）检查时棉丝或纤维不可触及眼睑和睫毛。

（3）两眼分别做检查，以便对照。

四、角膜内皮层检查

(一)适应证

(1)通过角膜内皮层检查,估计其功能状态。

(2)诊断某些眼病,如多形性角膜营养不良、Fuchs角膜内皮营养不良。

(3)评价某些疾病对角膜内皮的损害。

(4)指导角膜接触镜配戴者选用适当的材质和配戴方式。

(5)评价内眼手术可能造成角膜功能失代偿的风险。

(6)指导前房内给药。

(7)为穿透性角膜移植术优选高质量供体材料。

(二)禁忌证

(1)角膜大面积擦伤。

(2)基质层水肿。

(3)角膜混浊。

(4)结膜、角膜感染。

(5)角膜穿孔。

(三)操作方法及程序

角膜内皮层检查以角膜内皮显微镜检查法较常用,它可分为非接触型检查法和接触型检查法两种。也可以通过共聚焦显微镜进行检查。

1.非接触型检查法

更适用于儿童、心理紧张或角膜有新鲜伤口的患者。

(1)受检者头部放置托架上。

(2)机器自动取像,根据所拍摄的照片分析角膜内皮的形态、大小。

(3)点击细胞数目分析角膜内皮的细胞密度。也可应用计算机直接分析角膜内皮的细胞密度及大小。

(4)可对角膜上、中、下,鼻侧、颞侧几个点的内皮进行检查。

(5)分析后打印结果。

2.接触型检查法

适用于配合检查的成年受检者。

(1)首先进行角膜厚度测量。

(2)滴用0.5%丁卡因滴眼液,进行角膜表面麻醉。

(3)患者头部固定于托架上,物镜须接触患者角膜。

(4)调节焦点使图像清晰。

(5)进行摄像或录像。

(6)分析检查结果。

(四)注意事项

(1)进行角膜内皮层检查之前,需常规行裂隙灯显微镜检查。

（2）结果定性分析的内容包括细胞大小一致性、细胞形态一致性、细胞内或细胞间有无异常结构。

（3）定量分析的内容包括细胞密度、平均细胞面积、细胞面积变异系数、六角形细胞百分比等。

（4）非接触型检查法所得图像的放大倍率较低，照相范围较大，所见内皮细胞数目多。但对角膜内皮细胞的分辨率较差，仅可宏观了解角膜内皮细胞密度及有无空泡或滴状赘疣。

（5）接触检查法成像清晰，且图像放大，便于观察。但检查时须滴用表面麻醉剂。

（6）正常角膜内皮细胞呈六角形，镶嵌连接成蜂巢状。随年龄增加细胞趋于变性，细胞密度逐渐降低，细胞面积逐渐增大。正常人 30 岁前，平均细胞密度为 $3\,000\sim4\,000/mm^2$，50 岁左右 $2\,600\sim2\,800/mm^2$，69 岁以上为 $2\,150\sim2\,400/mm^2$。

五、角膜地形图检查（计算机辅助的角膜镜摄影检查）

（一）适应证
（1）了解角膜表面的屈光状态。
（2）怀疑为临床前期或临床期的圆锥角膜。
（3）各类角膜屈光手术的术前和术后常规检查。
（4）了解某些手术，如翼状胬肉切除术、角膜移植术等对角膜的影响。
（5）了解角膜外伤后角膜表面的屈光状况。

（二）禁忌证
（1）大面积角膜溃疡、角膜穿孔。
（2）全身状况不允许坐位者。

（三）操作方法及程序
（1）将患者有关资料，如姓名、年龄、性别、诊断等输入计算机。
（2）患者取坐位，下颌放在下颌托上，必要时用头带固定。
（3）嘱患者睁大被检眼，注视角膜镜中央的固视灯光。
（4）检查者操作摄影把手，使荧光屏上的交叉点位于瞳孔中央，即角膜镜同心圆中心与瞳孔中心点重合，并调好焦距，直至屏幕上的 Placido 盘同心圆影像清晰，按下按钮固定图像。
（5）选择最佳影像存盘并打印。
（6）结果分析：
1）色彩图：以不同的颜色代表相应的屈光度，即暖色表示屈光力大，而冷色表示屈光力小；其具体等级位于图像的左侧。
2）统计数据：包括角膜表面不对称指数（SAI），角膜表面规则指数（SRI），角膜预测视力（PVA），模拟角膜镜读数，最小角膜镜读数；其通常位于彩色图像的下方。

（四）注意事项
（1）检查前应询问病史，并向患者讲明注意事项。
（2）在检查时如发现受检者面部阴影影响检查，可嘱其稍向被检眼倾斜。

（3）如受检眼上睑下垂,可让他人协助检查。

（4）对于角膜曲率过大、过小或角膜中心下方 3mm 与角膜中心上方 3mm 处屈光力差值大于 3D,应结合临床进行鉴别诊断。如圆锥角膜、角膜基质炎症。

六、角膜染色检查

（一）适应证

（1）怀疑角膜上皮损伤者。

（2）怀疑为干眼症患者。

（3）怀疑角膜瘘者。

（4）观察角膜移植术后伤口状况。

（5）了解角膜接触镜配戴是否合适。

（6）观察青光眼眼外滤过术后滤过泡情况。

（二）禁忌证

未发现。

（三）操作方法及程序

（1）常用的染色剂有荧光素钠、孟加拉红等,根据需要可以选用。

（2）荧光素染色用荧光素纸条或 0.5％～2％荧光素钠溶液将荧光素涂于结膜囊内,在裂隙灯活体显微镜下用钴蓝光观察。角膜上皮缺损处有黄绿色着染。

（3）孟加拉红染色用 1％孟加拉红溶液涂于结膜囊内,在裂隙灯活体显微镜下用无赤光观察,角结膜上皮的变性和死亡细胞着染为玫瑰红色。

（四）注意事项

（1）荧光素钠溶液最易受污染,尤其绿脓杆菌污染,使用时应格外注意。

（2）孟加拉红溶液有明显刺激性,染色后眼部往往有明显的烧灼感。应染色时同时滴少许表面麻醉剂可减少这种不良反应。

第七节　眼压检查

眼压是眼球内容物对眼球壁的侧向压力,临床上测量的眼压实际上是压强,单位为 mmHg(7.5mmHg≈1.0kPa)。正常人眼压范围为 10～21mmHg,但群体眼压并非标准正态分布,而呈轻微右偏态,尤其在年龄大于 40 岁的人群中。

从统计学角度看,正常眼压的范围为 9～31mmHg,通常所谓的 10～21mmHg 涵盖约 95％的个体,尤其值得指出的是,其中仅约 13％的个体眼压水平处于 18～21mmHg。另据不同的研究显示,大于 40 岁的正常人群中 4.5％～7.6％个体的眼压水平高于 21mmHg。此外,正常眼压的昼夜波动差和双眼差一般均小于 5mmHg,据此可知:首先,某一正常个体的眼压水平实际上位于 10～21mmHg 范围内,波动幅度限于 5mmHg 的某一波动区间内,亦即正常范围并不等同于个体水平;其次,正常双眼的对称性决定了虽然 10mmHg 和 21mmHg 均为正常,但某一个体不可兼而有之。

眼压测量采用眼压计,迄今眼压计已有许多类型和品牌,目前国内外普遍认同的金标准是 Goldmann 压平眼压计。现将国内临床上常用的几种眼压计和具有代表性的新型眼压计的检查方法简介如下。

一、Goldmann 压平眼压计

Goldmann 压平眼压计目前被认为是眼压测量法的金标准。整个测压装置的具体构件包括压平角膜的测压头和提供压力的弹簧系统两部分,使用时借助并安装于裂隙灯显微镜上进行眼压测量。

Goldmann 压平眼压计眼压测量的基本原理如下:角膜表面的压平面积与其所受压力间存在如下关系:圆形压平区直径为 3.06mm 时,圆形压平面积为 7.354 2mm^2($= 0.073$ 542cm^2),所受压力按照汞柱高度(汞的比重为 13.6g/cm^3)计算时,汞的重量与汞柱高度间的关系为:

重量 = 比重 × (汞柱底面积 × 汞柱高度)

　　　= 13.6g/cm^3 × 0.073 542cm^2 × 汞柱高度

　　　≈ 1.0g/cm × 汞柱高度

亦即重量(g)/汞柱高度(mm) = 1.0g/10mm

由上可知,所受压力的换算为:重量 1.0g 相当于汞柱高度 10mm(10mmHg)。测压装置的弹力旋钮上标有压力刻度:每一大刻度代表压力 1.0g,相当于 10mmHg;每一小刻度代表压力 0.2g,相当于 2mmHg。因此,压平面积为 7.354 2mm^2 时,需要的压力为 1.0g 意味着眼压为 10mmHg,2.0g 则为 20mmHg,其余依此类推。

眼压测量的基本步骤如下:

(1)裂隙灯光源置于颞侧 45°~60°,采用弥散、明亮的钴蓝光照明,目镜放大倍率选择 16 ×;眼压计测压头的 0° 或 180° 标志与其固定套上白线标志相对齐(患者没有明显散光的情况下),弹力旋钮预调至 1.0g 的位置;患者结膜囊内点滴表面麻醉剂和荧光素液,注视正前方。

(2)测压头对准角膜中央,并轻微推移裂隙灯靠近,测压头刚刚接触角膜时,通过一侧目镜可以看到视野中央呈现两个黄绿色半圆环;其位于水平线上下,大小相等、错位分开、开口相对;此时,逐渐旋转弹力旋钮,加压至两个半圆环的内缘相切,有时可见相切的边缘随脉搏而波动;此时,读出旋钮上压力刻度,然后根据上述换算得到眼压的测量数值。注意,两个半圆的环口宽度应适中相等,否则过宽时造成高估眼压,反之过窄时造成低估眼压。如果眼压高于 80mmHg,测量时应配合应用眼压计附带的重力平衡杆。

(3)如果患者角膜散光大于 3D,测压头轴位应调整与角膜较低屈光力子午线相差 43°,以保证角膜压平面积接近 7.35mm^2。例如,角膜曲率 41D 位于 30°,45D 位于 120°,测压头上的 30° 标志应与测压头固定套上的红线标志相对齐,固定套上白线和红线两个标志间相差 43°。

二、非接触眼压计

非接触眼压计(NCT)目前在临床上应用十分普遍,又称为喷气眼压计,但不同于气动眼压计,也属于压平式眼压计。其工作原理是:角膜压平由一个快速空气脉冲所完成,并由一套光电装置所监测,压平特定面积所需要的空气脉冲外力与脉冲持续时间正相关,所以实际上是通过测量从开始喷气到角膜被精确压平所需要的时间间隔(毫秒)计算眼压,眼压低所需时间短,眼压高所需时间长。从历史上看,非接触眼压计不被认为是测量眼压的准确方法,而是一个快速简单的高眼压筛选方法。尤其适用于儿童和其他难以配合的患者眼压的测量。现在的非接触眼压计的准确性已经与 Goldmann 压平眼压计相接近,但眼压高于 40mmHg 或低于8mmHg 时测量仍有较大误差。

眼压测量的一般步骤如下:

(1)开启电源,预热 30 秒(一旦开启,可以全天处于待机状态)。

(2)向患者展示喷气和气声状态;同时注意显示屏上读数,如果眼压计校正正确,读数将呈现(50±1)mmHg。

(3)调节观察目镜,直至十字线处于良好聚焦状态。

(4)分别调整患者和眼压计高度,以保证光线居中、照射于患者角膜或瞳孔中央。此时患者应清晰地看见红点的定位目标,否则应依据患者大概的等效球镜度数调节屈光转轮。

(5)确认角膜或瞳孔位置准确后,启动喷气按钮。一般应连续进行 3 次,并且 3 次相差不超过 3mmHg,以平均值为准,以保证可靠性。

(6)读取并且打印显示屏上眼压读数。

三、Schiotz 眼压计

Schiotz 眼压计是一种历史悠久和应用广泛的眼压计,从工作原理上属于压陷式眼压计。其四个砝码分为两对:一对为 5.5g 和 10g,一对为 7.5g 和 15g,以适应于不同眼压高度的测量和不同眼壁硬度的校正。现在,由于其他类型眼压计的应用增多,Schiotz 眼压计的临床应用日趋减少。

眼压测量的一般步骤如下:

(1)患者取仰卧位,结膜囊内点滴表面麻醉剂,注视正上方或某一固视目标以保持眼位;眼压计使用前检查底板和活塞,并采用 5.5g 砝码予以校正;然后垂直轻缓地放于角膜中央上,此时读出指针所指的刻度。

(2)如果读数小于 3.0,更换 7.5g 砝码后再测一次;如果读数仍然小于 3.0,则再次更换10g 砝码;一般以刻度表上读数位于 3.0～7.0 之间为准确。眼压的记录方法为砝码重量/刻度读数=眼压。

(3)眼壁硬度测量及其对眼压影响的校正:眼压是眼内容物对眼球壁的侧压力。眼压测量过程中,眼内容积因外力作用而发生一定改变,其改变的多少与眼球壁对外力抵抗力的大小有关,该抵抗力即称为眼壁硬度。眼壁硬度与眼压测量的准确程度有关,即:眼壁硬度低时而眼内容积改变大,但测量眼压将低于实际眼压。临床上,通常采用眼壁硬度系数(E 值)作为指标予以衡量,正常人的平均 E 值为 0.021 5,目前临床上使用的眼压正常值是以正常 E 值为依据的,E<0.021 5 时,测量眼压低于实际眼压,反之 E>0.021 5 时,测量眼压高于实际眼压。因此,某些情况下需要测量眼壁硬度系数,并据此对测量眼压进行校正。

四、动态轮廓眼压计

动态轮廓眼压计(DCT)是一新型眼压计,整个测压装置的具体构件包括测压头和 PAS-CAL 电子系统两部分。其工作原理不是角膜表面压平,而是轮廓匹配。测压头前端直径为 7mm、形状为与角膜相吻合的凹面,其中心含有一个微型压力传感器。眼压测量时,测压头与中央区角膜相贴合,集成式压阻压力传感器自动开始获取数据、眼压测量 100 次/秒,传感器感到眼压改变时电阻发生改变,微型计算机依据电阻的改变计算眼压的改变。一个完整的测量周期需要大约 8 秒的接触时间,其间施加的同位外力恒定保持为 1g,而测量所得到的直接就是眼压,无须经过从外力到眼压的转换,并且数字化显示。此外,还可测量与心律搏动周期同时出现的眼压变异,也是其“动态”含义之所在。与压平眼压计相比,动态轮廓眼压计的设计避免了测量叶中角膜的变形,因此用动态轮廓眼压计测量眼压时角膜厚度和硬度等生物力学性质的影响小于其他测量方法,但由于测压头前端的形状是针对正常角膜形状而设计的,角膜曲率的异常改变对眼压测量的准确性有较大影响。

眼压计使用时需要借助并安装于裂隙灯显微镜上,操作相对简单:打开电源(电池提供,所有功能-按钮控制),测压头接触角膜(通过透明的测压头可见角膜界面)后电子系统开始自动测量眼压,数字化显示屏上给出测量指标及其数据,专门的声音反馈提示有助于检查者得到高质量的测量数据(每一数据给出一个质量记分以评价优劣)。如果采用专门软件并外接于计算机上,可以方便地观看和记录测量期间的眼压曲线。

动态轮廓眼压计由于采用了轮廓匹配等特殊设计原理,临床优越性表现有二:

(1)角膜厚度和硬度等生物力学性质的影响较小,眼压测量的准确性相对较高,即接近真实眼压。即使准分子激光手术(LASIK)术后患者的眼压测量,也可以比较准确。

(2)测量的灵敏性较高,可以测量眼压由于心律周期的动态搏动性波动,即眼搏动幅度(OPA),因此可以详细评价由于搏动性眼血流引起的眼压波动范围。

鉴于上述优越性,该眼压计有望成为眼压测量法的新标准。

五、其他眼压计

迄今已有约 80 种眼压计,除上述眼压计外,Tono-Pen 眼压计我们比较熟悉,回弹式眼压计是近年问世的新型眼压计。现将两者简介如下:

(1)Tono-Pen 眼压计:最初类型的外观犹如钢笔,现在其类型和外观多种多样,设计和使用有所不同。该眼压计从工作原理上也属于压平式眼压计,其测压头前端直径已可小至 1mm,压力测量采用微应力电子技术。眼压测量时,重复测量多次以提高可靠性,显示屏上可给出眼压平均值。最大优势有二:一是方便携带和使用,二是对测量体位没有要求。临床上用于小儿和对其他眼压测量法因全身情况难以配合或因角膜情况不宜应用的患者。

(2)回弹式眼压计:回弹式眼压计的测压原理是,采用一个电磁感应线圈,磁化一个细小的塑料头金属探针,然后针对角膜击发探针,探针再从角膜上回弹进入眼压计,并产生一个感应电流,借此计算眼压。回弹式眼压计类型多样,使用简单、方便,便于携带,无须表面麻醉,尤其适于儿童和难以合作的受检者。另外,还有用于自我检查的类型。

六、眼压指测法

指测法通常用于未予以麻醉的婴幼儿,难以配合或者角膜条件不适宜于眼压计检查法的患者等。指测法只能粗略估计,双眼眼压相差明显时对分辨眼压高低程度更有帮助。其记录方法分别是:眼压正常记为 Tn;眼压升高轻、中、重分别记为 T+1、T+2、T+3;眼压降低轻、中、重分别记为 T-1、T-2、T-3。

第八节　斜视弱视检查

一、斜视检查

(一)斜视的一般性检查

1.适应证

(1)判断有无斜视。

(2)明确隐性斜视或显性斜视。

(3)鉴别共同性斜视与麻痹性斜视。

(4)明确斜视的方向。

(5)判断交替性斜视与单侧性斜视。

(6)进一步明确外斜视、内斜视的分类。

(7)了解注视眼。

(8)检查是否 A-V 征。

(9)指导手术治疗。

2.操作方法及程序

(1)询问病史,进行眼部常规检查。

(2)进行知觉状态检查。包括视力、屈光状态、注视性质、双眼视功能。

(3)斜视定性检查:有无斜视;真斜视、假斜视;隐性斜视、显性斜视;共同性斜视、麻痹性斜视;斜视的方向:内斜、外斜、垂直斜(上斜、下斜);交替性斜视、单侧性斜视;间歇性外斜、恒定性外斜;调节性内斜、部分调节性内斜、非调节性内斜;注视眼;A-V 征。

(4)斜视定量检查。

(5)眼球运动检查。

(6)集合功能检查及调节性集合与调节比率测定(AC/A)。

3.注意事项

(1)详尽的病史询问对于正确的诊断非常重要。

（2）斜视检查常需要多次的重复和全面分析，以最终得出正确结果。

（3）儿童斜视与调节、融合关系密切，影响眼位的结果。必须戴眼镜检查，比较裸眼及戴镜的斜视度数的差别。

（二）隐性斜视检查

1.适应证

需要判断隐性斜视、显性斜视、间歇性斜视的患者。

2.操作方法及程序

（1）遮盖试验法

1）交替遮盖法：先遮盖一只眼，迅速将遮眼板移到另外一只眼。交替遮盖两只眼反复几次，如果两只眼均不动，说明是正位，没有斜视。若出现运动，根据方向判断是哪种斜视。

2）单眼遮盖检查（又称遮盖－去遮盖法）：嘱患者注视前方33cm处的光点视标，遮盖一只眼破坏融合，观察未遮盖眼有没有运动及运动方向。去遮盖后观察被遮盖眼的运动及方向，若去遮盖后被遮盖眼表现为偏斜或偏斜一段时间才回到正位则为间歇性斜视，若去遮盖后被遮盖眼马上回到正位则为隐性斜视。然后再对另一只眼进行检查。

3）遮盖共同试验：又称间接遮盖法，主要用于婴幼儿的斜视和弱视的定性检查。遮盖板离被遮眼距离要比上述方法远，置于眼与注视目标之间5～10cm处，检查者可以同时观察双眼的运动状态，判断是否斜视、弱视。

（2）马氏杆加正切尺检查法

1）被检者注视前方正切尺上的点光源。

2）马氏杆横向或竖向置于一只眼前。

3）根据垂直或水平光带与点光源的位置变化加以判定。

4）分别在33cm和6m处进行检查。

3.注意事项

（1）注意应用马氏杆加正切尺检查时，应在半暗室环境中进行。

（2）马氏杆加正切尺检查法还可以用于检查微小斜视。

（三）斜视角测量

1.角膜映光法

（1）适应证：适用斜视患者的一般性定性定量检查。

（2）禁忌证：精神因素或全身其他疾病不适合检查者。

（3）操作方法及程序：

1）嘱患者注视33cm处点光源，观察斜视眼上光点的位置。

2）配合交替遮盖法暴露斜视角。

3）需要查6m远斜视角时，嘱患者注视放在6m远处的光源，检查者用另一个光点投射到注视眼的中央看斜视眼的光点位置。

（4）注意事项：角膜映光法只能够对斜视角进行大致估计，如若较精确测量斜视角度，还应该结合其他方法。

2.三棱镜加遮盖法

(1)适应证:适用于交替注视者。

(2)禁忌证:精神因素或全身其他疾病不适合检查者。

(3)操作方法及程序:

(1)分别在远、近距离对受检者每只眼进行注视检查。

(2)检查者一手持遮盖板,交替遮盖双眼,另一手持三棱镜置于斜视眼前。

(3)逐渐增加三棱镜度数直到未遮盖眼不再移动为止,即患者的斜视度。

(4)注意事项:查内斜三棱镜基底向外,查外斜三棱镜基底向内,即三棱镜尖指向斜视方向。

3.三棱镜角膜映光法

(1)适应证:适用于单眼注视者。

(2)禁忌证:精神因素或全身其他疾病不适合检查者。

(3)操作方法及程序:

1)嘱患者双眼注视33cm处的点光源视标。

2)置三棱镜于注视眼前,并逐渐增加度数。

3)当斜视眼上的光点位置移到瞳孔中央时,三棱镜度数即为斜视角。

(4)注意事项:查内斜三棱镜基底向外,查外斜三棱镜基底向内,即三棱镜尖指向斜视方向。

4.同视机角膜映光法

(1)适应证:评价斜视程度及疗效。

(2)禁忌证:精神因素或全身其他疾病不适合检查者。

(3)操作方法及程序

1)选用同时知觉画片,置两侧画片筒里,注视眼注视同侧的画片,观察斜视眼光点的位置。

2)调正转动镜筒直至反射光点位于瞳孔中央,交替熄灭光源,双眼不再移动。

3)刻度盘上的指针所指的度数为患者的斜视度数。

(4)注意事项:此法的结果往往比用上述其他方法检查的结果所得的斜视度小。

5.Kappa 角检查法

(1)适应证 :进行功能性斜视手术的设计准备。

(2)禁忌证:精神因素或全身其他疾病不适合检查者。

(3)操作方法及程序:

1)同视机测定:将 Kappa 角测量画片置于画片槽内,画片一行数字标识"ＥＤＣＢＡ０１２３４５"。令患者注视中央的"0",观察角膜映光是位于鼻侧还是颞侧。依次注视其他数字直至角膜发光点正对瞳孔中央,此时的度数就是 Kappa 角的度数。每个数字为1度。

2)视野弓法:令患者下颌置下颌托上,前额顶住额托。遮盖一只眼,另一只眼对准视野弓中央的视标。检查者持点光源置视野弓的"0 度"位置,观察患者角膜映光点的位置。移动光点直至角膜映光点和瞳孔中央重合,该处视野弓上的度数即为 Kappa 角的度数。

(4)注意事项:对两只眼分别进行检查。

6.隐斜计检查法

(1)适应证:测量隐斜度数。

(2)禁忌证:精神因素或全身其他疾病不适合检查者。

(3)操作方法及程序:

1)被检者注视前方正切尺上的点光源。

2)马氏杆置于一只眼前。

3)根据垂直光源与点光源的位置变化加以判定。

4)调节旋转三棱镜的旋钮,直至光线穿行点光源。

5)读取指针所指度数。

6)分别在 33cm 和 6m 处进行检查。

(4)注意事项:利用隐斜计检查时应在暗室中进行。

二、弱视检查

1.适应证

怀疑有弱视的患者。

2.操作方法及程序

(1)询问病史,进行眼部常规检查。

(2)检查视力,包括近视力、远视力、裸眼视力和矫正视力。

(3)检查眼位。

(4)屈光检查。

(5)立体视觉检查。

(6)对比敏感度检查。

(7)视网膜电图(ERG)和视觉诱发电位(VEP)检查。

3.注意事项

(1)详细询问病史对弱视的病因判断起到重要作用。

(2)检查患儿时,应注意患儿年龄与患儿视力间的内在关系,以免发生误诊。

第九节　视觉电生理检查

　　1877 年 Dewar 首先记录了人眼对视刺激的电反应。1941 年,Rigges 把接触镜电极引入记录视网膜电图(ERG)中。Karpe 应用了这种方法首次记录了视网膜色素变性中独特的 ERG 反应。计算机技术的推广和应用,促进了眼科临床视觉电生理技术的发展,使其成为许多眼科疾患诊断不可缺少的工具。常用的临床视觉电生理检查包括:视网膜电图(ERG)、眼电图(EOG)和视觉诱发电位(VEP)。1984 年国际临床神经电生理学会推荐了 VEP 检查的标准化,1989 年国际临床视觉电生理学会制定了临床 ERG 检查的标准化,以便全世界不同实验室的检查结果相互比较。1992 年又出现了多焦点临床视觉电生理检查,包括:多焦点视网膜电图(mERG)、多焦点视觉诱发电位(mVEP),多焦点视觉电生理技术提供了在精确的水平上评价视觉系统的一种手段,是我们将视网膜功能进行客观地形图化的一大进展。

一、视网膜电图

视网膜电图(ERG)是短暂闪光刺激诱发的视网膜综合电位反应,是视觉电生理中有代表性的部分。根据刺激光的不同形式分为闪光 ERG 和图形 ERG。根据适应状态分暗适应 ERG、明适应 ERG 和颜色 ERG。

(一)闪光 ERG(flash ERG)

1.主要成分及起源

闪光 ERG 简称 ERG,主要由一个负相的 a 波和一个正相的 b 波组成一个双相波。叠加在 b 波上的一组小波为振荡电位(OPs)。按出现的先后顺序称为 OP1、OP2、OP3、OP4 等。

2.基本技术

闪光 ERG 必须用全视野球刺激。记录电极使用角膜接触电极,参考电极可装配在接触镜－开睑器内,接地电极必须放在无关点上接地,如额部或耳部。记录选用的标准刺激光(SF)强度为在全视野凹面上产生 $1.5 \sim 3.0 cd/(s \cdot m^2)$ 的亮度。标准化要求将 SF 按 $0.25 log$ 梯度减弱 3log 单位范围。明适应的背景照明要求在全视野内产生至少 $17 \sim 34 cd/(s \cdot m^2)$($5 \sim 10 fL$)的照明度。放大器和前置放大器的通频带范围为 $0.3 \sim 300 Hz$。前置放大器输入阻抗至少为 $1 m\Omega$。放大器导线必须与患者保持一定距离。

3.检查前准备

检查前使用托吡卡胺或去氧肾上腺素充分散大瞳孔,瞳孔应散大到 8mm 直径,然后在暗中适应至少 20 分钟后,在暗红光下放置 ERG 电极。嘱咐患者向前注视指示灯,保持眼位。

4.检查步骤

一个完整的闪光 ERG 应包括两个状态。

(1)暗适应状态:记录视杆细胞反应、最大反应和 OPs。视杆细胞反应:低于白色 SF 2.5log 单位的弱刺激反应;最大反应由 SF 刺激产生,为视网膜视锥细胞和视杆细胞综合反应;OPs:由 SF 刺激获得,但高通放在 $75 \sim 100 Hz$,低通选择 300Hz,刺激间隔 15 秒,取第 2 个以上的反应或叠加反应。

(2)明适应状态:记录单闪烁视锥细胞反应和 30Hz 闪烁反应。单闪烁视锥细胞反应:背景光为 $17 \sim 34 cd/(s \cdot m^2)$($5 \sim 10 fL$),可以抑制视杆细胞,经 10 分钟明适应后,用白色 SF 刺激即获得视锥细胞反应;30Hz 闪烁反应:在记录单次闪烁视锥细胞反应后,使用相同的背景光和 SF 刺激光,每秒闪烁 30 次,弃去最初的几个反应,测量稳定状态时的振幅,30Hz 闪烁反应用于测定视锥细胞功能。

5.ERG 的测量

(1)ERG 测量包括各波的振幅和峰时值。

1)a 波和 b 波:a 波振幅是从基线测到 a 波的波谷。b 波振幅是从 a 波的波谷测到 b 波的波峰。a、b 波的峰时值是从闪光刺激开始到波峰的时间。

2)OPs:OPs 振幅测量方法较多,目前绝大多数方法是在 ERG 的 b 波上先画出每个 OPs 小波的基线,再测量其高度,称"两脚规测量法"。较准确的测量是将 ERG 波形用傅里叶变换进行频谱分析,根据 OPs 在频域的分布,采用滤波技术去掉 a、b 波后再测量。

(2)建立正常值:每个实验室要建立自己仪器的正常值及其界限。

6. 临床应用

ERG 用于判断以下病变:

(1)视网膜遗传和变性疾患。

(2)屈光间质混浊时视网膜功能。

(3)视网膜药物中毒性反应。

(4)视网膜铁锈症的损害程度。

(5)视网膜血管性、炎症性和外伤性等疾患造成的功能损害。

7. 诊断指导

(1)熄灭型 ERG:使用各种光刺激强度记录不到 a、b 波振幅,见于:①Leber 先天性黑蒙;②视网膜发育不全;③视网膜色素变性;④全视网膜脱离;⑤药物中毒:如氯喹、吩噻嗪;⑥铁锈症、铜锈症。

(2)ERG 的 a、b 波下降:反映视网膜内层和外层均有损害,但严重程度未达到"熄灭型"。

1)视网膜色素变性的某些类型:①ERG 视杆细胞反应 a、b 波下降幅度超过视锥细胞反应称视杆、视锥细胞变性(性连锁隐性型、常染色体隐性型、常染色体显性型),先天性静止性夜盲症Ⅰ型和白点状眼底;②ERG 视锥细胞反应 a、b 波下降幅度超过杆体反应称视锥视杆细胞变性(性连锁隐性型、常染色体隐性型、常染色体显性型)。

2)玻璃体积血。

3)脉络膜视网膜炎。

4)全视网膜光凝后。

5)部分视网膜脱离。

6)铁锈症、铜锈症。

7)药物中毒:吩噻嗪。

(3)ERG 的 b 波下降,a 波正常,提示视网膜内层功能障碍。

1)先天性静止性夜盲症Ⅱ型。

2)小口(Oguchi)病:延长暗适应时间,b 波可恢复正常。

3)青少年视网膜劈裂症。

4)视网膜中央动脉阻塞,视网膜中央静脉阻塞。

(4)ERG 视网膜视锥细胞反应异常,视杆细胞反应正常。

1)全色盲。

2)进行性视锥细胞营养不良。

(5)OPs 下降或消失。

1)视网膜缺血状态:如糖尿病视网膜病变、视网膜中央静脉阻塞的缺血型和视网膜静脉周围炎等。

2)先天性静止性夜盲症。

(二)图形 ERG

1.主要成分和起源

由光栅、棋盘格等图形翻转刺激,引发的产生于后极部的小的视网膜电图称图形视网膜电图(PERG)。此电位极小,要叠加记录。它由一个称为 P_1 或 P_{-50} 的正相波和发生在其后的称为 N_1 或 N_{-95} 的负相波组成。PERG 的起源与神经节细胞的活动密切相关。它的正相波有视网膜其他结构的活动参与。

由图形翻转刺激产生,方格大小为 $30'$,对比度 97%,从上到下时间频率增加,最上排为每秒 2 次翻转(2rev/s),最下排为每秒 14 次翻转,此时称稳态反应。稳态反应峰谷振幅的主要成分为 N_{-95}。

2.基本技术

图形 ERG 的角膜电极最好选用 DTL 电极,将 DTL 电极置于下穹隆部,参考电极置于检测眼外眦部或颞部皮肤。行单眼记录,叠加次数大于 100 次,以便减少噪声干扰和伪迹。

3.检查前准备

记录图形 ERG 时瞳孔保持自然状态,将屈光矫正到看清刺激器的最佳状态。PERG 从视网膜中心凹和中心凹旁引出,刺激图形如果在视网膜上聚焦好,引出的振幅就大。检查开始前,嘱受检者全身放松,但要精力集中。

4.测量

P_{-50} 波振幅高度的测量是从基线或从一个负相波谷(N_{-95})向上到波峰。N_{-95} 波振幅高度可从基线或 P_{-50} 波峰向下到波谷。各波潜伏期均从光刺激开始到各波的波峰或波谷的时间,称峰时间。稳态反应测量峰谷值,或用傅里叶变换测量功率。各实验室要建立自己的正常值。

5.临床应用

(1)开角型青光眼的早期诊断:PERG 改变早于 PVEP。

(2)黄斑病变。

(3)原发性视神经萎缩。

(4)帕金森病。

二、眼电图

正常眼球像一个电池,前后极构成电场,存在电位差。角膜处于正电位的位置,产生的电流称静息电位。将电极置于每只眼两侧,眼球每次运动都有相应的矢量改变,引起电位差的改变。把电极和描记器相连接,电位变化转为笔的移动。眼向左运动时笔向上移,眼向右运动时笔向下移。这种由眼球运动转化的电改变称眼电图。

1.主要成分及其起源

EOG 电位产生于视网膜色素上皮,光线导致色素上皮基底膜去极化,使静电位发生改变。它的改变可以从 1 到几微伏,取决于视网膜周围的照明状态。暗适应后眼的静息电位下降,此时的最低值称暗谷,转入明适应后眼的静电位上升,逐渐达到最大值,称光峰。

2.基本技术

EOG 检查应使用带局部光源的全视野球,水平注视点夹角为 30°。电极使用非极性物质,如氯化银或金盘皮肤电极。电极电阻小于 10kΩ。置放皮肤电极前用酒精或导电膏清除皮肤上的油性物质,电极用后要清洗。光源要求白色,光的亮度用光度计在眼球位置平面测量。使用交流电放大器时低频截止在 0.1Hz 或更低,高频截止在 10Hz 或更高(但要低于 50Hz 或 60Hz)。放大器应和受检者隔开。记录信号时,监视器显示原始波形,以判断信号的稳定和伪迹等。

3.检查前准备

瞳孔可以扩大或保持自然瞳孔,扩瞳状态使用不同亮度。电极置于每只眼内外眦部的皮肤,不使用过大的电极,以避免其影响和皮肤的接触。接地电极置于前额正中或其他不带电的位置。向受检者讲明检查过程,嘱咐其跟随两个固视点光的交替变换往返扫视。变换频率在 0.2~0.5Hz 之间(每 1~2.5 秒变换一次),少数不能坚持的受检者扫视可放慢到每分钟一次,每分钟测定一次电位的谷和峰。

4.检查步骤

(1)预适应:受检者开始暗阶段检测前,先在自然的室内光线下适应至少 15 分钟,预适应光保持在 35~70cd/m²。检查前 30 分钟应避免日光、检眼镜或荧光血管造影灯光的照射。

(2)暗适应阶段:

1)暗谷:测量暗谷电位时,关闭室灯,在暗中记录 15 分钟 EOG 值。最小的电位值为暗谷,常发生在 11 分钟和 12 分钟之间,也可稍前或稍后些。

2)暗基线:建立暗基线要求暗适应至少 40 分钟,在进入明适应前 5 分钟开始测量 EOG 值。

(3)明适应阶段:打开刺激光并记录 EOG,直到出现光峰、信号振幅开始下降。如果光峰不出现,记录应持续 20 分钟,以免丢失延迟出现的光峰。背景光照明依瞳孔状态不同而异:散瞳时,刺激光强固定在 50~100cd/m² 范围内;自然瞳孔时,刺激光强固定在 400~600cd/m² 范围内。

5.测量

(1)扫描振幅:测量 EOG 振幅波时,要识别过度注视引起过大的信号伪迹和使用交流电引起衰减的信号伪迹。建议取稳定值。

(2)光峰/暗谷比(Arden 比):测量明适应阶段的最高值(光峰)与暗适应阶段的最低值(暗谷)的比值,对于常发生的无规律变化值,通过对曲线"平滑"处理,确定真正的谷和峰值。

(3)光峰/暗基线比:取暗适应过程中稳定基线的平均值为暗基线值,光峰测定同上。光峰/暗基线比低于 Arden 比。

(4)每个实验室应建立自己设备的正常值范围。

6.临床应用

(1)卵黄样黄斑变性(Best 病):EOG 异常而 ERG 正常。

(2)药物中毒性视网膜病变:抗疟疾药。

（3）一般情况下 EOG 反应与 ERG 反应一致，EOG 可用于某些不接受 ERG 角膜接触镜电极的儿童。

（4）用于眼球运动检查。

三、视觉诱发电位

视觉诱发皮层电位简称视觉诱发电位（VEP）或视诱发反应，是视网膜受闪光或图形刺激后，在枕叶视皮层产生的电活动。由于 VEP 的振幅很小，通过叠加平均，才能得到所需信号，加以记录。临床通常使用电视屏幕上棋盘变换做刺激。视觉皮层对线条鲜明的轮廓的变换极其敏感，对单纯的闪光刺激不敏感，因而使用棋盘格刺激的结果比较可靠。图形翻转频率低于 2 次/秒称瞬态 VEP；高于 10 次/秒的反应基本达到正弦波，称稳态 VEP。视皮层外侧纤维主要来自黄斑区，因此 VEP 也是判断黄斑功能的一种方法。VEP 是一项非特异检查，从视网膜到视皮层任何部位神经纤维病变都可产生异常的 VEP。

1. 主要成分

（1）瞬态图形 VEP 主要由 N_1、P_1、N_2、P_2 构成。

（2）瞬态闪光 VEP 包括 5～7 个正相和负相反应。

2. 基本技术

（1）电极：用盘状 EEG 电极。记录电极放在枕骨粗隆上方 2.5cm 处的 O_Z 位，参考电极放在鼻根上 12cm 处的 F_Z 位、耳垂或乳突处，地电极放在另一侧耳垂或乳突处。如用双通道或多通道测定，记录电极也可置于 O_1 和 O_2 位（分别在 O_Z 位左右各 2.5cm 处）。

（2）刺激方式：

1）图形刺激：临床常规使用瞬态翻转图形 VEP。记录系统的带通为 0.2～1.0Hz 至 200～300Hz；分析时间 250 毫秒，也可用 500 毫秒；叠加次数 100～200 次。刺激野＞20°，方格为 50′，对比度＞70％，平均亮度接近 30cd/m²，翻转间隔时间 0.5 秒。

方格视角计算公式：＜1°视角：$B=(3\,450×W)/D$。式中 B 为视角，单位：分；W 为格子宽带，单位：mm；D 为格子到角膜的距离，单位：mm。＞1°视角：$B=(57.3×W)/D$。

空间频率计算公式：$F=60/1.4W$。式中 F 为周/度；W 是图形的宽度，单位：分。

对比度计算公式：$C=(L_x+L_m)×100$，式中 C 为对比度，L_x 为最大亮度，L_m 为最小亮度。

平均亮度：取刺激屏中心和周边几个位置亮度的平均值。

2）闪光刺激：用氙光或发射二极管作刺激光源，亮度 5cd/(s·m²)，屈光间质混浊时亮度可达 50cd/(s·m²)。背景光亮度为 3cd/(s·m²)，屈光间质混浊时亮度可达 30cd/(s·m²)。刺激间隔为 1 秒。闪光刺激用于屈光间质混浊的患者，常选用 7.5Hz 以上的稳态反应。

3. 检查前准备

瞳孔保持自然状态。安放电极部皮肤用酒精去脂，安放后测量皮肤电极电阻，要求电阻＜10Ω。检查时要矫正屈光状态。嘱咐受检查者全身肌肉放松，精神集中。

4. 测量

（1）潜伏期：从刺激开始到反应波峰的时间。临床研究的主要参数是 P_1 波潜伏期，由于正常情况 P$_1$ 波潜伏期接近 100 毫秒,故称 P$_{100}$ 波。

(2)振幅:即峰谷电位高度,临床主要测定 P$_{100}$ 波振幅。

5.临床应用

(1)协助判断视神经、视路疾患。常表现为 P$_{100}$ 波潜伏期延长、振幅下降。在继发于脱髓鞘疾患的视神经炎时,P$_{100}$ 波振幅常常正常而潜伏期延长。使用半视野刺激,可证实同侧偏盲。

(2)鉴别诈盲:主观视力下降而 VEP 正常,提示了非器质性损害。

(3)监测弱视治疗疗效。

(4)在合并皮质盲的神经系统病变的婴幼儿,如果 VEP 正常提示较好的视力预后。

(5)判断婴儿和无语言儿童的视力。

(6)对屈光间质混浊患者预测手术后视功能。

(7)在视交叉部的神经外科手术中使用 VEP 监测,VEP 振幅下降提示视路系统受到手术干扰。

(8)通过多通道左右部位记录到不对称 VEP,可判断白化病视通道神经纤维的异常投射。

应注意由仪器测试条件未执行标准化、未矫正屈光不正和患者不合作等问题产生的错误结果。VEP 与视力的关联性较差,不能作为唯一的诊断工具,它是临床眼科和神经科检查中的一项辅助诊断方法。

四、多焦点视网膜电图

(一)概述

Sutter 和 Tran 在 1992 年发明了一种多焦 ERG(mERG)系统,可以同时刺激视网膜的多个部位并且通过应用多点输入系统分析技术独立采集每一处的反应情况。mERG 同时记录大量小的视网膜区域的反应,可以在短时间内发现细微的视网膜异常。多焦输入刺激技术使我们能够同时获得多区域视网膜电图,这些局部的 ERG 反应可以重新组成视网膜功能地形图。

1.主要成分

将 mERG 的局部反应进行平均,结果与全视野 ERG 惊人的相似。闪光 ERG 反应的 70% 主要起源于外层视网膜。尽管 mERG 的波形并不严格地与全视野 ERG 相对应,但主要的阳性和阴性反应相当于 ERG 的 a、b 波。

一阶反应,是一种平均亮度反应,振幅密度(每单位视网膜面积的振幅)在中央凹处有一突出的峰,该处光感受器的密度最高,振幅最低处位于传统视野检查的生理盲点。因为在盲点处的六边形的刺激单元比生理盲点大,所以生理盲点处可以看到很小的反应。mERG 的结果显示出周边视网膜的反应明显比中央视网膜的反应降低。

一阶反应为 ERG 的主要成分,只有在散瞳和用高照度进行检测时才能分析以二阶为主的反应。一阶反应主要起源于外层视网膜,与传统脉冲反应相对应。mERG 的二阶反应也含有外层视网膜的成分,但主要起源于内层视网膜和视神经,有报道视盘附近神经纤维的反应可以从二阶反应中分离。二阶反应是对视系统的时间非线性测定,它代表连续闪光以15毫秒、30毫秒、45毫秒…出现时观察到的非线性情况。人类视觉系统显示出时间的高度非线性特点,mERG的非线性技术分析随意变化的输入刺激对输出反应的影响。

图形ERG(PERG)和VEP起源于内层视网膜,因此多焦图形ERG(mPERG)比闪光ERG(FERG)更能反映局部神经节细胞的损伤。

2.基本技术

用来记录mERG的刺激器由展示在CRT彩色屏幕上的一组六边形组成,所选择的六边形数目越多,单个六边形的面积越小,信号定位越准确,越能发现微小的病变。这些六边形呈离心分布,使所有地方引出的信号振幅大致相同。六边形的面积随着离心距离的增加而增加,因此可以记录周边小的反应,与接受刺激的视网膜锥细胞密度或视觉诱发电位(VEP)记录的皮质放大作用(M-scale)相对应。每个六边形以双m序列的假随机顺序控制刺激图形的黑白翻转。通过计算机化的m序列和反应周期之间的交叉相关技术处理,得到局部反应情况。视网膜反应的密度(每单位视网膜的振幅)以视野的方式组织起来,就得到视网膜电图地形图。多焦点ERG信号的振幅可以像地形一样用三维视觉山来表现,而信号最强处在中心凹。

3.检查前准备

检查前使用托吡卡胺或去氧肾上腺素充分散大瞳孔,瞳孔应散大到8mm直径。

4.测量

现在mERG使人们不仅能够对记录进行地形图分析,而且能够检验序列闪光的影响,可以分析神经元的恢复时间。这就增加了一个前所未有的时间检测功能,可以检验反应的非线性时程。

(1)振幅:所选定区域a、b波的振幅(nV);a、b波单位面积的平均振幅(nV/deg^2)。

(2)所选定区域a、b波的潜伏期(ms)。

5.临床应用

(1)视野改变:中心暗点在ERG地形图上表现为一中央凹陷的山峰,暗点扩大时ERG地形图中央受抑制的区域也扩大。在中央刺激被阻断时,周围的ERG振幅增大。然而临床上视网膜色素变性或黄斑变性的患者,观察不到有功能视网膜的反应增加,可能没有视野改变部位的视网膜功能未必完全正常。视野收缩时可以观察到更宽的正波,有时出现双峰。旁中心暗点在3°以内时,mERG地形图的反应密度没有异常;暗点超过5°时,可以观察到相应部位反应降低,周围是一个不规则的反应密度轻度增高区。mERG不能发现视角小于5°并且位于中心凹旁的暗点,因此观察小暗点必须建立更小的刺激单元。

(2)青光眼:mERG的二阶反应的非线性反应特点可能起源于视网膜内层,选择性地受到视神经萎缩和早期青光眼的影响;多焦图形ERG(mPERG)在青光眼患者中会有改变。

(3)糖尿病视网膜病变:mERG可以发现糖尿病患者早期的视网膜功能的异常,甚至在出现临床病变之前发现异常。病变的早期主要是二阶反应的波形和适应机制出现异常,定位在内层视网膜。在非增生性糖尿病视网膜病变(NPDR)和个别无糖尿病视网膜病变的患者中一阶反应潜伏期延长和振幅降低说明累及了外层视网膜。

(4)视网膜脱离:mERG可以同时检测脱离和在位的视网膜电生理反应。尽管mERG的敏感度和反应密度在术后都有所恢复,但恢复程度比视野要小得多。所有患者术前不仅脱离的视网膜反应密度明显降低,在位视网膜反应也很低。

(5)中心性浆液性脉络膜视网膜病变:mERG 给出了包括后极部的视网膜功能的地形图,可以显示出全视野 ERG 测试中并不明显的局部视网膜病变。mERG 检查发现对侧眼的反应中心部降低了。

(6)分支视网膜动脉阻塞:mERG 在相应的缺血区呈现出反应下降。

(7)特发黄斑孔:mERG 显示出黄斑孔的相应地区振幅降低,但其他地方反应正常,形成了火山样地形图。

(8)旁中心色素性视网膜萎缩:mERG 在 Goldmann 视野的环形暗点处相应地出现了反应的降低。

(二)多焦点视觉诱发电位的测定

多焦点视觉诱发电位(mVEP)是用多焦点闪光刺激记录的 VEP 反应。mVEP 使用常规银-氯化银皮肤电极,可以进行单极记录,作用电极位于枕部,参考电极位于前额,地电极位于耳垂;也可以进行双极记录,正极、地极和负极在枕部皮肤沿中线分布。视网膜反应信号的采样与显示器的场扫描同步,受试者需固视刺激图形的中心,整个记录过程分成若干段,每段之间让受试者休息。为消除瞬目和眼球运动的影响,可以用伪迹剔除程序剔除或重新记录该段。

VEP 有巨细胞旁路(M 细胞的粗大纤维传导很快)和小细胞旁路(P 细胞具有慢传导的细纤维)两种起源。两种不同的机制都作用于一阶 VEP 反应,一种机制主要是在低照度下起作用,另一种在高照度下起作用。而在中照度时,两种机制的作用部分中和。二阶反应与一阶反应不同,刺激对比度增加时各种成分的波形保持它们的形状和潜伏期。通过对比证明第一种机制(饱和性)通过 M 细胞旁路起作用,而第二种机制(非饱和性)通过 P 细胞旁路引起的皮质兴奋。

多焦点图形 VEP(mPVEP)以皮质排列的方式刺激中心 $20°\sim25°$ 范围的视网膜,双极电极(在枕骨隆突上下 2cm)与传统的单极电极不同,可以记录上下半侧视野相似大小的反应。

(三)多焦点视网膜电图的变异性

众所周知,同样刺激强度下同样年龄的受试者之间瞳孔的大小变异很大。Kondo 等人在 15 个受试者的两个相同部位的视网膜区域进行 mERG 的测定,发现受测试者之间存在变异。生理盲点处振幅较小,在距中心 $10°\sim15°$ 处振幅相对较大。因为鼻侧视野近中央处的反应密度较高,光反应的 ERG 地形图表现出鼻侧和颞侧视网膜具有一定程度的不对称性,中央峰明显向鼻侧加宽。视敏度随着离心度的增加下降得较快,而暗适敏感度和明视闪光敏感度随着离心度的增加而提高。不同部位之间存在着颜色视觉的差别。

视网膜各层之间解剖和支持组织的不同一性在视网膜的局部变异中也起作用,视网膜的一定区域对某些疾病高度易患,成为疾病的一种特点。视网膜的功能地形图对临床医师来说非常重要。由于变异性,不能把从一个受试者那里得来的振幅参数用于另一个受试者,也不能把从不同受试者身上得来的参数进行平均用来进行局部反应的低噪声测定。因反应波型中最大的变异是离心距离的不同,临床应确立区别局部视网膜的异常反应与正常变异之间的标准,建立视网膜电生理反应的局部正常值范围。

第三章

眼科常用药物

第一节　眼科全身用药

1. 卵磷脂络合碘

别名:沃丽汀。

作用与用途:治疗中心性浆液性视网膜脉络膜病变、中心性渗出性视网膜脉络膜病变、玻璃体混浊、玻璃体积血、视网膜中央静脉阻塞等。

用法与用量:口服,成人每次 1～3 片,每日 2～3 次。

不良反应:偶发皮疹及胃肠不适。

注意事项:对碘过敏者禁用。慢性甲状腺疾病者、曾患突眼性甲状腺肿者、内源性甲状腺素合成不足者慎用。

2. 左旋多巴

别名:3－羟基－L－酪氨酸、思利巴、Hydroxy Tyrosine。

作用与用途:用于儿童、青少年中屈光不正性弱视、屈光参差性弱视以及斜视性弱视患者。

用法与用量:5～6 岁儿童,每次 125mg,开始 3 天每日 50mg,每日 2 次。7～12 岁,每次250mg,开始 3 天每日 125mg,每日 2 次,早晚饭后口服。4 周为一个疗程,一般用 1～3 个月。

不良反应:较常见的反应有恶心、呕吐、心悸、体位性低血压等。一般程度较轻,不需处理。

注意事项:本品不宜连续使用 1 年以上。5 岁以下儿童慎用。

3. 复方樟柳碱

作用与用途:含氢溴酸樟柳碱 0.2mg,普鲁卡因 20mg,用于缺血性视神经、视网膜、脉络膜病变。

用法与用量:患侧颞浅动脉旁皮下注射,每次 2mL(急症、重症者可加球旁注射,每日 1次),每日 1 次,14 次为一个疗程。

不良反应:少数患者注射后轻度口干,15～20 分钟消失。

注意事项:脑积血及眼积血急性期禁用;有普鲁卡因过敏者禁用。用过扩血管药和激素治疗无效者,可适当增加疗程。青光眼和心房纤颤患者慎用。

4. 递法明

作用与用途:能增加静脉张力及起到保护血管的作用,用于糖尿病引起的视网膜病变。

用法与用量:每日 3～6 片,每月服用 20 日。

不良反应:可致骨、胃肠道不适症状。

注意事项:用药期间,散步、穿合适的袜子会改善血液循环。

5.眼氨肽

别名:眼明、眼生素。

作用与用途:本品是由牛、羊、猪眼球经消毒后以乙醇提取出蛋白质的灭菌水溶液,主要含甘氨酸、谷氨酸、谷胱甘肽、核苷酸等,用于非化脓性角膜炎、葡萄膜炎、中心性浆液性视网膜脉络膜病变、玻璃体混浊、巩膜炎、早期老年白内障、视网膜色素变性、轻度近视、视力疲劳等眼病。

用法与用量:肌内注射,每次 1～2mL,每日 1 次,15～20 日为一个疗程。结膜下注射,每次 0.5mL,每日 1 次,12～15 日为一个疗程。滴眼,每次 2～3 滴,每日 4 次。

注意事项:化脓性眼病禁局部用药。

6.普罗碘铵

别名:安妥碘。

作用与用途:为眼病的辅助治疗药,吸收后能促进组织内病理沉着物的吸收和慢性炎症的消散。用于晚期眼底积血、玻璃体积血或混浊、虹膜睫状体炎、视网膜脉络膜炎及角膜斑翳等的治疗。

用法与用量:肌内注射,每次 2mL,每日或隔日 1 次。10 次为一个疗程,一般用 2～3 个疗程。

不良反应:久用可偶见轻度碘中毒症状,如恶心、发痒、皮肤红疹等。出现症状时可暂停使用或少用。如发现皮疹、恶心等,可减量或暂时停药。

注意事项:对碘过敏者禁用。

第二节　眼科术中用药

1.透明质酸钠

别名:爱维、玻璃酸钠、海诺特、Amvisc、Amvisc Plus。

作用与用途:透明质酸可在包括眼房水及玻璃体液在内的组织和细胞内液中广泛分布。透明质酸钠黏液应用于眼部外科手术中,通过一根细管或针将本品引入前房或后房部位,使组织得到分离,免受手术损伤。透明质酸和透明质酸钠也可关节内注射,并已试用于关节炎的治疗。眼科手术辅助用药,用于白内障囊内、囊外摘除术,抗青光眼手术,角膜移植术等。

用法与用量:术中眼内注射:1%～1.4%溶液适量。

不良反应:眼内注入可引起一过性眼压升高,需予以对症处理。

注意事项:禁用于对本品任何成分过敏者。本品应置于 2～8℃贮藏,忌 0℃以下保存。

2.羟丙甲纤维素

别名:HPMC。

作用与用途:作为眼科手术辅助剂,眼前节手术中注入前房,使前房加深,便于手术操作。用于白内障囊内、囊外摘除术,抗青光眼手术,角膜移植手术等,亦用于干眼症治疗。

用法与用量:前房注入,0.2~0.5mL,术后需将该药物冲洗出前房。

不良反应:手术中前房如有残留物,则术后短时间内眼压升高。

注意事项:使用后如眼部持续刺激,则停止使用。保存时应旋紧瓶盖,并于室温(8~30℃)下保存。

3. 硫酸软骨素 A

别名:康得灵、硫酸软骨素 A 钠、CSA。

作用与用途:用于白内障人工晶体植入术、角膜移植术等。

用法与用量:前房注入 10%~20% 溶液适量。

不良反应:极少数患者偶有发痒、红肿等过敏现象发生。

注意事项:黏弹性不如透明质酸钠。

4. 平衡盐溶液

别名:BSS、必施。

作用与用途:用于玻璃体切除术时灌注入玻璃体腔作为置换液体,白内障手术时的前房灌注液以及穿透角膜移植术终形成前房。

用法与用量:前房或玻璃体腔注入适量。

不良反应:当角膜内皮异常时,灌注或其他创伤会导致角膜病变。

注意事项:不宜做静脉注射,避免加热。

5. 必施佳

作用与用途:玻璃体视网膜手术中玻璃体腔灌注。

用法与用量:玻璃体腔注入适量。①240mL 无菌溶液,每毫升溶液含:氯化钠 7.44mg,氯化钾 0.395mg,磷酸二氢钠 0.433mg,碳酸氢钠 2.19mg。②20mL 浓缩液,每毫升溶液含二水合氯化钙 3.85mg,六水合氯化镁 5mg,葡萄糖 23mg,二硫谷胱甘肽(氧化硫谷胱甘肽)4.6mg,溶于注射用水中。将②加入①中,配成溶液,每毫升含氯化钠 7.14mg,氯化钾 0.38mg,磷酸二氢钠 0.42mg,碳酸氢钠 2.10mg,二水合氯化钙 0.154mg,六水合氯化镁 0.2mg,葡萄糖 0.92mg,二硫谷胱甘肽(氧化硫谷胱甘肽)0.184mg,盐酸和(或)氢氧化钠(用于调节酸碱度),溶于注射用水中,pH 约为 7.4。

不良反应:偶有角膜混浊。

注意事项:两部分完全融合才能使用,开盖后 6 小时内使用。

6. 复方电解质眼内冲洗液

别名:世可。

作用与用途:眼科手术辅助用药,用于眼内冲洗。

用法与用量:做眼内冲洗时,按以下用量,根据手术方式和时间适当增减。白内障手术 20~500mL;玻璃体手术 50~4 000mL;青光眼手术 20~500mL,也可用于外眼冲洗。

注意事项:只供眼冲洗用,禁注射;因本品不含防腐剂,使用后剩余的残液要倒掉,以免产生二次污染。

7. 硅油

作用与用途:用于其他充填物难以治愈或治疗失败的复杂性视网膜脱离、合并增殖性玻璃体视网膜病变的视网膜脱离、巨大裂孔性视网膜脱离、后极部裂孔的视网膜脱离、牵拉性视网膜脱离等。

用法与用量:手术医生酌情使用。

不良反应:硅油充填的术中并发症有视网膜及视网膜下积血、视网膜新裂孔形成、硅油异位。硅油充填的术后并发症有白内障、青光眼、低眼压、角膜病变、硅油乳化、视网膜毒性。

8. 过氟三丁烷胺

别名:重水、过氟化碳液体。

作用与用途:作为液体器械用于视网膜病变手术,巨大视网膜裂孔手术,晶体、人工晶体脱入玻璃体腔的手术处理。

用法与用量:手术医生酌情使用。

不良反应:术中并发症,如过氟三丁烷胺进入视网膜下,在液泡周围产生小滴残留,分散乳化,影响眼底观察,不易吸净。术后并发症,如过氟化碳液体残留,大滴残留应取出,小滴残留长期观察无特殊影响。

注意事项:有原发性青光眼病史者禁用。

9. 吲哚菁绿(ICG)

作用与用途:用于黄斑部手术中内界膜的染色。

用法与用量:术中玻璃体切除后,气液交换,然后于后极部黄斑区注入少量 0.5% 的 ICG,10～30 秒后将 ICG 吸取干净。

不良反应:高浓度时可能对视网膜有毒性。

注意事项:用附带的灭菌注射用水稀释,不能用其他溶液如生理盐水等。注意浓度一般不超过 0.5%,另外染色时间不需过长,染色范围也不需大(直径 3PD 左右)。

10. 台盼蓝

别名:Typan Blue。

作用与用途:用于成熟期白内障、全白内障前囊染色。

用法与用量:白内障术中前房穿刺后,前房注入少量 0.3% 台盼蓝(0.1mL),5～10 秒后用生理盐水冲洗干净。

注意事项:浓度为 0.3%,注入量不要太大。

11. 氟尿嘧啶(5-FU)

作用与用途:青光眼手术－小梁切除术辅助应用的抗代谢药物,用于提高手术成功率,适用于具有手术失败危险因素的患者,特别是低、中危患者。

用法与用量:术中单次剂量应用。将浸浴 25～50mg/mL 氟尿嘧啶的组织海绵或棉卷小块,置于结膜瓣下和(或)巩膜瓣下约 5 分钟。

不良反应:结膜、角膜上皮细胞毒性。

注意事项:一般不用于没有手术失败危险的病例。

12.丝裂霉素 C(MMC)

作用与用途:青光眼手术－小梁切除术辅助应用的抗代谢药物,用于提高手术成功率,适用于具有手术失败危险因素的患者,特别是高危患者及难治性青光眼患者。

用法与用量:术中单次剂量应用。将浸泡有 MMC 的组织海绵或棉卷小块,置于结膜瓣下(剖切巩膜瓣前)和(或)巩膜瓣下,范围从 0.2mg/mL(2 分钟)到 0.5mg/mL(5 分钟),一般是 0.2～0.3mg/mL(2～3 分钟),组织海绵或棉卷小块大小为 4mm×2mm×1mm。取下丝裂霉素组织海绵或棉卷小块后迅速用大量平衡盐溶液(40～50mL)冲洗干净。

不良反应:结膜、角膜上皮细胞毒性,血管内皮细胞毒性。

注意事项:严格控制组织海绵或棉卷小块大小,丝裂霉素浓度及使用时间。使用后冲洗干净。

第三节　滴眼液、眼膏

一、抗生素类药物

(一)氨基糖苷类

1.新霉素

作用与用途:用于敏感细菌引起的结膜炎、角膜炎及眼睑炎等感染性眼病。

用法与用量:滴眼,每次 1～2 滴,每天 4～6 次。

不良反应:滴眼后全身吸收甚微,无任何全身毒性反应,对眼无刺激性。

注意事项:对新霉素及其他氨基糖苷类药物过敏者禁用。

2.庆大霉素

作用与用途:用于细菌性眼部感染。

用法与用量:滴眼,每次 1～2 滴,每天 3～4 次。

不良反应:本品有轻度刺激性,患者可耐受。

注意事项:对庆大霉素及其他氨基糖苷类药物过敏者禁用。孕妇及哺乳期妇女慎用。

3.妥布霉素

别名:托百士、信妥明。

作用与用途:用于敏感菌引起的角结膜炎、泪囊炎、睑缘炎、巩膜炎、化学伤、化脓性感染等。

用法与用量:①滴眼液,滴眼,每次 1～2 滴,每天 3～4 次;②眼膏,涂眼,晚上涂 1 次。

不良反应:常见眼局部的毒副作用与过敏反应,如眼睑发痒与红肿、结膜红斑,发生率低于 3％;局部应用其他氨基糖苷类抗生素也会出现这些不良反应。尚无应用妥布霉素出现其他不良反应的临床报道。

注意事项:局部用氨基糖苷类抗生素可能会产生过敏反应。如果出现过敏,应停止用药。与其他抗生素一样,长期应用将导致非敏感性菌株的过度生长,甚至引起真菌感染。如果出现二重感染,应及时给予适当的治疗。

4. 卡那霉素

作用与用途:用于轻度结膜炎、角膜炎等。

用法与用量:滴眼,每日 3～5 次,每次 1～2 滴。

不良反应:偶有眼部轻度刺激不适,无全身不良反应。

5. 小诺米星

作用与用途:用于对硫酸小诺米星敏感的葡萄球菌、溶血性链球菌、肺炎双球菌、结膜炎杆菌、铜绿假单胞菌所引起的外眼部感染,如眼睑发炎、睑腺炎、泪囊炎、结膜炎、角膜炎等患者。

用法与用量:滴于眼睑内,每次 1～2 滴,每天 3～4 次。

不良反应:少数患者可能出现皮疹等过敏反应。局部可出现瘙痒、眼痛等刺激症状,偶见表层角膜炎、雾视及分泌物增加。

注意事项:对氨基糖苷类抗生素及杆菌肽过敏者禁用。听力减退或重听者慎用,肝肾疾患者慎用。不宜长期使用。

(二)氯霉素类

1. 氯霉素

别名:爱明、Chloromycetin。

作用与用途:用于结膜炎、角膜炎、泪腺炎、泪囊炎、眼内炎及沙眼等。

用法与用量:滴眼,每次 1～2 滴,每天 3～4 次。

不良反应:全身用药时氯霉素对造血系统毒性大,但在眼科局部用药影响较小。

注意事项:国内外都曾报道用本品滴眼发生再生障碍性贫血的病例,尤为小儿,用时应注意。本品应避光保存。

2. 复方氯霉素

作用与用途:用于结膜炎、角膜炎、巩膜炎、泪囊炎、眼内炎、沙眼、眼球干燥症及泪液缺少等患者。

用法与用量:滴眼,每次 1～2 滴,每天 4～6 次。

注意事项:参见氯霉素滴眼液。

3. 润舒

作用与用途:主要成分为氯霉素,适用于眼干燥、急性或慢性结膜炎、眼部灼伤等。

用法与用量:滴眼,每次 1～2 滴,每日滴数次。

(三)四环素类

1. 四环素

作用与用途:用于沙眼、结膜炎、角膜炎及术后常规用药。

用法与用量:涂眼,每晚 1 次。

不良反应:少见。

注意事项:四环素类药物过敏者禁用。

2.金霉素

作用与用途:用于细菌性外眼感染和衣原体所致的沙眼。

用法与用量:涂眼,适量,每晚 1 次。

不良反应:轻微刺激感,偶见过敏反应,出现充血、眼痒、水肿等症状。应用本品后可感到视物短暂模糊。

注意事项:同四环素。

(四)大环内酯类

红霉素

作用与用途:用于细菌性结膜炎、角膜炎和眼睑炎等。

用法与用量:涂眼,适量,每晚 1 次。

不良反应:偶见眼睛疼痛,视力改变,持续性发红或刺激感等过敏反应。

注意事项:对本品过敏者禁用。

(五)喹诺酮类

1.诺氟沙星

别名:氟哌酸。

作用与用途:适用于各种细菌性外眼感染,包括绿脓杆菌性感染的眼病、沙眼及新生儿急性滤泡性结膜炎等。

用法与用量:滴眼,每次 1～2 滴,每日 3～4 次。

不良反应:偶有局部一过性刺激症状,如刺痛、痒、异物感等。

注意事项:使用过程中若发现过敏现象,应立即停药。

2.氧氟沙星

别名:泰利必妥、迪可罗、Tarivid。

作用与用途:治疗细菌性结膜炎、睑腺炎、泪囊炎、眼睑炎、睑板腺炎、角膜炎、角膜溃疡、术后感染。

用法与用量:①滴眼液,每次 1～2 滴,每日 3～4 次;②眼膏,每晚涂 1 次。

不良反应:可出现眼刺激感(0.08％)、眼睑瘙痒感(0.06％)、眼睑炎(0.05％)、结膜充血(0.04％)、眼痛(0.04％)、眼睑肿胀(0.04％)。

注意事项:对氧氟沙星过敏患者改用其他抗菌药。本品不可长期使用。为了防止耐药菌的出现等,原则上应确认敏感性;将用药期限制在治疗疾病所需的最少时间以内。

3.左氧氟沙星

别名:海伦。

作用与用途:适用于治疗敏感细菌引起的细菌性结膜炎、细菌性角膜炎。

用法与用量:滴眼,每次 1～2 滴,每日 3～4 次。

不良反应:暂时性视力下降,发热,一过性眼睛灼热,眼痛或不适及畏光,发生率 1％～3％;眼睑水肿,眼睛干燥及瘙痒,发生率低于 1％。

注意事项:对左氧氟沙星或其他喹诺酮类药物及本品任何组分过敏者禁用。

4.环丙沙星

作用与用途:适用于各种细菌性和衣原体引起的外眼感染。

用法与用量:滴眼,每次1~2滴,每日3~5次。

不良反应:偶有局部一过性刺激症状。

注意事项:使用过程中若发现过敏现象,应立即停药。

5.洛美沙星

别名:乐芬、哥台。

作用与用途:本品适用于治疗急、慢性细菌性结膜炎,睑缘炎,睑腺炎,睑板腺炎,泪囊炎,角膜炎和角膜溃疡等外眼感染。

用法与用量:滴眼,每次1~2滴,每日3~4次。

不良反应:偶见眼部刺痛感觉。

注意事项:对喹诺酮类药物过敏者禁用。使用时若出现过敏症状,应停止使用。

6.加替沙星

作用与用途:主要用于眼睑炎、睑腺炎、结膜炎、泪囊炎、角膜炎、角膜溃疡、沙眼等。

用法与用量:滴入眼睑内,每次1~2滴,每日2~3次。

注意事项:对本品过敏者慎用。

(六)其他抗菌药物

1.利福平

作用与用途:用于结膜炎、角膜炎、睑缘炎、巩膜炎、泪囊炎、眼内炎及沙眼等眼科病的治疗。

用法与用量:滴眼,每日3~4次,每次1~2滴。

注意事项:利福平滴眼液为橙红色澄明溶液,如变暗色则表明药物已氧化。本品置于2~8℃避光保存。

2.磺胺嘧啶钠

作用与用途:用于细菌性结膜炎,角膜炎,以及沙眼及泪囊炎等,尤其适用于葡萄球菌和链球菌引起的眼部感染,因这类细菌感染后使泪液偏酸性,使用偏碱性滴眼液,既可抑杀病菌,又可中和偏酸性的泪液,有利于眼病的治愈。

用法与用量:滴眼,每次1~2滴,每日3~4次。

注意事项:细菌对本品易产生耐药性,为减少耐药性的产生及提高疗效,应与其他抗菌药物滴眼液交替使用。

3.磺胺醋酰钠

作用与用途:主要用于敏感菌所致浅表性结膜炎、角膜炎、睑缘炎和沙眼的治疗,也可用于眼外伤、慢性泪囊炎,以及结膜、角膜及眼内手术的感染预防。

用法与用量:滴眼,每次1~2滴,每日3~5次。

不良反应:主要为局部过敏性反应,如睑、球结膜红肿,眼睑皮肤红肿、痒,皮疹等。

注意事项:禁用于对磺胺类药物过敏者。当药品性状发生改变时禁止使用。在使用过程中,如发现眼睛发红、疼痛等应立即停药,并及时就诊。

4.复方磺胺甲噁唑钠

别名:乐敦康。

作用与用途:适用于敏感菌引起的细菌性结膜炎、睑腺炎细菌性眼睑炎。

用法与用量:滴眼,每次 1～2 滴,每日 4～6 次。

不良反应:偶有轻微一过性局部刺激感。

注意事项:本品不宜长期使用,若连续使用 3～4 日后而症状未有改善时,应停止使用。在使用过程中,如发现充血、眼痒、水肿等症状时,应立即停药,并及时就诊。对磺胺类药物及本品过敏者禁用。

二、抗病毒药物

(一)非选择性抗疱疹病毒药物

1.碘苷

别名:疱疹净、IDU。

作用与用途:适用于治疗浅层上皮型单纯疱疹病毒性角膜炎,急性期效果尤佳。本品也可用于治疗盘状角膜炎。

用法与用量:滴眼,急性期每 0.5 小时或 1 小时滴眼 1 次,或视病情而定,每次 1～2 滴。

不良反应:长期应用本品滴眼,偶尔会引起眼睑肥厚症状,停药后自行消失。

2.安西他滨

别名:环胞苷、Cyclocytidine。

作用与用途:用于单纯疱疹病毒性角结膜炎、角膜溃疡、单纯疱疹病毒性虹膜炎等。

用法与用量:滴眼,每次 1～2 滴,每日 4～12 次。

(二)选择性抗疱疹病毒药物

1.阿昔洛韦

别名:无环鸟苷、Acyclovir(ACV)。

作用与用途:治疗单纯性疱疹病毒性角膜炎。

用法与用量:①滴眼液,急性期每 0.5 小时或 1 小时滴眼 1 次。②眼膏,晚上涂眼 1 次或遵医嘱使用。

2.更昔洛韦

别名:丙氧鸟苷、Cymevene、GCV。

作用与用途:用于单纯疱疹病毒性角膜炎、急性流行性积血性结膜炎等。

用法与用量:滴眼,每次 1～2 滴,每日 6～12 次。

不良反应:可有短暂刺痛、灼热感及出现角膜斑点。

注意事项:如温度低于 10℃可能会有沉淀析出,升高环境温度沉淀随之溶解,溶解后的滴眼液可正常使用,不影响疗效。

3.膦甲酸钠

别名:膦甲酸三钠、PFA。

作用与用途:治疗耐阿昔洛韦的单纯疱疹病毒性角膜炎。

用法与用量:滴眼,开始每日 6 次,每次 2 滴,3 日后每日 4 次。疗程:树枝状、地图状角膜炎 2 周,盘状角膜炎 4 周。

不良反应:短期 8 日应用的不良反应表现为少数患者有一过性可耐受的眼部刺激症状。

注意事项:本品如遇低温析出结晶,可置于温热水中轻摇溶解继续使用。对膦甲酸钠过敏者禁用。避光,密闭保存,勿冷藏。

4.曲氟尿苷

别名:三氟尿苷、三氟哎啶、三氟胸腺嘧啶核苷、F3-TDR、TFT、Trifluorothymidine。

作用与用途:本品为 1962－1964 年合成的抗病毒药。体外试验主要对 DNA 病毒有抑制作用。由于全身给药毒性大,临床限用于眼科治疗 DNA 病毒感染。

注意事项:本品穿透力大于碘苷,水溶性比碘苷大 10 倍,对碘苷耐药患者可调换本品而收效。

(三)广谱抗病毒药物

1.利巴韦林

别名:病毒唑、Virazole。

作用与用途:适用于腺病毒性角膜炎、急性流行性积血性结膜炎、角膜炎等。

用法与用量:滴眼,每次 1～2 滴,每日 4～6 次,急性期每 0.5 小时或 1 小时滴 1 次。

2.阿糖腺苷

别名:Vira-A。

作用与用途:用于单纯疱疹病毒性角膜炎,对牛痘性角膜炎和睑结膜炎的疗效优于 0.5%碘苷眼膏。适用于对碘苷无效或使用碘苷过敏患者。

用法与用量:滴眼,每次 1～2 滴,每日 4～6 次;涂眼,每晚 1 次或遵医嘱。

注意事项:本品溶解度低,局部常用眼膏或混悬液结膜下注射,肌内注射刺激性大,易产生肉芽肿。

(四)其他抗病毒药物

1.酞丁安

别名:乐克沙、增光素、Phthiobuzone、V6133。

作用与用途:用于各型沙眼,也可用于疱疹病毒性角膜炎。对沙眼衣原体、疱疹病毒和人类乳头状瘤病毒有较强抑制作用,外用 3%霜剂治疗带状疱疹、尖锐湿疣。

用法与用量:外用,滴眼前先振摇药瓶,使药液混匀后滴入眼内,每次 1～2 滴,每日 3～4 次。

不良反应:偶见过敏反应。

2.吗啉胍

别名:ABOB。

作用与用途:用于滤泡性结膜炎、流行性积血性结膜炎及"红眼"病毒所致的点状角膜炎,丝状、浅状角膜炎等。

用法与用量:滴眼,每次 1～2 滴,每日 4～12 次。

3. 羟苄唑

作用与用途:用于急性流行性积血性角结膜炎及病毒性角膜炎。

用法与用量:滴眼,每次 1～2 滴,每日 6～12 次。

不良反应:使用本品对眼部有轻度刺激感。

注意事项:对羟苄唑过敏者禁用。

(五)干扰素

1. 干扰素 αlb

别名:一滴灵、长生扶明、滴宁。

作用与用途:用于治疗眼部病毒性疾病,对单纯疱疹病毒性眼病,包括眼睑单纯疱疹、单疱性结膜炎与角膜炎,以及单疱性虹膜睫状体炎疗效显著;对带状疱疹病毒性眼病、腺病毒性结膜角膜炎、流行性积血性结膜炎等也有良好的效果。

用法与用量:滴眼,急性炎症期每次 1～2 滴,每日 4～6 次,随病情好转逐渐减为每日 2～3 次。基本痊愈后改为每日 1 次,继续用药 1 周后停药。

不良反应:一般无不良反应,偶见一过性轻度眼结膜充血,眼部少量分泌物、黏涩感、刺痛、痒感等症状,但可耐受继续用药,病情好转时酌减滴药次数,症状即缓解消失。

注意事项:本品为微黄色液体,如遇有混浊、异物等异常现象,则不宜使用。本品开盖后 1 周内用完。治疗单疱性眼病与阿昔洛韦或碘苷联合用药,效果更佳。2～8℃避光保存。

2. 干扰素 α2b

别名:安达芬。

作用与用途:用于治疗单纯疱疹病毒性角膜炎。

用法与用量:直接将本品滴于患眼的结膜囊内,每次 1～2 滴,每日 6 次,滴后闭眼 1～2 分钟。一般 2 周为一个疗程,必要时可遵医嘱。

不良反应:少数患者可能会出现眼部刺痛、轻度眼痒等症状,但多为一过性反应,停药后症状一般会自行消失。

注意事项:同干扰素 αlb。置于 2～8℃避光保存。

三、抗真菌药物

(一)抗真菌抗生素

1. 两性霉素 B

作用与用途:适用于真菌性眼内炎、角膜溃疡、眶蜂窝织炎及外眼真菌感染。

用法与用量:①滴眼液,每 1～2 小时一次或每日 4～6 次。②眼膏,晚上涂 1 次。③注射液,结膜下注射,每次 0.1～0.15mg;前房内注射,每次 0.02mg;玻璃体内注射,每次 0.005mg。

不良反应:本品对眼有轻度刺激,但能耐受。

注意事项:本品配制滴眼液时,要用注射用水配制,不能用生理盐水稀释,因为在无机盐溶液中易析出沉淀。其水溶液不稳定,需新鲜配制并于冰箱保存。

2.复方两性霉素B

别名:抗真菌Ⅱ号。

作用与用途:本品含 0.25％两性霉素 B 与 0.1％利福平,用于眼部真菌感染。

用法与用量:滴眼,每次 1～2 滴,每日 12～24 次。

注意事项:注意避光,冰箱(4℃)保存。

3.那他霉素

别名:那特真、Natacyn。

作用与用途:适用于对本品敏感的微生物引起的真菌性睑炎、结膜炎和角膜炎,包括腐皮镰刀菌性角膜炎。

用法与用量:滴眼,最初白天每小时 1 滴,夜间每 2 小时一滴。3～4 日后,可减至每日 6～8 次。应连续治疗 14～21 日。

不良反应:据报道出现过一例球结膜水肿和充血的病例,实际上是因为过敏引起的。

注意事项:使用本品 10 日后,若角膜炎没有好转,则提示引起感染的微生物对那他霉素不敏感。应根据临床再次检查和其他实验室检查结果决定是否继续治疗。将本品涂于上皮溃疡处或涂于穹隆部,可于 2～8℃冰箱内保存,或在 8～24℃室温下保存,不宜冰冻,避免光照或过热。

(二)抗真菌化学合成药物

1.克霉唑

作用与用途:用于眼部浅层感染,对深层感染疗效不理想。

用法与用量:①滴眼液,每次 1～2 滴,每日 4～6 次,用时摇匀;②眼膏,每晚涂 1 次或遵医嘱。

2.氟康唑

作用与用途:适用于真菌性角膜溃疡、真菌性眼内感染等。

用法与用量:①滴眼液,滴眼,每日 4～6 次,重症每小时 1 次,每次 1～2 滴;②眼膏,每晚睡前涂眼 1 次,每次将 1～1.5cm 长的眼膏涂入结膜囊内。

不良反应:偶见眼部刺激反应和过敏反应。

注意事项:本品与其他咪唑类药物之间可发生交叉过敏,因此对任何一种咪唑类药物过敏者不可使用本品。

3.咪康唑

作用与用途:适用于真菌性角膜溃疡及眼内感染。

用法与用量:①滴眼液,滴眼,每小时 1 次,每次 1 滴或每次 1～2 滴,每日 4 次;②注射液,结膜下注射,每次 5～10mg,加适量普鲁卡因可减轻疼痛。

不良反应:本品滴眼和结膜下注射对眼有一定的刺激性,有灼热感、瘙痒感。

注意事项:禁用于对本品过敏者。

四、散瞳药与睫状肌麻痹药

1.阿托品

作用与用途:在眼科方面的用途包括测定屈光度;治疗角膜炎、虹膜炎及外伤等情况的炎症;防治近视眼;用于治疗恶性青光眼。

用法与用量:测定屈光度,用于儿童散瞳验光,麻痹调节。每3～5分钟滴眼1次,共3次,每次1～2滴。角膜炎、虹膜炎及外伤等情况:每次1～2滴,每日3～4次。防治近视:长期坚持用0.1%～1%阿托品滴眼,对－1.50D(150度)以下的假性近视,不但可预防其发展,有的患者还能提高视力。本品的缺点是患者用药后会出现畏光,经过一段时间大部分人能适应。每晚滴眼1次。用于恶性青光眼:滴眼,每日2～4次。

不良反应:局部滴眼后可出现口干、皮肤潮红、心率加快及烦躁不安等不良反应。

注意事项:滴眼时应用棉签压住泪囊,减少药液流入鼻腔吸收入体内;闭角型青光眼和开角型青光眼、球形角膜、晶体半脱位及 Marian 综合征忌用;角膜边缘部穿孔的角膜溃疡患者及40岁以上的患者慎用。

2.后马托品

作用与用途:检查眼底;测定屈光度。

用法与用量:①检查眼底,滴眼,每10分钟滴眼1次,共3次,30分钟后检查;②测定屈光度,滴眼,每10分钟滴眼1次,共4～5次,30分钟后检查。此外尚可用于术前散瞳及青光眼激发试验。眼膏,每晚涂眼1次。

注意事项:同阿托品。

3.溴甲托品

作用与用途:具有扩瞳及眼睫状肌麻痹作用。用于眼底检查、散瞳验光和相应的眼科治疗(如虹膜睫状体炎的治疗)。

用法与用量:滴眼。①散瞳检查:每次1滴,于滴药30～50分钟后进行眼底检查和照相。②验光检查:每次1滴,每10分钟一次,连续3次,待瞳孔完全扩大,对光反射消失后进行验光。治疗性用药,每次1～2滴,每日2次。

不良反应:少见。但敏感者往往出现口渴、排尿困难、便秘等。

注意事项:儿童用药后应密切注意有无不良反应发生,按常规压迫泪囊部,对个别出现面红、口干、脉速、类似阿托品样反应者,应适当对症处理。前列腺肥大、幽门梗阻及有心脏疾病患者慎用。青光眼患者或可疑青光眼患者禁用。7岁以下儿童及40岁以上患者禁用。

4.去氧肾上腺素

别名:新福林、苯肾上腺素、Neosynephrine。

作用与用途:散瞳检查眼底,用于治疗非常轻微的不易形成虹膜后粘连的前葡萄膜炎,缩瞳剂所致的虹膜囊肿及青光眼睫状体炎综合征。

用法与用量:散瞳检查眼底用5%溶液滴眼,每隔5分钟一次,连续3次,在30分钟内呈现散瞳,持续1小时左右。其他请酌情使用。

不良反应:可能激发闭角型青光眼。

5. 托吡卡胺

别名:托品酰胺、美多丽满、双星明、Mydriacyl。

作用与用途:适用于眼底和屈光检查。

用法与用量:滴眼。用于散瞳:滴眼,隔 5～10 分钟一次,在 20～35 分钟瞳孔扩大进行散瞳及眼底检查。用于测定屈光度:每 5～10 分钟一次,每次 1～2 滴,共 3 次,滴后 30～40 分钟瞳孔扩大进行检查。

6. 复方托吡卡胺

别名:托品酰胺－去氧肾上腺素、美多丽、托吡卡胺－去氧肾上腺素、Tropicamide Phenylephrine Eye Drops。

作用与用途:本品每毫升含托吡卡胺 5mg、去氧肾上腺素 5mg,用于散瞳检查,验光检查。

用法与用量:用于散瞳检查,每次 2～3 滴,于点药后 15～30 分钟检查为宜。用于验光检查,每次 2～3 滴,连续点 4 次,间隔 5 分钟,以点最后一滴药 20 分钟后验光为宜。

不良反应:可致暂时局部烧灼感,畏光,亦可使开角型青光眼患者眼压升高。

注意事项:点药后必须压迫泪囊区 2～3 分钟,防止发生全身反应。患青光眼、可疑青光眼、高眼压、高血压、冠状动脉供血不足、明显动脉硬化、心力衰竭等病禁用,糖尿病、甲状腺功能亢进者慎用。出现过敏症状和眼压升高症状时应停用。溶液变成深黄色或有沉淀时不得再使用。

7. 成人散瞳合剂

作用与用途:本品主要成分为阿托品、可卡因,用于治疗虹膜睫状体炎、全葡萄膜炎等。

用法与用量:结膜下注射,取水品 0.2mL 与 0.1% 肾上腺素注射液 0.1mL 按 1 : 0.5 比例混合后注射。不得同时注射双眼。

不良反应:本品有可能引起口干、心悸、皮肤干燥、面部潮红、烦躁不安、眼压升高等不良反应。

注意事项:对本品内任一成分过敏者禁用;注射总剂量不得超过 0.3mL;高血压患者不宜加肾上腺素混合注射;只能供结膜下注射使用,无其他任何用药途径。

8. 小儿散瞳合剂

作用与用途:本品主要成分有阿托品、可卡因,用于治疗虹膜睫状体炎、全葡萄膜炎等。

用法与用量:结膜下注射,最大量为 0.1mL/10kg,每日 1 次,不能同时注射双眼,用量按医嘱。

不良反应:有可能引起口干,心悸,皮肤干燥,面部潮红,烦躁不安,眼压升高等不良反应。

注意事项:对本品内任一成分过敏者禁用;注射的剂量不得超过 0.3mL;只能做结膜下注射。

五、抗青光眼药物

（一）拟胆碱药

1.毛果芸香碱

别名：匹罗卡品。

作用与用途：用于治疗闭角型青光眼，原发性开角型青光眼，调节性内斜视等。

用法与用量：滴眼液：每次 1～2 滴，每日 3～4 次。治疗闭角型青光眼，急性期：用 1%～2% 滴眼液，每 10～15 分钟滴眼 1 次，共 2～3 小时。如无效，应给予口服碳酸酐酶抑制剂，或静脉滴注高渗降压剂；前期和先兆期：不能做虹膜切除手术的病例，如一眼在急性期已做处理，而另一"正常眼"仍应使用缩瞳剂，以防止发展为急性期闭角型青光眼。间歇期：用 0.5% 匹罗卡品每晚滴 1 次即可，因高于 0.5% 的滴眼液或增加点药次数，容易引起虹膜充血，发炎，加速房角粘连及病情发展。眼膏：每晚涂眼 1 次。

不良反应：局部滴眼可能有过敏反应，长期使用可能会损害角膜上皮细胞和促进近视的发展，还可导致强直性瞳孔缩小或瞳孔后粘连，特别是单纯性青光眼患者更易发生；高浓度匹罗卡品滴眼液频繁滴眼可引起吸收中毒，在数小时内可发生水肿、流涎、出汗、恶心、呕吐、腹痛、支气管痉挛、呼吸中枢受抑制等，故滴眼后留在结膜囊内的多余药液应拭去，以免药液从鼻泪管吸收，造成全身中毒；可引起调节性痉挛。

注意事项：如需长期应用，应与左旋肾上腺素等具有散瞳作用的抗青光眼药物交替使用，以防止强直性瞳孔缩小或瞳孔后粘连。

2.毒扁豆碱

别名：依色林、Eserine。

作用与用途：用于青光眼、调节肌麻痹等。

用法与用量：滴入结膜囊内，用量视病情而定。

注意事项：用药后要压迫泪囊，以防吸收中毒。溶液避光保存，变红则不宜使用。

（二）拟肾上腺素药

1.左旋肾上腺素

别名：L-Epinephrine。

作用与用途：用于开角型青光眼，具有降压效果好和维持时间长的优点。因滴眼后不引起调节改变，更适合于青年青光眼和晶状体混浊的青光眼患者使用，若和缩瞳剂交替使用可抵消其散瞳作用，并增加视力，在继发性开角型青光眼的急性炎症期，使用本品有助于消炎和降低眼压。此外，亦可用于治疗外伤性青光眼和青光眼睫状体炎综合征。用于已切除周边虹膜的闭角型青光眼：局部滴本品散大瞳孔，对未经手术的闭角型青光眼禁用，但对已进行周边虹膜切除的患者滴眼有散瞳和降眼压作用，对残留的外流障碍亦十分有用，可获得最大的降眼压效果，滴眼 2 小时后作用显著，至少维持 8 小时。

用法与用量：滴眼液：每次 1～2 滴，每日滴眼 2 次。

不良反应：滴眼后可出现眼痛、头痛及结膜充血等症状，对无晶体眼的青光眼患者常引起黄斑囊样水肿。个别患者可能发生过敏性眼睑炎及角膜水肿等。

注意事项：本品遇光易变色，应放阴凉处避光保存，如颜色变暗变红不应再用；高血压、甲状腺功能亢进、心脏病及单纯疱疹病毒感染者（上皮型）禁用；2～8℃避光保存。

2. 溴莫尼定

别名：阿法根、酒石酸溴莫尼定、Alphagan、Brimonidine、Tartrate。

作用与用途：本品适用于降低开角型青光眼及高眼压症患者的眼内压。部分患者长期使用本品时，其降低眼内压的作用逐渐减弱。作用减弱出现的时间因人而异，因此应予以密切监视。

用法与用量：滴眼液，每次 1 滴，每日 2 次。眼内压在下午达高峰的患者或眼内压需额外控制的患者，下午可增加 1 滴。

不良反应：有 10%～30% 的受试者曾出现以下不良反应：按顺序排列，包括口干、眼部充血、烧灼感及刺痛感、头痛、视物模糊、异物感、疲劳/倦怠、结膜滤泡、眼部过敏反应以及眼部瘙痒。有 3%～9% 的受试者曾出现以下不良反应：按顺序排列，包括角膜染色/糜烂、畏光、眼睑红斑、眼部酸痛/疼痛、眼部干燥、流泪、上呼吸道症状、眼睑水肿、结膜水肿、头晕、睑炎、眼部刺激、胃肠道症状、虚弱无力、结膜变白、视物异常以及肌肉痛。有不足 3% 的患者曾出现以下不良反应：包括眼睑痂、结膜积血、味觉异常、失眠、结膜分泌物增多、精神抑郁、高血压、焦虑、心悸、鼻干以及晕厥。

注意事项：严重心血管疾患患者使用时仍应谨慎。由于未进行肝或肾功能受损患者使用本品的研究，故在治疗此类患者时应慎用。精神抑郁、大脑或冠状动脉功能不全、雷诺现象、直立性低血压、血栓闭塞性脉管炎的患者，使用本品均应慎用。本品中使用的保存剂为苯扎氯铵，而苯扎氯铵有可能被软性接触镜吸收。因此应向配戴软性接触镜的患者说明在滴用本品后至少等 15 分钟再配戴眼镜。与各种 α 肾上腺素能受体激动剂一样，本品亦可使某些患者产生疲劳或倦怠，因此应提醒从事危险作业的患者使用本品有出现精神集中力下降的可能性。

3. 地匹福林

别名：肾上腺素异戊酯、特戊肾上腺素、保目明、普鲁品、Propine、Diopine、DPE。

作用与用途：适用于治疗慢性开角型青光眼、色素性青光眼、新生血管性青光眼。

用法与用量：滴眼，每次 1 滴，每日 2 次，滴后用手指压迫内眦角泪囊部 3～5 分钟。

不良反应：滴眼后对血压和心率影响较小，但能引起散瞳（未经手术的闭角型青光眼禁用）和无晶体性黄斑病变。局部滴眼后有轻度烧灼和刺痛感，其他有滤泡性结膜炎、结膜血管收缩后反跳性充血等，停药后消失。

注意事项：本品禁用于闭角型青光眼、高血压、甲状腺功能亢进症患者。哺乳期妇女慎用。

（三）β 受体阻滞剂

1. 噻吗洛尔

别名：噻吗心安、Timoptic。

作用与用途：适用于慢性开角型青光眼、无晶体青光眼、继发性青光眼及高眼压症的治疗。与匹罗卡品或左旋肾上腺素联合有增效作用。

用法与用量：滴眼液，每次 1～2 滴，每日 2 次。

不良反应：偶尔出现过敏反应、头痛、疲倦、恶心等。

注意事项:β受体阻滞药可引起支气管平滑肌和心肌的兴奋性增高,对慢性支气管哮喘、窦性心动过缓、右心室衰竭继发肺性高血压、充血性心力衰竭及有心脏病史者禁用。孕妇慎用。

2.噻吗洛尔－毛果芸香碱

别名:弗迪、Fotil。

作用与用途:青光眼及高眼压症。

用法与用量:①滴眼液,滴眼,成人每次1滴,每日2次;②眼膏,涂眼,每晚1次。

不良反应:可引起轻微眼部刺激感,瞳孔缩小,年轻患者往往出现一时性的近视和暗视力下降。偶尔引起心率降低和血压下降,结膜充血、嗜睡和头痛,极少数患者可能出现可逆性的眼干、点状角膜损伤、轻度的结膜炎和眼睑炎、气管痉挛、心律不齐和头昏、过敏等。

注意事项:禁用于心功能不全、心动过缓或房室传导阻滞、哮喘或重度阻塞性肺疾病、急性虹膜炎、角膜损伤患者及小儿。因本品中的防腐剂可能会在软性隐形眼镜上产生沉淀物,滴眼时应摘下隐形眼镜,滴眼15分钟后再装用。本品应置于2～8℃避光保存。

3.卡替洛尔

别名:美开朗、Mikelan。

作用与用途:适用于原发性青光眼、高眼压症及其他类型青光眼。

用法与用量:滴眼,每次1滴,每日2次。滴于结膜囊内,滴后用手指压迫内眦角泪囊部3～5分钟。效果不明显时,改用2%制剂,每次1滴,每日2次。

不良反应:偶见下列局部不良反应:视物模糊、畏光、角膜着色,出现暂时性眼烧灼、眼刺痛及流泪、结膜充血。长期连续用于无晶状体眼或眼底病变者时,偶可发生黄斑部水肿、混浊,故需要定期测定视力,进行眼底检查。偶见下列全身不良反应:心率减慢、呼吸困难、无力、头痛、头晕。罕见不良反应:恶心。

注意事项:禁用于支气管哮喘者或有支气管哮喘史者,以及严重慢性阻塞性肺疾病患者。窦性心动过缓,Ⅱ度或Ⅲ度房室传导阻滞,明显心力衰竭,心源性休克患者慎用本品。对有明显心脏疾病患者应用本品应监测心率。本品含氯化苯烷铵,戴软性角膜接触镜者不宜使用。

4.布福洛尔

作用与用途:青光眼、眼内压增高。

用法与用量:滴眼,每次1～2滴,每日2次。

注意事项:禁用于小儿、支气管哮喘、支气管痉挛、严重慢性阻塞性肺疾病、未完全控制的心力衰竭,对本品过敏者,β受体阻滞剂全身给药患者以及未充分控制血糖的糖尿病患者。慎用于窦性心动过缓、房室传导阻滞(Ⅱ度、Ⅲ度)及孕妇等。

5.左布诺洛尔

别名:左旋丁萘酮心安、左丁洛尔、贝他根、Betagan。

作用与用途:用于慢性开角型青光眼及高眼压症。

用法与用量:滴眼,每次1～2滴,每日1～2次。

不良反应:睑结膜炎,一过性眼烧灼,心率及血压下降等。应用左布诺洛尔有以下非常罕见不良反应:心律变化、呼吸困难、虹膜睫状体炎、额痛、头痛、转氨酶活性升高、嗳气、一过性共济失调,嗜睡、头晕、瘙痒及荨麻疹。

注意事项:对应用全身性降血压药患者,本品可产生协同降压作用。可通过乳汁分泌,哺乳期妇女应慎用。自发性低血糖及正在应用胰岛素或降糖药物的糖尿病患者慎用。本品含氯化苯烷铵,建议戴软性角膜镜者最好不用。支气管哮喘,有严重的慢性阻塞性肺疾病,窦性心动过缓等患者禁用。

6.倍他洛尔

别名:贝特舒、Betoptic。

作用与用途:适用于慢性开角型青光眼、高眼压症。

用法与用量:滴眼,每次 1 滴,每日 2 次。

不良反应:眼睛可能会有暂时性的不适感。偶有视物模糊,点状角膜炎,异物感,畏光,流泪,痒,干燥,红斑,分泌物增多,痛,视力敏锐度降低,过敏反应,水肿,角膜敏感性降低及瞳孔大小不一。偶有以下全身性不良反应:心动过缓、心脏传导阻滞及充血性心力衰竭;可能会有因呼吸困难、支气管痉挛、气管分泌物浓稠、气喘或呼吸衰竭而产生肺压迫感;失眠,眩晕,头昏,头痛,抑郁,嗜睡等。

注意事项:糖尿病及甲状腺功能亢进患者应慎用;肺功能不全、重症肌无力者、孕妇、儿童禁用。本品滴眼对心率及血压影响甚微,但用于曾患有心力衰竭或心脏传导阻滞的患者须谨慎观察,一旦发现有心力衰竭的征兆,应立即停药。

7.葛根素

别名:达靓。

作用与用途:治疗原发性开角型青光眼、高眼压症、原发性闭角型青光眼、继发性青光眼。

用法与用量:滴眼,每次 1~2 滴,滴入眼睑内,闭目 3~5 分钟。首日 3 次,以后每日 2 次,早、晚各 1 次。

不良反应:偶有一过性异物感或刺激感。

注意事项:心动过缓者慎用。

(四)前列腺素衍生物

1.拉坦前列素

别名:适利达、Xalatan。

作用与用途:青光眼和高眼压症,以及各种眼内压增高症。

用法与用量:滴眼,每次 1 滴,每日 1 次,最好晚间滴于患眼。

不良反应:偶见眼睛轻微发红,在治疗的最初期 2~3 日,眼睛会有轻微异物感,以后消退。儿童患者不推荐使用本品。

注意事项:对本品的任何一种药物成分过敏、怀孕、准备怀孕患者或哺乳期妇女慎用。开封前 2~8℃冷藏,避光保存。开封后可在低于 25℃室温下保存,并在 4 周内用完。

2.贝美前列素

别名:卢美根、Lumigan。

作用与用途:用于降低开角型青光眼及高眼压症患者的眼内压。

用法与用量:滴眼,每晚 1 滴,每日使用不得超过 1 次,因为有资料表明频繁使用该药可导致其降眼压效果减弱。

不良反应:有报道部分患者用此药后可逐渐改变睫毛,包括使睫毛变长、变粗、颜色加深和数目增加,眼部皮肤颜色加深的现象,有些患者的虹膜颜色会慢慢加深,此现象可能是不可逆性的。

注意事项:应该经常检查患者眼睛的颜色变化,以便提供更多有关色素沉着的信息,并且依据临床情况调整用药,如果色素沉着增加确定则应停止用药。停止用药后虹膜的褐色素不会再增加,但已改变的颜色可能是不可逆性的。虹膜上的痣和斑点不受治疗的影响。活动性内眼炎症(如葡萄膜炎)患者在用 0.03% 贝美前列素滴眼液时须谨慎。儿童患者使用本品的安全性和有效性尚未确立。本药于 15～25℃ 保存。

(五)碳酸酐酶抑制药

1.布吲唑胺

别名:布林佐胺、派立明、Azopt。

作用与用途:用于治疗高眼压症或开角型青光眼患者升高的眼内压。可以作为对 β 受体阻滞剂无效或者有使用禁忌的患者的单独治疗用药,或者作为 β 受体阻滞剂的协同治疗用药。

用法与用量:使用前充分摇匀,滴眼,每次 1 滴,每日 2～3 次。

不良反应:最常报道的不良反应是雾视和味觉异常,发生于 5%～10% 的患者。有 1%～5% 的病例报道了眼炎、皮炎、眼干、异物感等不适。

注意事项:禁用于可能对其任何成分过敏者,滴 2 种或 2 种以上的药物时至少要间隔 5 分钟以上。

2.哚唑拉胺

别名:多佐胺、Trusopt。

作用与用途:适用于高眼压症、开角型青光眼,尤其是不能耐受 β 受体阻滞药的开角型青光眼患者。

用法与用量:滴眼,每次 1 滴,每日 3 次;涂眼,每晚 1 次。

不良反应:常见的不良反应有用药后眼睛刺痛和用药后立即产生苦味感觉。10%～15% 患者可发生点状角膜炎和变异性反应(主要为结膜炎和眼睑部的反应)。用药后可出现视物模糊、流泪、眼干燥、畏光等。

注意事项:本品属磺胺类药,局部使用如发生严重不良反应或过敏反应应停药。有重度肝、肾功能障碍者慎用。不得与其他口服碳酸酐酶抑制药同用。本品与其他滴眼液合用,其间隔时间不少于 10 分钟。

六、防治白内障药物

(一)抗氧化作用类药物

1.谷胱甘肽

别名:依士安、去白障、Isethion、Tathion、Thioglutan。

作用与用途:适用于治疗早期各类白内障,也用于治疗单纯疱疹性角膜炎。

用法与用量:滴眼,每次 1~2 滴,每日 3~4 次。使用时将主药于溶媒中溶解后使用。

2.法可林

作用与用途:适用于老年性、先天性、外伤性、并发性白内障的防治,以早期应用效果较好。

用法与用量:滴眼,每次 1~2 滴,每日 4~6 次。

3.吡诺克辛钠

别名:卡他灵、卡林优、白内停。

作用与用途:适用于老年性、糖尿病性及其他类型的白内障。

用法与用量:滴眼,每次 1~2 滴,每日 4 次。部分制剂使用时将主药于溶媒中溶解后使用。

不良反应:对极少数患者偶有弥漫性表层角膜炎、睑缘炎、结膜充血、刺激感、瘙痒等症状。出现以上症状时,应停止用药,停药后可自行缓解。

注意事项:当片剂投入溶剂后,应连续使用,在 20 日之内用完。本品宜避光、密闭保存,若外出时,亦可随身携带使用。

4.芐达赖氨酸

别名:莎普爱思。

作用与用途:早期老年性白内障。

用法与用量:滴眼,每次 1~2 滴,每日 3 次。

不良反应:一过性灼烧感、流泪等反应,但能随着用药时间延长而适应。眼外伤及严重感染时,暂不使用。

注意事项:部分病例出现一过性刺激感,如灼热感、刺痛等,但不影响使用。据报道,一过性刺激的发生率和强度与眼部的其他感染或炎症有关,建议眼部有感染或炎症的白内障患者在使用本品时,最好同时治疗上述眼疾。实验证明本品经冰箱冷藏(4℃左右)后可以降低刺激性的发生率和强度。发现药水污染或混浊不得使用。眼外伤及严重感染时,暂不使用。

5.冰珍去翳

作用与用途:用于防治老年性白内障。

用法与用量:滴眼,每次 1~2 滴,每日 3~4 次。

不良反应:尚未发现明显不良反应。

(二)营养类药物

1.利眼明

作用与用途:用于早期老年性白内障的辅助治疗。

用法与用量:滴眼,每次 1~2 滴,每日 3~4 次。

2.氨碘肽

作用与用途:用于早期老年性白内障,玻璃体混浊等眼病的治疗。

用法与用量:滴眼,每次 1~2 滴,每日 3~4 次。

不良反应:少数病例滴眼后有局部刺激感和(或)结膜囊分泌物增多,一般在继续用药过程中症状会减退或消失。极少数特异性过敏体质的患者使用本品后可能出现结膜、眼睑充血和严重不适感。

注意事项:开启后应在 1 周内用完,如发现药液混浊,切勿再用。如出现碘过敏应停药。如用药后有持续性结膜充血或刺痛不适感,应停药就诊。甲状腺功能亢进者和低血压或其他内分泌紊乱者慎用。

3.视明露

作用与用途:适用于老年性白内障和外伤性、糖尿病性白内障,以及由多种原因引起的白内障所产生的视物模糊。

用法与用量:滴眼,每次 1～2 滴,每日早、晚用药。

不良反应:有一过性刺激症状,个别患者会引起过敏反应。若发生过度刺激症状,最好将药液适当稀释或停止使用,如过度刺激扩展,应立即找医生检查。

注意事项:禁用于对本品过敏者。

4.晶福

作用与用途:适用于各种原因引起的白内障,特别对早期老年性白内障的防治,还用于视物模糊的治疗。

用法与用量:滴眼,每次 1～2 滴,每日早、晚用。

七、皮质醇类

1.醋酸可的松

作用与用途:用于虹膜睫状体炎、虹膜炎、角膜炎、过敏性结膜炎等。

用法与用量:①滴眼液,滴眼,每次 1～2 滴,每日 3～4 次,用前摇匀;②眼膏,每晚睡前 1次,涂于结膜囊内。

不良反应:长期频繁用药可引起青光眼、白内障。

注意事项:眼部细菌性或病毒性感染时应与抗菌药物合用。单纯疱疹性或溃疡性角膜炎禁用。

2.醋酸泼尼松

作用与用途:用于过敏性结膜炎、角膜炎、结膜炎、睑炎、眼红、泪囊炎等眼部创伤。

用法与用量:涂于眼睑内,每日 3 次。

不良反应:可诱发真菌性眼睑炎、上传性角膜炎、青光眼,频繁长期使用也可出现全身性不良反应。

注意事项:单纯疱疹性或溃疡性角膜炎禁用(可恶化病变以发展成非可逆性角膜混浊)。眼部细菌性或病毒性感染时应与抗菌药物合用。应定期检查眼压和有无疱疹性角膜炎或真菌性角膜炎早期征象。

3.醋酸氢化可的松

作用与用途:用于虹膜睫状体炎、角膜炎、虹膜炎、结膜炎等。

用法与用量:①滴眼液,滴眼,每日 3～4 次,用前摇匀;②眼膏,涂于眼睑内,每日 3 次。

不良反应:长期频繁用药可引起青光眼、白内障,大剂量时可能引起眼睑肿胀。

注意事项:单纯疱疹性或溃疡性角膜炎禁用。眼部细菌性或病毒性感染时应与抗菌药物合用。青光眼患者慎用。孕妇慎用。

4.地塞米松

别名:氟美松。

作用与用途:适用于外眼炎症,如急性及慢性结膜炎、过敏性睑缘炎、巩膜炎、葡萄膜炎、虹膜睫状体炎、角膜移植排斥反应及术后炎症反应等。

用法与用量:滴眼,每次 1～2 滴,每日 1～4 次。

不良反应:长期或大剂量地使用激素类药物可能引起青光眼,视神经损伤,视野缺损,激素性白内障,激素性上睑下垂,激素性葡萄膜炎,角膜、巩膜变薄及穿孔。

注意事项:对本药过敏者禁用。

5.泼尼松龙

别名:百力特、Pred Forte。

作用与用途:适用于眼球结膜、角膜及其他眼前节组织对糖皮质激素敏感的炎症。

用法与用量:滴眼,每次 1 滴,每日 2～4 次。治疗开始的 24～48 小时可以每小时滴 2 滴,不宜中途终止治疗,注意逐步减量停药。

不良反应:长期或大剂量地使用激素类药物可能引起眼压升高,导致视神经损害、视野缺损;也可能导致后囊下白内障形成,继发眼部真菌或病毒感染;角膜、巩膜变薄的患者,使用后可能引起眼球穿孔;另外可能引起伤口愈合延缓。含糖皮质激素的制剂也可能引起急性眼前节葡萄膜炎或眼球穿孔。偶有报道眼部应用糖皮质激素引起瞳孔散大,眼睛调节能力降低和上睑下垂。

注意事项:禁用于抗感染治疗的急性化脓性眼部感染,急性单纯疱疹病毒性角膜炎(树枝状角膜炎),牛痘、水痘及其他大多数的角膜和结膜病毒感染,以及对该药成分过敏者。急性眼部化脓性感染时局部应用糖皮质激素,可能掩盖病情或使病情恶化。糖皮质激素的长期应用可抑制眼部的免疫反应,从而增加眼部继发感染的可能性。

6.氟米龙

别名:氟甲龙、氟美瞳、拂雷、Flucon、Oxylone、FML。

作用与用途:适用于对本品敏感的眼球结膜、角膜及其他眼前节组织炎症,以及准分子激光角膜切削术(PRK)术后的抗炎治疗。

用法与用量:滴眼,每次 1～2 滴,每日 2～4 次。

不良反应:本品长期使用可引起眼压升高、激素性青光眼,偶致视神经损害、激素性白内障、继发性眼部感染、眼球穿孔和延缓伤口愈合。

注意事项:禁用于急性单纯疱疹病毒性角膜炎、眼组织的真菌感染、接种牛痘及水痘病毒感染、大多数其他病毒性角膜和结膜感染、眼结核及对本品过敏者。治疗期间,应常测眼压。

7.四环素可的松

作用与用途:用于结膜炎、巩膜炎、角膜炎、角膜移植排斥反应、术后炎症反应等。

用法与用量:涂眼,每晚 1 次。

8.复方地塞米松

别名:Decadron。

作用与用途:本品含有新霉素和地塞米松,具有抗菌、抗炎、抗过敏作用,适用于急性及慢性结膜炎、巩膜炎、葡萄膜炎、虹膜睫状体炎、角膜移植排斥反应及术后炎症反应等。

用法与用量:滴眼,每次 1～2 滴,每日 3～4 次。

不良反应:本品应在医生指导下应用,如长期使用可能会引起激素性青光眼或激素性白内障等。

9. 复方妥布霉素

别名:典必殊、TobraDex。

作用与用途:本品主要成分为 0.3％妥布霉素与 0.1％地塞米松,适用于急性及慢性结膜炎、巩膜炎、葡萄膜炎、虹膜睫状体炎、角膜移植排斥反应及术后炎症反应等。

用法与用量:①滴眼液,滴眼,每次 1～2 滴,每日 4～6 次;②眼膏,涂眼,每晚 1 次。

不良反应:如长期使用可能会引起激素性青光眼或激素性白内障等。

注意事项:哺乳期妇女暂停使用,孕妇慎用。

10. 复方硫酸新霉素

别名:帕利百、Poly-Pred。

作用与用途:本品含醋酸泼尼松龙 5mg/mL,硫酸新霉素 5mg/mL,硫酸多黏菌素 B1 万U。适用于非化脓性眼部细菌感染性炎症、变态反应性结膜炎、春季结膜炎、疱疹性结膜炎、角膜的化学灼伤和热烧伤、间质性角膜炎、酒渣鼻性角膜炎、非化脓性眼睑炎及防治眼科术后炎症反应。

用法与用量:滴眼,每次 1 滴,每日 3～4 次,必要时可加大用药剂量。治疗眼周围皮肤的炎症,可将药液滴患部,待其自干。

不良反应:患有能引起角膜变薄的疾病对局部使用类固醇可出现穿孔现象。其他不良反应包括局部刺激症状及不常见的过敏反应。

注意事项:禁用于急性单纯疱疹性角膜炎、牛痘或水痘及其他大多数角膜、结膜的病毒感染。禁用于眼结核、眼部真菌感染及对本品成分过敏者。眼部长期应用激素类药物可能使眼内压升高而致青光眼,建议用药期间应注意监测眼压。

11. 氟美松龙—庆大霉素

别名:易妥芬、Infectoflam。

作用与用途:本品每支 5mL 中含氟美松龙 1mg,庆大霉素 3mg。用于眼前节炎症,有发生细菌性感染的危险(眼科术后治疗)。

用法与用量:细菌性感染(如细菌性结膜炎)剂量依病情轻重加以调整,建议每天点用 5次,每次 1 滴,滴入结膜囊内。严重者可在 1～2 日内,每小时 1 滴。眼科术后治疗,第 1 周,每次 1 滴,每日 4 次,之后酌减使用次数。使用前应先用力摇匀。

不良反应:少数患者用本品后有短暂的灼热感。罕见过敏反应,如发痒、发红及光敏感。

注意事项:角膜损伤或溃疡者,病毒感染(如单纯性疱疹、牛痘)或真菌病、眼结核患者,青光眼患者禁用。长期使用类固醇治疗,可能会引起病理性眼内压升高,而氟美松龙与其他类固醇相比,此现象的发生率小得多。须定期监测眼内压,特别是长期使用的患者。长期大量眼表面糖皮质激素治疗可能产生后囊下白内障。若使用本品 7～8 日,病情未见改善,可考虑改用其他疗法。

八、非甾体抗炎药

1. 吲哚美辛

别名:消炎痛、露奇、Indocin。

作用与用途:用于眼部的多种感染性和非感染性炎症,如角膜炎、结膜炎、虹膜睫状体炎、巩膜炎、春季卡他性结膜炎、色素膜渗出性炎症及电光性眼炎等。

用法与用量:滴眼,用时摇匀,每次 1~2 滴,每日 3~4 次。

不良反应:滴眼有短暂烧灼、刺痛。

注意事项:非激素类抗炎药滴眼液长期使用安全系数高,没有激素不良反应;对某些因 PGs 作用引起的血管通透性增加,渗出液增多的病变,如非感染性睫状体炎、玻璃体炎及色素膜渗出性炎症等,使用激素类滴眼药疗效往往不理想,而非激素类抗炎药(NSAIA)则效果良好,且有镇痛作用。但对内源性葡萄膜炎、交感性眼炎等免疫性炎症疗效则不如激素类。

2. 酮咯酸氨丁三醇

别名:安贺拉 Ketorolac Tromethamine、Acular。

作用与用途:用于暂时解除季节性过敏性结膜炎所致的眼部瘙痒。亦可用于治疗白内障摘除术后的炎症反应。

用法与用量:滴眼,每次 1 滴,每日 4 次,连用 2 周。

不良反应:可见暂时性的刺痛及烧灼感,少见过敏反应、浅层眼部感染、浅层角膜炎,以及眼部干燥,角膜溃疡及视物模糊。

注意事项:本品应慎用于对乙酰水杨酸,苯乙酸衍生物及非激素类抗炎药有过敏反应者;已知有积血倾向或因接受其他药物可致积血时间延长的患者;孕妇及哺乳期妇女。避光保存于 15~25℃。

3. 双氯芬酸钠

别名:迪非。

作用与用途:用于眼部的多种感染性和非感染性炎症,如角膜炎、结膜炎、虹膜睫状体炎、巩膜炎、葡萄膜炎、春季卡他性结膜炎、电光性眼炎等以及手术后的抗炎治疗。

用法与用量:滴眼,通常眼手术前滴眼 4 次,分别为手术前 3 小时,2 小时,1 小时及 30 分钟各 1 次,每次 1~2 滴。眼手术后,每次 1 滴,每日 4 次。非手术滴眼,每次 1 滴,每日 4~6 次。

不良反应:未见明显不良反应。

注意事项:本品与缩瞳剂不宜同时使用。青光眼患者术前 3 小时停止使用。

4. 普拉洛芬

别名:普南扑灵、Pranopulin。

作用与用途:眼睑炎、结膜炎、角膜炎、巩膜炎、浅层巩膜炎、虹膜睫状体炎、术后炎症反应等。

用法与用量:滴眼,每次 1~2 滴,每日 4 次。

5.氟比洛芬

别名:氟联苯丙酸钠、苯氟布洛芬、欧可芬、Ocufen、Flurbiprofen Sodium、Cebutid。

作用与用途:适用于白内障手术的术前、术后应用。亦用于激光小梁成形术后的炎症反应和其他眼前节炎症反应。预防及治疗透明晶状体植入术后的黄斑囊样水肿(CME)。

用法与用量:滴眼,用于抑制内眼手术时瞳孔缩小。术前 2 小时开始滴眼,每 0.5 小时滴 1 滴,共 4 次。一般抗炎及术后抗炎,每次 1 滴,每 4 小时一次,维持 2～3 周。激光小梁成形术后,每 4 小时滴 1 次滴入结膜囊,用药 1 周,其他手术用药 2～3 周。

不良反应:有短暂的烧灼感、刺痛感及其他轻微的刺激症状。

注意事项:有积血倾向或使用的药物能引起积血时间延长的患者应慎用。本品可能延缓伤口愈合。有单纯疱疹病毒性角膜炎患者禁用。有单纯疱疹病毒性角膜炎病史者慎用本品,并应密切观察病情变化。

6.双氯芬酸钠—庆大霉素

别名:复美新。

作用与用途:有细菌感染危险的眼前节炎症反应,如眼部手术后。

用法与用量:成人和老年人,滴入结膜囊,每次 1 滴,每日 4 次,最长连续滴用不超过 2 周。

不良反应:本品常用可致结膜充血发红,有或没有分泌物和浅层点状角膜炎。有时滴药即时可发生暂时性烧灼感。偶尔可发生过敏反应。

注意事项:高浓度庆大霉素可延缓角膜上皮再形成。如同时需滴用其他眼药,两者至少应相隔 5 分钟(见下述的药物交互作用)。如果为重复感染,应立即停用复美新,改用其他抗生素。滴药后可能发生视物模糊,因此,在驾驶车辆和操纵机器时需要加倍小心。一般建议在患有眼部感染时不宜配戴角膜接触镜,以免发生病原菌扩散的危险。若必须使用,必须在用药前先取下镜片,用药后至少 5 分钟再戴上。禁用于真菌或病毒感染、角膜损害和溃疡进行性发展者。

九、抗变态反应药物

(一)过敏反应介质阻释剂

1.色甘酸钠

别名:宁敏、咽泰、Intal。

作用与用途:适用于春季卡他性结膜炎及其他过敏性眼病。

用法与用量:滴眼,每次 1～2 滴,每日 4 次,重症患者每小时 1 次。

不良反应:滴眼后有轻微刺痛感但可耐受。

2.洛度沙胺

别名:阿乐迈、乐免敏、草氨酸氨丁三醇、Alomide、Lodoxamid、Tromethamine。

作用与用途:本品用于各种过敏性眼病、春季卡他性结膜炎、卡他性结膜炎、巨大乳头性睑结膜炎、过敏性或特异反应性角结膜炎。本品还对那些速发性变态反应(或肥大细胞)引起的炎症性眼病有效。

用法与用量:滴眼,成人及儿童每次1~2滴,每日4次。

不良反应:本品一般耐受性良好,最常见的不良反应是滴药后轻微短暂的眼部不适感,如灼热、刺痛、瘙痒和流泪,约在8.7%的患者中发生。

注意事项:对洛草氨酸或本品其他成分高度敏感者禁用。孕妇慎用。与所有含有氯化苄烷铵的制剂一样,软性(亲水性)角膜接触镜配戴者用药时勿配戴角膜接触镜。需在中止滴药后数小时方可配戴。勿任意增加规定的滴药次数。

3. 吡嘧司特钾

别名:研立双、Alegysal。

作用与用途:适用于过敏性结膜炎、春季卡他性结膜炎。

用法与用量:滴眼,每次1滴,每日5~6次。

不良反应:个别患者使用本品会出现结膜充血、刺激感等症状。

注意事项:对本品有过敏症,如眼睑炎、眼睑皮肤炎等症状时停止使用。室温保存(1~30℃)。

(二)抗组胺药

1. 酮替酚

别名:贝卡明、富马酸酮替酚。

作用与用途:用于过敏性结膜炎、角膜炎、春季卡他性结膜炎等。

用法与用量:滴眼,每次1~2滴,每日4次。

2. 依美斯汀

别名:埃美丁、Emadine。

作用与用途:可用于缓解过敏性结膜炎的体征和症状,3岁以上儿童、成人可安全使用。

用法与用量:患眼每次1滴,每日2次。

不良反应:最常见的不良反应是头疼,小于5%的患者可能出现下列并发症:流泪、乏力等。

注意事项:对本品中任何成分过敏者禁用,3岁以下小儿用药的安全性尚未确立。

十、人工泪液

1. 右旋糖酐70

别名:泪然、Tears Naturale Ⅱ。

作用与用途:减轻眼部干燥引起的灼热、刺激感等不适症状,保护眼球免受刺激,减轻由于暴露于风沙或阳光下造成的眼部不适。

用法与用量:根据病情需要滴眼,每次1~2滴。

不良反应:使用后如果感到眼部有疼痛、视物模糊、持续性充血及刺激感或病情加重持续72小时以上时,应停药并进行诊治。

注意事项:药液变色或混浊时勿用。

2. 羟丙甲纤维素

别名:怡然、HPMC。

作用与用途:滋润泪液分泌不足的眼睛,消除眼部不适。配戴硬性隐形眼镜时亦可使用。

注意事项:使用后如眼部持续刺激,则停止使用。切勿将滴瓶头接触眼睑及其他表面,以防污染。本产品含有氯化苄烷铵,配戴软性隐形眼镜时不宜使用。

用法与用量:成人及儿童均可使用。每次 1～2 滴,每日 3 次。

3.玻璃酸钠

别名:透明质酸钠、爱丽、Hialid。

作用与用途:适用于干眼症、手术后、外伤和配戴隐形眼镜等引起角膜上皮损伤的患者。

用法与用量:滴眼,每日 5～6 次,可根据症状适当增减。

不良反应:个别患者会出现瘙痒感、刺激感等症状。配戴软性隐形眼镜患者须取下隐形眼镜后才使用本品。

4 羧甲基纤维素钠

别名:潇莱威、瑞新、Celluvisc、Refresh Plus。

作用与用途:用于治疗干眼症或因阳光、风、沙等引起的眼部烧灼、刺痛等不适感及角膜术后的应用。

用法与用量:需要时 1～2 滴,滴眼。

不良反应:因药物的黏稠性,应用后可有短暂的视物模糊,0.5％浓度较少出现短暂的视物模糊。

注意事项:药物变色或成雾状不得继续使用。本品不含保存剂,打开包装后必须一次性用完。

5.西曲溴铵

别名:卡波姆、唯地息。

作用与用途:干眼症、泪液分泌减少的替代治疗。

用法与用量:每次一滴,每日 3～5 次或更多次,滴入眼睑内,于白天和睡觉前使用,或遵医嘱。使用时,应使药管垂直,以便形成 1 小滴,并易于从管口滴落。戴隐形眼镜时不宜使用。

不良反应:使用本品可能引起短暂的视物模糊。

注意事项:开车或操作机器时应当小心。本品应保存在安全之处,避免儿童接触。开口 1 个月后应当抛弃。保存温度不应超过 25℃。

6.维生素 A-棕榈酸酯

别名:诺沛、Hypotears。

作用与用途:作为泪液替代物治疗包括干燥性角结膜炎及泪膜不稳定或角膜缺乏润湿所产生的干眼症。

用法与用量:成人或儿童,每次 1 滴,每日 3～4 次,或根据病情调整剂量。保持药管垂直,滴 1 滴于结膜囊内。

不良反应:偶有短暂的烧灼感,胶粘眼睑和(或)视物模糊,极少发生过敏反应。

注意事项:本品禁用于孕妇、哺乳期妇女。戴隐形眼镜患者应取出镜片,用药后 30 分钟,才可配戴。用药后出现视力模糊的患者,在视力恢复前最好避免开车或操作机器。

7.利奎芬

作用与用途:适用于轻度干眼症,也用于治疗和预防眼部刺痒和烧灼感等症。

用法与用量:遵医嘱使用或需要时滴患眼,每次 1 滴。

注意事项:戴软性接触镜(软性隐形眼镜)时勿用此药。贮存于 15～25℃。遇有刺激征和过敏反应时立即停止使用。

十一、保护角膜与促进上皮生长药

1.硫酸软骨素

别名:润尔乐、角膜宁。

作用与用途:角膜炎(干燥性、创伤性、病源性)、角膜溃疡、角膜损伤或其他化学物理因素所致的角膜灼伤。

用法与用量:滴眼,每次 1～2 滴,每日 3～4 次。

不良反应:极少数患者偶有发痒、红肿等过敏现象发生。

注意事项:当眼部伴有明显的细菌感染时,要同抗生素同时使用以控制感染。

2.硫酸锌尿囊素

别名:正大维他。

作用与用途:防治结膜炎、眼球结膜下积血、结膜充血、角膜损伤、视疲劳、戴隐形眼镜引起的不适及眼病(如在游泳、海水浴过程中有异物混进眼里)。

用法与用量:滴眼,每次 1～2 滴,每日 5～6 次。

注意事项:密闭,在凉处保存。

3.眼氨肽

别名:眼生素。

作用与用途:角膜炎、视疲劳及青少年假性近视。

用法与用量:滴眼,每次 2～3 滴,每日 3～4 次。

不良反应:尚未见有关不良反应报道。

注意事项:本品易被细菌污染,开瓶后宜在 10 日内用完,发现混浊即不能使用。

4.乙酰半胱氨酸

作用与用途:本品为胶原酶抑制剂,有改善眼部新陈代谢,促进角膜上皮再生作用。用于点状角膜炎、单纯疱疹性角膜炎等眼病。

用法与用量:滴眼,临用前将粉末倒入溶剂瓶内,振摇溶解后使用。每次 1～2 滴,每 2 小时滴 1 次,2～4 周为一个疗程,或遵医嘱。

注意事项:制成溶液后,应在 7 日内使用完。

5.重组人表皮生长因子

别名:易贝、rhEGF。

作用与用途:适用于角膜移植、翳状胬肉手术后等。

用法与用量:滴眼,每次 2～3 滴,每日 4 次。

不良反应:未见明显不良反应。

注意事项:使用前应仔细检查药液,如药液有混浊、絮凝情况,不得使用。本滴眼液开启后,应在1周内使用。应注意不同适应证的其他对症治疗。2～8℃冰箱保存。

6.重组牛碱性成纤维细胞生长因子

别名:贝复舒、rb-bFGF。

作用与用途:各种原因引起的角膜上皮缺损和点状角膜病变,复发性浅层点状角膜病变和轻、中度干眼症,角膜擦伤、轻中度化学烧伤,角膜手术及术后愈合不良,以及地图状(或营养性)单纯疱疹性角膜溃疡和大泡性角膜病变等。

用法与用量:滴眼,每次1～2滴,每日4～6次或遵医嘱。

不良反应:未观察到局部刺激现象及全身不良反应。

注意事项:为保证本品生物活性及治疗效果,应避免将本品置于高温环境,建议在4～8℃存放。对感染性或急性炎症期角膜病患者,须同时局部或全身使用抗生素和抗炎药,以控制感染和炎症。对某些角膜病,应针对病因进行治疗,如联合应用维生素及激素类等药物,用药时间不宜超过2周,2～8℃冷藏。

7.牛磺酸

别名:β—氨基乙磺酸、润宁、舒目眼宝、Taurine。

作用与用途:用于治疗急性结膜炎、疱疹性结膜炎、病毒性结膜炎等眼科炎症。用于视物模糊、疲劳、眼干、眼涩等不适症状。

用法与用量:滴眼,每次1～2滴,每日3～5次。

8.素高捷疗

别名:活血素。

作用与用途:适用于原发性角膜溃疡、角膜烧灼伤,大泡性角膜病变、结角膜组织变性、辐射性眼损伤及角膜移植手术前后。

用法与用量:涂眼,每日涂2～3次。

十二、血管收缩药和减充血药

1.羟甲唑啉

别名:间羟唑啉、迪立托、欧斯啉、Oxylin。

作用与用途:用于缓解过敏性和其他非感染性结膜炎的结膜充血,以及解除由于过敏、干眼、游泳、烟雾、配戴隐形眼镜、视疲劳等引起的结膜充血。

用法与用量:滴入眼睑内,每次1～2滴,每日2～4次。

不良反应:敏感患者可引起瞳孔散大导致眼压升高。

注意事项:本品禁用于闭角型青光眼、重度闭角型青光眼的患者;慎用于未经控制的高血压、心律失常、糖尿病、甲状腺功能亢进、代谢性疾病患者。连续用药时间不宜超过7日。

2.萘甲唑啉—非尼拉敏

别名:那素达、Naphcon—A。

作用与用途:本品含 0.025％萘甲唑啉和 0.3％非尼拉敏,用于眼睛过敏及各种炎症的治疗。

用法与用量:滴眼,每次 1～2 滴,每 4 小时一次。

不良反应:可出现瞳孔扩大,眼内压增高,因吸收而引起的全身反应(如高血压、心律不齐、高血糖等)。

注意事项:禁用于闭角型青光眼患者、婴儿及儿童。

3.萘甲唑啉

别名:消疲灵。

作用与用途:用于消除眼睛疲劳、干涩、充血,滋润眼睛,治疗和预防假性近视及近视眼。也适用于过敏性炎症和黏膜充血,对角膜炎、结膜炎均有疗效。

用法与用量:滴眼,每次 1～2 滴,每日 2～3 次。

不良反应:用药后出现过敏性症状或疼痛增加时,应停药。

注意事项:青光眼患者禁用。

4.复方萘甲唑啉

作用与用途:本品含 0.0125％萘甲唑啉和 0.05％苯海拉明,用于春季卡他性结膜炎和过敏性结膜炎、过敏性角膜炎、过敏性睑缘炎等眼病的治疗,可消除结膜充血、水肿及红肿等症状。

用法与用量:滴眼,每次 1～2 滴,每日 3～4 次。

5.萘扑维

别名:润洁、艾唯多。

作用与用途:适用于视疲劳,结膜充血,眼痒等。

用法与用量:滴眼,每次 1～2 滴,每日 3 次。

不良反应:偶见瞳孔散大,加重充血、刺激、眼部不适、流泪,眼压升高。

注意事项:闭角型青光眼患者禁用。高血压、心血管疾病、糖尿病、甲状腺功能亢进、感染或外伤患者应慎用本品。

十三、防治近视药及抗视疲劳药物

1.小乐敦

别名:复方氨基乙磺酸、Compound Aminoethyl Sulfonic Acid。

作用与用途:本品每支 15mL 含氨基乙酸 150mg,氯苯那敏 1.5mg,L-天门冬氨酸钾 30mg,氨基乙磺酸 150mg,适用于眼睛疲劳、慢性结膜炎伴有结膜充血体征者。

用法与用量:用于未满 15 岁的儿童。滴入眼内,每次 1～2 滴,每日 4～6 次。

不良反应:未见明显不良反应。

注意事项:本品仅限于滴眼用,滴眼时,请勿使容器端触及眼睛,连续使用本品数日后症状无改善时,应停止使用,并请教眼科医生。

2.新乐敦

别名:维氨啉、复方门冬维甘、Weianlin。

作用与用途:本品主要成分为泛酰醇,L-天门冬氨酸钾,维生素 B_6,甘草酸二钾,萘甲唑啉,氯苯那敏,新斯的明等。用于眼睛疲劳、结膜充血、慢性结膜炎、慢性睑缘炎及过敏性结膜炎。

用法与用量:滴眼,每次 1～2 滴,每日 4～6 次。

注意事项:避免戴隐形眼镜时使用。青光眼患者或眼睛有剧痛的患者,使用本品前应先接受医师的指导。

3. 珍珠明目

别名:集琦海珠神。

作用与用途:本品为采用南珠为主要原料,并配以中药材提取精制的滴眼液,具有消炎明目作用,用于视疲劳和慢性结膜炎,长期使用可以保护视力。

用法与用量:滴眼,每次 1～2 滴,每日 3～5 次。

4. 维明

作用与用途:本品含有多种营养物质,如维生素 B_{12}、氨基酸、ATP、透明质酸钠,对眼组织有营养作用。用于营养眼部组织,泪液分泌减少,干燥性、营养性角膜炎,视疲劳等。

用法与用量:每次 1～2 滴,每日 4～6 次。

注意事项:本品不能与其他滴眼液或其他眼部用药同时使用。病情需要的须间隔15分钟以上再使用其他眼部药物。孕妇及哺乳期妇女用药尚不明确。

5. 甲基硫酸新斯的明

别名:近视明。

作用与用途:用于治疗青少年假性近视眼。

用法与用量:滴眼,每次 1～2 滴,每日 3～4 次。

注意事项:支气管哮喘者慎用。

6. 复方山莨菪碱

作用与用途:本品含消旋山莨菪碱与硫酸软骨素,用于青少年假性近视。

用法与用量:滴眼,滴后闭眼 1 分钟,每日 2 次,每次 1～2 滴,1 个月为一个疗程。

不良反应:口干,面红。少见的有心率加快,排尿困难等反应。少数患者可发生唾液腺肿胀,偶有过敏反应,甚至过敏性休克。滴眼后有轻微散瞳作用。剂量过大者可出现阿托品样中毒症状。

注意事项:脑积血急性期、前列腺肥大及青光眼患者禁用。

7. 中新

作用与用途:防治眼睛疲劳,消除眼花、眼痛、眼晕等症状。本品能消炎杀菌,防止角膜炎,结膜炎等炎症。防治戴隐形眼镜引起的并发症。

用法与用量:滴眼,每次 2～3 滴,每日 4～6 次。

注意事项:开盖 1 个月后不可再用。

8. 冰珍清目

别名:天天明。

作用与用途:本品含有眼球发育必需的微量元素、多种氨基酸和多肽,具有抑制眼球赤道部扩张,抑制其屈光度负性增加作用,能提高眼中乳酸脱氢酶等重要生化物质的活性,改善眼部循环,提高眼中微量元素含量。用于治疗青少年假性近视及缓解视疲劳。

用法与用量:滴眼,每次 1～2 滴,每日 4 次,滴眼后闭眼 2～3 分钟。

不良反应:偶尔有轻度蜇样的刺激感。

注意事项:眼部有创伤及溃疡者禁用;眼部有炎症者慎用。打开瓶盖后,15 天用完。

十四、免疫抑制剂

1. 环孢素

作用与用途:用于抑制角膜移植排斥反应、内源性葡萄膜炎、角膜溶解综合征、白塞病、眼睛干燥综合征及春季卡他性结膜炎等免疫性眼病的治疗。

用法与用量:滴眼,每次 1～2 滴,每日 3～4 次。

不良反应:本品滴眼有一定刺激性,并可使睫毛脱落,如与激素滴眼液交替使用,可减少不良反应,并增强疗效。

2. 他克莫司

别名:普乐可复、Prograf、FK506。

作用与用途:用于角膜移植排斥反应、内源性葡萄膜炎等。

用法与用量:滴眼,每次 1 滴,每日 4～6 次。

不良反应:滴眼未见明显不良反应。

注意事项:本品有效期较短,使用时需 4～8℃贮存。置于 2～8℃避光冷藏。

十五、表面麻醉药

1. 丁卡因

作用与用途:用于测量眼压、房角镜和三面镜检查,剔除结膜、角膜异物,拆除结膜、角膜或角巩缘缝线,手术辅助麻醉及电光性眼炎止痛等方面。

用法与用量:滴眼,每 3～5 分钟滴 1 次,共 3 次。

不良反应:有一定刺激性,易损害角膜上皮,个别有过敏现象。

2. 奥布卡因

别名:丁氧普鲁卡因、倍诺喜、Benoxil。

作用与用途:用于眼科表面麻醉,如测眼压或做眼部检查。

用法与用量:滴眼,滴 1～2 滴(必要时可 1～2 分钟后再滴 1 滴),即可测眼压或做眼部检查。

不良反应:偶可见过敏反应,有可能引发角膜损伤。

注意事项:禁频繁使用。

3. 丙美卡因

别名:爱尔凯因、丙对卡因、Proparacaine。

作用与用途:眼表面麻醉,如眼压计测量眼内压,手术缝合及取异物,结膜及角膜刮片,前房角膜检查,三面镜检查以及其他需表面麻醉的操作。

用法与用量:①短时间麻醉,操作前 1～2 滴,必要时可追加 1 滴。②取异物或缝线拆除等小手术,每 5～10 分钟 1～2 滴,共 1～3 次。③长时间麻醉,如白内障摘除术等,每 5～10 分钟 1～2 滴,共 3～5 次。

不良反应:如有过敏现象发生即停止使用本品。

注意事项:甲状腺功能亢进或心脏病患者使用本品应特别慎重。表面麻醉剂不宜长期使用,长期使用可能引起角膜损伤、视力减退或伤口愈合延迟。使用本品时应防止异物进入眼内并禁止揉擦眼睛。对本品过敏者禁用。

4. 可卡因

别名:古柯碱。

作用与用途:用于眼科手术、器械接触之外眼检查等局部麻醉、散瞳。

用法与用量:滴眼,每次 1 滴,每 3～5 分钟一次。

不良反应:本品毒性极大,中毒症状为发冷,心跳快,呼吸困难,瞳孔散大,甚至虚脱、休克和死亡。

十六、促进吸收及脱水药

1. 乙基吗啡

别名:狄奥宁、Dionine。

作用与用途:用于促进角膜薄翳吸收,角膜炎、巩膜炎、虹膜睫状体的炎性产物吸收,角膜损伤后期的透明度恢复,以及早期白内障、玻璃体混浊、视神经炎、视神经萎缩的治疗及结膜微循环的观察。

用法与用量:①滴眼。0.5％～5％溶液,浓度由低至高逐渐增加,每日 4 次。②球结膜下注射。1％～2％溶液,每次 0.2～0.5mL,每周 2 次。③球后注射。1％～2％溶液,每次 0.5mL,用以治疗视神经疾患。④诊断用药。滴 1％溶液于结膜囊内,0.5 小时后观察,异常者可见小渗血点,可能有坏血病,正常者则无。⑤结膜微循环检查。结膜血管不清晰,滴 0.95％溶液后,血管扩张,清晰可见。

不良反应:个别患者眼部注射后,可引起全身反应,如恶心、呕吐、头痛等,较重者可引起呼吸缓慢、体温下降等;长期用药可致药物性皮炎,停药即愈。

注意事项:角膜、结膜水肿明显者,结膜充血者,角膜新生血管明显者不宜用;青光眼患者慎用。

2. 氯化钠

作用与用途:用于大泡性角膜病变等角膜营养不良症及丝状角膜炎,并作角膜水肿脱水剂。

用法与用量:①滴眼液,滴眼,每次 1～2 滴,每日 4～6 次;②眼膏,涂眼,每晚 1 次。

注意事项:丝状角膜炎是一种慢性角膜病,这种眼病在角膜上有为数不等、大小不一的丝状物,有异物感及疼痛等症状。用 5％氯化钠滴眼有较好疗效,一般连续用药 3 周可消除症状。本品对角膜水肿无效时,可改用 50%～100%甘油滴眼。

3.碘化钾

作用与用途:用于角膜混浊、角膜斑翳、玻璃体混浊及早期晶体混浊的治疗,也可作为真菌感染的辅助治疗药物。

用法与用量:滴眼,每次 1～2 滴,每日 4～6 次。

4.氯化钙

作用与用途:用于过敏性眼病。

用法与用量:滴眼,每次 1～2 滴,每日 4～6 次。

注意事项:对氯化钙过敏者禁用。本品应在医嘱或药师指导下使用。本品唯一的用途是外用滴眼,不存在其他途径用药。本品不能与其他滴眼液或其他眼部用药同时使用,病情需要同时用药,须间隔 15 分钟或以上才能使用其他眼部药物。孕妇及哺乳期妇女用药尚不明确。本品应遮光,密闭保存。

5.葡萄糖复合维生素 B

作用与用途:含有 25%葡萄糖和 20%复合维生素 B,用于大泡性角膜病变、角膜水肿及非感染性角膜病变(浅层点状角膜炎、酒渣鼻性角膜炎等)。

用法与用量:滴眼,每次 1～2 滴,每日 3～4 次。

注意事项:置于 2～8℃避光保存。

6.蜂蜜

作用与用途:具有高渗脱水,促进新陈代谢作用,为眼部病变组织的吸收和修复提供物质和能量,主要用于大疱性角膜病变(Fuchs 角膜营养不良)等角膜营养不良症的治疗。

用法与用量:滴眼,每次 1～2 滴,每日 3～4 次。

注意事项:置于 2～8℃避光保存。

十七、酸碱中和药及金属螯合药

1.复方碳酸氢钠

作用与用途:有碱化泪液及中和酸性物质作用,用于治疗眼部酸性化学烧伤及使泪液偏弱碱性,不利于葡萄球菌、链球菌和肺炎球菌等病原微生物生存。也用于慢性睑缘炎、睑板腺炎的病例。

用法与用量:滴眼,每次 1～2 滴,每日 3～4 次。

2.枸橼酸钠维生素 C

作用与用途:酸化泪液,中和碱性物质,用于治疗角膜碱性化学烧伤。

用法与用量:滴眼,每次 1～2 滴,每日 3～4 次。

注意事项:本品呈酸性,对眼有一定刺激性。置于 2～8℃避光保存。

3.依地酸二钠

别名:EDTA-2Na。

作用与用途:用于石灰烧伤、角膜带状变性、角膜血染症及眼铁锈症等。

用法与用量:滴眼,每次 1～2 滴,每日 4～12 次。

注意事项:本品滴眼有一定刺激性。角膜碱性烧伤,创口出现成纤维细胞和大量多形核白细胞,并产生胶原酶。胶原酶有破坏胶原和溶解角膜上皮细胞作用,使溃疡面扩大,伤口难以修复。胶原酶的活性依赖于 Ca^{2+} 的存在,EDTA-2Na 等络合剂通过络合胶原酶中的 Ca^{2+},使之失活,但由于邻近组织弥散而来的 Ca^{2+} 可重新激活胶原酶,因而螯合剂的作用是短暂的,所以必须频繁点药才能发挥作用。

十八、防治黄斑病药物及其他药物

1. 七叶洋地黄双苷

别名:施图伦。

作用与用途:含洋地黄叶干提取物 0.49～0.54mg/10mL,七叶亭苷 1mg/10mL,可改善睫状肌的血液循环,增强睫状肌的调节能力,消除视疲劳,用于眼底黄斑变性;所有类型的视疲劳,包括眼肌性、神经性和适应性。

用法与用量:滴眼,每次 1 滴,每日 3 次,延续 1 周或至病情好转。

注意事项:配戴隐形眼镜时,滴药前请摘除隐形眼镜,滴后至少 15 分钟后戴回。有新生血管膜患者请遵医嘱。

2. 硫酸锌

作用与用途:用于睑缘炎、慢性结膜炎及沙眼等。

用法与用量:滴眼,每次 1～2 滴,每日 3～4 次。

不良反应:对结膜有一定刺激性,滴眼后有较长时间疼痛。

3. 噻替哌

作用与用途:用于多发性翼状胬肉的初期及胬肉切除术后预防复发,并防治角膜产生新生血管。

用法与用量:滴眼,每次 1～2 滴,每日 3～4 次。

注意事项:本品水溶液不稳定,应新鲜配制,用后置于 2～8℃避光保存。

4. 糜蛋白酶

作用与用途:局部点眼用于多种病因所致的角膜炎,尤其是单胞病毒性树枝状角膜炎和假膜形成的急性结膜炎较有效,亦可用于防治眼部瘢痕的收缩、慢性泪囊炎等。

用法与用量:滴眼,每次 1～2 滴,每日 3～4 次。

注意事项:本品性质不稳定,应置于 2～8℃避光保存,在冰箱约保存 1 个月。该溶液与抗菌药物联合使用可增强抗感染作用。

5. 黄氧化汞

作用与用途:本品为作用缓和的眼科防腐消毒剂,并能促进局部循环及角膜混浊吸收。用于治疗疱疹性结膜炎、睑缘炎、巩膜炎,以及角膜瘢痕性混浊等。

用法与用量:眼部涂擦,每日 2～3 次。

不良反应:对眼有轻微刺激作用,可发生过敏反应,应予以注意。

注意事项:应用本品时不要同时服用碘剂或溴剂,否则有可能在眼内形成碘化汞或溴化汞,对眼有刺激和腐蚀作用。本品不能与盐酸乙基吗啡(狄奥宁)同时应用,以避免刺激作用。黄氧化汞遇光易分解,色渐变深,遇氯化物则生成氯化汞。与铜、铁等金属接触,则析出游离汞,故忌与铜、铁等金属器皿接触。对汞过敏者、孕妇及哺乳期妇女禁用。

十九、中成药滴眼液及眼膏

1. 拔云锭滴眼液

作用与用途:由煅炉甘石、龙胆浸膏、冰片、麝香等 10 味中药组成的复方制剂,具有明目退翳,解毒散结,消肿止痛的作用。用于暴发火眼,目赤肿痛,沙眼刺痛,目痒流泪,翼状胬肉,急慢性结膜炎、角膜炎、巩膜炎、虹膜炎、化脓性角膜溃疡和沙眼等眼部细菌、衣原体和病毒感染所引发的炎症。牙龈肿痛,喉舌红肿。各种无名肿痛等。

用法与用量:外用时取拔云锭 2 锭放入溶剂中,振摇溶化后,点入眼睑内或涂于患处,每日 2~4 次。含服:每次 1 锭,每日 3 次。

注意事项:孕妇禁服。

2. 熊胆滴眼液

作用与用途:用于急性卡他性结膜炎、慢性卡他性结膜炎、流行性角膜炎等。

用法与用量:滴入眼睑内,每次 1~3 滴,每日 3~5 次。

注意事项:眼外伤患者禁用。

3. 复方熊胆滴眼液

作用与用途:含熊胆粉、天然冰片,具有清热降火,明目退翳作用。用于肝火上炎、热毒伤络型急性细菌性结膜炎,流行性角结膜炎。

用法与用量:滴眼,每次 1~2 滴,每日 6 次,或遵医嘱。

注意事项:滴眼前轻摇药瓶,使用后拧紧瓶盖。

4. 鱼腥草滴眼液

作用与用途:用于风热疫毒,暴风客热,天行赤眼暴翳(急性卡他性结膜炎、流行性角结膜炎)。

用法与用量:滴入眼睑内,每次 1 滴,每日 6 次。疗程:急性卡他性结膜炎 7 日,流行性角膜炎 10 日。

注意事项:对鱼腥草过敏者禁用。本品应密闭,避光,置阴凉处保存。

5. 双黄连滴眼液

作用与用途:祛风清热,解毒退翳,用于风邪热毒型单纯疱疹病毒性树枝状角膜炎。

用法与用量:滴入眼睑内(临用前将药物与溶剂配制成溶液,使充分溶解后使用),每次 1~2 滴,每日 4 次。疗程为 4 周。

不良反应:有眼部疼痛,流泪等轻度刺激症状。

注意事项:如药液发生混浊,应停止使用;配制好的滴眼液,应连续用完,不宜存放后使用,在使用过程中如药液发生混浊,应停止使用。取双黄连药粉时,残留于玻璃瓶内壁药粉量在计量范围之外,请勿刻意取净。

6.障翳散

作用与用途:由决明子、蝉蜕、青葙子、丹参、黄芪、海螵蛸、红花、珍珠、麝香、黄连素、核黄素、无水硫酸钙等25种中西药制成,用于老年性白内障及角膜翳。

用法与用量:临用时,将本品倒入滴眼用溶剂瓶中,摇匀后滴入眼睑内,每次2～3滴,每日3～4次。

7.退障眼膏

作用与用途:由决明子、蛇蜕、莪术、枸杞子、蝉蜕、威灵仙、何首乌、木贼、羌活、细辛、密蒙花、石决明、苍术、谷精草、海藻、黄精、白蒺藜、昆布、当归制成,用于初发白内障及角膜斑翳。

用法与用量:外用涂眼:每次0.05～0.1g,每日3次。

注意事项:个别患者在使用过程中如发生眼睛红肿现象,属过敏所致,应停止用药;如有短暂的不适感觉,属正常反应,可继续使用。

第四节　洗眼液

1.氯化钠

作用与用途:用于眼部异物伤口的冲洗。也可用于急性结膜炎及术前结膜囊冲洗。

用法与用量:洗眼。

2.硼酸

作用与用途:用于急性结膜炎、过敏性眼炎、睑缘炎、碱性化学烧伤等的结膜囊冲洗。

用法与用量:洗眼。

3.升汞

作用与用途:用于术前洗眼以杀灭眼部的细菌。

用法与用量:洗眼。

注意事项:冲洗后再用灭菌生理盐水将眼部残存的升汞彻底冲净。升汞对破损组织有较强烈的刺激性,用时应注意。

第四章

眼睑疾病

第一节 眼睑遗传性和先天性疾病

一、双行睫

双行睫为睫毛发育异常。通常在正常睫毛后方,相当于睑板腺开口处另长出一排睫毛。大多数双行睫是先天性的,有时也会出现在 Steven-Johnson 综合征、眼睑类天疱疮、严重外伤后,Begle 及 Szily 认为这是远祖遗传征象之一。此种现象常在动物中发生。

1.病因

为显性遗传。有研究报告母子女三人均有双行睫,有学者曾报告一家四代人中有 6 例患双行睫。近来研究显示,双行睫与 FOXC2 基因突变有关。

2.临床表现

在正常睫毛后方睑板腺开口处另长出一行睫毛,数目少者 3～5 根,多者 20 余根。可见于双眼上下眼睑,也有只发生于双眼下睑或单眼者。此副睫毛细软短小,色素少,亦有与正常睫毛相同者。睫毛直立或向内倾斜,常引起角膜刺激症状。因副睫毛较细软,角膜上皮长期受刺激已能适应,所以有的儿童直到 5～6 岁因外观上有轻度"红眼"症状,才引起家长的重视。裂隙灯检查时角膜下半部可被荧光素染色。

3.病理

发现本病的睑板腺阙如,该处被睫毛囊所代替。

4.本症合并的其他先天异常

眼部异常可见畏光、外斜视、上睑下垂、先天性睑内翻、先天性白内障等。全身异常包括肢体淋巴水肿、心脏结构阙如、腭裂、硬膜外囊肿等。

5.治疗

如副睫毛少可行电解术。有学者曾对 7 例(14 眼)患者行毛囊摘除术,系将毛囊随同副睫毛一并摘除,远期效果符合眼睑生理的功能与外观。Vaughn 报告一种手术方式,即将睑缘劈开,暴露双行睫睫毛之毛囊,再逐个摘除,其认为符合生理和美容要求。

二、眼睑缺损

先天性眼睑缺损为较少见的先天性眼睑全层结构缺损畸形,文献报告中女多于男。多单眼受累,也可累及双眼,但双眼眼睑缺损程度往往不同,多见于上睑缺损,偶见于下睑及上下睑同时受累者。缺损部位以中央偏内侧为多,其缺损形状多为三角形,范围可从小切迹状至大于1/2眼睑的缺损。

1.病因

其发病原因不明,可能为多种原因导致的胚胎发育期内角膜上下方的外胚叶组织发育不全所致;亦可能为遗传性疾病,患儿可伴有染色体异常。

2.临床表现

本病可单侧或双侧发病,女性多见,缺损的大小和形状各异,轻者仅为睑缘部分缺损,较大者累及整个眼睑的全层组织。多数眼睑缺损的部位为中央偏内侧,形状为三角形,基底在睑缘。也有呈梯形或横椭圆形者。当上下睑同时受累时,缺损多位于上睑内侧和下睑外侧。一般情况下,缺损部位的结膜和皮肤形成较光滑、圆钝的边缘,但亦有缺损边缘与球结膜或角膜形成条带状粘连,严重者影响眼球运动。

3.本症合并的其他先天异常

(1)眼部合并畸形:多数患儿伴有眉畸形,包括眉毛位置异常、眉毛缺失等。大部分患儿伴有不同程度的睑球粘连,眼睑缺损部皮肤呈条索状向角膜移行。可伴有角膜皮样肿及角膜混浊等,合并先天性小角膜、小眼球及虹膜脉络膜缺损等。也可伴有泪小点阙如或闭锁。

(2)全身合并畸形:可合并兔唇,头部及耳鼻畸形,如杯状耳畸形、智力发育延迟等。

4.治疗

主要为手术整形。有所争议的是手术时机的选择,大多数学者主张早期手术,以防止角膜损害,手术可提早在1～3个月内施行,但有人认为由于患儿视功能发育不完善,过早手术可能会因手术而诱发弱视,所以在家长完全配合及医生密切观察下,手术可推迟至患儿2岁左右再施行。

三、先天性内眦赘皮

内眦赘皮是发生在内眦部垂直方向的一片半月形皮肤皱襞,一般多由上睑向下睑发生,少数由下睑向上睑发生。

内眦赘皮遮挡内眦角和部分泪阜结膜,显示双眼内眦间距离加宽,影响眼及容貌美观,甚至误诊为内斜视。正常人两侧内眦间距男性为33.55mm,女性为32.84mm,平均为33.99mm。估计内眦间距是否加宽,比较简单的方法是内眦间距恰好等于1/2瞳孔间距。

内眦赘皮在不同种族的发生率是不同的。白种人群中只有2%～5%长期存在内眦赘皮,而亚洲人种较多见。我国10岁以下儿童79.5%有内眦赘皮,随着鼻骨逐渐发育,内眦赘皮逐渐减轻,至青春期内眦赘皮的发生率男性为3.3%,女性为2.6%。因此,没有特殊情况,10岁以前不建议行内眦赘皮矫正。

1.分类

内眦赘皮可分为先天性和后天性,临床上以先天性内眦赘皮为多见。先天性内眦赘皮一般为双侧性。若伴有睑裂狭小、上睑下垂、内眦间距增宽等先天异常,则称为睑裂狭小综合征。

先天性内眦赘皮按部位可分为：

(1)眉型内眦赘皮：由眉部开始向下止于内眦部皮肤。

(2)睑型内眦赘皮：起自上睑，向下延伸经内眦部止于下睑，有时与鼻颊皱襞相连。

(3)睑板型内眦赘皮：起自上睑皱襞，止于内眦部，中国人以此型为多见。

(4)倒向型内眦赘皮：起自下睑皮肤，向上延伸经内眦角止于上睑。

后天性内眦赘皮多因外伤、烧伤或感染所致的瘢痕引起，多为单侧，常合并有眦角移位、泪道系统异常、内眦韧带断裂等。

2.病因

内眦赘皮的病因过去认为是由于内眦部皮肤过多，形成了水平皮肤过剩，内眦部轮匝肌异常等，因此采用切除赘皮的手术方法，但效果并不理想。

目前认为内眦赘皮是由于内眦部垂直方向的皮肤缩短和张力过大所致，故治疗原则以加大垂直方向皮肤长度，缓解垂直向张力为主。

3.治疗

单纯的轻度内眦赘皮，无临床症状，亦不影响外观者，无须治疗。成年人行双重睑术，若同时处理内眦赘皮，应特别注意内眦部术后产生的瘢痕。

大多数婴幼儿和儿童的内眦赘皮，随着年龄的增长、鼻骨及面部的发育，内眦赘皮逐渐减轻甚至消失。因此不宜过早进行手术，一般需待 10 岁以后。伴有下睑内侧睫毛受压内翻，损伤角膜，可应用抗生素眼药水及眼膏预防感染，用胶带向下牵引下睑。合并上睑下垂、小睑裂者，则不会自行消失，多主张早期手术。一般建议 4～6 岁后、学龄前手术。若症状严重，遮挡视轴，在麻醉安全的前提下可在 2 岁左右手术。

治疗内眦赘皮的最终目的是缓解垂直向张力。内眦赘皮矫正手术的基础是"Z"成形术和"Y-V"成形术，临床上使用的各种手术方法均是在此基础上补充设计，以增强手术效果。

四、小睑裂综合征

小睑裂综合征又称睑裂狭小综合征，是一组以独特的眼睑异常为特征的先天性疾病。小睑裂综合征可以散发，也可以由常染色体显性遗传引起，其典型特征包括睑裂狭小（睑裂横径及高度均狭小）、上睑下垂、内眦间距增宽及倒向型内眦赘皮，又称 Komoto 综合征。可伴有下眶缘发育不全和下睑外翻。

1.病因

近十几年来，借助于分子遗传学的方法，研究者对睑裂狭小综合征的发病机制进行了广泛而深入的研究。最近的研究进一步将睑裂狭小综合征的致病基因范围缩小到位于 3q22-23 区域的 FOXL2、RBP1、C30rf5、BPESC1 等几个蛋白的编码基因上，尤其是 FOXL2。FOXL2 的作用在于通过调节转移生长因子 β（TGF-β）的信号传导途径来促进睑发育和卵巢功能。FOXL2 编码基因的突变造成 FOXL2 组成氨基酸的减少或增加，破坏了其正常生物学功能的发挥，从而引起眼睑畸形等发育异常的产生。另外，鉴于睑裂狭小综合征常伴发其他诸多的发育异常，有学者推测它也可能是一种相邻基因综合征。

2.治疗

小睑裂综合征以手术治疗为主,包括内、外眦角成形术上睑下垂的矫正以及下睑外翻的矫正等。一般主张分两期手术,先行内眦成形术(包括内眦赘皮矫正术、内眦韧带缩短术)和外眦开大成形术,待半年后再行上睑下垂矫正术。

五、先天性睑缘粘连综合征

先天性睑缘粘连综合征首次由 von Ammon 在 1841 年报道,为眼睑部分融合引起的睑裂水平横径缩短的病例。睑缘融合经常发生在外眦角,给人以外斜视的错觉(假性外斜视)。偶尔也可发生内眦的睑缘粘连,产生"假性内斜视"。先天性睑缘粘连还可伴随其他异常,如无眼畸形、小眼球畸形、眼结核等。

发病机制为由于发育迟缓所致内外眦畸形。有些病例表现出遗传特性,通常占主导地位,但散发病例也有。

治疗方法为切开融合的睑缘,使结膜和皮肤恢复正常的解剖结构。

六、隐眼综合征

1872 年 Zehender 和 Manz 首次报道了隐眼综合征,描述了非常罕见的症状,睑裂皱褶未形成(由于中胚层和外胚层分化不全引起),睑裂消失。该综合征分为 3 个亚型:①典型的或完全隐眼综合征:眼睑完全消失,前额部皮肤光滑地通过正常人的睑裂位置至面颊,将其下的眼球完全覆盖并与之紧密粘连,眉毛和睫毛均缺失;②部分(不完全)隐眼综合征:内侧眼睑消失,被前额部延伸下来的皮肤取代,外侧眼睑正常;③先天性(早产儿)隐眼综合征:睑球粘连,上睑与眼球上半部融合,角膜表面覆盖多层角化扁平上皮,上睑凹陷消失,导致继发性眼干燥症。

1.病因

这种疾病一般对称发生,不对称发病也有报道。该病为常染色体显性遗传。

2.临床表现

小眼球、前房狭窄或消失,小梁网和 Schlemm 管缺失、晶状体半脱位、虹膜与晶状体缺失或与角膜内皮粘连、睫状体萎缩、脉络膜缺损或上腔消失、皮样囊肿、眉毛部分或全部缺失、毛囊消失、泪腺或副泪腺缺乏。由于这些症状的出现,视功能预后极差。暴露于强光下可因眼轮匝肌收缩而产生反射性皮肤皱褶。结膜囊部分或全部消失、发育不全或钙化。多数患者尚伴有其他畸形:无眼球、皮样囊肿、腭裂、兔唇、耳鼻畸形、喉闭锁、脑膜膨出、生殖系统畸形、腹疝、声嘶和手指、足趾畸形。

3.病理学检查

这类患者的角膜出现皮肤样化生,眼轮匝肌和提上睑肌结构存在,睑板和结膜发育不全或消失。

4.治疗

重点在于眼睑功能和美容上的重建。婴儿期就应手术形成部分睑裂,应用软骨、黏膜等组织进行眼睑重建,可改善外观,挽救潜在的或已形成的视力。在分离睑裂时,应保护其下的眼球避免损伤。开口应在眼睑融合处。如果这个界线不清楚,应沿着下眶缘和内外侧眶缘交界处的水平连线上。

七、宽睑综合征

宽睑综合征是一种先天性疾病,表现为眼睑水平宽度的匀称增大,但不包括由先天性青光眼和葡萄肿或眼球突出引起的睑裂宽度增大。此类疾病虽然罕见,但眼科文献也有病例报道。Desmarrers 在 1854 年首次报道,描述了一种反常的双侧对称性睑裂长度增加,伴随眼睑长度增加。

1.临床表现

大多数患者具有延长的睑缘,缩短的眼睑皮肤和向外下移位的外眦角。以眼球和眼眶作为参照,睑缘的增大特别明显。明显的睑外翻,眼球和外眦角之间出现空缺。眼睑闭合时睑缘外翻更加明显。通常情况下病变累及双侧上、下眼睑,但也有报道仅上睑、下睑或单条眼睑受累。有报道认为症状轻的患者,随着身体发育,病变逐渐变得不明显。

2.病因

宽睑综合征的发病机制还不明确。遗传学的研究至今尚未明确该病是常染色体遗传或伴性遗传,也有学者认为它属于 21－三体综合征的一个临床表现。许多理论曾经被提出:异常的皮肤张力,颈阔肌的牵引和眼睑缺陷性分离导致局部的外眦错位和异常的睑裂增宽。眼轮匝肌先天性发育不全或缺损可以解释这个综合征的许多现象。另外,眼睑皮肤的水平向缩短导致皮肤与睑缘连接处的缺损,是引起睑裂畸形的主要原因。

3.手术矫正

(1)对于轻度的宽睑综合征,仅做外侧睑缘融合术就可以充分矫正。如果外眦向下或外侧移位非常明显,就有必要做外眦成形术来矫正畸形。

(2)如果同时有眼睑皮肤缺损引起的继发性眼睑闭合不全,耳后皮片游离移植可以增加眼睑前层的长度。

(3)如果患者以下睑畸形为主,应首先矫正下睑畸形。如果没有暴露性角膜炎,上睑畸形矫正待术后 6 个月进行,可以进行皮肤移植联合外眦成形术。

(4)对于严重畸形的患者,重建手术可分阶段进行。首先进行游离睑板移植和外眦成形术重建外眦角,接着耳后游离皮片移植可以延长眼睑前层的垂直长度。

第二节 眼睑水肿、充血和出血

一、眼睑水肿

1.概述

眼睑水肿又称眼睑肿胀,为局部或全身疾病所致的眼睑皮下组织内液体的积聚。可分为炎症性水肿和非炎症性水肿两类。前者由眼睑本身或邻近组织炎症所致,常见于眼睑部疖肿、睑腺炎、丹毒、皮下蜂窝织炎、皮炎、湿疹、急性泪囊炎、泪腺炎、眼眶或眼内炎症、外伤等。后者由眼部或全身静脉和淋巴循环障碍、血液状态异常所致,常见于心脏病、肾病、贫血、营养不良、血管神经功能失调等疾病。

2.临床表现

(1)眼睑皮肤紧张、光滑、界线不清、睁眼困难等。

(2)炎症性水肿时局部皮肤充血、肿胀、皮温升高,有时有硬结和压痛,甚至剧烈疼痛、体温升高。

(3)非炎症性水肿时眼睑皮肤苍白、发凉、光滑肿胀,无疼痛感。有时出现局部皮肤干燥、发痒或伴有全身其他部位水肿。

3.诊断

(1)根据眼睑改变可以诊断。

(2)判断性质,寻找原因。

4.鉴别诊断

需与眼睑肿瘤相鉴别。眼睑肿瘤表现为眼睑局部或弥漫隆起,一般界线清楚。如无继发感染,则没有炎症的表现。

5.治疗

(1)炎症性水肿积极进行抗感染治疗。早期足量使用敏感的抗生素,加以热敷、理疗等辅助治疗。

(2)非炎症性水肿针对原发病治疗。

6.临床路径

(1)询问病史:重点注意眼睑水肿发生的时间、诱因、肿胀范围、单眼或双眼。询问有无心脏病、肾病、内分泌系统疾病等。

(2)体格检查:注意眼睑和周围组织的情况。

(3)辅助检查:根据情况选用尿常规和血常规检查。

(4)处理:区分炎性和非炎性水肿,进行针对性治疗。

(5)预防:控制眼睑和周围组织的炎症。如有心脏病、肾病、内分泌系统等疾病,应积极治疗。

二、眼睑充血

1.概述

眼睑充血可分为自动性充血和被动性充血两类。前者是由于动脉扩张和血流过于旺盛引起,可见各种高热性疾病,眼睑皮肤、皮下组织、睑板、眼睑各种腺体及结膜的急性炎症,热辐射,虫咬,过敏和其他理化物质的刺激,邻近组织或器官的炎症等。后者是指静脉过度充盈或回流障碍而扩张,可见于全身性疾病,如心、肺疾病或恶病质后,或眼周围组织严重损害,如眶静脉栓塞、海绵窦血栓、眼动静脉瘤、眼内肿瘤、搏动性眼球突出、甲状腺相关性眼病等。

2.临床表现

(1)自动性充血时眼睑皮肤呈鲜红色、血管扩张。

(2)被动性充血时眼睑皮肤呈深紫色,伴有程度不同的水肿。双眼被动性充血大多与全身病变有关,单侧性被动性充血常与局部血循环障碍有关。

3.诊断

根据患者眼睑皮肤发红、血管扩张可做出诊断。

4.鉴别诊断

需与眼睑出血相鉴别。眼睑出血时眼睑呈现暗红色、紫色、青蓝色等。

5.治疗

(1)积极寻找原因。

(2)如因急性炎症引起的充血应积极抗炎,早期足量使用敏感抗生素,控制炎症蔓延,加以热敷、理疗等辅助治疗。

(3)如因全身疾病引起的充血,应针对全身疾病进行治疗。

6.临床路径

(1)询问病史:重点注意眼睑充血发生的时间、诱因、范围、单或双眼、有无全身性疾病。

(2)体格检查:注意眼睑和周围组织情况,有无局部触痛、压痛点。

(3)辅助检查:如怀疑急性炎症引起的充血,应检查周围血象。如怀疑眼眶部病变引起的血循环障碍,应进行超声、CT 或 MRI 等影像学检查。

(4)处理:根据引起眼睑充血的原因进行相应治疗。

(5)预防:及时治疗引起眼睑血循环障碍的全身或眼眶局部疾病。

三、眼睑出血

1.概述

眼睑出血指眼睑血管破裂后所发生的血液外溢。常见于眼睑外伤、眼睑和邻近组织手术后,或出血性疾病、血液恶病质、维生素 C 或 K 缺乏、剧烈的呕吐、百日咳、高血压动脉硬化或胸部机械性挤压伤等。眼眶、鼻部或颅底骨折引起的出血也可渗透到眼睑皮下。

2.临床表现

眼睑呈现暗红色、紫色、青蓝色等。

3.诊断

根据临床表现可做出诊断。

4.鉴别诊断

(1)眼睑充血:眼睑出血视为眼睑皮肤发红、血管扩张。

(2)应注意颅底骨折引起的眼睑出血与眼睑局部钝伤引起的眼睑出血的鉴别:前者常首先出现于下睑鼻侧,伤后数小时才会发生,出血局限于眶缘的圆形区内,眼睑水肿不明显,合并结膜下出血,出血的后界不清楚,早期出血即呈紫红色。后者出现于眼睑受伤处,伤后就会发生,出血不局限于眶缘的圆形区内,常有眼睑皮肤损伤,眼睑水肿明显,合并结膜内出血,出血后界清楚,早期出血呈鲜红色。

5.治疗

(1)一般无须特殊治疗,待其自然吸收。

(2)大量出血时可在出血24小时内局部冷敷;超过24小时可局部热敷。

(3)如因全身疾病、颅底或鼻部骨折引起的眼睑出血,应请有关科室会诊处理。

6.临床路径

(1)询问病史:注意有无外伤、手术史或血液病史等。

(2)体格检查:重点注意眼睑和周围组织情况,有无局部压痛。

(3)辅助检查:如怀疑全身疾病引起的眼睑出血,应进行全身凝血功能等检查。如怀疑颅底、鼻部或眼眶骨折引起的出血应做X线、CT等检查。

(4)处理:根据出血发生的时间进行处理。

(5)预防:治疗引起眼睑出血的原发疾病。

第三节 眼睑皮肤病

一、眼睑湿疹

1.概述

眼睑湿疹又称眼睑湿疹性皮炎,是由于眼睑部慢性炎症或致敏物质引起的急性或慢性眼睑皮肤炎症。也可为全身或面部湿疹的一部分,可单独出现在眼睑。

2.临床表现

(1)有致敏物质接触史。

(2)患处奇痒、烧灼感。

(3)急性者眼睑突然红肿,继而出现丘疹、水疱、糜烂、结痂、脱屑等。

(4)亚急性者表现为眼睑皮肤暗红斑块,伴有结痂、鳞屑、少量丘疹、渗出等。

(5)慢性者起病缓慢,眼睑皮肤增厚,表面鳞屑脱落,也可伴有结膜和角膜炎症表现。

(6)多见于过敏体质者。

3.诊断

根据致敏物质接触史、患处奇痒,以及临床表现可以诊断。

4.鉴别诊断

(1)眼睑疱疹:眼睑疱疹常发生于感冒、高热或身体抵抗力下降时。病变多发生在下眼睑三叉神经眶下支分布的范围内,患处刺痒和烧灼感,出现多个或成群的针尖大小、半透明的疱疹,结痂脱落后通常不留痕迹。严重者耳前淋巴结肿痛。

(2)眼睑脓疱病:眼睑脓疱病为金黄色葡萄球菌或溶血性链球菌感染引起的眼睑皮肤脓疱病。眼睑出现鲜红色丘疹、水疱、黄色脓疱,脓疱破溃后形成一层黄色的痂皮,脱落后不留瘢痕。

5.治疗

(1)仔细询问病史,寻找致敏原,去除病因,避免接触外界刺激因素。

(2)急性期可应用生理盐水或 2%～3%硼酸溶液湿敷,每次 30 分钟。待炎症控制后改用糖皮质激素软膏、氧化锌油剂或糊剂局部涂用,每日 3～4 次。

(3)全身应用抗组胺药物,如口服苯海拉明、阿司咪唑(息斯敏)、特非那定(敏迪)等,可减轻局部反应。

(4)严重病例可口服或静脉给予糖皮质激素,以便迅速控制症状。

(5)如有继发感染应给予敏感的抗生素治疗。

6.临床路径

(1)询问病史:注意过敏史、特殊物质接触史。

(2)体格检查:注意眼睑部湿疹形态、分布、大小等。

(3)辅助检查:一般不需要。严重或复发病例可进行过敏原检查。如有继发感染,应进行细菌培养和药物敏感试验。

(4)处理:根据病情及病变严重程度选择治疗,主要措施为避免过敏原、抗过敏治疗,必要时应用糖皮质激素。

(5)预防:积极寻找过敏原。避免接触外界刺激因素。

二、单纯疱疹病毒性睑皮炎

1.概述

本病是由单纯疱疹病毒感染所引起的眼睑部病变。多发生于感冒、高热或身体抵抗力降低时,易复发,也可并发单纯疱疹病毒性角膜炎。

2.临床表现

(1)常有感冒发热史。

(2)自觉眼睑患处刺痒和烧灼感。

(3)病变多发生在下眼睑的三叉神经眶下支分布的范围内。

(4)眼睑或睑缘部出现多个或成群的针尖大小、半透明的疱疹,多在 7 日后结痂脱落,通常不留痕迹。

(5)鼻翼皮肤以及口唇部也可出现疱疹。

(6)严重者耳前淋巴结肿痛。

3.诊断

(1)根据病史和典型的眼部表现,可做出诊断。

(2)实验室检查,如疱液涂片检查、疱液病毒培养与接种、间接荧光抗体检查、血清抗体测定等,有助于诊断。

4.鉴别诊断

(1)眼睑脓疱病:眼睑脓疱病为病金黄色葡萄球菌或溶血性链球菌感染引起的眼睑皮肤脓疱病。眼睑出现鲜红色丘疹、水疱、黄色脓疱,脓疱破溃后形成一层黄色的痂皮,脱落后不留瘢痕。

（2）眼睑湿疹：急性或慢性过敏性睑皮炎症。多有过敏史。局部皮肤潮红、水疱、奇痒、皮肤增厚。

5.治疗

（1）保持局部清洁，防止继发感染。

（2）结膜囊内滴用抗病毒滴眼液如阿昔洛韦。皮损处涂敷更昔洛韦眼膏。

（3）支持疗法。多饮水，适当休息。

（4）可酌情选用干扰素。

6.临床路径

（1）询问病史：注意眼部症状是否出现于受凉、感冒、上呼吸道感染后。

（2）体格检查：全身检查，尤其是呼吸系统检查。测量体温。注意眼睑的改变。

（3）辅助检查：一般不需要。如不能确定诊断，可进行实验室检查，以便确定是不是单纯疱疹病毒感染。

（4）处理：主要为眼部抗病毒治疗。

（5）预防：预防病毒感染。

三、带状疱疹病毒性睑皮炎

1.概述

本病是由带状疱疹病毒感染三叉神经半月神经节或三叉神经第一支所致。多见于老年人或体弱者。

2.临床表现

（1）多有发热、乏力、全身不适的前驱症状。

（2）随后病变区出现剧烈的神经痛和皮肤知觉减退或消失。

（3）数日后可出现相应部位额部和眼睑皮肤潮红、肿胀，出现成簇的透明小疱。小疱基底有红晕，疱疹间可见正常皮肤。随之水疱破溃、结痂、色素沉着及皮肤永久性瘢痕。

（4）病变通常局限于单侧，以颜面正中为分界线。

（5）带状疱疹除侵犯眼睑前额皮肤外，常合并角膜炎、虹膜炎等。

（6）炎症消退后，皮肤感觉数月后才能恢复。

3.诊断

根据病史和典型的眼部表现，可做出诊断。

4.鉴别诊断

（1）单纯疱疹病毒性睑皮炎：单纯疱疹病毒性睑皮炎为单纯疱疹病毒感染所引起的眼睑部病变。多发生于感冒、高热或身体抵抗力下降后。眼睑或睑缘部出现多个或成簇的针尖大小的疱疹，多在7日后结痂脱落，通常不留痕迹。

（2）眼睑湿疹：眼睑湿疹为急性或慢性过敏性睑皮肤炎症。多有过敏史。局部皮肤潮红、水疱、奇痒、皮肤增厚。

5.治疗

（1）一般治疗：适当休息，提高机体抵抗力，必要时给予镇痛剂和镇静剂。

(2)疱疹未溃破时,局部无须用药治疗。

(3)疱疹破溃无继发感染时,患处可涂敷3%阿昔洛韦眼膏或0.5%碘苷眼膏。

(4)患处如有继发感染,加用抗生素滴眼液湿敷,每日2～3次。

(5)滴用0.1%阿昔洛韦滴眼液,防止角膜受累。

(6)对重症患者应全身应用阿昔洛韦、抗生素及糖皮质激素。

(7)伴有角膜炎、虹膜睫状体炎患者,除抗病毒治疗外,应滴用睫状肌麻痹剂。

6.临床路径

(1)询问病史:重点注意全身情况,有无发热、乏力、不适等前驱症状。患处是否有明显的神经痛。

(2)体格检查:患处是否有成簇水疱,是否单侧性,病变是否沿三叉神经分布区域分布。

(3)辅助检查:一般不需要。如对诊断有怀疑,可在皮损处刮片查细胞核内包涵体。

(4)处理:对症处理,以及眼部抗病毒治疗。

(5)预防:增强体质,预防病毒性感染。

四、眼睑丹毒

1.概述

眼睑丹毒是由溶血性链球菌感染所致的眼睑皮肤及皮下组织的急性炎症。常因眼睑擦伤、伤口感染、面部或其他部位丹毒蔓延而来。常同时累及上下眼睑。

2.临床表现

(1)眼睑局部剧烈疼痛和压痛。

(2)常有高热、寒战、乏力等全身中毒症状。

(3)眼睑皮肤呈鲜红色,充血、肿胀、隆起、质硬,表面光亮、紧张,病灶边缘与正常组织之间分界清楚,周围有小疱疹包围。严重者皮肤呈黑色,深部组织坏疽。

(4)炎症可向眶内或颅内蔓延,导致蜂窝织炎、视神经炎、海绵窦炎或脑膜炎。

(5)耳前和颌下淋巴结常肿大。

(6)血常规检查可见白细胞特别是中性粒细胞升高。

3.诊断

根据急性发病过程和临床表现,可以确诊。

4.鉴别诊断

(1)眼睑麻风:眼睑麻风是麻风杆菌感染的眼部表现。皮肤主要累及眉部及眼睑。皮肤涂片可查到麻风杆菌。

(2)鼻窦炎:眼睑丹毒合并有眶蜂窝织炎患者应拍X线片除外鼻窦炎。

5.治疗

(1)积极抗感染治疗,早期、足量、有效使用敏感的抗生素。

(2)眼部热敷或理疗,涂抗生素软膏,局部紫外线照射。

(3)炎症控制1周后,皮肤颜色逐渐恢复正常,但仍需继续给药,以防复发或转为慢性。

（4）支持疗法：尽量卧床休息,补充维生素。

（5）寻找眼睑附近的原发病灶,如鼻窦炎、咽炎、口腔疾病等进行治疗。

6.临床路径

（1）询问病史：眼睑有无擦伤和伤口感染,面部或其他部位丹毒史。

（2）体格检查：重点注意眼睑皮肤的改变。

（3）辅助检查：进行血常规检查,可发现中性粒细胞升高。

（4）处理：选择敏感的抗生素进行眼部和全身早期、足量的治疗。

（5）预防：积极治疗眼睑擦伤,防止伤口感染,治疗眼睑附近病灶如鼻窦炎、咽炎、口腔疾病等。

五、眼睑脓疱病

1.概述

眼睑脓疱病是由金黄色葡萄球菌或溶血性链球菌感染所致的眼睑皮肤脓疱病。病变位于真皮内,为广泛的皮肤表层化脓性炎症。

2.临床表现

（1）眼睑出现鲜红色丘疹及水疱,水疱很快变成黄色脓疱,破溃后形成一层黄色的痂皮,脱落后不留瘢痕。

（2）新生儿的脓疱病称为新生儿脓疱病,多发生在颜面并常伴有全身症状。

（3）成人眼睑脓疱病常波及眉弓部、面部、头部等。

3.诊断

根据临床表现可以诊断。

4.鉴别诊断

（1）单纯疱疹病毒性睑皮炎：单纯疱疹病毒性睑皮炎是由单纯疱疹病毒感染所致的眼睑病变。多发生于感冒、发热之后。在下睑三叉神经眶下支分布的范围内出现成簇的半透明疱疹,1周左右结痂脱落,不留痕迹。严重者伴有耳前淋巴结肿大及压痛。

（2）眼睑湿疹：眼睑湿疹是由于致敏物质引起的急性或慢性眼睑皮肤炎症。眼睑红肿、丘疹、水疱、糜烂、结痂、脱屑或眼睑暗红斑块等。

5.治疗

（1）局部治疗：用3％～4％硼酸溶液或1∶5 000高锰酸钾溶液清洗局部,除去皮痂,涂抗生素眼药膏。

（2）全身治疗：选择敏感的抗菌药物进行治疗。较大的脓疱可切开排脓。

6.临床路径

（1）询问病史：有无全身或眼睑感染史。有无糖尿病等易导致机体抵抗力下降的疾病。

（2）体格检查：注意眼睑和全身的感染情况。

（3）辅助检查：一般不需要。

（4）处理：选择敏感的抗菌药物进行早期、足量的治疗。

（5）预防：增强体质。

六、眼睑疖

1. 概述

眼睑疖又称毛囊炎,是由葡萄球菌感染所致的眼睑毛囊及毛囊周围的急性或亚急性化脓性炎症。皮肤有轻微擦伤或体质虚弱者容易发生。

2. 临床表现

(1)毛囊口处发炎,其周围逐渐形成硬结。

(2)硬结周围皮肤肿胀充血,数日后疖的顶端形成脓栓。

(3)脓栓和坏死组织脱落、溃疡形成、结疤。

(4)眼睑患病处局部明显触痛。

(5)可伴有全身发热、耳前淋巴结肿大。

3. 诊断

根据临床表现可以做出诊断。

4. 鉴别诊断

(1)单纯疱疹病毒性睑皮炎:单纯疱疹病毒性睑皮炎是由单纯疱疹病毒感染所致的眼睑病变。多发生于感冒、发热之后。在下睑三叉神经眶下支分布的范围内出现成簇的半透明疱疹,1周左右结痂脱落,不留痕迹。严重者伴有耳前淋巴结肿大及压痛。

(2)眼睑湿疹:眼睑湿疹通常有致敏物接触史。急性起病者眼睑突然红肿,继而出现丘疹、水疱、糜烂、结痂、脱屑等。亚急性者表现为眼睑暗红斑块,伴有结痂、鳞屑、少量丘疹、渗出等。

5. 治疗

(1)局部热敷或理疗。大脓点可切开排脓,避免挤压以免感染扩散。局部涂抗生素眼膏。

(2)全身应用抗生素、磺胺药物。

(3)给予支持疗法及局部超短波治疗。

6. 临床路径

(1)询问病史:眼睑局部皮肤擦伤史。

(2)体格检查:毛囊口处发炎、硬结,硬结周围皮肤肿胀充血。

(3)辅助检查:一般不需要。

(4)处理:以抗感染治疗为主。

(5)预防:注意皮肤清洁。

七、眼睑炭疽

1. 概述

眼睑炭疽是炭疽杆菌经损伤的皮肤或黏膜进入眼睑皮下组织所引起的急性、无痛性皮肤坏疽性炎症。患者多为畜牧、屠宰场等工作人员。

2. 临床表现

(1)有畜牧类接触史,潜伏期2～3天。

（2）眼睑皮肤炎性丘疹迅速发展为含脓或血的大疱，周围组织红肿，很快中央坏死形成黑色结痂，周围有珍珠样透明紫色水疱。

（3）数日后，轻者水疱结痂、痂皮脱落、遗留瘢痕，重者焦痂腐烂、化脓、肉芽性溃疡，逐渐缓慢愈合，形成较大瘢痕，常导致眼睑畸形、外翻，甚至眼睑闭合不全。

（4）耳前淋巴结肿大、疼痛，发热、乏力等全身不适症状。

3. 诊断

（1）根据畜牧类接触史、发病急和临床表现，可以诊断。

（2）局部病变组织或水疱涂片检查可找到炭疽杆菌。

4. 鉴别诊断

（1）眼睑丹毒：眼睑丹毒是由溶血性链球菌感染所致的眼睑皮肤及皮下组织的急性炎症。眼睑部剧烈疼痛和压痛。常有高热、寒战、乏力等全身中毒症状。眼睑皮肤呈鲜红色，充血、肿胀、隆起、质硬，表面光亮、紧张。严重者皮肤呈黑色，深部组织坏疽。耳前和颌下淋巴结常肿大。血常规检查可见白细胞特别是中性粒细胞升高。

（2）眼睑脓疱病：眼睑脓疱病由金黄色葡萄球菌或溶血性链球菌感染所致的眼睑皮肤脓疱病。病变位于真皮内，为广泛的皮肤表层化脓性炎症。眼睑出现鲜红色丘疹及水疱，水疱很快变成黄色脓疱，破溃后形成一层黄色的痂皮，脱落后不留瘢痕。

5. 治疗

（1）充分休息，隔离治疗。

（2）局部过氧化氢或 1∶5 000 高锰酸钾溶液洗涤，以保持创面清洁，涂抗生素油膏。

（3）严禁切开、挤压，以防炎症扩散。

（4）全身抗生素治疗，如应用青霉素或磺胺类药物。原则为足量、长期（10 天以上），待全身症状消失且皮肤局部反复查菌阴性后方可以停药。

（5）病情严重者同时可加适量糖皮质激素治疗。

6. 临床路径

（1）询问病史：有无病畜接触史。

（2）体格检查：病变部位多个含脓血的水疱，黑色坏死的溃疡。

（3）辅助检查：病变组织涂片检查找到炭疽杆菌。

（4）处理：清洁皮肤，以药物来清洗。全身应及时、足量应用敏感抗生素。

（5）预防：注意工作环境卫生。早期发现皮肤受损处并及时治疗。

八、眼睑麻风

1. 概述

眼睑麻风为麻风杆菌感染所致的一种慢性全身性传染病的眼部表现，主要累及眉部及眼睑。

2. 临床表现

（1）全身性麻风感染可分为结核样型、界线类偏结核样型、中间界线类、界线类偏瘤型和瘤型五种。

（2）眼睑皮肤出现对称性边界不清的淡色斑或红斑。以后斑疹可转变为浅黄色或浅褐色圆形的疙瘩或肥厚斑块。晚期皮肤增厚,凹凸不平,使面貌丑怪,呈假面具状。

（3）眉毛发白、脱落,甚至脱光。

（4）早期眼睑感觉敏感,晚期感觉消失。

（5）瞬目运动减少。

（6）眼轮匝肌麻痹,眼睑闭合不全,睑外翻。

（7）可发生眼球萎缩。

（8）伴有面神经麻痹时可出现暴露性角膜炎,甚至角膜穿孔等。

（9）眼睑及附近可有粗大的皮神经。

3.诊断

（1）根据典型的皮肤改变、感觉障碍等临床表现,可以诊断。

（2）皮肤涂片查出麻风杆菌,可以确诊。

（3）组织病理的典型改变及发现麻风细胞。

4.鉴别诊断

（1）眼睑结核:眼睑结核是由结核分枝杆菌感染所引起的慢性眼睑皮肤疾病。溃疡灶直接涂片找结核分枝杆菌。

（2）眼睑丹毒:眼睑丹毒全身症状明显,周围血白细胞增多,周围浅神经不粗大,检查抗酸杆菌阴性。

（3）眼睑结节病:眼睑结节病无感觉障碍,周围浅神经不粗大,病损处查不到麻风杆菌。

5.治疗

（1）原则:终止麻风传播,有效治疗,防止耐药,减少复发。

（2）应用抗麻风药物:如氨苯砜、醋氮苯砜、氯苯吩嗪、利福平等,通常两种以上联合用药。

（3）免疫治疗:如麻风疫苗、转移因子等。

（4）局部治疗:清洁眼睑,局部涂抗麻风药物。必要时清创、引流以清除溃疡组织。

（5）面神经麻痹:应做上下眼睑缝合。

6.临床路径

（1）询问病史:有否麻风患者或环境接触史。

（2）体格检查:注意全身情况,皮肤结节状或结核样变化。

（3）辅助检查:胸部 X 线检查,皮肤涂片查菌,麻风病免疫学检查。

（4）处理:全身联合抗麻风药物治疗;局部对症处理。

（5）预防:预防为主,避免与麻风病患者接触。

九、眼睑结核及眼睑寻常狼疮

1.概述

眼睑结核及眼睑寻常狼疮均是由结核分枝杆菌感染所引起的慢性眼睑皮肤疾病。

2.临床表现

(1)眼睑结核表现为结核性溃疡,多发生于睑缘,呈小结节,逐渐形成溃疡。溃疡底部凸凹不平,疼痛,溃疡逐渐愈合,形成瘢痕,导致睑外翻。

(2)眼睑寻常狼疮初期表现皮肤小而软的结节,红色或褐色,半透明,周围有红圈,表面有细小鳞屑的苹果酱样软性结节。结节逐渐扩大形成狼疮红斑,最终导致严重的瘢痕性眼睑外翻,甚至失明。

3.诊断

(1)根据其缓慢的病程、典型的临床表现,可以诊断。

(2)溃疡灶直接涂片找结核分枝杆菌。

(3)结核菌素试验阳性可辅助诊断。

4.鉴别诊断

(1)眼睑麻风:眼睑麻风为麻风杆菌感染的眼部表现。皮肤主要累及眉部及眼睑。皮肤涂片可查到麻风杆菌。

(2)睑板腺囊肿:结核性溃疡的初发期眼睑极小的结节,类似睑板腺囊肿。应注意结节周围及全身情况加以鉴别。

(3)睑板腺癌:眼睑结核性溃疡表现为睑缘逐渐扩大的结节及边界不整齐的溃疡,类似睑板腺癌的溃疡,必要时需要溃疡灶直接涂片找结核分枝杆菌进行鉴别。

5.治疗

(1)全身抗结核药物治疗。

(2)辅助治疗:口服或肌内注射维生素 D,特别是维生素 D_2。可服用钙制剂。

(3)病变周围皮下注射链霉素及普鲁卡因混合液。局部涂抗结核药物如 5‰的链霉素软膏。

6.临床路径

(1)询问病史:有无眼睑皮肤外伤史,全身其他部位结核病史。

(2)体格检查:注意眼睑皮肤的改变。

(3)辅助检查:拍摄 X 线胸片,进行细菌学检查、结核菌素试验。可应用聚合酶链反应(PCR)鉴别皮肤损伤处结核分枝杆菌的 DNA。

(4)处理:及时、足量、规则、联合、全程抗结核药物治疗。

(5)预防:增强机体抵抗力,预防结核菌感染。

十、眼睑真菌感染

1.概述

眼睑真菌感染是指由真菌引起的眼睑皮肤病变;由于真菌类型不同,临床表现也有差异。临床上分为浅层型和深层型。浅层感染多由念珠菌、小孢子菌等引起。深层感染多由孢子丝菌引起。

2.临床表现

(1)有眼部长期应用抗生素、糖皮质激素史或全身长期应用糖皮质激素史。

（2）皮肤表层感染时,表现为睑缘充血水肿、眼睑部皮癣,病变逐渐扩大,病灶互相连接成环形。炎症大多限于表层,个别病例也可由化脓转为溃疡。睫毛脱落,逐渐再生。患处皮肤瘙痒、烧灼感。

（3）皮肤深层感染时,表现为逐渐扩大的炎性结节,肉芽组织增生,溃疡形成。疼痛症状往往不明显。但感染可向深层如眼眶骨、眼球发展。

（4）刮取鳞屑直接镜检可发现大量菌丝。真菌培养可鉴定出菌种。

3.诊断

根据临床表现和实验室检查,如直接刮片或涂片检查,真菌培养、真菌荧光反应,免疫试验及组织病理检查等,可以诊断。

4.鉴别诊断

需与眼睑湿疹相鉴别。眼睑湿疹是由于致敏物质引起的急性或慢性眼睑皮肤炎症。表现为眼睑红肿、丘疹、水疱、糜烂、结痂、脱屑或眼睑暗红斑块等。

5.治疗

（1）尽可能停用抗生素及糖皮质激素。

（2）局部涂碘酊及抑制真菌的软膏,0.05%氯己定溶液局部湿敷后以0.01%克霉唑霜涂患处。必要时全身抗真菌治疗,两性霉素B对念珠菌有较强的抑制作用,伊曲康唑或酮康唑对深浅部真菌都有抑制作用。

（3）支持疗法:加强营养,适当休息,增强抵抗力等。

6.临床路径

（1）询问病史:有无眼部或全身长期应用抗生素或糖皮质激素史。

（2）体格检查:注意眼睑部皮肤有无鳞屑、癣。

（3）辅助检查:刮片镜检可发现菌丝。

（4）处理:眼睑部抗真菌治疗为主。反复发作的眼睑感染或合并全身症状者可联合全身抗真菌药物治疗。

（5）预防:注意合理应用糖皮质激素。保持皮肤清洁卫生。

十一、眼睑寄生虫感染

1.概述

眼睑寄生虫感染少见。可通过蚊虫叮咬传播或毛囊蠕螨造成眼睑感染;也可因阴虱侵犯而致眼睑感染。

2.临床表现

（1）多无自觉症状,但少数患者可有眼睑红肿、奇痒、皮肤丘疹、眦部结膜充血、溃疡或泪道受累等。

（2）病程缓慢。

（3）镜下可见蠕螨或成虫阴虱。

3.诊断

根据临床表现和镜下可见寄生虫,可以诊断。

4.鉴别诊断

(1)眼睑湿疹:眼睑湿疹是由于致敏物质引起的急性或慢性眼睑皮肤炎症。表现为眼睑红肿、丘疹、水疱、糜烂、结痂、脱屑或眼睑暗红斑块等。

(2)睑缘炎:睑缘炎为睑缘皮肤、结膜、睫毛毛囊及其腺组织的炎症。表现为睑缘充血、肿胀或肥厚,分泌物增多或糜烂或鳞屑。

5.治疗

(1)针对感染寄生虫治疗。

(2)去除病因,局部清洁。

6.临床路径

(1)询问病史:有无寄生虫感染史。

(2)体格检查:局部检查发现丘疹或寄生虫。

(3)辅助检查:病灶组织直接镜检。

(4)处理:注意睫毛根部的清洁,必要时拔掉病变睫毛。针对感染的寄生虫治疗。

(5)预防:讲究卫生。

第四节　睑腺病

一、睑腺炎

1.概述

睑腺炎是化脓性细菌侵入眼睑腺体而引起的一种急性炎症。多数致病菌为葡萄球菌,特别是金黄色葡萄球菌。眼睑皮脂腺或汗腺的感染称外睑腺炎;睑板腺的感染称内睑腺炎。

2.临床表现

(1)患处有红、肿、热、痛等急性炎症表现。

(2)外睑腺炎:

1)炎症主要在睫毛根部的睑缘处。

2)初起时眼睑红肿范围较弥散,剧烈疼痛,有硬结,压痛明显。

3)如病变靠近外眦部,可引起反应性球结膜水肿。

4)同侧淋巴结肿大和触痛。

5)一般2~3日后局部皮肤出现黄色脓点,硬结软化,可自行溃破。随后炎症明显减轻、消退。

(3)内睑腺炎:

1)受紧密的睑板组织限制,一般范围较小。

2)患处有硬结、疼痛和压痛。

3)睑结膜面局限充血、肿胀,2~3日后其中心形成黄色脓点,多可自行穿破睑结膜而痊愈。

(4)若患者抵抗力低下,或致病菌毒力强,则炎症反应剧烈,可发展为眼睑脓肿。

3.诊断

根据眼睑的急性炎症的表现,可以诊断。

4.鉴别诊断

(1)睑板腺囊肿:睑板腺囊肿是睑板腺无菌性慢性肉芽肿性炎症,无疼痛,也无压痛,界限清楚,相应结膜面呈慢性充血。

(2)眼睑慢性肉芽肿:眼睑慢性肉芽肿常由外睑腺炎迁移而来,无明显疼痛,常见睫毛根部慢性局限性充血、隆起,边界清楚。

(3)眼睑疖:眼睑疖是多发于眉部附近皮肤毛囊的化脓性感染。

(4)眼睑蜂窝织炎:眼睑弥漫性潮红肿胀、皮温升高;病变界线不清,无局限性压痛和硬结;毒血症状较重。

(5)急性泪囊炎:病变发生于泪囊区。有泪道阻塞和黏液脓性分泌物的病史。

(6)急性泪腺炎:病变在上睑外上方,同侧外上方穹隆部可见泪腺突出。

(7)急性结膜炎:眼睑各部并无硬结和压痛。睑球结膜充血显著而弥漫;结膜囊可有黏液脓性分泌物。

5.治疗

(1)早期局部热敷,每日3次,每次15～20分钟。滴用抗生素滴眼液或涂用抗生素眼膏。

(2)局部炎症反应明显,或有全身反应或反复发作者,可口服抗生素类药物。

(3)脓肿形成时,切开排脓。外睑腺炎的切口需与睑缘平行,内睑腺炎的切口与睑缘垂直。

6.临床路径

(1)询问病史:有无眼睑的急性炎症病变。

(2)体格检查:重点注意眼睑的改变。

(3)辅助检查:如有全身反应,应检查外周血白细胞数和分类。

(4)处理:应用抗生素治疗。在脓肿未成熟前,切忌挤压,以免感染沿静脉途径扩散到颅内,引起海绵窦栓塞、败血症等严重并发症。

(5)预防:注意卫生,预防感染。

二、睑板腺囊肿

1.概述

睑板腺囊肿是睑板腺排出口阻塞,腺体分泌物潴留在睑板内,对周围组织产生慢性刺激而引起的特发性无菌性慢性肉芽肿性炎症。

2.临床表现

(1)多见于青少年或中年人。

(2)一般无明显症状。偶有患者开始时出现轻度炎症表现和触痛。

(3)一般不影响视力。但较大病变可压迫眼球,产生散光而使视力下降。

(4)囊肿大时可有沉重不适感。

（5）眼睑皮下无痛性近圆形硬性结节，单个或多个，大小不等，无压痛，与皮肤无粘连。其表面皮肤正常，相应的睑结膜面呈局限性暗红色充血。

（6）病程缓慢，硬结可停止生长或自行缩小，也可逐渐增大、变软后自睑结膜面破溃，其内容物排出后形成息肉样肉芽组织，称为肉芽肿。少数患者的睑板腺囊肿表面皮肤变薄、充血，从皮肤面破溃。

（7）发生继发性细菌感染可呈内睑腺炎的表现。

3. 诊断

根据患者无明显疼痛的眼睑硬结可做出临床诊断。

4. 鉴别诊断

（1）睑腺炎：睑腺炎为细菌感染所致，有急性炎症的表现。

（2）皮脂腺癌：皮脂腺癌为老年多见，常先见于睑缘部，结膜面较粗糙，肿块形态不定，表面结节状，质硬，相应淋巴结可肿大。

5. 治疗

（1）小而无症状者，无须治疗，待其自行吸收。

（2）大者或有症状者，可行热敷。

（3）对不能消退的睑板腺囊肿，应在局部麻醉下行手术切除。

6. 临床路径

（1）询问病史：重点注意无明显炎症和疼痛。

（2）体格检查：注意发病部位和无压痛的特点。

（3）辅助检查：一般不需要。但对于复发性或老年人的睑板腺囊肿，应将切除物进行病理检查，以便除外皮脂腺癌。

（4）处理：根据病变大小选择治疗方案。

（5）预防：无特效的预防措施。

三、睑板腺梗死

1. 概述

本病是睑板腺排泄管闭塞，分泌物积存日久钙化成硬块，形成小结石。多见于老年人。

2. 临床表现

（1）睑结膜下可透见黄色沉着物。

（2）一般无不适。当小结石之尖锐棱角突出于结膜面时则引起异物感。

3. 诊断

根据睑结膜所见可以诊断。

4. 鉴别诊断

（1）结膜结石：睑板腺梗死的黄点比结膜结石位置深、体积稍大且边界不很清楚。

（2）睑板腺囊肿：睑板腺囊肿是睑板腺排出口阻塞，腺体分泌物潴留在睑板内，对周围组织产生慢性刺激而引起的特发性无菌性慢性肉芽肿性炎症。眼睑皮下无痛性近圆形硬性结节，无压痛,与皮肤无粘连。其表面皮肤正常,相应的睑结膜面呈局限性暗红色充血。

5.治疗

(1)不引起症状的睑板腺内小结石无需治疗。

(2)对突出于结膜面的小结石,应在表面麻醉下加以剔除。

(3)对位于睑板腺开口处的梗塞物,可用玻璃棒将其挤出。

6.临床路径

(1)询问病史:有无眼部不适。

(2)体格检查:通过睑结膜观察睑板腺的改变。

(3)辅助检查:一般不需要。

(4)处理:如无症状可不处理。如果梗塞物突出于结膜面,在表面麻醉下剔除。

(5)预防:无有效措施预防。

四、眼睑脓肿

1.概述

多为葡萄球菌或链球菌感染所致的眼睑化脓性炎症。常因外伤后感染、睑腺炎、眶蜂窝织炎、眼眶骨膜炎、泪腺炎或鼻窦炎症扩散所致。个别病例是由全身感染转移而来。

2.临床表现

(1)病变处可呈剧烈的跳动性疼痛。早期病变界线不清,数日后形成脓肿。

(2)眼睑和球结膜显著充血水肿。

(3)同侧耳前或颌下淋巴结肿大、压痛。

(4)全身反应较显著,畏寒、发热。

(5)少数病例的感染会蔓延至眶内深部或颅内。

3.诊断

(1)根据眼睑的急性炎症可以诊断。

(2)外周血白细胞数增高有助于确定急性炎症。

4.鉴别诊断

(1)眶隔前蜂窝织炎:眶隔前蜂窝织炎眼睑红肿疼痛比较弥漫,一般没有局限的压痛点,毒血症状较重。

(2)眶蜂窝织炎:眶蜂窝织炎变现为眼球突出、眼球转动疼痛和受限、球结膜水肿、三叉神经第一分支分布区感觉减退、视力下降。

(3)睑腺炎:睑腺炎病变比较局限,可触及肿物,病变处可有脓点。

(4)过敏性眼睑水肿:过敏性眼睑水肿起病突然,发展迅速,眼睑呈粉红色。痒而不疼,无触痛。有接触过敏史或新近眼部用药史。

(5)病毒性结膜炎:病毒性结膜炎有眼部刺激症状、异物感及眼痒,黏性或水性分泌物,结膜有滤泡,耳前淋巴结肿大。眼睑无压痛。

(6)丹毒链球菌性蜂窝织炎:丹毒链球菌性蜂窝织炎迅速发病,常有清晰的皮肤界线。可伴高热和寒战。

(7)海绵窦栓塞:海绵窦栓塞引起眼球突出,第Ⅲ、Ⅳ、Ⅵ脑神经支配区不同程度的轻瘫和眼球运动障碍,伴眼睑肿胀及三叉神经第1、2支分布区感觉下降。

5.治疗

(1)局部治疗:脓肿初起和未成熟前可给予物理治疗或者局部热敷,每日 3 次,每次 15～20 分钟。脓肿成熟后切开排脓、引流。若伴有结、角膜炎,应滴用抗生素滴眼液。

(2)全身治疗:及早全身给予抗生素,根据病情轻重选用抗菌药物和给药方式(口服或全身输液)。对于治疗效果不显著的耐药菌株感染的患者,应及时根据细菌培养及药物敏感试验选择用药。

6.临床路径

(1)询问病史:重点注意在发病前有无外伤史、眼部和其他部位的感染史。

(2)体格检查:注意发病部位皮肤有无红、肿、热、痛等急性炎症表现,局部有无硬结、包块、脓肿,结、角膜有无受染,耳前和颌下淋巴结是否肿大,患者有无发热、寒战。

(3)辅助检查:血常规检查。尽可能做细菌培养和药物敏感试验。

(4)处理:积极抗感染治疗,以防扩散或转为慢性。

(5)预防:及时治疗眼睑附近和全身的感染病灶。

第五节 眼睑位置与功能异常

一、概述

正常眼睑位置:①眼睑与眼球表面紧密接触;②上下睫毛应充分伸展指向前方,排列整齐,不与角膜接触;③睁眼时睑裂开大,上方遮盖角膜上缘 2mm,不影响注视,闭眼时上下睑缘应紧密闭合,不暴露角膜,保持眼球湿润;④眼睑内面与眼球表面形成一窄的间隙——结膜囊,泪液在结膜囊内自颞上向鼻侧泪湖部流动。上下泪小点贴靠在泪阜基部,以保证泪液顺利进入泪道。

影响眼睑位置与功能的结构有:

(1)睑板:睑板起支架作用。睑板的疾病如肥厚、变形则会影响眼睑的位置,睑板或睑缘的瘢痕可致倒睫、内翻等。

(2)内外眦韧带:内外眦韧带分别附着于前后泪嵴及颧骨的眶结节。如韧带断裂或松弛则可引起睑裂横径变短或下睑外翻。

(3)眼轮匝肌:眼轮匝肌的作用是闭合眼睑,如肌肉麻痹可引起眼睑闭合不全,造成兔眼或引起暴露性角膜炎,如肌肉抽搐则产生眼睑紧闭。

(4)提上睑肌:提上睑肌的作用是提举上睑,发育不良、麻痹、外伤可造成上睑下垂。

此外眼球突出,眼球萎缩不能在后方支撑眼睑也可造成眼睑位置异常,如产生内翻、倒睫、外翻等。

二、倒睫

倒睫是指睫毛的位置不是向外下或外上,而是向后方生长,可以刺激角膜及眼球造成损伤。不规则的乱生则称为乱睫。倒睫可以一根、数根或多数,细而短小的需仔细检查才能发现。

1.病因

常见于沙眼、睑缘炎、睑外伤、皮肤及结膜瘢痕。

2.临床表现

(1)自觉畏光、流泪、异物感。

(2)睫毛刺激角膜可引起外伤性浅层点状角膜炎,角膜上皮脱落,荧光素染色可见点状着染,长期摩擦刺激角膜可出现角膜混浊或继发感染角膜溃疡、血管新生、角膜角化等。

3.治疗

(1)少数倒睫可做电解术。单纯拔除倒睫可再生,新生长的倒睫刺激可能更明显。

(2)有多数倒睫需手术矫正。有内翻者可做内翻矫正术。靠近外眦部无内翻者,可自灰线切开,将倒睫做 Z 形皮瓣转移手术。

三、睑内翻

眼睑内翻是指由各种原因引起的睑缘变形内卷、位置异常的一类疾病。由于睫毛与眼球的接触和刺激,病变轻者产生异物感、疼痛、溢泪,角膜粗糙、着染;病变重者可出现角膜浸润、溃疡、血管翳甚至混浊失明。

1.分类

根据病因分以下四种:先天性、急性痉挛性、退行性、瘢痕性。

(1)先天性睑内翻:发生于婴幼儿,多见于下睑,近内眦部的睑缘内翻致睫毛倒向眼球刺激角膜,尤以眼球下转时症状明显,与下睑内侧皮肤过多、内眦赘皮、睑缘及睑板前轮匝肌肥厚有关。患儿多伴有肥胖、鼻根发育欠佳。由于睫毛较为细软,多数患儿并不出现明显的损伤和症状。角膜在睫毛刺激部位发生上皮损伤,有流泪、畏光、球结膜充血等症状方引起注意,角膜下方可见薄层混浊,裂隙灯检查时可被染色。偶见上睑内翻者。

先天性眼睑内翻轻者随年龄增长可自愈。个别角膜刺激症状重或角膜损伤者可考虑手术,行穹隆部—眼睑皮肤穿线术,是利用缝线牵拉的力量,将睑缘向外牵拉以矫正内翻。

(2)急性痉挛性睑内翻:常见于眼部创伤、炎症和内眼手术以后。由于眼部炎症和疼痛的刺激,造成眼轮匝肌痉挛,睑缘内卷。急性痉挛性睑内翻仅发生于下睑,眼睑多无器质性病变。此种改变为暂时性,可随眼部疾病的控制而消失。

(3)退行性睑内翻:又称为老年性睑内翻、慢性痉挛性睑内翻。其病因与下睑缩肌无力或断裂、眶隔和下睑皮肤松弛、眶隔前轮匝肌与睑板前轮匝肌的重叠和干扰、眶脂肪萎缩、眼球内陷减弱了对眼睑的支撑等有关,多为综合因素所致。

下睑缩肌与眶隔一起将下睑向后、下牵引,使下睑能与眼球表面密切接触,保持下睑适当的张力,以对抗睑板前轮匝肌收缩使睑缘内卷的作用。随着年龄的增长,皮肤、浅筋膜和肌肉变得松弛,特别是下睑缩肌的松弛,减少了对下睑的支持作用。加上眼球的内陷,使下睑不能和眼球保持密切的接触,因此在睑板前轮匝肌收缩时出现下睑缘内卷。另外退行性睑内翻的患者还有一共同体征,即下睑膨凸,这是由下睑缩肌、眶隔及皮肤松弛造成的。

(4)瘢痕性睑内翻:由于睑板和结膜的瘢痕收缩造成眼睑内层明显短于外层而致睑缘内卷。病因可为炎症(沙眼)、创伤(热灼伤、化学伤、眼睑全层裂伤)、手术等。瘢痕性睑内翻是持久性的,可造成严重的眼球结构及视功能的损害。

2.症状

(1)自觉症状同倒睫,但较之为重。

(2)睑缘常钝圆,睫毛内卷刺激角膜,引起外伤性点状角膜炎,甚至角膜溃疡,血管新生。瘢痕性者睑结膜可见到瘢痕形成。

3.治疗

(1)根据原因治疗。先天性睑内翻为暂时缓解刺激症状,可用胶布将下睑牵拉或在患儿睡眠时以手指将内翻明显部位睑缘向下轻柔按摩,将睑缘外翻。在发育过程中常可自行消失,不能恢复者做内眦赘皮成形手术或缝线术。

(2)老年性可做缝线术、皮肤轮匝肌切除术或眼轮匝肌折叠术等手术。目的是通过手术增强下睑水平、垂直方向的张力,加强睑板前轮匝肌张力等达到治疗效果。

(3)瘢痕性睑内翻做睑板切断术、Horz术、睑板结膜游离移植术等。

四、睑外翻

1.病因

睑外翻是睑缘离开眼球向外翻转的反常状态,下睑比上睑更常见。轻者仅睑缘和泪小点离开眼球,破坏了眼睑与眼球之间的毛细管作用而导致溢泪,眼睑皮肤受泪液刺激,患者不断手拭,更加重睑外翻。中度者则可见部分睑结膜暴露,重者全部睑结膜及部分穹隆结膜暴露,常出现眼睑闭合不全。临床上可分为五类:

(1)瘢痕性睑外翻:在临床上最常见,它是由于眼睑皮肤、眼轮匝肌、睑板和眶隔广泛瘢痕粘连收缩所致,也可能是大片眼睑皮肤缺损或睑板变形。常见原因有:①感染、炎症:如急慢性睑腺炎、化脓性睑缘炎、眶蜂窝组织炎和骨髓炎、骨膜炎等;②外伤:如车祸伤、爆炸伤、热烧伤后遗症等;③眼睑和眼眶术后:如眼袋矫正术切皮过多,眶肿瘤摘除或眶骨折修复术后分层缝合不正确,上睑下垂矫正时肌肉垂直张力过强及缝合位置不良,也易导致上睑外翻和眼睑成角。

(2)老年性睑外翻:因老年人的皮肤和眼轮匝肌张力减退所致。眶隔松弛导致眶脂肪前赘,以及长年不合理擦拭,也加重眼睑外翻。该病仅发生在下睑。

(3)麻痹性睑外翻:由于面神经麻痹导致眼轮匝肌收缩障碍而形成的,临床表现除眼睑外翻外,多合并口角歪斜、鼓腮困难等。

(4)痉挛性睑外翻:常见于幼儿和青少年,上、下睑常同时发生,是由于眼表及眼球急性炎症导致眼轮匝肌痉挛,而眶内组织对眼睑的支撑、皮肤弹性均良好。眼球突出及角巩膜葡萄肿患者发生角结膜急性炎症时,更易导致上、下睑痉挛性睑外翻。

(5)先天性睑外翻

在临床极为少见,病因不甚明确。有人认为与产伤或子宫过度收缩有关。该病发生在新生儿,常伴有其他眼部先天性异常,多见于上睑。临床表现除一侧或双侧上睑外翻外,球结膜不同程度的水肿或嵌顿于睑裂外,可诱发不同程度的眼轮匝肌痉挛,加重外翻。

2. 症状

(1)轻度外翻产生溢泪,眦部皮肤湿疹。重度者睑结膜暴露、充血、粗糙、干燥、肥厚。

(2)眼睑闭合不全者可使角膜暴露、干燥、上皮脱落,引起暴露性角膜炎。

3. 治疗

(1)根据原因治疗:瘢痕性眼睑外翻的处理是消除瘢痕的垂直牵引,修复眼眶及眼睑的缺损,恢复眼睑的形态和位置,治疗和保护角膜。主要手术方法有"Z"成形术,"V-Y"成形术,旋转皮瓣术和游离植皮术等。

(2)老年性睑外翻:可做 Kuhnt-Szymanowski 手术。

(3)麻痹性睑外翻:首先治疗面神经麻痹。为防止发生暴露性角膜炎,可做外眦部睑缘缝合术。

(4)痉挛性眼睑外翻:首先积极治疗眼表面的急性炎症,对于轻度的痉挛性睑外翻无须处理眼睑,但是对于外翻眼睑嵌顿,引起明显结膜水肿者,行外眦切开。

(5)先天性睑外翻:视病情而定,在出生后 1 周内如无结膜水肿脱垂可暂时性睑缘缝合,如结膜脱垂明显,可用透明质酸酶(750～1 500IU)行结膜下注射再缝合睑缘。为预防弱视,睑缘缝合术后 2 天需拆线,对于病程长而反复者,则行眼睑部分全层切除术。

不论何种原因造成的睑外翻,在未矫正外翻前均应注意保护角膜,涂大量消炎眼药膏,睡前可将患眼遮盖。

五、上睑下垂

1. 病因

上睑下垂是由于提上睑肌或 Muller 肌功能不全或丧失,以致上睑不能提起或提起不全,而使上睑呈下垂的异常状态,遮盖部分或全部瞳孔,可能引起视力障碍。

2. 发病率

发病率各家报道不一,Berke 在 200 例连续病例中发现 88% 是先天性的。Beard 报道 62% 为先天性。Fox 报道 90% 为先天性。Mayo 医院 150 例连续病例中 75 例为先天性。总之,先天性上睑下垂占有较大比例。

3. 分类

上睑下垂从不同角度有多种分类方法,无论何种分类各有优缺点。

根据病因分类比较系统地对上睑下垂的特征、发病机制进行论述和分析,有助于对此病的全面认识、诊断和治疗。以下是综合的分类方法。

(1)先天性上睑下垂:

1)单纯性上睑下垂:是提上睑肌发育异常而致其功能减弱,甚至丧失,不伴有眼外肌功能障碍以及眼睑或其他部位畸形的上睑下垂。临床所见大部分先天性上睑下垂属于此类。

2)上睑下垂伴有上直肌部分麻痹:文献报道有 5%～6% 提上睑肌发育不良伴有上直肌功能下降,这是因为提上睑肌和上直肌在胚胎时来自同一种胚叶胚芽,个别患者还伴有下斜肌麻痹。

3)上睑下垂伴腱膜分离。

4)上睑下垂综合征:除上睑下垂外还伴有小睑裂、倒向型内眦赘皮、内眦间距增宽(Kohn-Romamo 综合征),也有人称为小睑裂综合征或 Komoto 综合征,还见有小眼球、睑缺损、多指(趾)、并指(趾)等。

5)协同性上睑下垂

A. 下颌瞬目综合征(Marcus-Gunn 综合征):静止时一侧眼睑下垂,当咀嚼、张口或下颌朝向对侧移动时,下垂的上睑突然上提,甚至超过对侧高度。以往认为其原因可能是由于三叉神经核的翼外神经部分与提上睑肌的神经核区间存在异常联系,或三叉神经与动眼神经之间发生运动支的异常联系,但现在认为是中枢性的。

B. Duane 综合征:又称眼球后退综合征,是一种累及水平眼外肌的疾患,内转时眼球向眶内轻度退缩,睑裂随之缩小;外转时睑裂恢复正常或轻度开大。睑裂缩小是由于眼球后退眼睑失去支撑所致。

C. 动眼神经错位再生性上睑下垂:眼球和眼睑运动随着注视方向改变存在着分离关系。典型病例是在原位注视时有 1～3mm 上睑下垂,向某方向注视时下垂更为明显,而向另一方向注视时(多为内转),上睑下垂可消失。

(2)后天性上睑下垂:

1)神经源性

A. 动眼神经麻痹:因动眼神经麻痹所致。多为单眼。常合并动眼神经支配的其他眼外肌或眼内肌麻痹,可出现复视、瞳孔异常。其病变的性质可以是发育异常,也可以是外伤、肿瘤、炎症、血管病变以及内分泌或代谢性疾病如糖尿病等。

B. 后天获得性 Horner 综合征:为交感神经麻痹的部分症状,多见颈部手术、外伤与甲状腺疾病患者。因 Muller 肌的功能障碍,上睑轻度下垂,下睑略高形成小睑裂,眶内平滑肌麻痹,眼球后陷,因瞳孔开大肌麻痹,合并瞳孔缩小,颜面无汗皮肤潮红、温度升高。

C. 偏头痛性上睑下垂:在偏头痛发作时或发作后出现轻度的肢体瘫痪或眼肌麻痹上睑下垂,头痛缓解后可持续一段时间。

D. 多发性硬化症:为中枢神经系统原发性脱髓鞘疾病。少数患者可有动眼神经、外展神经麻痹,而致上睑下垂、眼肌麻痹等症状出现。

2)肌源性

A. 慢性进行性眼外肌麻痹:为少见的累及提上睑肌和眼外肌功能的进行性疾患。其特征为双上睑下垂和双眼向各方向运动受限。病因不明。一般 30 岁以前发病,先有上睑下垂,以后眼球运动逐渐障碍,尤以上转肌受累明显。

B. 重症肌无力:较常见,可以是单侧或双侧,伴有或不伴有眼外肌运动障碍。上睑下垂有典型的"昼轻夜重"和"疲劳"现象,新斯的明或 Tensilon 试验可做鉴别。

C.肌强直综合征:多有家族史,全身横纹肌受累,提上睑肌、眼外肌偶可受累,而致上睑下垂,眼外肌麻痹。

D.进行性肌营养不良症:是一种由遗传因素引起的慢性进行性疾病,临床可分为五型。眼外肌型较少见,呈进行性双眼睑下垂和眼外肌麻痹。

3)腱膜性上睑下垂:各种原因引起的提上睑肌腱膜的损伤而造成的上睑下垂,统称为腱膜性上睑下垂,是临床上较为多见的一种上睑下垂,常见原因有外伤、退行性变、机械性(肿瘤)眼睑松弛症、长期戴接触镜、医源性(重睑术后等)、甲亢、过敏致慢性水肿等。

(3)假性上睑下垂:

外观显示上睑呈下垂状态,但客观检查提示提上睑肌功能正常,上睑的真实位置也正常,常见于以下几种情况。

1)上睑皮肤松弛:上睑皮肤松弛,重者可遮挡瞳孔影响视力,但提上睑肌肌力正常。通过去除多余皮肤可使外观改善。

2)上睑缺乏支撑:在小眼球、眼球萎缩、眼球内陷、眼球摘除情况下,由于眼睑后面失去支撑力量,致使眼睑塌陷,睑缘低于正常。

3)特发性眼睑痉挛:由于眼轮匝肌痉挛,使睑裂变小显示睑下垂外观,长期眼睑痉挛可引起腱膜性上睑下垂。

4)眼位异常:有上斜视的患者,眼球上转瞳孔可被上睑遮挡,易被认为存在上睑下垂,应对照健眼,并检查提上睑肌肌力鉴别。

5)保护性上睑下垂:光亮度改变致反射性半闭睑裂,或在风尘吹拂中半闭睑裂,或儿童为避免复视而强烈收缩眼轮匝肌等,均系保护性闭眼的假性上睑下垂。

4.症状

(1)睑裂变窄:压迫眉弓阻断额肌作用,上睑部分或完全不能上举。因要皱缩额肌借以提高眉部使睑裂开大,因此常呈现耸眉皱额现象,额部皱纹明显。单眼或双眼发生,如为双眼患者,常需抬头仰视。先天性上睑下垂常合并其他先天异常如内眦赘皮、斜视、小睑裂及眼球震颤等。

(2)动眼神经麻痹者可伴有其他动眼神经支配的眼外肌麻痹,产生复视。

(3)肌源性上睑下垂休息后症状好转,连续瞬目立即加重,一般早晨轻、下午重。甲基硫酸新斯的明 0.3~0.5g 皮下或肌内注射后,15~30 分钟症状明显减轻或缓解。

5.治疗

(1)先天性上睑下垂不伴有上直肌麻痹者(闭眼后眼球上转,即 Bell 现象)需手术治疗。

1)一般情况,以 2 岁后手术为宜,年龄过小患儿不合作,眼轮匝肌收缩力量过强,手术不易获得满意效果。

2)严重的上睑下垂在麻醉安全的情况下,可提早在 1 岁左右手术,以避免头向后仰伸、脊柱后弯等畸形产生。

3)如不伴有斜视、屈光不正、屈光参差,由于向下注视不会受下垂的上睑干扰,很少产生弱视,所以对单侧或双侧不严重(上睑未遮盖瞳孔)的上睑下垂,考虑在学龄前手术或能在局麻下完成时手术,效果会更好。

4)伴有眼外肌麻痹的要考虑术后是否会发生复视,应先矫正斜视再矫正上睑下垂。

5)其他如 Marcus-Gunn 综合征,大部分患者随着年龄增长,症状逐渐减轻或消失,至青春期后仍明显者才考虑手术治疗。小睑裂综合征最好分期手术,首先做内外眦成形术,半年后再行上睑下垂矫正。

(2)神经麻痹者应根据原因治疗,加用神经营养药物如维生素 B_1、维生素 B_{12} 及 ATP(三磷酸腺苷)等肌内注射。如无效病情稳定后再考虑手术。

(3)重症肌无力所致上睑下垂,药物治疗效果不佳,上睑下垂较为固定,1 年后可考虑手术。

(4)外伤性上睑下垂一般在创伤愈后 1 年,提上睑肌功能恢复已经处于稳定水平以及局部瘢痕软化后手术。如确定系提上睑肌撕裂或断离,可立即手术修复。

(5)腱膜性、机械性等在治疗原发病的基础上,根据具体情况手术治疗。

6.手术方式的选择

任何一种矫正上睑下垂的手术方式都不可能适合所有上睑下垂病例。因此,在认真做好术前检查、掌握好手术时机的基础上,更重要的是选择一种最适合患者的手术方式。手术方式的选择主要根据患者的提上睑肌肌力,参考下垂量来决定。

(1)提上睑肌肌力<4mm 时,应选择利用额肌力量的手术。目前最常采用额肌瓣悬吊和阔筋膜悬吊术。

(2)提上睑肌肌力 4~9mm 时,应选择提上睑肌缩短术。

(3)提上睑肌肌力≥10mm 时,既可做提上睑肌缩短术也可做提上睑肌折叠术。如下垂量≤2mm 者,还可以选择做睑板—结膜—Muller 肌切除术、睑板—腱膜切除术或结膜—Muller 肌切除术。

(4)腱膜性上睑下垂,应首选提上睑肌腱膜分离修复术,或提上睑肌折叠术等。

六、眼睑闭合不全

1.病因

眼睑闭合不全又称兔眼,是指睡眠或企图闭眼时,部分角膜、结膜不能被眼睑覆盖而暴露在外。

常见原因有:

(1)面神经麻痹而致眼轮匝肌麻痹。

(2)睑外翻、眼睑皮肤瘢痕、先天性眼睑缺损。

(3)严重眼球突出如眶内肿物、甲亢、牛眼、角膜葡萄肿等。

(4)重症昏迷患者及全身麻醉时睑裂不能完全闭合。

有的正常人睡眠时,睑裂不能完全闭合,暴露出下方的球结膜,称为生理性兔眼症,无临床意义。

2.症状

(1)轻者闭眼时留有窄的裂隙,能闭合眼睑,或睡眠时暴露下方眼球,Bell 现象阳性,角膜一般不致受累。

(2)重者暴露的球结膜充血、干燥,睡眠时眼睑不能闭合,角膜因而干燥、混浊,发生暴露性角膜炎,继发感染角膜溃疡甚至角膜穿孔。

3. 治疗

(1.首先保护好眼球,涂以大量的油膏或戴亲水角膜镜。

(2)按原因治疗。重症者可做睑缘缝合术。

(3)皮肤瘢痕所致者应切除瘢痕组织进行植皮术或眼睑再造术。

七、睑痉挛

1. 病因

睑痉挛属于原发性肌张力障碍,病因不明,指眼轮匝肌的痉挛性收缩,它以眼睑间歇性或持续性不随意紧闭为特征。多发生于中老年人,为眼科常见的疾病之一。

2. 临床分类

(1)眼病性睑痉挛。

(2)特发性眼睑痉挛。

(3)脑炎后眼睑痉挛。

(4)反射性眼睑痉挛。

(5)周围面神经刺激性损害。

3. 症状

(1)轻者眨眼次数增多,眼轮匝肌阵发性、不自主的、频繁的小抽搐,不影响睁眼。

(2)重症者抽搐明显,持续性眼睑闭合,以致睁眼困难,影响视物。隐匿起病,在精神紧张、情绪不佳时病情加重。

4. 治疗

(1)轻者采用地西泮、卡马西平、苯妥英钠等药物,以及中药针灸、理疗,效果尚不明确。

(2)重症者可用肉毒杆菌毒素 A 小剂量在眼轮匝肌肌内注射,或手术治疗。

方法:取肉毒杆菌毒素 A 注射于上、下眼睑内、外侧及外眦部眼轮匝肌内,以及眉头、眉梢分 7 个点注射,每个点注射 0.1mL,(含 2.5～5U 毒素),注射后短期内(2～7 天)痉挛迅速缓解见效,总体疗效持续 4 个月(3～6 个月)。复发者需重复注射,但注射不能过于频繁,最多 3 个月使用一次,而且重复使用时采取低剂量。

作用机制:肉毒杆菌毒素 A 为厌氧梭形芽孢杆菌属,是神经毒素,有抑制周围运动神经末梢神经肌肉连接点释放乙酰胆碱的作用,而起到肌肉松弛性麻痹。但其会被机体逐渐代谢,作用逐渐减弱以至消失。

副作用:上睑下垂、复视、眼干燥症、暴露性角膜炎、瞬目减少、畏光、溢泪等,在注射后 1～6 周渐消退。

八、眼睑退缩

眼睑退缩是指原位注视时,上睑缘或下睑缘超过正常位置,致使上方角膜缘或巩膜暴露。

正常人原位注视时,上睑覆盖上方角膜 1.5~2mm,如果上睑缘位置在这上方,为上睑退缩,正常人下睑缘中央位置与角膜缘处于同一水平或略低,如果下睑缘超过下方角膜缘致使下方巩膜暴露,则为下睑退缩。

1. 症状及病因

(1)多见于上睑,也可上下睑合并出现,眼睑退缩必须与其他眼睑病变如瘢痕性睑外翻所致的眼睑闭合不全、巩膜暴露相鉴别。

(2)常见于甲状腺功能亢进或眼型 Graves 病,为甲状腺相关眼病最常见也是最早出现的体征;累及结膜、Muller 肌以及提上睑肌的瘢痕性病变、眼睑或结膜手术后所致的瘢痕牵引、先天性提上睑肌和上直肌纤维化、面神经麻痹都可以出现眼睑退缩。

2. 治疗

上睑退缩的矫正手术繁多,但手术基本原则是将提上睑肌延长。甲亢所致的眼睑退缩,如果有指征需做眶减压术或眼外肌手术者,应在眶减压手术后再做眼睑退缩矫正术。

第六节　眼睑肿瘤

一、眼睑色素痣

1. 概述

眼睑色素痣属常见良性肿瘤,可同时与身体其他部位色素痣并存。色素痣是先天性扁平或隆起的病变,境界清楚,由痣细胞构成。可在幼年即有色素,或直到青春期或成人时才有色素。

2. 临床表现

(1)以睑缘多见,开始时肿物小,色素少,边界清楚,类似于乳头状瘤。

(2)青春期逐渐长大,色素增加,以后静止。

(3)位于表皮和真皮交界处的交界痣,有少数会发生恶变。

(4)根据组织学,色素痣可分为:

1)交界痣:一般为扁平状,呈均匀的棕色,痣细胞位于表皮和真皮交界处。有低度恶变趋势。

2)皮内痣:最常见,一般为隆起状,有时为乳头状瘤状。色素很少,如有则为棕色至黑色。痣细胞完全在真皮内,可能无恶性趋势。

3)复合痣:常为棕色,由前两型成分结合在一起。有低度恶性潜势。

4)蓝痣:一般呈扁平状,几乎出生时就有色素,呈蓝色或石板灰色。无恶性趋势。

5)先天性眼皮肤黑色素细胞增多症:又称太田痣,是围绕眼眶、眼睑和眉部皮肤的一种蓝痣。好发于东方人和黑人,无恶性趋势。如发生于白人,则有恶性趋势。

3. 诊断

根据睑缘或眼睑带有色素的小肿物可以诊断。

4. 鉴别诊断

(1)眼睑黑色素瘤:眼睑黑色素瘤来源于原先存在的交界痣、复合痣,也可自行发生。开始时呈扁平的斑状,边界不规则,颜色不等,以后发展为结节。当色素痣的颜色、大小、表面特征、质地、形状、周围皮肤有改变,以及出现疼痛、发痒或压痛的感觉时,应当考虑有恶变的可能。

(2)眼睑乳头状瘤:眼睑乳头状瘤是常见的眼睑良性肿瘤。好发于睑缘,为圆形隆起小肿物,常有蒂。肿物表面可有色素,常有角化蛋白痂。生长缓慢或静止。

(3)眼睑基底细胞癌:眼睑基底细胞癌初起时为小结节,表面可见毛细血管扩张。因富含色素,可被误为色素痣或黑色素瘤,但它隆起较高,质地坚硬。它生长缓慢,患者无疼痛感。病程稍久肿瘤中央部出现溃疡,其边缘潜行,形状如火山口,并逐渐向周围组织侵蚀,引起广泛破坏。

5. 治疗

(1)一般不需治疗。

(2)为美容可局部切除,但必须完整和彻底地切除。

(3)色素痣出现迅速增大、变黑及破溃出血等恶变迹象时,应立即彻底切除,并进行病理学检查。

6. 临床路径

(1)询问病史:注意眼睑色素痣发生的时间。

(2)体格检查:注意眼睑的改变。

(3)辅助检查:不需特殊的辅助检查。除非怀疑恶变时需进行病理学检查。

(4)处理:无需处理,随诊观察。

(5)预防:无有效措施预防。

二、睑黄色瘤

1. 概述

本病是很常见的眼睑良性肿物,多发生于中老年人,女性多于男性。部分患者合并遗传性高脂血症、糖尿病和其他继发性血脂过高,但多数患者的血脂是正常的。

2. 临床表现

(1)病变位于上睑近内眦角皮肤面,有时下睑也有。常为双侧。

(2)为黄色扁平状肿物,表面有皱褶。

(3)病理检查可见眼睑真皮内有含脂细胞聚集。

3. 诊断

根据上睑内眦上方黄色扁平状肿物可以诊断。

4. 鉴别诊断

无特殊疾病与其鉴别。

5.治疗

(1)为美容,可进行全厚皮肤和肿物切除,如果切除范围大,应植皮。

(2)冷冻治疗,但有复发可能。

(3)激光光凝治疗,也有复发倾向。

6.临床路径

(1)询问病史:注意病变发生的时间,有无高脂血症。

(2)体格检查:注意眼睑的改变。

(3)辅助检查:不须特殊的辅助检查。

(4)处理:无需处理。为美容可手术切除。

(5)预防:控制高脂血症。

三、眼睑传染性软疣

1.概述

本病是由痘病毒感染所致的传染性眼睑疾病,通过直接接触或污染物传染,好发于青少年和儿童,可呈暴发流行。

2.临床表现

(1)眼睑或睑缘皮肤上一个或数个灰色或白色小的扁平状柔软结节。

(2)结节中央轻度凹陷,呈脐状。部分可被睫毛遮挡。

(3)对结节加压可挤出一堆灰黄色皮脂样皮质。

(4)结节一般在3～12个月吸收。

(5)如果软疣长入结膜囊内,可伴发结膜炎、角膜炎。

3.诊断

(1)根据睑缘和眼睑出现的小结节可以诊断。

(2)病理学检查有助于确诊。

4.鉴别诊断

需与眼睑色素痣相鉴别。眼睑色素痣属良性肿瘤,是先天性扁平或隆起的病变,境界清楚,由痣细胞构成。可在幼年即有色素,或直到青春期或成人时才有色素。

5.治疗

(1)激光光凝治疗,但有可能出现皮肤脱色素。

(2)烧灼病变区。

6.临床路径

(1)询问病史:注意病变发生的时间。

(2)体格检查:注意眼睑的改变。

(3)辅助检查:必要时进行病理学检查。

(4)处理:手术切除为主,辅以烧灼。

(5)预防:预防病毒感染。

四、眼睑鳞状细胞乳头状瘤

1.概述

本病是常见的眼睑良性肿瘤。

2.临床表现

(1)发生于眼睑皮肤,好发于睑缘。

(2)为圆形隆起的小肿物,常有蒂。

(3)肿物表面可有色素。

(4)表面常有角化蛋白痂。

(5)生长缓慢或静止。

(6)依据病理检查可分为两种类型:①鳞状细胞型;②基底细胞型(皮脂溢性角化)。

3.诊断

根据眼睑肿物的形态可以诊断。

4.鉴别诊断

因为眼睑鳞状细胞乳头状瘤表面有色素,所以应与眼睑色素痣鉴别。后者属良性肿瘤,是先天性扁平或隆起的病变,境界清楚,由痣细胞构成。

5.治疗

手术切除,但过多切除可造成睑缘瘢痕。

6.临床路径

(1)询问病史:注意发生的时间。

(2)体格检查:注意肿物的形状和颜色。

(3)辅助检查:必要时进行病理学检查。

(4)处理:手术切除。

(5)预防:无有效的预防措施。

五、眼睑皮样囊肿

1.概述

本病为比较常见的眼睑良性肿瘤,因先天性发育异常引起。

2.临床表现

(1)为发生于眼睑及内外眦部的囊样肿块。多发于眼睑颞上方,邻近眶缘处。

(2)为圆形囊状隆起,大小不一,质软。

(3)部分病例伴有眶缘缺损,甚或与颅内相通。

(4)一般不与周围组织粘连,但可与骨膜黏附在一起。

(5)囊肿缓慢生长,少数自行破裂,导致炎症和肉芽肿形成。

3.诊断

(1)根据自幼发生于眼睑的囊性肿物可以诊断。

(2)病理学检查可显示囊壁有皮脂腺,囊腔内有角蛋白和毛发,有助于诊断。

4.鉴别诊断

需与睑板腺囊肿相鉴别。为睑板腺排出口阻塞,腺体分泌物潴留在睑板内,对周围组织产生慢性刺激而引起的特发性无菌性慢性肉芽肿性炎症,不属于先天性病变。

5.治疗

(1)肿物较小时应随诊观察。

(2)手术切除。术中应注意囊肿与颅内的关系,避免发生意外。

6.临床路径

(1)询问病史:注意肿物发生的时间。

(2)体格检查:注意肿物的形状。

(3)辅助检查:必要时进行病理学检查。

(4)处理:手术切除。

(5)预防:无有效的预防措施。

六、眼睑血管瘤

1.概述

血管瘤是眼睑常见的良性肿瘤,为先天性血管组织发育畸形而引起。分为:①毛细血管瘤,系毛细血管内皮细胞增生所致,属先天性。②火焰痣,又称葡萄酒色痣,因先天性毛细血管壁薄弱、扩张而形成。肿物由扩张的窦状血管组成,出生时就已存在。③海绵状血管瘤,为发育性病变,其周围有纤维血管膜包绕,病变多在真皮深层或皮下组织内,由不规则的血管窦组成。

2.临床表现

(1)毛细血管瘤:

1)出生时或生后2~6周出现,生长较快。1岁后生长变慢,逐渐停止生长。有时可于1~5岁完全消失。

2)毛细血管瘤接近皮肤表面时为淡红色,因此又称"草莓痣";病变位于深层时呈蓝紫色,可向眶内蔓延。

3)如果肿瘤大,压迫眼球,造成散光性弱视。

(2)火焰痣:

1)出生时即有,静止不变。

2)呈紫色扁平斑状肿物,边缘不规则,不像毛细血管瘤那样明显生长和退缩。常与Sturge-Weber综合征有联系。

(3)海绵状血管瘤:

(1)患者年龄较大,多在10岁左右发生。

(2)眼睑结节状淡紫色肿块,柔软,略具弹性,压之可消失,哭时迅速增大,颜色加深,有搏动感。

3.诊断

根据发生眼睑肿物的年龄、肿物的颜色和形态可以诊断。

4.鉴别诊断

根据发生血管瘤的年龄、病变的颜色和形态,可对三种眼睑血管瘤做出鉴别诊断。

5.治疗

(1)由于血管瘤为良性肿瘤,一般不需急于治疗。

(2)毛细血管瘤有自行退缩的趋向,因此可观察一段时间,到5岁后治疗。如果因肿瘤引起眼睑不能睁开,阻挡瞳孔,则不能等待,以免造成弱视。首选治疗方法是向血管瘤内注射长效糖皮质激素。治疗时注意不要将药液注入全身血循环。如果治疗失败,可改用冷冻或注射硬化剂,可采用手术切除肿物,但因肿物无包膜,手术有一定困难。

(3)对于火焰痣,如为美容可考虑激光或手术切除,常需植皮。如行冷冻治疗,则常有瘢痕。

(4)对于海绵状血管瘤,可行放射治疗或手术切除。

6.临床路径

(1)询问病史:注意肿物发生的时间。

(2)体格检查:注意肿物的形状、颜色等改变。

(3)辅助检查:必要时进行病理学检查。

(4)处理:宜观察一段时间,当血管瘤消退到最后遗留下的残骸时,再行手术切除。

(5)预防:无有效的预防措施。

七、眼睑基底细胞癌

1.概述

本病为我国最常见的眼睑恶性肿瘤,约占眼睑恶性肿瘤的95%。多见于中老年人。好发于下睑近内眦部。

2.临床表现

(1)初起时为小结节,表面可见小的毛细血管扩张。

(2)富含色素。

(3)隆起较高,质地坚硬。

(4)生长缓慢,患者无疼痛感。

(5)病程稍久的肿瘤中央部出现溃疡,其边缘潜行,形状如火山口,并逐渐向周围组织侵蚀,引起广泛破坏。

(6)罕有转移。如发生转移,最常转移至肺、骨、淋巴结、肝、脾和肾上腺。

3.诊断

(1)根据老年人眼睑无痛性结节可以诊断。

(2)病理学检查有助于确诊。

4.鉴别诊断

(1)眼睑色素痣:眼睑色素属良性肿瘤,是先天性扁平或隆起的病变,境界清楚,由痣细胞构成。

(2)眼睑黑色素瘤:眼睑黑色素瘤恶性程度高,来源于原先存在的交界痣、复合痣,也可自行发生。可为扁平斑状改变,边界不规则,有不同程度的色素沉着,或发展为结节。

5.治疗

(1)此肿瘤对放射治疗敏感,因此应早期切除后再行放射治疗。

(2)肿瘤应彻底切除,手术切除范围应足够大,最好应用冰冻切片检查切除标本的边缘。

(3)光化学治疗:静脉注射光敏剂血卟啉衍生物,再进行激光照射。

(4)冷冻治疗:对于有凝血功能障碍者,或患者不同意,或全身情况不允许手术,肿瘤位于内眦部时,可行冷冻治疗。

6.临床路径

(1)询问病史:注意肿物发生的时间,是否疼痛。

(2)体格检查:重点检查肿物的形态。

(3)辅助检查:病理学检查确定诊断。

(4)处理:手术彻底切除和放射治疗。

(5)预防:无有效预防措施。

八、眼睑鳞状细胞癌

1.概述

本病是发生眼睑的恶性眼睑肿物,发病率低于基底细胞癌。好发于老年人,常见于睑缘皮肤与结膜交界处,上睑及外眦部易受累。鳞状细胞癌可以自发,也可发生于原先存在的病变,如上皮内癌、光射性角化病和放射治疗后。

2.临床表现

(1)眼睑无痛性结节,生长缓慢。

(2)开始是过度角化的结节,以后出现溃疡。溃疡有一外翻的不规则边缘,坚实隆起。

(3)肿瘤可渐向邻近组织蔓延,后期可通过淋巴系统转移,最后破坏眼球。

(4)全身转移少见。患者可因颅内蔓延、继发感染、贫血、衰竭、恶病质而死亡。

3.诊断

(1)根据老年患者、眼睑出现结节并有溃疡等特点可以诊断。

(2)病理学检查有助于确诊。

4.鉴别诊断

(1)假性上皮瘤增生症:假性上皮瘤增生症可发生于眼睑任何部位。可因一些真菌感染、虫咬、药物或烧伤所致,呈现慢性炎性过程。表面隆起不规则,可有溃疡或痂皮,好似鳞状细胞癌或基底细胞癌。组织病理学特征:真皮内有不连接的鳞状细胞岛侵入。细胞显示有丝分裂,但无角化不良。核深染或不典型有丝分裂。在鳞状增生间常有白细胞浸润。炎性浸润可围绕鳞状细胞或在其下,但炎性细胞几乎不直接浸润癌细胞。

(2)眼睑基底细胞癌:眼睑基底细胞癌好发于下睑近内眦部。初起时为小结节,富含色素。隆起较高,质地坚硬。生长缓慢,患者无疼痛感。病程稍久肿瘤中央部出现溃疡,其边缘潜行,并逐渐向周围组织侵蚀。组织病理学检查可以鉴别。

（3）眼睑皮脂腺癌：眼睑皮脂腺癌多发于中老年妇女，好发于上睑。最常见起源于睑板腺和睫毛的皮脂腺。肿瘤初起时为眼睑皮下小结节，与睑板腺囊肿相似。以后逐渐增大，睑板弥漫性斑块状增厚。相应的睑结膜呈黄色隆起。

5.治疗

（1）广泛局部切除。

（2）发现有眶内侵犯时应行眶内容摘除术，但是预后差。

（3）放疗不敏感。

6.临床路径

（1）询问病史：注意肿物发生的时间，是否疼痛。

（2）体格检查：重点检查肿物的形态。

（3）辅助检查：病理学检查确定诊断。

（4）处理：手术彻底切除。

（5）预防：无有效预防措施。

九、眼睑皮脂腺癌

1.概述

本病占我国眼睑恶性肿瘤的第2位。多发于中老年妇女，好发于上睑。最常见起源于睑板腺和睫毛的皮脂腺。

2.临床表现

（1）如起源于睑板腺，肿瘤初起时为眼睑皮下小结节，与睑板腺囊肿相似。以后逐渐增大，睑板弥漫性斑块状增厚。相应的睑结膜呈黄色隆起。

（2）如起自皮脂腺，则在睑缘呈黄色小结节。

（3）表面皮肤正常。当肿块逐渐增大后，可形成溃疡或呈菜花状。

（4）可向眶内扩展，侵入淋巴管，并发生肝、肺、纵隔等全身转移。

3.诊断

（1）根据中老年人睑缘类似睑板腺囊肿的硬结，或睑板腺囊肿手术后多次复发的病变，可以诊断。

（2）组织病理学检查有助于确诊。

4.鉴别诊断

需与睑板腺囊肿相鉴别。睑板腺囊肿是睑板腺排出口阻塞，腺体分泌物潴留在睑板内，对周围组织产生慢性刺激而引起的特发性无菌性慢性肉芽肿性炎症。眼睑皮脂腺癌与其相似，但前者病变多近睑缘，结膜面不像睑板腺囊肿那样光滑。切开时组织硬，不见囊肿内容物流出。对于老年人复发性睑板腺囊肿，都应将切除的组织送病理学检查。

5.治疗

（1）彻底切除肿瘤，进行病理检查，确定边缘有无肿瘤。

(2)对放射治疗和化疗均不敏感。

6.临床路径

(1)询问病史:注意肿物发生的时间,是否有复发性睑板腺囊肿。

(2)体格检查:重点检查肿物的形态。

(3)辅助检查:病理学检查确定诊断。

(4)处理:手术彻底切除。

(5)预防:无有效预防措施。

十、眼睑黑色素瘤

1.概述

本病发病率低,但恶性程度高,来源于原先存在的交界痣、复合痣,也可自行发生。分为四型:①恶性小痣黑色素瘤;②表浅扩散性黑色素瘤;③结节性黑色素瘤;④起自痣的黑色素瘤。

2.临床表现

(1)恶性小痣黑色素瘤:

1)恶性小痣是黑色素瘤的前质病变,为扁平斑状改变,边界不规则,有不同程度的色素沉着。

2)主要发生于老年人的暴晒区。可向周边蔓延,为水平生长期。

3)当发生向真皮侵犯时为垂直生长期,病变隆起,形成深棕色至黑色结节。

(2)表浅扩散性黑色素瘤:

1)多见于中年人,病变较小。

2)典型病变为表现扩散的色素斑,颜色不等,以后发展为结节。

(3)结节性黑色素瘤:

1)多见于中年人,男多于女。

2)为蓝黑色带蒂的小结节。

3)此类型恶性程度高,预后差。

(4)起自痣的黑色素瘤:由色素痣暗示恶性变的预兆性体征。

1)颜色改变,特别变为红、白、蓝色调,或突然变深变暗。

2)大小改变。

3)表面特征的改变,如结痂、渗出、出血或溃疡。

4)质地改变,如变软变脆。

5)出现痛、痒或压痛的感觉。

6)形状改变,如原先扁平病变迅速隆起。

7)周围皮肤改变,如出现红、肿或卫星病变。

3.诊断

(1)依靠临床表现可做出诊断。

(2)组织病理学检查有助于确诊。

4.鉴别诊断

(1)眼睑色素痣:眼睑色素痣为眼睑常见的良性肿瘤,是先天性扁平或隆起的病变,境界清楚,由痣细胞构成。以睑缘多见,开始肿物小,色素少,边界清楚。青春期逐渐长大,色素增加,以后静止。位于表皮和真皮交界处的交界痣,有少数会发生恶变。

(2)眼睑乳头状瘤:眼睑乳头状瘤是常见的眼睑良性肿瘤,好发于睑缘。为圆形隆起小肿物,常有蒂。肿物表面可有色素,常有角化蛋白痂。生长缓慢或静止。

5.治疗

手术彻底切除肿瘤。

6.临床路径

(1)询问病史:注意肿物发生的时间。

(2)体格检查:重点检查肿物的形态。

(3)辅助检查:病理学检查确定诊断。

(4)处理:手术彻底切除。

(5)预防:无有效预防措施。

第五章

泪器疾病

第一节　泪腺疾病

一、急性泪腺炎

1.概述

急性泪腺炎不常见。可以一侧或双侧发病。侵犯睑部泪腺者较侵犯眶部者为多,有时两者同时受累。原发性者感染可由结膜囊经泪腺管侵入,有的发病前有上呼吸道感染症状。继发性者可由外伤,面部感染,病灶转移如中耳炎,或全身疾病等引起。临床上眶部泪腺炎重于睑部者。

2.症状

典型症状是眶上缘外 1/3 处发红、肿胀和疼痛,部分伴复视。

3.体征

睑缘呈横 S 形下垂,水肿可扩散至颞侧颊部,耳前淋巴结肿大,有压痛。分开眼睑见颞上结膜充血水肿,红色泪腺组织突起,触诊有包块从外侧眶骨缘下突出。

4.辅助检查

(1)实验室诊断:血常规,红细胞沉降率测定。

(2)影像诊断:眼眶 CT。

5.鉴别诊断

需与睑腺炎相鉴别。睑腺炎临床变现见第四章第四节。

6.治疗

针对不同病因进行治疗,合理使用抗菌药物。局部热敷,结膜囊滴抗生素液。若已化脓,宜早期切开引流,眶部者从上睑外侧皮肤切口,睑部者则从上穹隆外侧结膜切口。

二、慢性泪腺炎

1.概述

慢性泪腺炎病程进展缓慢,多为双侧发病,病因有多种,有时为急性泪腺炎的后遗症;结膜慢性炎症如沙眼可以引起;更多的是由全身疾病所致,如结核、梅毒等。

2.症状

上睑外上方肿胀,上睑下垂,不痛,触时有压痛。严重时眼球向下内移位,产生复视。

3.体征

在眶上缘外侧下方可触到分叶状包块,质硬可活动。

4.辅助诊断

(1)实验室诊断:血常规,红细胞沉降率、C反应蛋白、类风湿因子、补体成分、抗核抗体、抗中性粒细胞胞浆抗体(ANCA)测定等。

(2)影像诊断:眶部CT。

5.鉴别诊断

需与泪腺肿瘤相鉴别。必要时进行活检。

6.治疗

需针对病因进行治疗。

三、特发性泪腺萎缩

1.概述

泪液分泌减少伴发口咽干燥为其特征,又称干眼综合征,多发生在40～60岁的女性绝经期以后。病因尚不完全清楚,目前多认为本病属于泪腺与涎腺的自身免疫性疾病。常伴发一些结缔组织病,如结节性动脉炎,特别是类风湿关节炎。

2.症状

双眼发病,自觉痒,畏光,异物感,干燥以至烧灼感。常有稠厚的黏液胶样分泌物。口腔干燥,干燥症还表现在鼻、咽、喉甚至皮肤。

3.体征

泪液减少,睑缘泪液条(泪河)宽度小于0.5mm(正常为1mm)。Schirmer试验Ⅰ和Ⅱ均低于10mm。滴1%虎红溶液,角膜和结膜变性细胞染成鲜红色。泪膜不完整,泪膜破裂时间(BUT)少于10秒。泪液溶菌酶减少,泪液渗透压增加。

4.辅助诊断

(1)实验室诊断:血常规,红细胞沉降率、C反应蛋白、类风湿因子、补体成分、抗核抗体、抗中性粒细胞胞浆抗体(ANCA)、抗SSA抗体、抗SSB抗体测定。

(2)影像诊断:腮腺导管造影,四肢X线片,骶髂关节X线片或CT。

5.鉴别诊断

需与一般的干眼症相鉴别,请口腔科会诊、免疫科会诊有助于诊断及治疗。

6.治疗

本病局部治疗以眼用润滑剂(人工泪液)为主。上皮剥脱严重时加用抗生素眼用制剂预防感染,或戴软性角膜接触镜配以人工泪液。使用激素或免疫抑制剂控制合并的全身病变不容忽视,特别对合并类风湿关节炎者。重者可以手术封闭泪小点。

四、Mikulicz 综合征

1. 概述

Mikulicz 综合征是一种少见的疾病,又称泪腺唾液腺肥大征,由波兰医师 Mikulicz 在 1888 年首先报道,病因至今不清。双侧对称性泪腺和腮腺慢性炎症性肿大,发展缓慢,以 30 岁以上者为多。很多病例伴有全身病,如网状细胞增多症、肉样瘤病、结核、梅毒、流行性腮腺炎、葡萄膜腮腺热、甲状腺病和 Waldenstrom 巨球蛋白血症等。

2. 症状

双眼上睑外上方肿胀,上睑下垂,不痛。眼干,口干,鼻干。

3. 体征

肿大的泪腺软而有弹性,无压痛,在眶缘下和皮下可以移动。

4. 辅助诊断

(1)实验室诊断:血常规,红细胞沉降率、C 反应蛋白、类风湿因子、补体成分、抗核抗体、抗中性粒细胞胞浆抗体(ANCA)、抗 SSA 抗体、抗 SSB 抗体测定。

(2)影像诊断:眶部 CT 或 MRI。

5. 鉴别诊断

需与干燥综合征、其他慢性泪腺炎及泪腺肿瘤相鉴别。

6. 治疗

治疗主要针对伴发病症,可联合使用激素和抗生素,也可试用放射治疗或手术部分切除。

五、泪腺肿瘤

泪腺肿瘤少见,但在泪腺疾病中比例较高,睑部泪腺瘤较眶部者更少见。泪腺肿瘤的种类很多,如泪腺混合瘤、腺癌、纤维瘤、肉瘤、血管瘤、浆细胞瘤等,以泪腺混合瘤和腺癌较常见。

(一)泪腺混合瘤

1. 概述

泪腺混合瘤约占泪腺肿瘤的 50%,有良性和恶性两种,良性者约占 80%。常发生在 35~50 岁之间,单侧发病。肿瘤为圆形,分叶状,各叶结构常不一致,包膜厚薄不一。瘤组织为多形性,故存混合瘤之名。来源于泪腺上皮组织,其内层细胞转化,排列成岛状、腺管状或囊状;外层细胞转化成类似结缔组织的不同成分:黏液组织,透明组织,纤维组织,甚至软骨组织或骨组织。

2. 症状

早期常无自觉症状,进展缓慢。起自睑部者,上睑外侧皮肤隆起。起自眶部者,可引起复视。少数出现视力减退。恶性者常伴有疼痛感。

3. 体征

起自睑部者,肿块位于睑皮下,无眼球突出。起自眶部者,在眶上外缘下可以触到包块,眼球突出并向内下方移位,眼球运动障碍,引起复视。

4.辅助诊断

影像诊断:眼眶 CT、MRI。

5.鉴别诊断

需与泪腺炎及其他泪腺肿瘤鉴别。

6.治疗

常需手术切除。根据肿瘤侵犯的范围和大小,选择手术的进路:从上穹隆结膜、睑外上皮肤或眶外侧壁切开。务必不要破损包膜而完整切除。包膜薄者,难以切除干净,容易复发,恶性者常浸润周围组织,破坏眶骨壁,或蔓延至颅内,需做眶内容摘除术,并辅以放射治疗。

(二)泪腺癌

1.概述

泪腺癌或称泪腺圆柱瘤,发生率仅次于泪腺混合瘤,中年人多,女性多于男性。此瘤来源于泪腺导管上皮,瘤细胞密集成群,核染色深,胞质少,有些病例上皮细胞排列成条索状,故有圆柱瘤之名。瘤组织常沿神经和血管浸润周围组织,破坏骨壁。

2.症状

进展快。起自睑部者,上睑外侧皮肤隆起。起自眶部者,可引起复视。少数出现视力减退。常伴有疼痛感。

3.体征

起自睑部者,肿块位于睑皮下,无眼球突出。起自眶部者,在眶上外缘下可以触到包块,眼球突出并向内下方移位,眼球运动障碍,引起复视。

4.辅助诊断

影像诊断:眼眶 CT、MRI。

5.鉴别诊断

需与泪腺炎及其他泪腺肿瘤鉴别。泪腺癌病程较快,多有疼痛,压痛和粘连,这是其与泪腺混合瘤的区别。

6.治疗

唯一的治疗是早期行眶内容物摘除术,彻底切除后,再行放射治疗。

六、泪腺先天性异常

泪腺先天性异常有多种,如先天性无泪腺、先天性无泪液、先天性泪液分泌过多;咀嚼时或味觉刺激时引起一侧或双侧大量流泪,即所谓"鳄鱼泪";先天性泪腺异位,泪腺脱垂至上睑内或伴有睑皮松垂症,先天性泪腺囊肿、先天性泪腺瘘等,但均极为少见。

第二节　泪道疾病

泪道疾病是最常见的眼病,泪溢是患者感到极为痛苦的症状。泪道任何部位的阻塞或狭窄,都会引起泪液经睑缘溢出,称为泪溢。泪溢应与泪腺分泌过多所致的流泪相区别。Schirmer 试验可以确定泪液分泌量是否正常。泪小管、泪总管、泪囊和鼻泪管是否通畅,其检查可采用滴有色液如荧光素液于结膜囊内,观察其是否进入鼻腔或咽部;冲洗和探通泪道,泪道 X 线或造影等方法。

一、下泪点外翻

1. 概述

下泪点外翻常见,原因很多,如先天性异常、眼睑痉挛、瘢痕性睑外翻、老年性睑皮弛缓或面神经麻痹。由于泪点离开眼球和泪湖,泪液不能进入泪小管而外溢。

2. 症状

溢泪。

3. 体征

眼睑外翻。

4. 辅助诊断

冲洗泪道。

5. 鉴别诊断

注意与泪道阻塞鉴别。

6. 治疗

首先针对其病因进行治疗,病因去除后眼睑仍外翻者需手术矫正眼睑及泪点的位置。

二、泪道阻塞

1. 概述

泪道阻塞多发生在泪点、泪小管、泪囊与鼻泪管交界处以及鼻泪管下口,治疗方法很多,但效果尚不理想,是今后要进一步研究的课题。泪点阻塞可以是先天性的,或由于创伤、烧伤或炎症后瘢痕形成。泪小管阻塞很常见,特别是内侧段泪小管、泪总管或其进入泪囊处;原因有先天性畸形,泪小管及其周围组织炎症后瘢痕,创伤,包括不适当的探通等。鼻泪管阻塞常发生于泪囊与鼻泪管连接部位;主要原因有先天性畸形(多位于鼻泪管下口),泪囊炎,瘢痕形成,以及创伤、肿瘤等。

2. 症状

溢泪或迎风流泪。

3. 体征

泪小点狭小或闭塞,而泪小管或泪总管、鼻泪管阻塞者可能外观无明显异常。泪河高度常常增加,少数患者眼睑皮肤可能有湿疹样改变。

4.辅助诊断

影像诊断:泪道造影或 CT 或 MRI。

5.鉴别诊断

不同阻塞部位应相互鉴别。

6.治疗

药物治疗往往无效。手术治疗的方式根据阻塞的部位有多种形式。轻度泪小点狭窄可用泪点扩大器反复扩大,如不能维持畅通,可将其连同泪小管垂直部后壁切开,或切除一小三角片。如泪点完全闭塞,有时在该处有一白色小突起,可从此处用针刺入泪小管,再行切开。如表面无泪点痕迹可见,可从泪囊用探子逆行探查,再行切开。

泪总管阻塞治疗上较困难。一般用探通法,并逐步加大探子以扩张之,但难以维持长期通畅。阻塞短,又接近泪点者,可以做泪小管切开术。如近泪囊段或泪总管阻塞,外端尚有 8mm 以上正常泪小管,可以切除阻塞部分,将泪小管与泪囊做端侧吻合。如阻塞段很长,可以切除之,用结膜做成上皮向内的小管或移植一段静脉,行泪小管重建术。如上、下泪小管大部分阻塞,泪囊以下泪道正常,还可以行泪囊移植术,即将泪湖结膜切开与游离的泪囊底吻合;或用一个颊黏膜管做桥,吻合泪湖结膜与泪囊侧壁。近年有多种置线或置管的方法,即强行探通阻塞部位,留置聚乙烯小管 3～6 个月,使阻塞部形成管道,然后拔出小管,可有一定疗效。留置材料还有硅胶管、尼龙线、丝线、马尾等。

鼻泪管阻塞治疗可用探通法。反复探通并逐步增大探子以扩大鼻内管是常用的方法,对轻度的、膜性或纤维蛋白性粘连有效,已有固定瘢痕组织者,难以维持通畅。探通后可留置丝线、肠线、马尾、聚乙烯或硅胶管等,保留 3～6 个月使形成管道,仍难维持远期疗效。还有多种切开或切除阻塞的方法,采用特制的刀或环钻,电解或电凝,从上路或逆行切开阻塞,效果亦不够满意。鼻泪管义管疗法有多种,探通扩大鼻泪管,置入一内径 1.5～3mm 义管,其材料可以是金、银、铂合金、丙烯酸酯、硅胶等,有时奏效,但并发症较多。目前较理想的方法是泪囊鼻腔造口术。若鼻泪管阻塞合并泪小管阻塞,可行结膜泪囊鼻腔造口术。全泪道阻塞可行结膜鼻腔造口术,或从泪湖通过鼻泪管置管,也有做结膜上颌窦造口者。

三、泪道炎症

(一)泪小管炎

1.概述

泪小管炎多由放线菌感染所致,常合并泪小管凝结物(泪石),表现为反复的慢性卡他性结膜炎,常常被误诊误治。

2.症状

主要表现为泪溢、眼红及多脓性分泌物。

3.体征

泪点处充血,可隆起;泪小点狭小或扩张,有时可见黄白色成形分泌物于泪小管开口。冲洗泪道可能通畅,有时可见米渣样碎屑自泪道返出。

4.辅助诊断

(1)实验室诊断:分泌物或凝结物微生物培养。

(2)影像诊断:泪道造影,泪小管处常常扩张。

5.鉴别诊断

与其他原因导致的慢性结膜炎及慢性泪囊炎相鉴别。

6.治疗

药物治疗效果欠佳,易复发。泪小管切开是目前最有效的治疗手段。泪道内镜可能为治疗提供了新的手段。

(二)慢性泪囊炎

1.概述

慢性泪囊炎为常见眼病,多见于成年人和老年人,女性多于男性,主要由鼻泪管狭窄或阻塞引起。开始时可由于鼻腔疾病致鼻黏膜水肿,影响到鼻泪管黏膜水肿而阻塞。泪囊内容物滞留,细菌繁殖引起炎症,黏膜更加充血水肿,形成一个恶性循环。此外,沙眼、外伤、结核和梅毒也可以引起。培养常有肺炎双球菌或葡萄球菌生长,是角膜外伤后引起严重的匐行性角膜溃疡和内眼手术后球内感染的重要原因。

2.症状

临床表现主要是溢泪,严重时出现眼红、眼部多脓性分泌物。

3.体征

一般外观正常,无红、肿或触痛,但压迫泪囊有黏液脓性分泌物溢出。可伴有结膜充血及眼睑皮肤湿疹样改变。部分患者出现泪囊区隆起,可触及囊性包块。

4.辅助诊断

(1)实验室诊断:分泌物培养。

(2)影像诊断:泪囊造影(X线片或CT)。

5.鉴别诊断

注意与泪小管炎相鉴别。

6.治疗

治疗的目的,一是除去感染病灶;二是重建泪液引流的通道,如前述鼻泪管阻塞的治疗。滴抗生素液可以减少脓性分泌物,不能解除阻塞和滞留,只是作为手术前的准备。用盐水冲洗干净泪囊内脓液后,注入0.3~0.5mL抗生素液,清除感染效果较好,但并不能根治。探扩鼻泪管,对于轻的膜性或纤维蛋白阻塞,可望治愈,但探通2~3次无效者,应行泪囊鼻腔造口术。泪囊摘除术可以除去病灶,但却断了泪液引流通道,仍有溢泪症状,现多用于不能做鼻内引流手术者,如结核、肿瘤等。

(三)急性泪囊炎

1.概述

由于毒力强的细菌如链球菌或肺炎双球菌感染所致,多为慢性泪囊炎急性发作。也可以无溢泪史而突然发作。

2.症状

泪囊区红、肿、热和疼痛。疼痛放射至额部及牙齿,局部压痛。肿胀蔓延至鼻根部,并沿下睑到本侧颊部。可有耳前淋巴结肿大,严重者肿痛加剧,皮肤似丹毒,全身不适,体温升高。

3.体征

早期泪囊区红、肿,数日后脓肿形成,有波动,皮肤可破溃。

4.辅助诊断

实验室诊断,血常规。

5.鉴别诊断

需与局部的粉瘤感染相鉴别。

6.治疗

早期局部热敷,全身用抗生素。如肿胀局限有波动,证明已化脓,可切开引流。待急性炎症完全消退后,及早做泪囊摘除术或泪囊鼻腔造口术。在急性期间进行手术治疗存在一定争议,有报道采用内镜手术取得了不错的临床疗效。

(四)新生儿泪囊炎

1.概述

又称先天性泪囊炎,较常见,多为慢性,是鼻泪管下端有先天性膜性阻塞所致。一般从生后6周开始,常误诊为结膜炎。

2.症状

先是溢泪,逐步变为脓性分泌物。

3.体征

压迫泪囊区有脓性分泌物回流。

4.辅助诊断

少数需要行泪道CT或MRI。

5.鉴别诊断

需与感染性结膜炎鉴别。

6.治疗

清洁局部,合并结膜充血时,滴抗生素液控制感染。每日多次向下按摩泪囊区,促使自身管道化,多数病例有效。加压冲洗效果亦佳。如还不能治愈,可施行探通术。因其多为膜性阻塞,探通效果良好。方法是感染控制后,用细探子从上泪点进入,动作要轻柔,穿破鼻泪管下端的膜性阻塞,进下鼻道。为了判断探子是否进入鼻腔,可用另一探子进入鼻前孔触摸。如果再失败,可滴抗生素液控制感染,待患儿年龄稍大,再做鼻腔引流手术。

四、泪道先天性异常

包括先天性无泪道或泪道扩张,极为罕见。

(一)先天性泪点闭锁

不少见,泪小管正常,泪点开口甚小或被上皮完全覆盖,表现为一小凹陷或突起。泪点开口小者,可用泪点扩大器反复扩大;无开口者,可在睑缘后面相当于泪小管部位切开;无泪小管者,可做结膜泪囊造口术。

(二)额外泪点和泪小管

有时一个眼睑有两个或更多的泪点,有的各有一泪小管通入泪囊。部分病例有家族性。

(三)先天性泪囊瘘

较常见,可为单侧或双侧,开口于鼻外侧,在内眦韧带下方,与泪囊相通,常流出清液。可用热熔或硝酸银烧灼封闭瘘管,或行手术切除。

第六章

结膜疾病

第一节 细菌性结膜炎

一、急性卡他性结膜炎

急性卡他性结膜炎俗称"红眼病"，是由细菌感染引起的一种常见的急性流行性眼病。其主要特征是发病急，结膜明显充血，有脓性或黏液脓性分泌物，夏、秋两季多见，双眼发病，有自愈倾向，病程 2～4 周。

1. 病因

常见的致病菌为科威杆菌、肺炎球菌、流感杆菌、金黄色葡萄球菌等。细菌可通过多种媒介直接接触结膜。其在公共场合、集体单位可迅速蔓延，导致广泛流行。

2. 病理

结膜上皮层和腺样层布满多形核白细胞，组织可被破坏，甚至形成溃疡，此时结膜上皮水肿、增生、变形或变性，细胞核和染色质可消失，细胞质可变成空泡，结膜杯状细胞增多，上皮层下有淋巴细胞浸润，血管扩张，毛细血管内皮细胞被破坏，红细胞可渗出到血管外造成结膜下出血。

3. 临床表现

(1)患眼有异物感，眼睑沉重感及畏光、流泪、烧灼感。

(2)眼睑肿胀，睑、球结膜明显充血。

(3)有大量脓性或黏液脓性分泌物。

(4)结膜下出血严重者在结膜面可有假膜出现，球结膜下片状出血，角膜浅层点状浸润。

4. 实验室检查

(1)细菌学检查：取分泌物涂片或结膜刮片可发现致病菌，必要时可做细菌培养。

(2)细胞学检查：取分泌物涂片或结膜刮片可见多形核白细胞增多。

5. 鉴别诊断

(1)急性虹膜睫状体炎：睫状充血，愈近角巩膜缘愈明显，角膜后有沉着物，前房闪辉阳性，晶状体前囊有色素或部分虹膜后粘连，视力障碍。

(2)急性充血性青光眼：睫状充血或混合充血，角膜雾状混浊，瞳孔散大，眼压升高，视力急剧下降，眼胀痛伴同侧头痛、恶心、呕吐。

（3）病毒性结膜炎：有水样分泌物,常合并结膜下出血,耳前淋巴结肿大,睑结膜有滤泡形成,角膜常有点状浸润。

6.治疗

（1）治疗原则:保持局部清洁,不遮患眼,及时彻底控制感染,防止复发和交叉感染。

（2）治疗方法:

1）冲洗结膜囊:可用生理盐水或 1:（5 000～10 000）升汞液。

2）1％硝酸银涂搽睑结膜面,然后用盐水冲洗。

3）局部可选用眼药水（膏）,如 0.25％氯霉素、0.3％氧氟沙星、0.5％林可霉素或 10％～15％磺胺醋酰钠等,每 1～2 小时 1 次,睡前用 0.5％四环素、0.5％土霉素眼膏或 0.5％红霉素眼膏涂眼。

二、慢性卡他性结膜炎

慢性卡他性结膜炎是由多种原因引起的结膜慢性炎症,为常见眼病,多双眼发病。

1.病因

（1）感染因素:可因为急性结膜炎治疗不彻底迁延转变而来,或因致病菌数量少,毒力较弱而患者抵抗力较强而引起。常见的致病菌有莫－阿双球菌、卡他球菌、大肠杆菌、变形杆菌等。

（2）非感染因素:

①不良环境影响,如风沙、灰尘、强光和有害气体刺激。②长期使用某些刺激性药物。③与屈光不正、睡眠不足及刺激性饮食也有关。

2.病理

①结膜杯状细胞增多。②结膜上皮细胞增生,层次加多,并向深层生长。③结膜血管充血,上皮下呈慢性炎性细胞浸润,以淋巴细胞和浆细胞为主。④结缔组织增生,形成乳头及假腺,乳头向长、宽扩展,乳头间呈空隙状,似腺体。假腺被增生结膜上皮所围绕,在腺腔内有杯状细胞分泌的黏液和结膜脱落上皮细胞。若出口阻塞可发生结石或结膜下囊肿。⑤泪阜和半月皱襞出现血管扩张,淋巴细胞浸润。

3.临床表现

（1）眼痒、干涩、刺痛、异物感及视疲劳。

（2）睑结膜轻度充血,炎症之后有乳头增生,呈绒状。

（3）有黏液性或白色泡沫样分泌物,量少,常聚集于眦部。如为莫－阿双球菌引起的炎症,常有口角充血、糜烂等症状。

4.实验室检查

（1）细菌学检查:取分泌物涂片或结膜刮片可发现致病菌。

（2）细胞学检查:取分泌物涂片或结膜刮片可发现大量淋巴细胞和浆细胞。

5 治疗

（1）治疗原则:去除病因,改善生活环境和工作条件,消除不良卫生习惯,积极治疗倒睫、慢性泪囊炎、睑缘炎,矫正屈光不正等。

(2)治疗方法:针对病因处理。可选用抗生素眼药水(膏)或磺胺类眼药水,每日 4～6 次,晚间可用抗生素眼膏。0.3%～0.5%硫酸锌眼药水对莫－阿双球菌有特效,每日 3～4 次。

6.疗效标准和预后

(1)疗效标准:治愈后不留瘢痕,不影响视力,病变只限于结膜,角膜不受累。

(2)预后:病程长,难以根治。

三、淋菌性结膜炎

淋菌性结膜炎是由淋球菌感染引起的一种极为剧烈的急性传染性化脓性炎症,也称脓漏眼。可发生于成人,也可发生于新生儿。其主要特征是结膜高度充血、水肿,有大量脓性分泌物,发病急,进展迅速,治疗不及时,短期内可形成角膜溃疡,进而角膜穿孔,造成失明。

1.病因

为淋病奈瑟菌感染所致,多因出生时通过患有淋菌性阴道炎母亲的产道时感染,成人多为自身感染。

2.临床表现

(1)有淋病病史或接触史。

(2)发病急剧,眼睑肿胀,结膜高度充血、水肿,有大量脓性分泌物。睑肿胀,睑、球结膜明显充血。

(3)分泌物中可查到大量淋球菌。

(4)常伴有角膜溃疡、角膜穿孔。

3.鉴别诊断

需尿道－眼－滑膜综合征相鉴别。本病原因不明,有细菌、螺旋体、滴虫及病毒感染等学说,眼部表现主要为化脓性结膜炎,但较淋球菌者为轻,常并有色素膜炎(葡萄膜炎)。同时伴非淋菌性尿道炎及多发性关节炎。

4.治疗

(1)治疗原则:高度重视,认真及时处理。全身和局部应用抗生素控制感染,避免并发症发生。

(2)局部治疗:反复用盐水或 1 ∶ 10 000 高锰酸钾溶液冲洗结膜囊。冲洗时,患者头偏向患侧,开始每 5 分钟 1 次,渐次为 15 分钟、30 分钟 1 次,半小时 1 次,1 小时 1 次,直到分泌物消失。可频滴 0.25%氯霉素、0.1%利福平眼药水、杆菌肽或红霉素、庆大霉素、杆菌肽眼膏,可用 0.3%氧氟沙星眼药水(膏)等。角膜有溃疡时可用 1%阿托品眼药水(膏),每日 1～2 次。

(3)全身治疗:可用青霉素肌内注射或静脉滴注,也可用头孢菌素或大观霉素,还可用氨苄西林等。小儿用青霉素可胺 5 万 U/kg 体重计算,肌内注射及静脉滴注。

5.疗效标准及预后

(1)疗效标准

1)及时治疗,炎症消退后,睑结膜上遗留瘢痕。

2)角膜浅层受侵犯时,愈后留云翳;形成溃疡,愈后则留斑翳;若角膜穿孔,则留粘连白斑。

3)视力受影响或严重影响,甚至丧失视力,新生儿常成盲童。

(2)预后:淋菌性结膜炎是严重的致盲性眼病。如不及时治疗,常造成不良后果。

四、眦部结膜炎

眦部结膜炎是由多种原因引起的一种结膜炎症,多双眼发病并伴眦部睑缘炎。主要通过接触传染。

1.病因

(1)莫－阿双球菌感染,也可为其他致病菌所致。

(2)不良卫生习惯,理化因素刺激。

(3)各种眼部慢性疾患。

(4)屈光不正等均可诱发。

2.临床表现

(1)内、外眦部皮肤潮红、糜烂。

(2)内、外眦部结膜充血,常与眦部睑缘炎并存。

(3)发病时有眼痒,有黏液性或白色泡沫样分泌物,量少,常聚集于眦部。如为莫－阿双球菌引起的炎症,常有口角充血、糜烂等症。

3.实验室检查

分泌物涂片或结膜刮片可找到莫－阿双球菌。

4.治疗

(1)治疗原则:去除病因,消除各种不良卫生习惯和理化因素刺激,积极治疗各种慢性炎症,矫正屈光不正等。

(2)治疗方法:局部用抗生素或磺胺类眼药水,每日 4～6 次;晚上涂抗生素眼膏;0.3％硫酸锌液滴眼效果较好,每日 3～4 次;1％硝酸银眼膏涂局部,然后用生理盐水冲洗,每日 1 次,可连续 3～5 日,合并睑缘炎者,可加用维生素 B_1、复合维生素 B。

5.预后

该病病程长,难以根治,且易复发。

第二节　病毒性结膜炎

病毒性结膜炎由腺病毒或肠道病毒感染所引起,是传染性很强的眼病。

一、流行性角膜结膜炎

流行性角膜结膜炎是由腺病毒感染引起的传染性很强的一种眼病,多发于夏季,曾在世界各地流行。

1.病因

病原体为Ⅷ型腺病毒或肠道病毒,接触传染。

2.临床表现

刺激症状显著,刺痒,有异物感、烧灼感,有水样分泌物,病变累及角膜时,有明显畏光、流泪和视物模糊。检查时结膜充血、水肿,睑结膜和穹隆结膜有大量滤泡,尤以下睑明显。睑结膜面有假膜,角膜有圆点状浸润,耳前淋巴结肿大。

3.实验室检查

(1)细菌学检查:取分泌物涂片或结膜刮片无菌生长。

(2)细胞学检查:取分泌物涂片或结膜刮片可见单核细胞增多。

(3)必要时可进行病毒分离。

4.鉴别诊断

需与急性卡他性结膜炎相鉴别(见本章第一节"细菌性结膜炎")。

5.治疗

(1)治疗原则:抗病毒治疗,防止交叉感染。

(2)局部用药:0.1%～0.5%阿昔洛韦(无环鸟苷)、0.5%安西他滨(环胞苷)、0.2%阿糖胞苷、4%盐酸吗啉胍、0.5%利巴韦林(病毒唑)等眼药水(膏),每日4～6次。夜间涂眼膏入睡,可加用抗生素眼药水(膏)如0.3%氧氟沙星,每日4～6次。

(3)全身治疗:可口服吗啉胍和阿昔洛韦等抗病毒药物。

二、流行性出血性结膜炎

流行性出血性结膜炎(EHC)是一种传染性极强的急性结膜炎,俗称"红眼病",多发于夏、秋季节。

1.病因

病原体为RNA病毒组中的肠道病毒70型,主要通过患者用过的物品或与患者接触过的手而传染。

2.临床表现

有异物感、畏光、流泪,分泌物呈水样,结膜充血、水肿,有滤泡形成,结膜下点、片状出血,角膜上皮点状剥脱,耳前淋巴结肿大、触痛。

3.实验室检查

①分泌物涂片或结膜刮片无菌生长。②单核细胞增多,病毒分离可发现肠道病毒70型。③荧光素标记抗体染色,在受病毒感染的细胞内可找到特异性颗粒荧光染色。

4.治疗

同流行性角膜结膜炎。

三、咽结膜热

咽结膜热是由腺病毒感染引起的急性传染性结膜炎,又称腺、咽、结膜炎。其主要特点是全身发热,并伴有咽炎、急性滤泡性结膜炎和淋巴结肿大。多发于5～9岁的儿童。

1.病因

本病为Ⅲ型腺病毒感染引起,偶见Ⅳ型和Ⅶ型腺病毒感染,经呼吸道或接触传染。

2.临床表现

开始有高热(体温 39～40℃),咽部充血,咽后壁滤泡增生。局部淋巴结肿大,伴全身肌痛、腹泻及头痛等。眼部烧灼感、流泪、异物感及浆液性分泌物。结膜充血、水肿,以下睑结膜和穹隆结膜为主。大量滤泡形成,偶见合并点状角膜炎或角膜上皮下浸润。

3.实验室检查

(1)分泌物涂片或结膜刮片无菌生长,单核细胞增多。

(2)进行病毒分离可找到Ⅲ型腺病毒。

4.鉴别诊断

(1)流行性角膜结膜炎:流行快、范围广,常发生角膜病变,为Ⅷ型腺病毒感染。

(2)包涵体性结膜炎:由沙眼衣原体中眼－生殖泌尿型即 D～K 型衣原体感染,在结膜刮片中可找到包涵体而无其他致病菌。无全身症状。

(3)急性滤泡性结膜炎:多见于成人,无全身症状,刮片中可找到细菌。

5.治疗

同流行性出血性结膜炎。

6.预后

一般不侵犯角膜,偶见角膜浅层点状浸润并可发展到角膜上皮下浸润,但治愈后不留痕迹,故预后良好。

四、牛痘性结膜炎

牛痘性结膜炎是由牛痘疫苗入眼而引起的炎症。

1.病因

在疫苗接种过程中因操作不慎将疫苗溅入眼或经污染疫苗的手带入眼造成发病。

2.临床表现

眼睑、睑缘部有多个牛痘疱疹,睑、球结膜面有溃疡和坏死组织,有肉芽组织增生。

3.治疗

(1)一旦疫苗溅入眼部,立即用大量生理盐水冲洗。

(2)局部用抗病毒药物和牛痘免疫血清,如碘苷(疱疹净)、吗啉胍、阿糖胞苷等。可配合使用抗生素和磺胺类药物,防止继发感染。另用高效价牛痘疫苗血清及干扰素、丙种球蛋白等。如病变侵犯角膜,则应积极散瞳和对症治疗。

4.预后

(1)病变仅限于睑、球结膜时,经治疗后溃疡逐渐愈合。少数患者有睑球粘连及瘢痕性睑内翻。

(2)病变侵犯到角膜浅层或实质层,经治疗后病变愈合,不留翳或留下不同程度薄翳,视力可受一定影响。

第三节 衣原体性结膜炎

一、沙眼

沙眼是由沙眼衣原体引起的一种慢性传染性结膜炎。因在睑结膜面形成粗糙不平的外观,呈沙粒样,故称为沙眼,中华人民共和国成立前是我国致盲的首要眼病。中华人民共和国成立后由于生活条件的改善,生活水平的提高,沙眼发病率大为下降,尤其重沙眼和并发症少见,但在农村和山区重沙眼仍然存在。

1.病因

沙眼的病原菌是沙眼衣原体。

2.病理

沙眼衣原体侵入睑结膜和穹隆结膜上皮细胞,上皮细胞增生形成乳头,使上皮层粗糙不平。结膜上皮下组织发生弥漫性淋巴细胞浸润,局限性聚集,形成滤泡,滤泡变性、坏死,继而结缔组织增生形成瘢痕。角膜缘血管扩张并向中央发展,伴细胞浸润,开始位于浅层,继而向角膜深层发展,初呈帘状,严重者波及全角膜形成角膜血管翳。

3.临床分期

根据1979年全国第二届眼科学术会议制定:

Ⅰ期(进行期):即活动期,乳头、滤泡并存,上穹隆结膜组织模糊不清,有角膜血管翳。

Ⅱ期(退行期):自瘢痕开始出现至大部变为瘢痕,仍有活动病变存在。

Ⅲ期(结瘢期):活动病变完全消失,留有瘢痕,无传染性。

根据活动病变(乳头和滤泡)占上睑结膜面积多少分为:占1/3面积以下者为轻(+),占1/3~2/3面积者为中(++),占2/3以上者为重(+++)。

国际上常用的分期法即MacCallan分期法:

Ⅰ期(浸润期):睑与穹隆结膜充血肥厚,上睑比下睑明显,开始有滤泡和角膜血管翳。

Ⅱ期(活动期):乳头、滤泡与角膜血管翳。

Ⅲ期(瘢痕前期):同我国Ⅱ期。

Ⅳ期(瘢痕期):同我国Ⅲ期。

4.临床表现

(1)无自觉症状,体检时发现。

(2)有异物感、流泪、畏光,有黏液性分泌物,角膜上有血管翳,视力减退。

(3)检查见睑结膜充血,有乳头增生,滤泡形成,且有角膜血管翳形成、结膜瘢痕出现。

5.实验室检查

(1)细胞学检查:可找到巨噬细胞、网织细胞,胞质内有沙眼包涵体,进行病毒分离可找到沙眼衣原体。

(2)血清学检查:可发现抗沙眼衣原体抗体,既有种群抗体,也有型抗体。用免疫荧光技术易查出来。

6.诊断标准

1979 年中华医学会眼科学分会制定：

(1)上睑板结膜和上穹隆部结膜血管模糊充血,乳头增生或滤泡形成,或两者兼有。

(2)上穹隆和上睑结膜有瘢痕出现。

(3)角膜血管翳。

(4)结膜刮片染色检查有沙眼衣原体。

在第一项的基础上,兼有其他三项之一者可诊断沙眼。

7.鉴别诊断

(1)结膜滤泡症:滤泡多见于下睑及下穹隆部结膜,滤泡较小,大小均匀相似,境界清楚,滤泡间结膜正常,不充血,无角膜血管翳,无瘢痕,亦无自觉症状。

(2)慢性滤泡性结膜炎:为颗粒杆菌感染,滤泡多见于下睑、下穹隆,大小均匀,排列整齐,结膜不肥厚,无角膜血管翳和结膜瘢痕形成。

(3)春季卡他性结膜炎:奇痒,季节性强,睑结膜上的乳头大,扁平且硬,上穹隆部无病变,涂片嗜酸性粒细胞增多。

(4)包涵体性结膜炎:滤泡以下睑和下穹隆为主,无角膜血管翳和结膜瘢痕形成。

8.并发症

(1)睑内翻倒睫:因睑板肥厚和瘢痕收缩使睑缘内翻,多发于上睑,睫毛刺向眼球,使角膜混浊或角膜溃疡。

(2)上睑下垂:睑结膜与睑板被细胞浸润,且增生、肥厚,重量增加,加上 Muller 肌肉受细胞浸润,使上睑提肌作用降低。

(3)睑球粘连:穹隆部因结膜瘢痕收缩而缩短,以下穹隆为显,甚至穹隆部完全消失。

(4)角膜混浊:重症角膜血管翳常遗留角膜混浊。睑内翻时,睫毛刺向角膜致角膜溃疡、角膜混浊。

(5)实质性结膜干燥症:由于结膜广泛结瘢,使杯状细胞和副泪腺分泌功能受到破坏,同时泪腺的排泄管因结膜瘢痕而闭塞,结膜囊内无黏液、泪液,使结膜和角膜不能湿润而发生干燥和混浊,导致角膜和结膜上皮发生角化。

(6)慢性泪囊炎:病变累及泪道黏膜,使鼻泪管狭窄或阻塞所致。

9.治疗

原则上以局部用药为主。重症沙眼除滴眼药外,还可辅以手术治疗。

(1)局部用药:①0.1％利福平、0.5％金霉素眼药水,每日 3～6 次。②10％～15％磺胺醋酰钠、0.25％氯霉素眼药水,每日 4～6 次。③金霉素、四环素、土霉素等眼膏,晚上涂眼。

(2)全身用药:口服磺胺制剂、螺旋霉素、多西环素等。

(3)手术治疗:有乳头、滤泡者可用消毒纱布、棉签摩擦;滤泡多者可行压榨术;有倒睫者应拔除;睑内翻者用手术矫正。

10.预后

病程长,难以治愈。沙眼并发症多,常造成不良后果。

二、包涵体性结膜炎

包涵体性结膜炎是由沙眼衣原体中眼－生殖泌尿型即 D～K 型衣原体感染所致的结膜炎。

1.病因

病原体为沙眼衣原体抗原型 D～K。通过接触传染，感染途径是尿道、生殖道分泌物感染，也可通过游泳池间接感染。新生儿可通过产道感染。

2.临床表现

有大量脓性分泌物，下睑和穹隆部结膜有滤泡形成。新生儿早期乳头增生，晚期滤泡形成。角膜上皮或上皮下受侵犯，但不形成溃疡，不留瘢痕，无角膜血管翳。

3.实验室检查

在分泌物中可找到大量多形核白细胞，结膜刮片中可找到包涵体。

4.鉴别诊断

需与淋菌性结膜炎相鉴别。淋菌性结膜炎起病急，有大量脓性分泌物，常致角膜溃疡和角膜穿孔。视力严重障碍，分泌物涂片中可找到淋球菌。

5.治疗

新生儿在未确诊前可按淋菌性结膜炎处理。涂红霉素眼膏有效。确诊后可服用红霉素，按 40mg/（kg•d），分 4 次服用，共 2 周。成人口服红霉素或磺胺制剂 3 周。局部用 0.1％利福平、10％～15％磺胺醋酰钠液滴眼，每日 4～6 次，亦可涂红霉素眼膏。

第四节　变应性结膜炎

变应性结膜炎是眼组织对致敏原发生的反应。致敏原可能是细菌蛋白质、动物蛋白质、花粉、粉尘、食物、药物等。

一、春季结膜炎

春季结膜炎是一种季节性很强的变应性结膜炎，春、夏季发病。多见于儿童和青年人，男性多见，常双眼发病。

1.病因

致病原因可能是对空气中游离的花粉或其他物质发生变态反应所致。

2.病理

早期结膜上皮细胞和杯状细胞增生，腺样层过度肥厚，淋巴细胞、浆细胞和大量嗜酸性粒细胞呈弥漫性浸润，血管扩张、增生继之纤维组织增生，弹力纤维增加。上皮纤维组织发生透明样变性，角膜缘处的病理改变与结膜相似。

3.临床表现

奇痒，灼热感，畏光、流泪及异物感等症状轻微。分为：

（1）睑结膜型：睑结膜有大而扁平的乳头，如铺石子路样。

（2）角膜缘型：角膜缘附近结膜胶样增厚。

（3）混合型：同时兼有以上两种病变。

4.实验室检查

（1）分泌物或结膜刮片有大量嗜酸性粒细胞。

（2）血、泪液中 IgE 明显增高，必要时用免疫荧光标记检查抗体。

5.鉴别诊断

需与巨乳头性结膜炎相鉴别。巨乳头性结膜炎见于戴角膜接触镜或装义眼患者。病变主要在近穹隆部，其他症状及体征均相似。

6.治疗

（1）局部用 2%～4%色甘酸钠眼药水（膏），每日 4～6 次；0.5%可的松或 0.025%地塞米松眼药水（膏），每日 4～6 次。

（2）口服阿司匹林，每日 0.6g，一周后每周 0.6g 维持。

（3）用 β 射线照射，有良好效果。

（4）用 1/1 000 肾上腺素溶液或 1%麻黄碱溶液滴眼可减轻症状。

（5）发病季节可戴防护镜，减少外界花粉、粉尘、强光等的刺激。

7.预后

病程长，久治不愈，反复发作，难以根治。

二、过敏性结膜炎

过敏性结膜炎是接触或吸入某种抗原导致的速发型或迟发型过敏性结膜炎症。此外，多次接触抗原物质，可在抗原致敏眼局部或全身引起本病。

1.病因

速发型过敏的抗原有花粉或干草等，如花粉过敏性结膜炎等；迟发型过敏可由局部用药引起，如阿托品、毛果芸香碱、丁卡因、汞制剂、青霉素、磺胺类药物等（药物过敏性结膜炎）。

2.病理

结膜乳头增生，上皮细胞增生，其中以杯状细胞增生显著；上皮下组织水肿，血管极度扩张，血清渗出，大量新生血管形成；组织内有各种炎性细胞，呈弥漫性浸润，有滤泡形成，有大量嗜伊红细胞；晚期纤维结缔组织增生及变性。

3.临床表现

发病急，眼睑水肿，结膜充血、水肿，有黏液性分泌物，眼痒。

4.实验室检查

分泌物涂片或结膜刮片可找到嗜伊红细胞增多；血、泪液中 IgE 增加。

5 治疗

（1）治疗原则：避免接触变应原，停用致敏药物。

（2）局部用药：0.5%可的松或 0.025%地塞米松眼药水（膏），每日 4～6 次。

（3）全身用药：口服抗过敏药物，如阿司咪唑、氯苯那敏（扑尔敏）、盐酸异丙嗪等，还可用钙剂，如钙片或静脉注射葡萄糖酸钙溶液。为防止继发感染，可用抗生素。

三、泡性角膜结膜炎

泡性角膜结膜炎是由微生物蛋白引起的变态反应性疾病，多发于春、夏季节，多见于儿童和青少年，尤其是营养不良和过敏体质者。

1. 病因

多认为本病是一种由多种微生物蛋白质（如细菌中的结核菌素、金黄色葡萄球菌蛋白及真菌、衣原体和寄生虫蛋白质）引起的迟发型变态反应。不良卫生习惯，阴暗、潮湿的居住环境易诱发本病。

2. 病理

早期结膜腺样层内有大量慢性炎性细胞致敏浸润集聚成结节，其周边为淋巴细胞和单核细胞，中央为上皮样细胞和巨细胞，亦有多形核白细胞。结节周围血管扩张，血管内皮增生，疱疹可吸收而消失，不留痕迹，顶端上皮可破溃形成溃疡，造成周围水肿和血栓形成。

3. 临床表现

（1）异物感或灼热感，如侵及角膜时则有畏光、流泪和刺痛等症状。

（2）结膜和角膜缘上皮下反复出现半透明结节样浸润，病变中央可形成溃疡，其周围有局限性充血。

4. 鉴别诊断

需与浅层巩膜炎相鉴别。浅层巩膜炎表现为巩膜充血，呈紫红色，血管不能推动，自觉局部疼痛。

5. 治疗

（1）局部滴用0.5%可的松或0.025%地塞米松眼药水（膏），每日4～6次；0.1%利福平、0.3%诺氟沙星眼药水（膏）每日4～6次。

（2）可口服钙剂、多种维生素，必要时可口服激素、吲哚美辛（消炎痛）。

（3）加强营养，调节饮食，加强身体锻炼。

（4）对顽固者可试行结核菌素脱敏试验。

第五节　结膜干燥症

结膜干燥症是由结膜组织本身的病变或全身性疾病所引起的结膜干燥现象。临床上把结膜干燥症分为上皮性结膜干燥症和实质性结膜干燥症两种。

一、上皮性结膜干燥症

本症是因为维生素A缺乏和全身营养紊乱所引起的结膜病。

1.病因

(1)摄入量不足:喂养不当或患病时忌口。

(2)吸收不良:如消化不良、胃肠炎、痢疾等影响维生素 A 的吸收,当维生素 A 缺乏时,则造成肠壁上皮的病变,如此形成恶性循环。

(3)消耗量过多:小儿生长发育快,对维生素 A 的需要量大,当患麻疹、肺炎、百日咳时维生素 A 消耗量增加。

(4)成人长期患消化道不良疾病,则维生素 A 吸收不良;当肝病变时,造成脂肪吸收不良而引起脂溶性维生素 A 缺乏。

2.病理

早期结膜杯状细胞消失,上皮细胞玻璃样变,色素沉着,其后上皮细胞变扁平、增厚,细胞核消失,呈角化改变,干燥斑内含有睑板腺分泌物、上皮碎屑、脂肪等,或有干燥杆菌。

3.临床表现

(1)眼干涩、畏光、夜盲。

(2)球结膜干燥,失去正常的光泽和弹性,睑裂处可见三角形干燥斑(Bitot 斑)。严重者发生角膜软化。

(3)有营养不良或消化不良等病史。

4.实验室检查

结膜刮片可发现上皮细胞角化颗粒和大量干燥杆菌。

5.治疗

(1)局部用消毒鱼肝油滴眼,每日 4～6 次,同时用抗生素眼药水(膏)。角膜软化者如有溃疡,加用 1%阿托品眼药水(膏),每日 1～2 次,20%素高捷疗眼膏,睡前用。

(2)全身治疗改善营养状况,可口服维生素 AD(鱼肝油)或肌内注射鱼肝油,每日 1mL,同时食用富含维生素 A 的食物,如猪肝、牛奶、鸡蛋、胡萝卜等。

二、实质性结膜干燥症

本症是由结膜瘢痕或暴露所致的结膜病变。

1.病因

(1)各种理化因素引起的烧伤、沙眼或 X 线照射后造成的广泛性瘢痕,使泪腺、副泪腺杯状细胞被破坏形成阻塞。

(2)各种原因所引起的睑闭合不全,使角膜、结膜长期暴露在外而发生干燥。

2.病理

结膜上皮全层增厚,甚至呈复层扁平上皮结构;表层细胞出现角化,亦有空泡;中层胞核凝缩,染色不好,出现退行性变;上皮层下淋巴细胞浸润。

3.临床表现

(1)有化学烧伤史和沙眼、睑闭合不全等症。

(2)结膜皱缩、干燥、角化,角膜上皮干燥混浊,视力下降。

4.实验室检查

结膜刮片可发现上皮细胞角化颗粒和大量干燥杆菌。

5.治疗

(1)对症处理:局部用人工泪液,1%甲基纤维素液。利奎芬滴眼,每日 4 次。20%素高捷疗眼膏,睡前涂用,每日 1～2 次。为防继发感染,可用抗生素眼药水(膏)。

(2)封闭泪点,减少泪液流出。

(3)戴亲水软角膜接触镜。

(4)睑成形术或睑缘缝合使睑闭合,保持眼湿润。

(5)可行腮腺管移植术改善症状,但有时造成流泪不止。

第六节 结膜肿瘤

一、结膜色素痣

结膜色素痣是由色素细胞聚集于结膜任一部位所形成的棕黑色斑,称结膜色素痣,为黑色素细胞增生性病变。

1.病因

为先天性的良性瘤,来源于神经外胚层。

2.病理

痣细胞小,核深染,胞质少,含色素或多或少。增生的痣细胞,特别在浅表的上皮下组织中,痣细胞大,有时可见核仁。儿童的交界痣细胞往往增生活跃,有时可见核分裂象,但极少恶变。上皮下的痣细胞呈梭形,细胞较小,染色深。复合痣的痣细胞与上皮相连,紧靠上皮的痣细胞比深部的细胞大而丰满,圆形或卵圆形,染色较淡。

3.临床表现

在结膜任一部位发现有深褐色或黑色的色素聚集,扁平或稍高起,形状不规则而境界清楚的斑块,无血管通过。

4.鉴别诊断

需与恶性黑色素瘤相鉴别。恶性黑色素瘤生长迅速,基底不平,富有新生血管,容易出血,其周围组织有炎性反应。

5.治疗

一般不需治疗,如手术则必须彻底。用手术刀切除或二氧化碳激光治疗,以免复发和恶变。如疑有恶变倾向时,应尽早行大范围手术。

二、结膜血管瘤

结膜血管瘤是先天性血管发育畸形。可发生于结膜的任何部位,任何年龄。

1.病因

多为先天性,少数为婴幼儿时期逐渐形成。分海绵状和毛细血管性两种。

2.病理

海绵状血管瘤由大小不一、扩张充血的血管组成,血管壁为内皮细胞所围绕,血管间有少量纤维结缔组织间隔,管腔内可发生血栓,有压缩性,随结膜一起移动。

毛细血管瘤由丛状增生的毛细血管组成,管腔一般为圆形,管腔内皮细胞不增生,无明显界限。

3.临床表现

毛细血管瘤常见,局部呈暗红色或鲜红色斑块或扁平隆起,有时表面粗糙,呈草莓状,境界清楚,范围可大可小。

海绵状者少见,呈青紫色局部隆起,质松,有波动性和可缩性,俯首或咳嗽时肿瘤变大,入眶者可见眼球突出。

4.治疗

早期发现,早期治疗。

毛细血管瘤可用 X 线、^{32}P 或 ^{90}Sr 照射。面积小者可行电凝、冷凝或激光治疗(表浅者),使其萎缩。而海绵状血管瘤可手术切除,也可局部注射硬化剂使其萎缩。

5.预后

治疗不易彻底,故很容易复发。

三、结膜囊肿

结膜囊肿是指发生在结膜任何部位且具有囊性感的肿物。

1.病因

(1)先天性:位于角膜缘部,常伴小眼球,囊肿较大。

(2)外伤性:多为上皮植入黏膜下,发生增生,中央变性呈空腔,腔中有透明液体,附近有炎症现象。

(3)寄生虫性:少见。

(4)上皮性:

1)腺潴留性:慢性炎症时,腺中黏液分泌物聚集形成。

2)上皮长入性:常伴慢性炎症。

3)囊膜皱襞对合而成,少见,可移动。

4)淋巴囊肿:多发于球结膜。

2.病理

囊肿位于结膜上皮下,囊腔大小不一,囊壁由上皮细胞构成,层次依形成原因而异。表层上皮多呈柱状或立方形,囊腔内有细胞分泌物,囊壁偶见淋巴细胞浸润。

3.诊断

(1)有慢性炎症。

(2)有外伤或手术史。

(3)结膜局部有囊性肿物。

(4)病检结果支持。

4.治疗

(1)手术切除。

（2）药物腐蚀：如注入 5％碘酊或 3％三氯醋酸液,随后用针吸出,然后用生理盐水冲洗干净。

四、浆细胞瘤

浆细胞瘤是由于长期慢性炎症刺激,大量浆细胞聚集而成。

1. 病因

慢性炎症如沙眼,多发生于上睑及穹隆部结膜。

2. 病理

瘤组织由聚集成堆的浆细胞组成。常有玻璃样变和淀粉样变存在。

3. 临床表现

（1）发生在上、下睑结膜及穹隆部结膜。

（2）病变呈蜡黄色隆起,无血管,形状为不规则的肿块,侵及睑板,组织脆弱,碰则出血,易破碎。

（3）有重沙眼史。

4. 鉴别诊断

需与结膜肉芽肿相鉴别。结膜肉芽是由溃疡、破溃的睑板腺囊肿,结膜囊内异物长期刺激所致,为有蒂的红色、质脆的组织,大小不等,易出血。

5. 治疗

手术切除,范围大者行黏膜移植或羊膜修补,可试行深度 X 线照射。

6. 预后

切除不易彻底,故易复发。

五、皮样脂肪瘤

皮样脂肪瘤是一种以脂肪组织为主要内容的良性肿瘤。

1. 病因

为先天性病变。

2. 病理

肿瘤由皮肤样结缔组织构成,含有汗腺、毛发、皮脂腺或脂肪,被覆有复层扁平上皮,表层有角化。

3. 临床表现

（1）在外眦部或上下直肌间结膜下可见灰黄或粉红色扁平隆起肿块,表面似皮肤。如表面有毛发生长,患者可有眼刺激症状。

（2）用刀片切开后为脂肪组织,与眶脂肪相连。

4. 治疗

肿块可行手术切除。肿瘤若侵犯角膜时,可做浅板层切除术;若侵及穹隆部及外眦,瘤组织可能深入眶内或波及眼外肌,手术时要注意勿伤泪腺和眼外肌。

第七章

角膜疾病

第一节　角膜发育异常

一、大角膜

1.病因

大角膜为 X 连锁隐性遗传。散发病例可能通过数代临床未曾发病但系基因携带者的女性遗传。

2.临床表现与检查

(1)角膜横径超过 13mm,多双侧患病。

(2)角膜透明,组织结构正常,部分病例角膜厚度低于正常眼,无后弹力层断裂。

(3)前房深,房角结构正常。某些病例虹膜突和 Schwalbe 线显而易见。

(4)早期晶状体透明,常有半脱位或移位而引起虹膜震颤,虹膜有可能萎缩。中年后晶状体可发生白内障。

3.诊断与鉴别诊断

(1)与生俱来的病史和典型的临床表现,一般可确诊。

(2)主要与先天性青光眼鉴别,该病除大角膜外,有不同程度的水肿和混浊,后弹力层有断裂且眼压升高。

4.治疗与预后

无特殊治疗。预后稳定。

二、小角膜

1.病因

小角膜为先天性发育异常。推测为胎儿第 5 个月以后发育受阻滞的结果。

2.临床表现与检查

(1)横径小于 9mm,但角膜透明,组织结构正常。视力多低下,常有眼球震颤或斜视。

(2)眼球直肌附着点前移,角膜弧度增加,折光率相对增加,但因眼轴短,而致整个屈光状态呈正视或远视。

(3)因眼前段结构缩短,至成年期可因晶状体增大诱发青光眼。

（4）多合并小眼球和其他先天异常。

三、球形角膜

1.病因

球形角膜为先天发育异常，属常染色体隐性遗传。

2.临床表现与检查

（1）常为先天性，出生后或不久发病，双侧对称。

（2）视力低下或弱视。

（3）角膜呈半球形扩张，弯曲度增大，角膜曲率计检查可达 50D。

（4）角膜大小一般正常，偶可见到大于 13mm 的病例。

（5）角膜基质均一性变薄，厚度仅及正常人的 1/5 至 1/3。个别病例周边部近角膜缘处最薄。

（6）角膜透明，中央区可因后弹力膜破裂出现急性水肿。因角膜薄而脆，轻微钝伤可引起角膜破裂穿孔。

（7）常合并蓝巩膜，关节延伸过长、齿脱色、听力减退、骨折和脊椎前移等结缔组织疾病。

（8）组织学改变主要为基质变薄，周边部角膜前弹力膜可能缺失。有急性水肿史者后弹力膜有破孔。

3.诊断与鉴别诊断

球形角膜须和大角膜、婴幼儿青光眼鉴别，详见表 7-1。

表 7-1 球形角膜与大角膜、婴幼儿青光眼鉴别

临床表现	大角膜	原发性婴幼儿青光眼	球形角膜
遗传方式	X 连锁隐性遗传	散发	常染色体隐性遗传
眼别	双眼对称	单侧或双侧不对称	双侧对称
自然病程	非进行性	进行性角膜扩张	非进行性
角膜透明度	透明	弥漫性水肿	透明，中央区角膜可因后弹力膜破裂产生急性水肿
角膜直径	>13mm	弹力层断裂>13mm	正常大小，个别病例>13mm
角膜厚度	正常	增厚	均一变薄，仅及正常厚度的1/5 至 1/3
角膜曲率计	正常	扁平	陡峭，可达 50D
眼压	正常	升高	正常
前房角	无明显异常	房角为中胚叶组织覆盖	正常
主要眼部并发症	晶状体脱位，中年以前发生白内障，继发青光眼	视神经损伤，角膜水肿	弱视，急性角膜水肿轻微
伴发全身病	偶有 Marfan 综合征和其他骨骼异常病变	无固定伴发全身病	创伤可致角膜穿孔，关节延伸过长，听力减退，齿脱色

4.治疗与预后

(1)无确切有效疗法。可谨慎试行全角膜表面镜片术改善角膜厚度和屈光状态。术后宜特别注意植片愈合缓慢,避免伤口。

(2)防止局部外伤,角膜破裂者预后不佳。

四、先天性角膜混浊

1.病因

常染色体隐性或显性遗传。有人认为与妊娠前 3 个月母体子宫内膜炎有关。

2.临床表现与检查

(1)先天性角膜混浊与生俱来。混浊的浓密程度与范围因临床类型而异,其中先天性角膜白斑与后部圆锥角膜混浊主要在中央部,而硬化性角膜和先天性角膜葡萄肿为弥漫性角膜混浊。

(2)角膜扁平与硬化性角膜或呈葡萄肿状扩张(先天性角膜葡萄肿),唯后部圆锥角膜中央或旁中央角膜后表面向前方锥状突起伴混浊,前表面曲率正常。

(3)弱视性眼球震颤。

(4)小眼球小角膜,虹膜前粘连,房角不全闭锁,可有前极性白内障。

(5)先天性角膜白斑和硬化性角膜,多双眼患病,但双眼程度不等,而后部圆锥多单眼发病,常在体检中偶然被发现,各类型详见表 7-2。

表 7-2　先天性角膜混浊的临床类型

类型	最常见的眼部解剖异常	遗传方式	相关的眼部病变	备注
先天性扁平角膜	角膜扁而薄	常染色体隐性遗传	硬化性角膜浅前房,继发青光眼	
硬化性角膜	周边型角膜扁平仅周边部混浊如巩膜,弥漫型全角膜混浊	常染色体显性或隐性遗传	小眼球小角膜,中央区后弹力层及内皮缺失,房角和晶状体发育不良	
先天性角膜白斑	中央性粘连白斑,混浊区后弹力层与内皮缺失	常染色体隐性遗传,可散发性	小眼球,房角不全闭锁,角膜晶状体粘连,白内障	早期自转性角膜移植
后部圆锥角膜	中央区后面锥形前突,前表面弧度正常,混浊区后弹力层及内皮缺失	散发	前极性白内障,角膜后部多形性营养不良	自转或角膜移植,女性多
先天性角膜葡萄肿	角膜与虹膜、晶状体粘连,形成局限或全角膜葡萄肿,可能有新生血管	继发性青光眼,局限或全角膜葡萄肿	多为先天性角膜白斑的重症者发展之结果。也可由子宫内膜炎引起	

3.治疗和预后

多数无特效治疗而为终身残疾。少数中周边与周边部有足够透明区的先天性白斑和后部圆锥,可根据技术和条件,考虑做自转性或同种异体穿透性角膜移植,手术宜早,成年后即使手术成功亦不可能纠正弱视。先天性白斑角膜厚薄不均,且前房浅又有虹膜前粘连,术后继发青光眼危险性很大;植片大小因受体角膜大小而定,一般可做 4～5mm 直径植片,过大则因靠近角膜缘,易发生排斥反应、继发青光眼等并发症。

第二节　角膜炎

一、细菌性角膜炎

细菌性角膜炎是 20 世纪 60 年代最主要的感染性角膜疾病,70 年代以后病毒性角膜炎、真菌性角膜炎、棘阿米巴性角膜炎迅速增多,但细菌性角膜炎仍是当前发病率和致盲率最高的感染性角膜病。细菌性角膜炎的发展趋势是机会感染、混合感染及耐药菌感染不断增多,给该病的诊断和治疗带来一定困难,眼科医生必须给予高度警惕和重视。

随着时代的变迁,细菌性角膜炎的致病菌也发生了很大变化,文献统计当前最常见(约占70%左右)的致病细菌有四种,即革兰氏阳性球菌中的肺炎链球菌(S)和葡萄球菌(S),革兰氏阴性杆菌中的绿脓杆菌(P)和莫拉菌(M),简称 SSPM 感染。此外,比较常见的致病菌还有链球菌、分枝杆菌、变形杆菌、黏质沙雷菌等,有增多倾向的致病细菌有厌氧性细菌、不发酵革兰氏阴性杆菌、放线菌等。

(一)肺炎链球菌性角膜炎

肺炎链球菌性角膜炎是最常见的革兰氏阳性球菌所引起的急性化脓性角膜炎。具有典型革兰氏阳性球菌所特有的角膜体征,局限性椭圆形溃疡和前房积脓,故亦称匍行性角膜溃疡或前房积脓性角膜溃疡。

1.病因

(1)致病菌:肺炎链球菌,是革兰氏阳性双球菌,直径为 $0.5～1.2\mu m$。

(2)危险因素:

1)有角膜上皮外伤史,如树枝、谷穗、指甲、睫毛等擦伤,或有灰尘、泥土等异物病史。

2)长期应用糖皮质激素。

3)慢性泪囊炎和配戴角膜接触镜也是引起本病的主要因素。

发病以夏、秋农忙季节为多见,农村患者多于城市。多发生于老年人,婴幼儿或儿童少见。

2.临床表现

(1)症状:起病急,表现为突然发生眼痛及刺激症状。角膜缘混合充血,球结膜水肿。

(2)体征:

1)角膜损伤处(多位于中央)出现粟粒大小灰白色微隆起浸润灶,周围角膜混浊水肿。1～2天后,病灶扩大至数毫米,表面溃烂形成溃疡,向周围及深部发展。其进行缘(溃疡的浸润越过溃疡边缘)多潜行于基质中,呈穿凿状,向中央匍行性进展,另一侧比较整齐,炎症浸润较静止。

2)有时浸润灶表面不发生溃疡,而向基质内形成致密的黄白色脓肿病灶。伴有放射状后弹力膜皱褶形成。

3）当溃疡继续向深部发展，坏死组织不断脱落，可导致后弹力膜膨出或穿孔。一经穿孔，前房将失去原先的无菌性，造成眼内感染，最终导致眼球萎缩。

4）严重的虹膜睫状体炎反应也是本病特征之一，由于细菌毒素不断渗入前房，刺激虹膜睫状体，可出现瞳孔缩小、角膜后沉着物、房水混浊及前房积脓。

3. 诊断

（1）发病前有角膜外伤、慢性泪囊炎或局部长期应用糖皮质激素病史。

（2）起病急，大多从角膜中央部出现浸润病灶。

（3）灰白色局限性溃疡呈椭圆形匐行性进展，很快向基质层发展，形成深部脓肿，甚至穿孔。

（4）常伴有前房积脓，病灶区后弹力层皱褶。

（5）病灶刮片发现有革兰氏染色阳性双球菌。结合角膜溃疡的典型体征，大体做出初步诊断。确诊仍需细菌培养证实有肺炎球菌感染。

4. 治疗

（1）首选青霉素类抗生素（1％磺苄西林）、头孢菌素类（0.5％头孢噻肟）等滴眼液频繁滴眼。氨基糖苷类抗生素（0.3％庆大霉素）容易产生耐药性，治疗中必须加以注意。重症病例可加上结膜下注射或全身给药。

（2）如存在慢性泪囊炎，应及时给予清洁处置或摘除。

（3）药物治疗不能控制病情发展或角膜穿孔者，应施行治疗性角膜移植术。

（二）葡萄球菌性角膜炎

葡萄球菌性角膜炎是最常见的革兰氏阳性细菌感染性角膜病，临床表现多样，分为金黄色葡萄球菌性角膜炎、表皮葡萄球菌性角膜炎、耐药金黄色葡萄球菌性角膜炎、耐药表皮葡萄球菌性角膜炎及葡萄球菌性边缘性角膜炎等。

1. 病因

（1）致病菌：葡萄球菌广泛分布于自然界、空气、水、土壤以及人和动物的皮肤与外界相通的腔道中，菌体呈球形，直径为 $0.8\sim1\mu m$，细菌排列呈葡萄串状，革兰氏染色阳性。细菌无鞭毛，缺乏运动能力，不形成芽孢。根据色素、生化反应等不同，分为金黄色葡萄球菌和以表皮葡萄球菌为代表的凝固酶阴性葡萄球菌。前者可产生毒素及血浆凝固酶，故其毒力最强；后者毒性较小、不产生血浆凝固酶，一般不致病，但近年来已成为眼科感染的重要条件致病菌之一。

（2）危险因素：同肺炎链球菌性角膜炎，一般有外伤或其他眼表病病史（如眼干燥症、单疱病毒性角膜炎等）。

2. 临床特征

（1）金黄色葡萄球菌性角膜炎：

1）是一种急性化脓性角膜溃疡，临床上与肺炎链球菌所引起的匐行性角膜溃疡非常相似。

2）具有革兰氏阳性球菌典型的局限性圆形灰白色溃疡，边缘清楚，偶尔周围有小的卫星灶形成，一般溃疡比较表浅，很少波及全角膜及伴有前房积脓。进展较肺炎球菌性角膜炎缓慢。

（2）表皮葡萄球菌性角膜炎：又称凝固酶阴性葡萄球菌性角膜炎。

1）是一种医源性角膜感染病，多发生于眼局部免疫功能障碍的个体，如糖尿病、变应性皮肤炎、长期滴用糖皮质激素及眼科手术后的患者。

2）发病缓慢，临床表现轻微，病变一般较局限，溃疡范围小而表浅，与金黄色葡萄球菌性角膜炎相比，前房反应较轻。很少引起严重角膜溃疡及穿孔。

（3）耐甲氧西林金黄色葡萄球菌性角膜炎（MRSAK）和耐甲氧西林表皮葡萄球菌性角膜炎（MRSEK）：

1）近来由于广泛使用抗生素，耐甲氧西林金黄色葡萄球菌逐年增多，80％～90％的金黄色葡萄球菌可产生青霉素酶，使青霉素 G 水解失活。几乎对每一种抗生素均可产生耐药性，对磺胺类及氨苄西林耐药者占 95％～100％；对氯霉素耐药者占 64％～71.4％；对四环素耐药者占 36％～40％。

2）MRSAK 或 MRSEK 的临床表现与金黄色葡萄球菌所致的角膜炎相同，多为机会感染，常发生于免疫功能低下的患者，如早产儿或全身应用化疗后发生；眼部免疫功能低下者，如眼内手术（角膜移植术、白内障等）后、眼外伤、眼干燥症、配戴角膜接触镜等。

（4）葡萄球菌性边缘性角膜炎：又叫葡萄球菌性边缘性角膜浸润。

1）多发生于葡萄球菌性眼睑结膜炎患者，是葡萄球菌外毒素引起的一种Ⅲ型变态反应（免疫复合物型）。

2）中年女性较多见，时重时轻，反复发作，常伴有结膜充血及异物感。

3）浸润病灶多位于边缘部 2、4、8、10 点处（即眼睑与角膜交叉处，该处免疫复合体容易沉积），呈灰白色孤立的圆形、串珠形或弧形浸润，位于上皮下及浅基质层。病灶与角膜缘之间有一透明区。反复发作后，周边部可有浅层血管翳长入浸润灶。很少引起角膜溃疡发生。

3. 治疗

（1）葡萄球菌性角膜炎：一般采用头孢菌素类如 0.5％头孢噻肟、青霉素类如 1％磺苄西林，或氟喹诺酮类如 0.3％氧氟沙星滴眼液频繁滴眼。特别注意氨基糖苷类药物治疗表皮葡萄球菌性角膜炎效果较差。

（2）MRSAK 或 MRSEK：可采用米诺环素和头孢美唑进行治疗。近来文献推荐的方法采用 5％万古霉素溶于以磷酸盐缓冲液的人工泪液中频繁滴眼，或万古霉素 25mg 结膜下注射，每日 1 次，同时每日两次口服头孢美唑，每次 1g，对早期病例有较好疗效。

（3）葡萄球菌性边缘性角膜炎：主要采用糖皮质激素如 0.1％氟米龙和 1％磺苄西林或 0.3％氧氟沙星滴眼液交替滴眼，一般 1 周左右即可明显好转。重度患者除清洁眼睑缘外，还应联合结膜下注射或口服糖皮质激素。

（4）药物治疗：不能控制病情发展或病变迁延不愈、有穿孔倾向者，应早期施行治疗性角膜移植术。

（三）绿脓杆菌性角膜炎

绿脓杆菌性角膜炎是一种极为严重的急性化脓性角膜炎，具有典型革兰性阴性杆菌所引起的环形脓肿的体征，常在极短时间内累及整个角膜而导致毁灭性的破坏，后果极其严重。一经发生，必须立即抢救。

1.病因

(1)致病菌：

1)绿脓杆菌属假单胞菌属,革兰氏阴性杆菌,大小为$(0.5\sim1.0)\mu m\times(1.5\sim3.0)\mu m$的直或微弯杆菌,有产生色素的性能,引起蓝绿色脓性分泌物,故又称为铜绿色假单胞菌。该菌广泛存在于自然界的土壤和水中,亦可寄生于正常人皮肤和结膜囊,有时还可存在于污染的滴眼液中,如荧光素、丁卡因、阿托品、毛果芸碱滴眼液等。有时甚至可在一般抗生素滴眼液(如磺胺)中存活。

2)绿脓杆菌具有很强的致病性,主要致病物质是内毒素(菌细胞壁脂多糖)和外毒素(弹力性蛋白酶、碱性蛋白酶及外毒素 A)。实验证明,动物实验接种后,迅速在角膜繁殖,放出毒素和酶,并同时引起以中性粒细胞为主的浸润,导致角膜组织溶解及坏死。

(2)危险因素:绿脓杆菌毒性很强,但侵袭力很弱,只有在角膜上皮损伤时才能侵犯角膜组织引起感染,最常见的发病危险因素有:

1)角膜异物剔除术后,或各种原因引起的角膜损伤(如角膜炎、角膜软化、角膜化学烧伤及热烧伤、暴露性角膜炎等)。

2)配戴角膜接触镜时间过长,或使用被绿脓杆菌污染的清洁液或消毒液。

3)使用被污染的眼药水和手术器械。

2.临床表现

(1)发病急,病情发展快,潜伏期短(6~24 小时)。患者感觉跟部剧烈疼痛、畏光流泪,视力急剧减退,检查可见眼睑红肿、球结膜混合性充血、水肿。

(2)典型的环形浸润或环形溃疡形态及前房积脓。

(3)大量的黄绿色黏脓性分泌物。

(4)涂片检查发现有革兰氏阴性杆菌,培养证实为绿脓杆菌。

3.治疗

(1)局部:首选氨基糖苷类抗生素(如庆大霉素、妥布霉素、阿米卡星)或氟喹诺酮类抗菌药(氧氟沙星、环丙沙星)频繁滴眼,也可采用第三代头孢素菌类抗生素(头孢噻肟、头孢磺啶、头孢哌酮)频滴或交替滴眼。白天每30~60 分钟 1 次滴眼,晚上改用氧氟沙星眼膏或磺苄西林眼膏每 3~4 小时 1 次涂眼。

(2)重症患者:可采用结膜下注射或全身用药。待获得药敏试验的结果后,应及时修正使用敏感的抗生素或抗菌药进行治疗。

(3)糖皮质激素的应用:在大量有效抗生素控制炎症的情况下,适当应用糖皮质激素可以减轻炎症反应和瘢痕形成。口服泼尼松 10mg,每日 3 次,或地塞米松 15mg 加入抗生素及葡萄糖中静脉滴注。但溃疡未愈合,荧光素染色阳性时局部忌用糖皮质激素治疗。

(4)其他治疗:用 1%阿托品散瞳,用胶原酶抑制剂和大量维生素对症治疗。病情重者在药物治疗 24~48 小时后,有条件则彻底清除病灶进行板层角膜移植。术后每天结膜下注射敏感抗生素可缩短疗程,挽救眼球。后遗角膜白斑者,则做穿透性角膜移植。

二、真菌性角膜炎

真菌性角膜炎是严重的致盲眼病,由于发病率高又多与植物外伤有关,所以在我国这个农业大国里,农民患病率占首位。统计资料表明,真菌性角膜炎行穿透性角膜移植治疗者中,农民占 85.2%。由于临床上缺乏有效的抗真菌药物,因此,患者的病程长,角膜感染严重,有的甚至合并穿孔。近年来,角膜真菌感染有增加趋势。

1. 致病菌

真菌性角膜炎的主要致病真菌,国外报告主要是白念珠菌、曲霉菌和其他丝状菌;而国内对真菌性角膜炎培养和菌种鉴定结果,主要是镰刀菌(占 70%),曲霉菌占 10%,白念珠菌占 5%,其他占 15%。真菌感染角膜有三种途径:①外源性,常有植物、泥土外伤史;②眼附属器的感染蔓延;③内源性,身体其他部位深部真菌感染,血行扩散。大多数学者认为真菌是一种条件致病菌,因为正常结膜囊内培养出真菌,检查阳性率高达 27%,但不发病,只有长期使用抗生素,致结膜囊内菌群失调或长期应用糖皮质激素,使局部免疫力低下,角膜的外伤等情况下,才引起真菌性角膜炎。根据真菌性角膜炎的临床表现结合相应的病理学改变,目前可以把真菌性角膜炎大体上分为两种形式:①水平生长型,真菌为表层地毯式生长,对抗真菌药物效果好,刮片阳性率高,是板层角膜移植的适应证。②垂直和斜行生长型,为临床较严重的真菌感染,有特异的真菌感染伪足、卫星灶等,抗真菌药物往往无效,板层移植为禁忌,做穿透性角膜移植术(PKP)时要尽可能切除病灶外 0.5mm 范围以上,才能有把握控制炎症。

2. 发病机制

目前对真菌在角膜内感染的发病机制缺乏系统深入的研究,零星的研究表明真菌本身的毒力即侵袭力和机体防御异常是真菌感染发生的两大因素。目前认为真菌的黏附,特别与宿主上皮的黏附是真菌感染角膜的第一步,最近的研究结果表明,不同感染中真菌对角膜上皮有不同的黏附力。一些研究还发现真菌在感染宿主的过程中,通过分泌一些特异性酶降解破坏宿主细胞膜,达到侵袭和扩散的目的。病原性真菌分泌的酶类目前研究较多的有磷酸酯酶和降解肽类的金属蛋白酶。对几种常见致病真菌的蛋白酶进行研究,发现不同真菌在感染的不同时期分泌蛋白酶的量是不一样的。

3. 临床表现

相对细菌感染性角膜炎,真菌性角膜炎发病和进展缓慢。早期描述其临床表现时,多为角膜上相对静止的病灶,但目前临床上滥用抗生素、抗病毒及糖皮质激素类药物后,典型病程的真菌性角膜炎已少见,而临床常见到的真菌性角膜炎的浸润、溃疡发展已较快,有的 1 周内可感染到全角膜,所以不能以病程作为一个主要临床指标来判断是否为真菌感染。

真菌性角膜炎典型的角膜病变有:①菌丝苔被,表现为角膜感染病灶呈灰白色轻度隆起,外观干燥,无光泽,有的为羊脂状,与下方炎症组织粘连紧密。②伪足,在感染角膜病灶周围有伪足,像树枝状浸润。③卫星灶,为角膜大感染灶周围,出现与病灶之间没有联系的小的圆形感染灶。④免疫环,常表现为感染灶周围的环形浸润,此环与感染灶之间有一模糊的透明带。⑤内皮斑,约有 50% 患者可见到角膜内皮面有圆形块状斑,常见于病灶下方或周围。⑥前房积脓,是判断角膜感染深度的一个重要指标,有前房积脓时说明感染已达角膜基质层,有的甚至部分菌丝已穿透后弹力层。前房的脓液在角膜穿孔前,只有 15%～30% 有菌丝,大部分为反应性积脓,当出现角膜穿孔,前房脓液中高达 90% 有真菌菌丝存在。

根据对不同真菌感染动物模型的研究,不同真菌在角膜的感染方式不同,也存在不同的临床表现,如白念珠菌性角膜炎早期显示浅层角膜病变,轻度隆起,病情发展缓慢,病变区灰白色,可见伪足和卫星灶,病变周围有明显的细胞浸润。茄病镰刀菌性角膜炎显示毛玻璃样增厚,呈现表面隆起的干燥的灰白色病灶,病灶周围浸润不明显。曲霉菌性角膜炎,角膜病灶显示徽章样改变,周边病变浓密而中央稍淡,病情发展迅速,3 天时即出现前房积脓。

4.诊断

(1)病史:角膜常伴有植物、泥土等外伤史,眼及全身长期应用糖皮质激素及广谱抗生素史。

(2)典型的临床表现:主要是眼部的典型体征。

(3)实验室检查:

1)刮片染色法:

A.10%～20% 氢氧化钾湿片法。

B.革兰氏染色:a.刮片方法同上;b.染液和染色方法同细菌学检查。

2)组织病理检查:

A.角膜组织或行角膜移植取下的组织片活检。

B.过碘酸雪夫(PAS)染色,光学显微镜下见丝状菌,类酵母菌染为红色。

3)真菌培养和鉴定:

A.常用培养基:沙氏培养基、土豆葡萄糖培养基、巧克力琼脂平板培养基。

B.培养温度:22～28℃,湿度 40%～50%。

C.pH 值:pH4.0～6.0。

D.时间:20 天至 1 个月。

结果分析:依据真菌生长速度,菌落外观菌丝、孢子或菌细胞形态特征等进行鉴别。

(4)共焦显微镜检查:共焦显微镜是一种新型、无创伤性检查设备,它可以在活体上对角膜行三维水平扫描,并提供高清晰和放大倍率的角膜各层面图像。从细胞水平上对活体角膜的病理生理进行直接观察。对真菌性角膜炎的诊断研究结果显示可达到 96% 的阳性率,并能对真菌性角膜炎抗真菌药物治疗的效果进行监控,对真菌性角膜炎的诊断和研究很有帮助。

5.治疗

(1)药物治疗:

1)两性霉素 B:是从链丝菌培养液中分离得到的多烯类抗真菌药物,体外实验证实多烯类是目前抗真菌(丝状菌、酵母菌)活性最高的药物。多烯类药物与真菌细胞膜中的麦角固醇结合,使细胞膜通透性和电解质平衡改变,导致真菌停止生长。由于哺乳动物细胞(如红细胞、肾小管上皮细胞等)的细胞膜含固醇,故全身应用时可导致溶血和肾脏等器官的毒性反应。

两性霉素 B 在临床上应用已久,静脉注射后血中的两性霉素约 90% 以上与血浆蛋白结合,因此不能透过血－房水屏障,且全身应用毒副作用大,眼用制剂在角膜内穿透性差,对深部角膜感染合并前房积脓者效果不佳。常用两性霉素 B 滴眼,感染严重时,每小时 1 次,晚上用两性霉素 B 眼膏。

2)新型三唑类:三唑类药物通过与细胞内的细胞色素 P450 结合,抑制真菌细胞膜上麦角固醇的生物合成,从而损害真菌细胞膜的结构和功能,同时使细胞内过氧化物大量堆积,造成真菌死亡。

氟康唑是一种临床上广泛应用的广谱、高效、安全的三唑类药物,动物和临床实验证实口服氟康唑对眼部念珠菌、隐球菌、曲霉菌及球孢子菌感染有效。常用氟康唑滴眼液,眼部应用刺激小,连续滴眼 2 个月,未见明显毒副作用。

伊曲康唑为粉蓝色胶囊,内含 100mg 伊曲康唑。真菌性角膜炎的应用为 200mg,每日 1 次,总疗程不超过 3 周。最常见副作用有肝功能损害及胃肠道反应。

3)那他霉素:那他霉素是从链丝菌培养液中分离的四烯类抗真菌药物,为广谱抗真菌抗生素,对曲霉菌、念珠菌、镰刀菌等均有效,抗真菌的原理与两性霉素 B 相同。由于那他霉素难溶于水,临床常用混悬液,但此液对角膜结膜通透性极差,因此,滴眼液仅用于治疗浅表的角膜感染灶。目前临床上常用的为 5% 混悬液或 10% 眼膏。

4)免疫抑制剂:研究发现许多真菌的天然代谢产物具有对其他真菌的毒性作用,从而抑制共生真菌的竞争生长。环孢霉素 A(CsA)、FK506 和西罗莫司(西罗莫司),可作为免疫抑制剂抑制 T 细胞激活的信号传导途径,还能作为毒素抑制与其竞争的真菌的生长。

5)其他:氯己定葡萄糖酸盐已广泛应用于临床近 40 年,对许多革兰氏阳性、阴性细菌,阿米巴原虫,以及沙眼衣原体具有抑制作用。1996 年 Martin 通过体外、体内实验证实 0.2% 氯己定溶液具有良好的抗真菌作用。随后临床随机对照观察显示 0.2% 氯己定溶液治疗轻中度真菌性角膜炎效果优于 0.25% 和 0.5% 那他霉素滴眼液,尤其对镰刀菌感染有效,对曲霉菌感染效果较差,眼局部耐受性良好,未见组织毒副作用,而且价廉易得。尤其对于病原菌尚不明确或可疑混合感染的患者,可将氯己定溶液作为一线药物选择。

6)联合用药:细菌感染时药物的选择及联合用药方案已研究得较为深入。对抗真菌药物联合应用的研究多限于体外实验和动物实验,人体实验观察极少。目前较为确定的是 5-氟胞嘧啶与两性霉素 B 或氟康唑联合应用有协同作用,能减少药物用量,降低毒副作用,并延缓 5-氟胞嘧啶耐药性的产生。分析为后两者破坏真菌细胞膜,从而利于前者穿透,进入真菌细胞发挥作用。利福平和两性霉素 B 合用亦有协同作用。伊曲康唑与两性霉素 B 或 5-氟胞嘧啶合用治疗念珠菌、曲霉菌和隐球菌感染有协同作用,伊曲康唑与氟康唑合用与单用伊曲康唑效果相同。

(2)手术治疗:

1)板层角膜移植术:所有真菌性角膜炎,除非合并穿孔或有穿孔趋势者,都应先联合多种抗真菌药物进行治疗,并可辅以 1～2 次局部清创处理,然后根据治疗的转归,以及病灶的大小、部位、深度及视力等因素决定是否需行角膜移植手术及选择手术的方式。选择部分板层角膜移植手术的适应证为:①药物治疗 1 周以上无效,同时不合并前房积脓的中浅层溃疡;②对药物治疗有效,其中选择经治疗后前房积脓消失,病灶位于角膜基质的中浅层,视力严重下降至 0.1 以下者,尤其适宜于溃疡直径较大或偏中心的中浅层角膜溃疡。

2)穿透性角膜移植:真菌性角膜炎的穿透性角膜移植手术时机尚没有一个统一而明确的标准,术者多是根据当时的患者病情和结合自己的经验做出决定。行穿透性角膜移植术基本掌握以下原则:①局部和全身联合应用抗真菌药物治疗48～72小时无明显疗效。②角膜溃疡直径＞6mm,病变深度到达深基质层,视力低于0.1,局部药物治疗疗效不明显或前房积脓不断增加者,或溃疡面有扩大趋势者。③角膜溃疡到达后弹力层或穿孔者。

三、病毒性角膜炎

(一)单纯疱疹病毒性角膜炎

单纯疱疹病毒(HSV)感染引起的角膜炎症称为单纯疱疹病毒性角膜炎(HSK)。它是由病毒感染、免疫与炎症反应参与、损伤角膜及眼表组织结构的复杂性眼病,也是当今世界上危害严重的感染性眼病之一,发病率占角膜病的首位。此病的特点是多类型、易复发、发病与感染机体的 HSV 株以及机体的免疫状态有关。由于抗生素和皮质类固醇的广泛应用,其发病率有上升趋势。往往因反复发作而严重危害视功能,临床尚无有效控制复发的药物,因而成为一种世界性的重要致盲原因。

1.病原学

HSV 分为两个血清型:Ⅰ型和Ⅱ型。Ⅰ型的感染部位是头颈部,大多数眼部疱疹感染是由此型病毒引起;Ⅱ型的感染部位是生殖器,偶或也引起眼部感染。近年的研究发现 HSV-Ⅰ型也可感染腰部以下部位,而 HSV-Ⅱ型也可感染腰部以上部位。人是 HSV 唯一的自然宿主。单疱病毒对人的传染性很强,人群中的绝大多数均被它感染过,血清抗体阳性率约为90％,用分子生物学方法在 75％～94％ 的人三叉神经节可发现病毒的潜伏。Ⅰ型的常见传播途径是带毒成人亲吻子女或与子女密切接触,青少年或成人间的接吻,偶可因性交而致生殖器感染。Ⅱ型则以性接触为主,同样也可因性交而致眼部感染,新生儿可经产道感染。新生儿的Ⅱ型感染除累及眼部,也可波及皮肤、血液、内脏和中枢神经系统,并可致命。两型病毒感染的潜伏期相似,为 2～12 日,通常为 3～9 日。

2.发病机制

原发感染是指病毒第一次侵犯人体,仅见于对本病无免疫力的儿童,多为 6 个月至 5 岁的小儿。在此之后,病毒终生潜伏在三叉神经节的感觉神经元内,在一些非特异刺激(感冒、发热、疟疾、感情刺激、月经、日晒、应用皮质类固醇、退翳治疗及外伤等)下诱发。

近年的研究发现,当角膜病变静止后,单纯疱疹病毒既可潜伏在三叉神经节的感觉神经元内,也可潜伏在角膜内,角膜是 HSV 的另一潜伏地。HSK 复发的详细机制尚不清楚,复发时,HSV 可能来源于潜伏在神经节细胞内的病毒再活化,通过轴浆运输到达角膜,或潜伏在角膜内的病毒再活化。

HSK 的发生、复发以及疾病在临床的表现类型主要与感染机体的 HSV 株有关,同时与机体的免疫状态也有一定的关系。

浅层型的发病是 HSV 直接感染角膜上皮细胞,在细胞内增殖导致细胞变性坏死,脱落形成上皮缺损,形成典型的树枝状角膜炎,如进一步扩大加深,则可形成地图状角膜炎。

深层型的发病并非病毒的持续增殖,而主要是一种宿主对单疱病毒抗原的免疫反应,以细胞免疫为主的迟发型超敏反应。HSV由上皮或内皮进入角膜实质后,炎症细胞、抗原抗体复合物或角膜实质内不断复制病毒,致胶原板层溶解,产生不同类型的深层炎症,主要有免疫性和坏死性角膜基质炎。

3.分类

单纯疱疹病毒性角膜炎目前仍无统一的分类方法,在不同的专著及文献中其分类的方法不同,而且对同一病变的名称也不同。根据角膜的解剖及发病的病理生理分类对疾病的诊断及治疗均有较大的帮助,这种分类方法将HSK分为:①感染性上皮性角膜炎,此型包括点状疱状角膜病变、树枝状角膜炎、地图状角膜炎及边缘性角膜炎。②神经营养性角膜炎,此型包括点状上皮糜烂及神经营养性溃疡。③角膜基质炎,此型包括坏死性或免疫性角膜基质炎。④角膜内皮炎,此型包括盘状、弥散或线状角膜内皮炎。根据机体的免疫状态及病毒的毒力,我们可以将HSK分为:角膜上皮型、溃疡型、免疫反应型及变应型。

4.临床表现

(1)原发感染:HSK的原发感染主要表现为角膜上皮型,常有全身发热和耳前淋巴结肿痛,眼部主要表现为滤泡性或假膜性结膜炎,眼睑皮肤的水疱或脓疱,点状或树枝状角膜炎,其特点为树枝短、出现晚、存在时间短(1~3日),偶也可导致盘状角膜炎。

(2)复发感染:根据炎症的部位可分为浅层型和深层型。浅层型包括点状、树枝状、地图状及边缘性角膜炎;深层型包括角膜基质炎及角膜内皮炎。复发感染的特点是不侵犯全身,无全身症状。

1)点状、树枝状和地图状角膜炎:在诱因之后的数日内,眼部出现刺激症状,根据病变的部位可影响视力或对视力影响较少。角膜上皮层出现灰白色、近乎透明、稍隆起的针尖样小疱,可表现为点状或排列成行或聚集成簇,是为角膜疱疹。此期为时甚短,一般仅数小时至十数小时,因此常被忽略,有些患者在就诊时已改变。有时误诊为"结膜炎"。如及时发现和处理,痊愈后几乎不留痕迹。排列成行的疱疹,不久即扩大融合,中央上皮脱落,形成条状溃疡,并向长度伸展,伸出分枝,末端有分叉,形成典型的树枝状溃疡。在溃疡的边缘,水肿的角膜上皮细胞有活的病毒存在。炎症继续发展,亦可形成边缘蜿蜒迂曲的地图样或星芒状溃疡。有时溃疡可有多个,排列成岛屿状。但不论形态如何,一般只做面的扩展,位于浅层。荧光素染色下,可清楚看到角膜溃疡上皮缺损处染成深绿色,而周围则被淡绿色渗透边缘所包围,说明这部分的上皮存在水肿、疏松现象,是为本病的特征。角膜感觉减退是疱疹性角膜炎的一个典型体征。感觉减退的分布取决于角膜病损的范围、病程和严重程度。病变部的角膜感觉常减低或消失,但其周围角膜的敏感性却相对增加,故主觉上有显著疼痛、摩擦感和流泪等刺激症状。多数浅层溃疡病例经积极治疗后,可在1~2周内愈合,但浅层实质的浸润需历时数周至数月才能吸收,留下极薄的云翳,一般影响视力较小。

树枝状或地图状溃疡愈合后,有时可见不透明的上皮细胞呈线条样或分枝嵴状堆积,这种假树枝是在愈合过程中,更多的上皮愈合并先后从不同方向向病损区伸延并最终汇合的结果。此处的角膜上皮轻度隆起,但荧光素染色一般为阴性。随着时间推移,假树枝可变光滑并消失。不要误认为感染而继续应用抗病毒药物,因为药物的毒性可使之加重。事实上,长期抗病毒药物的应用本身就可产生假树枝和角膜炎。

少数未经控制的病例，病变可继续向深部发展，导致角膜实质层发生混浊。混浊主要是角膜实质的水肿和浸润，一般从溃疡底部开始，逐渐向深部蔓延，直至后弹力层。其色灰白，半透明，有时略带灰黄色调。由于水肿和细胞浸润，角膜可明显增厚。后弹力层及内皮层亦出现肿胀粗糙或条状皱纹。常伴有虹膜炎反应，由于角膜混浊、房水混浊和 KP，常不能得到满意的观察，少数病例尚伴有前房积脓，此时瞳孔必须充分散大，防止后粘连。溃疡波及深部的病例，经积极治疗，溃疡愈合需 2～4 周时间，实质水肿及浸润的吸收，可长达数月。角膜长期处于炎症状态，可逐渐变薄，甚至溃疡穿孔。在溃疡阶段，极少数病例尚可继发细菌或真菌感染，应该引起注意。

由 HSV 感染引起的边缘上皮性角膜炎的溃疡灶与树枝状角膜溃疡相似，只是病灶位于角膜边缘，表现为相应处角膜缘充血，角膜基质浸润，并可有新生血管形成。患者的症状较重且对治疗的反应不理想。

2）神经营养性角膜炎：神经营养性角膜炎可能由感染病毒或免疫反应引起，此种类型患者常伴有角膜的神经功能障碍或泪膜不正常，一般不是病毒感染的活动期，有些患者表现为无菌性溃疡。病灶可局限于角膜上皮表面及基质浅层，也可向基质深层发展，溃疡一般呈圆形、光滑的卷边，长时间变化不大。处理不正确可能会引起角膜穿孔。它的形成是多因素的，包括基底膜损伤，基质内活动性炎症，泪液功能紊乱及神经营养的影响。抗病毒药物的毒性作用常是此种溃疡持续存在的原因。无菌性溃疡难以愈合，它的治疗首先是保护角膜上皮，最简单的方法是包扎患眼（或用治疗性软镜），停用所有药物，包括含有毒性防腐剂的各种人工泪液。必要时需要手术治疗。

3）角膜基质炎：角膜基质炎虽然只占 HSK 初发病例的 2%，但占复发病例的 20%～48%。角膜基质可被多种因素影响，角膜上皮及内皮的病毒感染均会影响到角膜基质，引起角膜基质的水肿，对角膜上皮及内皮引起的角膜基质改变，其治疗主要是针对角膜上皮及内皮。角膜基质炎在临床的表现主要有两种类型，一种是由于病毒的直接感染引起的基质坏死性角膜炎，另一种主要为基质内的免疫反应（有些患者可能合并病毒的作用）引起的免疫性角膜基质炎。

坏死性角膜基质炎常见于那些多次复发的树枝状角膜炎，正在局部应用皮质类固醇治疗的盘状角膜炎，角膜表现为严重的基质炎症，伴有炎性细胞浸润、坏死、新生血管、瘢痕、偶尔变薄和穿孔。同时发生虹睫炎，偶尔有继发性青光眼。它的自然病程是 2～12 个月，病情重，目前尚无有效治疗方案，预后极差。

免疫性角膜基质炎的临床表现多种多样，主要表现为角膜基质的浸润及水肿，一般角膜上皮完整，可伴有免疫环，免疫环是抗原抗体复合物的沉积，对于反复复发病例会出现新生血管，由于一些病例的角膜基质病变表现为圆盘形，所以许多学者将此型称为盘状角膜炎。根据其病理生理机制，盘状角膜炎主要是由于角膜内皮的病变导致的角膜基质水肿，因此我们现将其放在角膜内皮炎中叙述。

4）角膜内皮炎：角膜内皮炎主要表现为视力下降、畏光、疼痛，检查可见结膜充血、角膜后KP、角膜基质及上皮水肿及虹膜炎，角膜内皮炎患者一般不伴有角膜基质的浸润，这是与角膜基质炎相鉴别的重要体征。同时此类患者也很少有角膜新生血管形成，只有病程长，反复发作的患者才会出现角膜的新生血管。根据角膜后 KP 的分布及角膜基质、上皮水肿的形态可将角膜内皮炎分为盘状、弥散形及线形三种类型。

盘状角膜炎:盘状角膜炎绝大多数是由 HSV 的直接侵犯和局部的免疫反应所引起,也可见于带状疱疹、水痘、牛痘、流行性腮腺炎或化学损伤性角膜炎。患者大多以往有过复发的病史,初次发作者较少。充血及刺激一般较溃疡型轻,甚至可以毫无症状。患者就诊时常主诉视物模糊,眼部略有发胀感。

盘状角膜炎是位于角膜中央或近中央处的圆形水肿,直径为 5～8mm,通常以 6～7mm 者居多。灰白色,略带半透明,中央部位较淡,而边缘处较浓密,犹如"钱币"状。偶尔也可见到免疫环,是由中性粒细胞环绕盘状水肿的边缘形成。裂隙灯下检查,水肿在角膜实质深层为主,角膜增厚可达角膜厚度的 1/4 乃至 1 倍以上,伴有后弹力层皱纹及内皮粗糙增厚现象。大小不等的 KP 黏附于角膜内皮,少数病例尚有房水混浊或前房积脓。角膜上皮一般正常,荧光素不着色。但有些炎症严重的病例,角膜上皮呈现毛玻璃样水肿,滴荧光素后,在裂隙灯下检查,呈现细点状着色。除盘状混浊外,也可表面为地图形、弥漫性、局限性、环形、马蹄形等。形状虽有不同,但病理改变基本一致。

盘状角膜炎病程较长,通常为 2～6 个月。在炎症阶段,视力高度减退,但通过合理地使用抗病毒类药物与激素类药物,水肿大部分可以吸收,留下较淡的瘢痕,多数病例仍能保持有效视力。另一种情况是,在盘状角膜混浊的基础上,角膜表面可以出现树枝状或地图状溃疡,与深部炎症同时存在。有时,尚可并发单疱性葡萄膜炎,出现继发性青光眼,长期炎症的存在,又可促使新生血管长入。

弥散性及线性角膜炎的临床表现与盘状角膜炎基本相同,只是角膜后 KP 呈弥散分布或呈线性分布。

总之,HSK 的危害性在于炎症的反复发作和长期不愈,造成角膜细胞的严重破坏,最后为瘢痕组织所替代。大量的新生血管也是影响视力的主要因素。不恰当的使用激素,亦是促使病情恶化的另一原因。至于葡萄膜炎、继发性青光眼.和继发细菌或真菌感染等情况,它们的严重性更是不言而喻的。

5.诊断

目前 HSK 的诊断多依靠病史和角膜病变的形态,反复发作史是重要的诊断依据。实验室诊断不是必需的临床诊断条件,常用的实验室诊断技术有:

(1)血清学检查:常用中和试验、补体结合试验。对原发感染可做肯定诊断,但不适用于复发感染。

(2)免疫组织化学检查:使用 HSV-Ⅰ 的单克隆抗体诊断药盒,进行包括免疫荧光染色和酶免疫测定,能在少于 4 小时内对上皮刮片做病原学快速诊断,结果极为可靠。

(3)病毒分离:是本病最可靠的病因诊断,常用方法有泪液拭子或角膜病变组织刮片,进行兔肾细胞(RK)培养,进行病毒分离。

(4)电镜技术寻找病毒颗粒。

(5)核酸杂交技术:如 PCR 技术,敏感度较高,但有假阳性结果。

(6)其他:尚有免疫功能状态和荧光素通透系数等检查。

6.治疗

不同的病变阶段,采用不同的治疗方法。在角膜疱疹或浅层炎症早期阶段,应迅速控制炎症。

(1)药物:

1)抗病毒药物:目前对 HSK 的治疗主要还是以抗病毒药物为主。

A.碘苷:又名疱疹净(IDU)。仅抑制 DNA 病毒,对 RNA 病毒无作用。1962 年首先应用于临床,只对浅层病变有效。该药毒性大、渗透性差,易产生耐药性,主要适用于初次发作病例。近年来新的抗病毒药物出现,使此药的应用减少。对多次复发病例,选用效果更好的药物为宜。

B.氟苷:又名三氟胸腺嘧啶核苷(F3T),抗病毒作用比阿糖胞苷及碘苷强,可用于治疗浅层及深层 HSK,眼内通透性好,全身应用毒性较大,仅局部应用,1%氟苷局部应用可引起角膜上皮病变。

C.阿糖胞苷:主要抑制 DNA 病毒,对 RNA 病毒作用不大。治疗 HSK 有一定效果,但对正常细胞毒性大,故常用它的衍生物安西他滨(CC),剂型为 0.1% 及 0.05%滴眼液,0.1%眼膏。

D.无环鸟苷:又名阿昔洛韦(ACV),为比较有效的选择性抗病毒药物,特别是对疱疹病毒有明显的抑制作用。1979 年起应用于临床,国内外文献报道,不但疗效好,且副作用小。常用剂型为 3%眼膏和 0.1%无环鸟苷滴眼液。口服 ACV 是近年来研究较多的一种治疗方法,此方法不仅具有治疗 HSK 的作用,同时具有预防 HSK 复发的作用,一些研究者在 HSK 患者行角膜移植手术后采用口服 ACV1 年以预防 HSK 的复发。此外对于基质型 HSK,长时间口服 ACV 也能预防其复发。

E.丙氧鸟苷:又名更昔洛韦(GCV),对 HSV 的抑制作用与 ACV 相当,对于 HSK 具有较好的疗效,且对多种抗 HSV 药物产生耐药性病例也有治疗效果。眼药水的浓度是 0.1%~3%。

F.利巴韦林:又名病毒唑,为广谱抗病毒药,疗效较好,且对正常细胞毒性颇低。剂型为 0.1% 及 0.5%滴眼液,0.5%眼膏。

G.其他抗病毒药物:如阿糖腺苷(Ara-A)等,对治疗 HSK 也有一定效果,但临床尚需要观察。至于吗啉胍(ABOB),多数眼科医生认为疗效不佳。

2)肾上腺皮质激素:因它有抑制角膜免疫反应和抗炎作用,常用于 HSK 的治疗,但应掌握如下原则:

A.感染上皮性角膜炎:此型包括点状泡状角膜病变、树枝状角膜炎、地图状角膜炎、边缘性角膜炎及神经营养性角膜炎,禁用皮质激素,因其能激活病毒和胶原酶活性,促进病毒繁殖,使病变向深层发展。它还能抑制上皮再生,甚至造成溃疡穿孔。

B.坏死性或免疫性角膜基质炎:对于坏死性角膜基质炎应根据情况选择是否应用激素,如伴有免疫反应患者可应用激素,但以病毒感染引起者不应使用激素,如对此类患者使用激素可能会引起病情恶化。对于因免疫反应而导致的免疫性角膜基质炎患者,局部应用激素有治疗的意义。角膜内皮炎包括盘状、弥散或线状角膜内皮炎,此种类型 HSK 与免疫功能异常明确相关,可应用激素。但应用激素时应同时应用抗病毒药物。应用激素次数应根据病情的严重程度而确定,在发病的早期,抗病毒药及激素局部应用为每天 4～5 次;当病情控制后,通常 7～10 天,将抗病毒药及激素用药的次数改为每天 3 次,用一周后改为 2 次,再一周后改为 1～2 次维持约 3 个月。应用皮质激素期间,最好 1～2 日用荧光素着色一次,如有溃疡出现,立即停用,按溃疡处理。当炎症完全消退后,应用抗病毒药物和皮质激素的次数需逐步减少,最后完全停用。

过量使用抗病毒药,不但无助于预防炎症的复发,而且会产生耐药性,影响复发时用药的疗效,同时抗病毒药物还会对眼表产生毒性;过量使用激素也会导致眼表上皮细胞的毒性,有时会出现浅层 HSK。局部应用的皮质激素有:1％地塞米松滴眼液、眼膏,均可每日应用 2～4 次。

3)免疫调节剂:利用它试图调节机体的免疫功能或增强抵抗力,可用于治疗 HSK。常用药物有左旋咪唑、干扰素、转移因子等。

(2)手术:对于 HSK 的手术治疗主要分为两种情况,一是药物治疗效果不明显、长时间不愈合或患者出现角膜明显变薄或穿孔,要进行治疗性角膜移植手术或用相应的手术方法促进愈合;二是角膜炎症已完全愈合,遗留角膜瘢痕影响视力,应进行光学性角膜移植手术恢复视力。

在第一种情况下,可根据患者的病情及当地的医疗条件选择:①病灶清创术。其原理是通过物理或化学的方法来清除感染细胞和病毒。目前常采用的是机械清创,但注意尽量不要损伤前弹力层,以减少瘢痕形成。化学清创目前已不提倡应用,因为它会损伤角膜基质,增加瘢痕组织,以及延缓上皮愈合和导致内皮变性。清创后,一般对患眼行加压包扎,这有利于促进上皮愈合和减轻症状;此外,包扎升高了眼球表面温度,还能抑制病毒繁殖。②结膜瓣遮盖术。主要适用于患者长时间不愈合且溃疡灶位于光学区以外的患者,可很快使病情稳定。③羊膜覆盖手术。适用于病灶位于角膜中央及旁中央的长时间不愈合患者,羊膜覆盖手术能促进此类患者尽快愈合,但对于伴有细菌或真菌感染者不能用此方法。④治疗性角膜移植手术。当角膜已穿孔或将要穿孔时,应选用治疗性角膜移植手术,一般采用穿透性角膜移植,板层角膜移植只适合于周边极小穿孔患者。

对于第二种情况,采用光学性角膜移植手术恢复患者的视力,一般采用穿透性角膜移植,因为板层角膜移植不能完全清除角膜中的病毒。手术的时机一般选择 HSK 病情稳定后,以炎症消退后 3 个月或以上较为稳妥。

无论是在第一种情况还是第二种情况下进行手术,在手术前后均应全身应用抗病毒药物,如口服阿昔洛韦,以减轻炎症及预防 HSK 复发。

(二)带状疱疹病毒性角膜炎

眼部带状疱疹可合并眼睑炎、结膜炎、角膜炎、巩膜炎、葡萄膜炎、视网膜病变(急性视网膜坏死)、视神经炎、眼肌麻痹等。其中 60％可发生带状疱疹病毒性角膜炎。

1.病因

(1)本病是由水痘带状疱疹病毒(VZV)复发感染所致,病毒潜伏于三叉神经节中。当机体细胞免疫功能下降或在其他外界刺激诱导下,病毒即被激活、繁殖而发病。

(2)发病机制:是下列某一种因素或共同作用的结果:

1）病毒对角膜的直接侵犯。

2）宿主对完整病毒或病毒抗原在角膜内发生炎性反应。

3）机体对改变了的自身组织发生自体免疫反应。

4）由于角膜知觉减退,眼睑异常及角膜表面泪液膜改变,发生继发性改变。和 HSV 性角膜病变不同的是,VZV 性角膜炎未能做出满意的动物模型,妨碍了对其进行进一步的深入研究。

2.临床表现

（1）全身表现:带状疱疹之前驱症状包括全身不适、发热、寒战及沿神经皮肤分布区疼痛,皮肤发生线状排列的小水疱;伴发神经痛,从麻刺感到极度持续疼痛。皮疹延续数月,神经痛可延续数年。带状疱疹与 HSV 不同,侵犯真皮,水疱治愈后残留永久性瘢痕。

（2）角膜表现:眼带状疱疹中,大约有 60％可引起角膜病变,VZV 对三叉神经第一支极易侵犯,角膜炎多在皮疹出现以后发生,尤其是鼻尖或鼻翼出现带状疱疹,为鼻睫状支神经受侵犯的征兆,随后必发生角膜炎与虹膜炎。其角膜炎的表现多种多样,主要有以下几种类型:

1）表层粗点状角膜炎:是带状疱疹病毒性角膜炎的最早期表现,皮疹出现后数日内发生。角膜表面呈现粗大的、略高出角膜表面的混浊点,多发生于角膜周边部,表面常附有黏性分泌物,对荧光素呈现不规则着色,虎红染色更为明显,脱落后不形成溃疡。这些不规则的混浊点是混浊的上皮细胞聚集而成,可能是病毒侵犯的结果,也可能是病毒在上皮细胞内繁殖的结果。有的病例可在其细胞核内查到病毒包涵体。

2）上皮下浸润及钱币状角膜炎:表层点状角膜炎可在几天之内自行消退,有的很快互相结合形成上皮下浸润,并进一步形成钱币状角膜炎。后者被认为是带状疱疹病毒性角膜炎的典型病变。

3）假树枝状角膜炎:伴随于眼带状疱疹出现的树枝状角膜炎,因其形态和 HSV 性树枝状角膜炎极为相似,其主要区别是:角膜病变轻微,略高起于角膜表面,轻、中度荧光素染色,而不像 HSK 呈沟状凹陷,染色明显;其树枝状病变的末端不像 HSK 那样有球形膨大。故称为假树枝状角膜炎而加以区别。

4）黏斑性角膜炎:是一种慢性角膜炎的特殊类型,大约 5％的带状疱疹患者会出现此种角膜病变。发病时间差异很大,从出疹后 7 天至 3 年均可出现,但多数在 2～7 个月之间出现。其典型改变的角膜表面由微隆起的黏液物质构成斑点状病灶,有时可出现线状或树枝状病变,边缘清楚,通常是多发性的,可出现于角膜表面的任何部位,其大小和形状每天都可改变。乙酰半胱氨酸可将其溶解。荧光素呈中等着色,虎红染色鲜艳。发病机制不很清楚,可能与泪液膜异常、角膜感觉神经麻痹及眼睑闭合不全等因素有关。

5）神经麻痹性角膜炎:在剧烈的三叉神经痛的同时,角膜感觉全部消失,病愈后可延续数月至 1 年之久,甚至长期不恢复。长期感觉障碍大约有 9％的患者可引起神经营养性角膜炎的发生。严重者可导致角膜溃疡、继发细菌感染,出现角膜脓疡或前房积脓。

6）盘状角膜基质炎:数月后上皮下浸润可向基质深部发展,形成富于新生血管的角膜基质炎或盘状角膜基质炎。裂隙灯显微镜检查角膜后弹力膜皱褶,光切面浸润水肿增厚,混浊区角膜后壁常留有类脂质沉积物,经久不吸收,可能是角膜基质细胞的异常代谢产物,此点可与

HSK 及牛痘病毒所引起的盘状角膜基质炎相鉴别。有时还可出现角膜葡萄膜炎或角膜内皮炎(用镜面反射法检查,可以发现角膜内皮有滴状的改变)。

3.诊断

(1)临床诊断:出现皮肤、眼部和角膜的特有体征时,一般不难诊断。体征不典型、皮疹较少的病例,常误诊为 HSK。作者认为当出现角膜炎或其他眼部体征,同时具备下列各特征时,应怀疑 VZV 所致。

1)既往有单侧颜面部皮疹病史。

2)该区皮肤残留瘢痕或茶褐色沉淀物。

3)虹膜萎缩。

4)前房角色素沉着(较其他葡萄膜炎色素浓厚)。

(2)实验室诊断:

1)急性期取结膜及角膜上皮刮片查巨噬细胞及核内嗜酸性包涵体,但不能和 HSV 相区别。

2)必要时从结膜囊内和取水疱内液体做病毒分离。兔角膜接种不致病,此点可与 HSV 相鉴别。

3)血清中和抗体的测定:病后 4 天可测出,2 周达高峰,一年后降至不能检测的水平。

4)荧光抗体染色技术:取病变角膜上皮刮片,直接用荧光抗体染色检查,可证明被感染的细胞内有病毒感染。由于标记荧光抗体有特异性,故可与 HSV 相区别。

4.治疗

(1)表层点状角膜炎和树枝状角膜炎:抗病毒药物无环鸟苷(阿昔洛韦,ACV,0.1%滴眼液和 3%眼膏)、丙氧鸟苷(更昔洛韦,GCV,0.1%～3%滴眼液)频繁滴眼,但疗效尚不能肯定。对伴有较重结膜炎的患者,可并用糖皮质激素滴眼。此外,还应用抗菌药眼膏,以防混合感染。

(2)盘状角膜基质炎:主要应用糖皮质激素(0.1%地塞米松、0.1%氟米龙)滴眼或结膜下注射。滴眼以能控制症状的最低浓度、最少滴眼次数为原则。

(3)角膜葡萄膜炎或虹膜睫状体炎:除阿托品散瞳及糖皮质激素外,还应口服消炎痛等非甾体激素消炎剂,长期局部和全身应用糖皮质激素,可抑制免疫反应,促使病情恶化或病毒扩散,故必须慎用。

(4)神经麻痹性角膜溃疡:停止使用抗病毒药物和糖皮质激素滴眼液,各种抗菌滴眼液中因含有防腐剂也应禁止使用。局部滴用不含防腐剂的人工泪液或上皮生长因子(EGF、bFGF)等,纱布绷带包扎、配戴软性角膜接触镜或暂时睑缘缝合均有一定效果。

(5)黏斑性角膜炎:局部应用糖皮质激素药物可控制其进一步引起虹膜炎及角膜基质炎,同时应用胶原酶抑制剂(10%乙酰半胱氨酸)滴眼可溶解黏斑,必要时局部滴用人工泪液或行睑缘临时缝合术。

第三节　角膜营养不良

角膜营养不良（CD）是家族遗传性的双眼角膜混浊性疾病，大多为常染色体显性遗传，它需要与角膜变性相鉴别。角膜营养不良是原发于角膜的疾病，一般不伴有角膜以外的眼组织或全身疾病；作为遗传性疾病，常有家族史，为双眼对称性发病，不伴有炎症及角膜新生血管，病变呈进行性发展，好发于中央区角膜，病变具有某些特征性的形态。

一、前部角膜营养不良

（一）Meesmann 角膜营养不良

1. 概述

Meesmann 角膜营养不良是以双眼上皮内微小囊泡及表层点状角膜上皮病变为主要表现的常染色体显性遗传性角膜营养不良。其最早发现于一德国家系，1935 年由 Paimeizer 报告，1938 年 Meesmann 作了详细描述，故由其命名。本病为罕见的常染色体显性遗传病。

2. 症状

很多情况下无症状。偶有眼部不适，眩光、畏光，由于反复的上皮糜烂会有眼部刺激症状。

3. 体征

双眼对称性角膜上皮层多数大小均匀一致的微小囊样混浊，此即为含有特异物质的微小囊泡。微小囊泡始于角膜基底部，逐渐移向角膜表面，当到达角膜表面时，可形成点状角膜上皮糜烂。此时荧光素染色呈点状着色。

4. 鉴别诊断

与其他角膜营养不良相鉴别。

5. 治疗和预后

由于此病很少会引起视力下降，因此大多数无须治疗。针对异物感等角膜刺激症状可采用角膜保护剂、人工泪液点眼及治疗性角膜接触镜等对症治疗。晚期病例，若上皮混浊影响视力，可行病变上皮刮除、准分子激光治疗性角膜切削术（PTK）或板层角膜移植术，但术后有复发的可能。

（二）上皮基底膜营养不良（地图－点状－指纹状营养不良）

1. 概述

上皮基底膜营养不良是由于角膜上皮基底膜变性从而引起复发性角膜上皮糜烂的疾患。Vogt 首先报告本病呈指纹样外观，以后 Cogan 等又描述为点状和地图状形态，故其又名地图状－点状－指纹状角膜营养不良。虽有部分病例表现为常染色体显性遗传，但大多数病例原因不明。

2. 症状

多见于中年以后的白人女性，多数患者无自觉症状，但 30 岁以后易出现复发性角膜上皮糜烂。随着疾病的发展可表现反复糜烂综合征：反复发作的单眼或双眼疼痛，在深夜或醒来睁眼时发生。也可以在锐器伤如指甲、纸张的边缘损伤后发生。中央部角膜受累时可有视力下降。

3.体征

裂隙灯下可见双眼角膜上皮地图状、点状及指纹状病变,有时可见上皮内微小囊泡。这几种形态可单独存在,但多数患者同时存在两种以上病变形态,病变可随时间的推移而变化。

4.鉴别诊断

眼干燥症和其他类型的角膜营养不良。

5.治疗和预后

当出现复发性角膜上皮糜烂时,应予以治疗。糜烂发作时可采用角膜保护剂、人工泪液点眼及治疗性角膜接触镜等对症治疗。

(三)Reis-Bucklers 角膜营养不良

1.概述

1917 年首先由 Reis 报告,1949 年由 Bucklers 更加详细地加以描述。它是以伴有微纤维出现的前弹力膜变性为主征的常染色体显性遗传性疾患。根据角膜混浊的形态等临床表现的不同,又将其分为蜂窝型与地图型两类。

2.症状

两型均在早期即伴有反复发作的畏光、眼痛、异物感、充血等角膜上皮糜烂症状。每次发作约历时数周后症状始缓解,20～30 岁时因病情进展导致视力下降,严重病例可发生于 10 岁之内。

3.体征

Reis-Bucklers 角膜营养不良的两种类型具有截然不同的临床表现。蜂窝型的角膜混浊呈蜂巢样,随着年龄的增加混浊逐渐加重,但在成人以后仍可具有较好的视力。地图型角膜营养不良在 5 岁左右即开始发病,在前弹力膜出现不规则网状、环状的混浊并逐渐扩大,早期出现视力低下。

4.治疗和预后

针对复发性角膜上皮糜烂进行对症治疗。由于病变并不累及角膜基质,在视力低下严重时可行准分子激光治疗性角膜切削术(PTK)或板层角膜移植术,但术后极易复发。

二、基质层角膜营养不良

(一)颗粒状角膜营养不良

1.概述

颗粒状角膜营养不良是一种少见的疾病,造成年轻患者视力下降和复发性痛性角膜糜烂。1893 年首次由 Groenouw 报告,为常染色体显性遗传、双眼进行性发病的角膜营养不良疾患。颗粒状角膜营养不良也被分为 3 个亚型:颗粒状角膜营养不良、Avellino 角膜营养不良及表在变异型颗粒状角膜营养不良(地图型 Reis-Bucklers 角膜营养不良)。

2.症状

偶见痛性复发性角膜糜烂,可发生于视力受累之前。当角膜混浊灶融合时视力会下降。

3.体征

角膜中央前基质可见小的、分散的白色颗粒,颗粒间为透明角膜,随着病情的发展,病灶向深部基质发展,病灶变大,数量增多。最后在瞳孔轴线上见融合的病灶,严重影响视力。周边角膜不受累。

4.治疗及预后

轻者用润滑剂,较重病例需要软性角膜接触镜。如角膜混浊已造成视力低下,可行准分子激光治疗性角膜切削术(PTK)或板层角膜移植术。如混浊仅限于表层,应首选角膜表层切除或 PTK。如已经多次 PTK 治疗使角膜明显变薄,则应选择板层角膜移植术。无论何种治疗都不可避免地会出现复发,应加以注意。

(二)Avellino 角膜营养不良

1.概述

Avellino 为意大利的地名,由于此地区出生者较多罹患此病而得名。Avellino 营养不良是一种少见的颗粒状营养不良的变异形式,有明显的类似格子样营养不良的淀粉样沉积。因此又被称为颗粒-格子状角膜营养不良。

2.症状

发病初期往往无症状,随年龄的增加,混浊逐渐增大、数目增加,并向周边部及深层扩展。中年时视力下降,这时中央部角膜混浊灶融合。复发性角膜糜烂较颗粒状营养不良常见。

3.体征

裂隙灯下可见自角膜上皮下至基质中层灰白色结节轮状、颗粒状的混浊,还可见白色线状的混浊。线状混浊即为淀粉样沉着物,通常在 50 岁以后更加明显。与颗粒状角膜营养不良一样,如患者为纯合子发病(多见于双亲均患此病的近亲结婚),则在幼儿期即出现角膜混浊,10岁左右出现视力障碍,虽经手术治疗仍可迅速复发,被认为是此病的重症亚型。

4.治疗和预后

与颗粒状角膜营养不良一样轻者用润滑剂,较重病例需要配戴软性角膜接触镜。在角膜混浊造成视力低下时,可进行外科手术治疗。如准分子激光治疗性角膜切削术(PTK)或板层角膜移植术。但患者往往会在数年内复发,尤其是纯合子型可在数月内复发,因此在选择治疗方法时,应根据混浊的深度,参考患者的年龄及基因型,断定复发的期间,选择最适当的方法予以治疗。

(三)格子状角膜营养不良

1.概述

为 1890 年由 Biber 等首先报告的以双眼出现对称性网格状混浊、视力损害较重的常染色体显性遗传性角膜营养不良。结合患者的眼部表现、全身状况、发病年龄、基因变异位点等目前至少将其分为四型。Ⅰ型在角膜前部或中部角膜基质内有分支样、折光的细线;Ⅱ型为伴有家族性全身性淀粉样变性病的格子样角膜营养不良;Ⅲ型患者的角膜格子样改变为较粗的格子样混浊;最近又把无明显家族遗传史,高龄发病、角膜病变位于深基质层的角膜格子状营养不良定为Ⅳ型。

2.症状

常有复发性的角膜上皮糜烂,在糜烂发生时可引起患者剧烈的眼痛,常常与病毒性角膜炎相混淆。在 30 岁前即因角膜混浊的逐渐加重引起视力的低下。

3.体征

最常见的 Ⅰ 型格子状角膜营养不良多在儿时发病,前弹力膜及基质浅层出现不规则的丝状或细线状混浊,混浊互相交叉呈星状或蜘蛛网状。随病情的进展格子状混浊可累及基质全层,在格子状混浊的中间区域可见以上皮下为中心的弥漫性混浊。Ⅱ 型格子状角膜营养不良合并全身性的淀粉样变性病,极少见,对视力影响较轻。Ⅲ 型格子状角膜营养不良为常染色体隐性遗传,表现为粗大的角膜基质层内格子状混浊,发病年龄在 50 岁以后,因中央区较透明,对视力影响较小。呈常染色体显性遗传的 Ⅲ A 型与 Ⅲ 型格子状角膜营养不良具有相似的临床表现,不同之处在于 Ⅲ A 型可伴随复发性的角膜上皮糜烂,而 Ⅲ 型则不会。

4.鉴别诊断

格子状角膜营养不良的诊断可通过其双眼特征性的角膜所见比较容易地得出。但是,当我们遇到复发性角膜上皮糜烂的患者时,则需要与病毒性角膜炎以及其他可引起角膜上皮糜烂的疾病相鉴别。由于基因变异位点的不同,其发病年龄、视力预后存在较大不同,有必要进行基因水平的确诊。

5.治疗和预后

在角膜混浊造成视力低下或反复发作角膜上皮糜烂时,可行角膜移植术或准分子激光治疗性角膜切削术(PTK)。一般可作为全层角膜移植的适应证,但如病变仅限于下皮下或基质浅层,也可行板层角膜移植术。但因各种术式均存在复发的可能,应加以注意。

(四)斑状角膜营养不良

1.概述

1890 年由 Groenouw 首次报告,故又称为 Groenouw Ⅱ 型角膜营养不良。为伴有角膜基质细胞内以及其他部位酸性黏多糖沉积的常染色体隐性遗传性角膜营养不良。

2.临床表现

一般在 10 岁左右发病,角膜中央区表层可见弥漫性细小混浊,可有畏光等自觉症状。混浊逐渐向角膜深层发展,且出现境界不清的灰白色斑状混浊。于 20～30 岁之间出现明显的视力障碍,随病变的进行病变逐渐由中央区向周边部扩展,基质混浊逐渐加重,角膜厚可正常或略变薄。根据硫酸角质素血清分析而分成的两型黄斑角膜营养不良中,Ⅰ 型病例的报告较多,约占总数的 2/3。与 Ⅰ 型病例相比,Ⅱ 型病例的发病较晚,对视力的影响也相对较迟。

3.治疗和预后

由于混浊可深达角膜内皮,如果严重地影响视力时,应选择全层角膜移植术。如果混浊未达到内皮的话,可行深板层角膜移植术。一般术后复发的情况较少见。

(五)胶滴样角膜营养不良

1.概述

胶滴样角膜营养不良为 1914 年由中泉首次报告的最严重的角膜营养不良。为常染色体隐性遗传,日本报告最多。

2.症状

多于 10 岁左右发病,可有异物感、畏光等角膜刺激症状,随着基质混浊的加重,出现高度的视力障碍。由于复发性的角膜上皮功能障碍,患者常伴随眼痛。多为双眼对称性病变,但可先后不一。

3.体征

可见弥漫性的上皮下混浊。随着疾病的进行双眼角膜中央部出现乳白色略呈黄色调的半球形胶滴样隆起,呈桑葚样或鹅卵石样外观,逐渐向角膜缘部扩展。作为本病的特征性病变,本病可侵犯角膜缘部并可伴随角膜新生血管。

4.治疗和预后

治疗应首选板层角膜移植术。但由于本病源于角膜上皮,通常在术后 1～2 年内出现复发,因此常需要数次的板层角膜移植术。另外,本病的角膜非常柔软,在缝合时要特别注意。应用准分子激光去除角膜表面沉着物的方法也同样存在复发的问题。为了减少本病的复发,采用配戴软性角膜接触镜或在角膜移植时合并角膜干细胞移植术可获得一定的效果。

(六)中央性结晶样角膜营养不良

1.概述

为幼年期发病的呈现双眼含针状混浊的圆盘状混浊的常染色体显性遗传性脂质代谢异常性疾患。本病较罕见,常伴有高脂血症,血清三酰甘油有时可见升高。常合并脊椎及手指的畸形及膝外翻。

2.症状

可有眩光,严重病例视力下降。

3.体征

多于 10 岁前出现角膜中央部基质浅层的细小针状白色结晶,20 岁以后,可见周边部老年环样混浊。随年龄的增长,结晶样沉着物逐渐增加,呈地图状、环状、盘状混浊,可达基质深层,左右对称。角膜知觉低下,偶尔可伴有角膜上皮糜烂。

4.鉴别诊断

可根据角膜中央结晶样混浊及周边部老年环样改变而确诊。应注意与多发性骨髓瘤、氨基酸代谢病、角膜脂肪变性、带状角膜变性等伴有角膜结晶样混浊的疾病相鉴别。

5.治疗和预后

因对视力影响不大,很少需要治疗。当出现明显视力低下时,可考虑板层或全层角膜移植术。预后好。

三、角膜内皮与后弹力膜营养不良

(一)Fuchs 角膜营养不良

1.概述

1910 年由 Fuchs 首次报告,为双眼角膜内皮面呈滴状变化的常染色体显性遗传角膜内皮营养不良。滴状变化逐渐扩大、融合,末期可引起大疱性角膜病变。此病发病年龄多在

30～40 岁,男女比例为 1∶4,病情进行缓慢,通常需要 10～20 年。

2. 症状

早期无症状,往往在体检时被偶然发现。后期由于角膜基质水肿,患者自觉雾视及畏光,有视力下降,病情进展引起上皮水肿时视力下降明显。患者常在晨起时视力差,数小时后有好转。角膜上皮水肿加剧形成大疱,一旦大疱破裂可引起严重疼痛。

3. 体征

本病的临床表现分为三个阶段。第一期(角膜滴状赘疣):裂隙灯下可见角膜中央区的后表面,有多个细小的、向后突起的滴状赘疣及圆形的色素沉着,裂隙灯镜面反射法见滴状赘疣内皮面金褐色光泽。角膜内皮镜下可见几个到十几个接近圆形的大小不等的暗区,内皮细胞大小不等。第二期(实质性与上皮性水肿期):角膜实质及上皮水肿,后弹力膜出现皱褶。上皮水肿最初由角膜表面小的滴状物质逐渐形成上皮下及上皮内较大的水疱,当水疱破裂时可引起剧烈的眼痛。第三期(瘢痕期):由于长期持续的角膜基质层水肿,导致上皮下形成弥漫的结缔组织,角膜基质瘢痕化,周边新生血管长入,角膜完全混浊,视力显著降低至眼前指数或手动。另一方面,角膜结疤后知觉减退,上皮水肿减轻,异物感及眼痛反而较前缓解。

4. 鉴别诊断

初期需与滴状角膜鉴别。家族史的了解,裂隙灯下角膜内皮面金褐色光泽的疣状物的发现,以及角膜内皮镜对内皮面大小不同的暗区的发现可协助诊断。角膜水肿期应与无晶状体眼和人工晶状体术后的大疱性角膜病变鉴别。

5. 治疗和预后

因第一期无症状,可临床观察,无须治疗。但由于许多病例合并前房浅及窄房角,有必要定期检测眼压。对于第二期较轻度的角膜上皮水肿,为了减轻睡眠中的水肿,提高日间视力,可用 5％的高张盐水点眼(6～8 次/日)。应用电吹风每日 2～3 次干燥角膜表面,也可获得一定的效果,还可应用降眼压药物来减轻角膜水肿。当形成上皮下水疱时,由于水疱破裂可引起剧烈眼痛,可配戴高含水软性角膜接触镜以减轻疼痛。对于第二期及第三期的大疱性角膜病变,保守治疗已非常困难,可考虑行角膜内皮移植术。合并白内障时,可采用白内障＋人工晶状体植入＋全层角膜移植术三联手术。手术成功率高,预后好。

(二)后部多形性角膜营养不良

1. 概述

后部多形性角膜营养不良是一种不常见的疾病,特点是双眼角膜基质深层至内皮细胞呈现多种形态的灰白色混浊,为常染色体显性遗传性角膜营养不良。多于幼儿时发病,内皮细胞呈上皮样变,病变多为静止性。

2. 症状

症状出生时即有,但大多数患者没有症状。主要的症状是由于角膜水肿而致视力下降,如果角膜发生大疱可引起疼痛。

3. 体征

角膜病变位于后弹力膜上,其形态多样,包括单个或簇集的小囊疱,囊疱周围有灰白晕围绕;被较深的灰白色混浊围绕的地图样囊疱;角膜后部还可见到平行走行的透明隆起状宽带。

角膜内皮镜下可见角膜内皮细胞两种不同的细胞形态,即较正常增大、大小不等、排列紊乱的近似正常内皮细胞的细胞群,以及与病变部位一致的细胞境界不清的黑色调区域。有些患者在40~50岁后可出现大疱性角膜病变。本病偶伴有虹膜与房角的异常,有时可见到虹膜萎缩及瞳孔偏位,有15%的患者可合并青光眼。

4.鉴别诊断

应注意与角膜后囊疱相鉴别。此病为单眼性、非遗传性疾患,一般不影响视力。角膜内皮面可观察到小水疱、带状、线状混浊。与虹膜角膜内皮综合征鉴别:此病为单眼性非遗传性疾患。

5.治疗和预后

无症状者无须治疗。角膜水肿早期,可选择50%高渗糖、软性角膜接触镜治疗。严重角膜水肿可行角膜内皮移植术或全层角膜移植术。移植后未见复发病例报告,预后好。

(三)先天性角膜内皮营养不良

1.概述

先天性角膜内皮营养不良是一种极少见的疾病,患儿出生时或出生后不久即有角膜水肿。

2.症状

常染色体隐性遗传型:出生时就有症状,但不再进展,有眼球震颤,无疼痛。常染色体显性遗传型:生后1~2年内发病,进行发展,无眼球震颤,疼痛和畏光常见。

3.体征

双侧性全角膜基质水肿,使角膜呈现蓝灰色毛玻璃样外观。角膜增厚可达正常厚度的2~3倍。角膜直径不大,眼压不高。

4.鉴别诊断

与先天性青光眼相鉴别:此病角膜直径增大,眼压增高。与产伤相鉴别:此病单眼患病,有平行的、斜向的后弹力层破裂。

5.治疗

取决于角膜水肿的程度,影响视力可行角膜内皮移植或穿透性角膜移植术。

6.预后

因儿童角膜移植困难,预后一般,但术后很少复发。

第四节　角膜变性

一、角膜退行性改变

(一)角膜环

1.概述

角膜环是非常常见的双侧性病变,可以是年龄相关性的,在年轻人则与高脂血症有关。

2.症状

一般无症状,常在体检时发现。

3.体征

脂质沉积在角膜下方,然后到上方即两侧,最后发展成环形,在角膜缘周形成 1mm 宽的白带。环外缘边界清晰,向中央模糊。环与角膜缘间有透明区域。环外透明区角膜可能有轻度变薄(沟槽样变性),但不发展。40 岁以下患者检查血脂。如是单眼病变需检查对侧有无颈动脉疾病。

4.治疗

患者无症状,无须治疗。

(二)Vogt 白色角膜缘束带

1.概述

Vogt 白色角膜缘束带是非常常见的双侧性、良性的年龄相关性病变。

2.症状

患者一般无症状。

3.体征

沿着鼻侧和颞侧角膜缘旁有白色、半月形的沉积物(弹力纤维变性)。病变与角膜缘之间可有或没有透明带。

4.治疗

患者无症状,无须治疗。

(三)鳄鱼皮样变性

1.概述

鳄鱼皮样变性的特点是角膜基质层内存灰白色、多角形的混浊,混浊间的角膜相对较透明。病变通常累及前部基质,但也可以在后基质发生。

2.治疗

患者无症状,无须治疗。

(四)角膜面粉样变性

1.概述

角膜面粉样变性是相对常见的病变,特点是双眼深部基质,近后弹力膜有无关紧要的细小面粉样碎屑,似脂褐质的沉积,中央最明显。用红光反射后照法检查最清楚。

2.治疗

患者没有症状。无须眼科治疗。

(五)多形性淀粉样变性

1.概述

多形性淀粉样变性是相当常见的双眼良性角膜变性,常见于 50 岁后。

2.体征

特点是整个角膜基质层内(一般多见于中央和后部)有多形性、折光的点状、逗号形、丝状的淀粉样沉积。用视网膜反射后照法看得最清楚。不伴有任何全身病变。

3.鉴别诊断

需与角膜面粉样沉积和格子状角膜营养不良相鉴别。

4.治疗

患者无症状,无须治疗。

二、角膜沉积物(非色素性)

(一)角膜带状变性

1.概述

角膜带状变性是一种常见的病变,特点是钙质沉积在上皮下、前弹力层和前基质。病因不清,但眼部慢性炎症(如虹膜睫状体炎,青少年风湿性关节炎,角膜水肿,角膜基质炎,眼球结核)、硅油眼(尤其是硅油进入前房)、代谢性疾病、高钙血症或高磷血症、痛风、慢性肾功能衰竭是常见的原因。也可见于遗传性疾病,或其他病因如长期接触有毒气体(如汞)及特发性(年龄相关)。

2.症状

通常无症状。如病变位于角膜中央,视力会受影响,较厚的钙化斑块会脱落,造成角膜上皮缺损会引起刺激症状。

3.体征

睑裂区角膜边缘部、前弹力层出现细小点状灰白色钙质沉着,渐向中央发展,汇合成一条带状混浊,最终变成白色斑片状,高出上皮表面,可伴有新生血管。

4.治疗

轻症可观察,或给予润滑剂如人工泪液。重症如有视力下降,有疼痛或影响外观可用3%乙二胺四乙酸(EDTA)来螯合钙质,或行表层角膜切除术。

5.预后

眼部钙质沉积的预后很好。如病因持续存在,角膜带状变性会复发。钙螯合治疗可重复应用。可能会有上皮愈合不良。常因眼部其他病变导致视力受损。

(二)萨尔茨曼(Salzmann)结节状角膜变性

1.概述

萨尔茨曼结节状角膜变性是一种不常见的病变,通常为单侧,特点是角膜上皮有灰白色隆起病灶,表面光滑。

通常有慢性角膜炎病史,如角膜基质炎、春季角结膜炎、角结膜干燥症、疱性角结膜炎及沙眼,但也有可能出现在正常眼球。

2.症状

通常无症状。如病变位于角膜中央可影响视力,极少的情况下由于结节隆起较高可引起异物感。

3.体征

角膜任何部位出现单个或多个分散的白色或灰白色隆起的结节。长期存在的结节其基底部可有铁质沉积。

4.鉴别诊断

需与球形角膜变性相鉴别,该病表现为角膜浅层基质出现小球状棕黄色颗粒。

5.治疗

轻症只需要观察或用润滑剂治疗。如有症状,可行表层角膜切削术或准分子激光治疗角膜切削术来去除结节。严重患者,可考虑行板层角膜移植。

三、角膜沉积物(色素性)

(一)Terrien 边缘性角膜变性(边缘性角膜变性)

1.概述

Terrien 边缘性角膜变性是一种不常见的、累及双眼的无痛性、缓慢进展的边缘角膜变薄的疾病。病因学不明。男性较女性多,通常发生于 20～40 岁。

2.症状

轻症患者无症状,晚期由于严重的不规则逆规性散光造成视力下降。

3.体征

无炎症反应,周边进行性角膜变薄、扩张。通常由上方开始,逐步发展成环状,但也有从下方开始的。变薄区域向中心区有脂质沉积,最薄处可仅有上皮与隆起的后弹力层。变薄区伴血管翳,角膜上皮保持完整。穿孔比较少见,通常在钝力伤后。一旦穿孔遗留边缘部虹膜脱出及粘连白斑。

4.鉴别诊断

蚕食性角膜溃疡亦表现为边缘角膜变薄,与边缘性角膜变性的鉴别点为同时伴有严重的炎症反应,眼部充血及剧烈的疼痛。

5.治疗

轻症可戴眼镜或软性角膜接触镜。中度病变戴透氧硬性角膜接触镜可获良好视力。重症可能需要新月形嵌入式板层角膜移植以重建角膜结构。

6.预后

轻中度病变预后好,重度病例预后差。

(二)K-F 环

1.概述

双眼发生,肝豆状核变性是最常见的病因。该病是一种少见的常染色体隐性遗传病。由血浆铜蓝蛋白合成缺陷所致,特点是肝硬化和运动障碍。

2.症状

眼部通常无症状,发现全身其他异常时方检查眼部。

3.体征

角膜周边 1～3mm 宽,位于后弹力膜的棕绿色条带,主要见于肝豆状核变性(Wilson 病)。条带最早出现在垂直径线上,逐渐延伸成环形累及整个角膜。早期病例可能需要用房角镜观察。肝豆状核变性患者可能伴有晶状体囊膜下铜沉积,形成葵花样白内障。

4.治疗

用铜螯合剂,如 D-青霉胺等,角膜的沉积物有可能随后消失。

四、角膜扩张性疾病——圆锥角膜

1.概述

圆锥角膜是一种非炎症性的、进行性的角膜变薄,病因不清,通常发生在青春期。发病率约为 54.5/10 万。发病率无性别差异,各种族均有发病。

2.症状

早期无症状,随着病情的进展视力开始下降、视物扭曲,后期视力严重下降。

3.体征

角膜中央区向前突出,角膜基质变薄,角膜周围出现铁质沉着线(Fleischer 环)部分或完全包围角膜。位于角膜基质和后弹力层当中的垂直线——Vogt 线,主要出现于圆锥角膜患病中后期。眼球向下旋转时,下眼睑被突出的角膜压成 V 字形。Rizutti 征指当从侧面照射角膜时,在鼻梁的边缘形成一条高度集中的光线,这种情况通常出现在进展期圆锥角膜的患者中。后弹力层破裂导致角膜中央区水肿及水肿消退后的角膜瘢痕。

4.辅助检查

角膜地形图是早期诊断圆锥角膜的重要检测方法,在临床症状出现前就会有角膜地形图的变化。早期表现为角膜中央曲率增大,如果角膜曲率＞48D,同一经线的对应位置曲率差异＞5D,考虑圆锥角膜的诊断。随着病情的进一步发展圆锥隆起区域的曲率会进一步增大。

5.治疗

(1)框架眼镜矫正:适用于早期病例,以近视为主而角膜散光尚轻者。

(2)硬性透氧性角膜接触镜(RGP):角膜散光较重,框架眼镜难以矫正的病例。

(3)手术治疗:深板层角膜移植术适用于无后弹力层破裂的病例。穿透性角膜移植术适用于角膜有全层瘢痕及后弹力层破裂的患者。角膜基质环植入术及角膜交联术是近年来开展的治疗圆锥角膜的手术方法,远期疗效尚有待观察。

6.预后

早期配镜可获得良好的视力,如果需要手术,手术后效果好。

第五节 角膜肿瘤

一、角结膜皮样瘤

本病是一种类似肿瘤的先天性发育异常,为胚胎期胚裂闭合过程中,表皮及其附件嵌入角膜、结膜组织而形成。在组织学上它并非是真正的肿瘤,而属于典型的迷芽瘤。遗传方式有常染色体显性遗传、常染色体隐性遗传和性连锁隐性遗传三种。

1.临床表现

(1)出生时即有,静止或缓慢生长。肿瘤长大明显时可影响视力。

（2）肿物多位于颞下方球结膜及角膜缘处，有时位于角膜中央，仅遗留周边角膜。

（3）肿物多为表面光滑黄色圆形实体，表面有纤细的毛发。

（4）少数患者角膜缘处可出现多个皮样瘤。

（5）可合并耳部畸形和脊柱异常，称为 Goldenhar 综合征。

2.诊断

根据出生时就发生，球结膜或角膜缘处圆形黄色实体肿物，可以诊断。

3.治疗原则

（1）根据病变在角膜的位置、大小选择单纯手术切除或联合角膜移植手术。

（2）位于角膜缘的肿物，可行半月形、带有角膜缘的板层角膜移植手术。

（3）位于角膜中央者应及早手术，并行板层角膜移植手术，如发现皮样瘤组织已侵犯角膜全层，需要穿透性角膜移植手术。

4.治疗目标

切除肿瘤，维持角膜完整性。

二、角膜上皮内上皮癌

本病又称为 Bowen 病或角膜原位癌，是一种癌前期角结膜角化不良。多见于老年男性，单眼发病，病程进展缓慢。病理组织学表现为细胞呈现多形性，分裂象增多，上皮角化不良，间变明显，上皮细胞的基底膜仍然完整。

1.临床表现

（1）在睑裂区，肿瘤常由角膜缘开始，同时向结膜和角膜伸展。

（2）肿瘤呈现灰白色半透明样隆起，有血管时呈现红色胶样扁平隆起，界线清晰。

（3）肿瘤发展缓慢，经若干年病变也可以只局限在上皮内；有时也可以向眼内蔓延。

2.诊断

（1）根据角膜缘或角膜上灰白色肿物，病程发展缓慢的特点，可以诊断。

（2）根据组织病理学检查结果可以确诊。

3.治疗原则

（1）根据肿瘤大小、部位，选择单纯手术切除或联合板层角膜移植手术。

（2）病变局限者，可行手术彻底切除。

（3）角膜广泛受累者，可行全角膜板层切除，同时行全角膜板层移植术。

（4）已有眼内侵犯时行眼球摘除或眶内容摘除。

（5）术后易复发，应定期随诊。

4.治疗目标

切除肿瘤，尽量维持角膜完整性。

三、角结膜鳞癌

本病发病原因不明。可发生于角膜溃疡遗留的瘢痕上或翼状胬肉手术后或创伤后，也可以原发于健康的角膜上。多见于 40～60 岁者,以男性居多。

1.临床表现

(1)睑裂区角膜缘部为好发部位,尤其以颞侧多见。

(2)初发时肿瘤呈现灰白色胶样隆起,或呈泡状,很快增大至杏仁状。

(3)肿瘤肥厚无蒂,富于血管,呈现粉红色乳头状或疣状肿块,触之易出血。

(4)可以沿眼球表面组织扩展,也可以向眼内转移。

2.诊断

(1)根据肿瘤的形态、外观和部位可以诊断。

(2)肿瘤组织的组织病理学检查可确诊。

3.治疗原则

(1)早期彻底局部切除。

(2)如标本切缘未见肿瘤细胞则手术后无须辅助治疗。

(3)角结膜广泛受累者,可行眼球摘除或眼眶内容物剜出术。若患者不同意,可试行 90Sr β 射线或软性接触性 X 线照射治疗。

(4)术后应密切随访。

4.治疗目标

完整切除肿瘤。

四、角结膜色素痣

本病是一种先天性良性肿瘤。其病理组织学表现为痣细胞小、核浓缩、胞浆稀少。根据病理组织学特点,色素痣可分为交界痣、上皮下痣、混合痣和蓝痣四种类型。

1.临床表现

(1)一般无刺激症状。

(2)角膜缘的结膜色素痣一般为棕色或黑色,扁平或轻度隆起,境界清楚。有时可以扩展到角膜周边部,也可以导致周边部角膜的脂质沉着。

(3)在球结膜一侧,其深度不会超过结膜固有层,能随结膜而被推动。

2.诊断

根据角膜缘静止性的棕色或黑色实体肿物可以诊断。

3.治疗原则

(1)一般无须特殊治疗。

(2)影响美容时可以切除,但须彻底。

(3)交界痣和混合痣有低度恶变倾向。一旦发现恶变倾向,应手术彻底切除,以免复发。切除的组织须送病理检查。

4.治疗方法

观察。怀疑有恶变倾向时,行手术切除,并送病理检查。

五、角结膜恶性黑色素瘤

本病是一种发生于角结膜组织的恶性肿瘤。组织学上分为上皮样细胞型、纺锤细胞型、痣样细胞型和混合细胞型。确切病因不明。恶性黑色素瘤可源于交界痣或混合痣,或源于原发性获得性黑色素沉着痣,或为新发。多于 40～60 岁时发病,30 岁前罕见。

1.临床表现

(1)瘤体隆起,分叶或结节状,肿瘤发展较快。

(2)有时出现血性泪水。

(3)结膜黑色素瘤常侵犯角膜缘,并累及周边部角膜。有些则沿角膜缘环形扩展。

(4)成人期的黑色素痣和原发性获得性黑色素沉着症若病灶增厚、扩大,色素和血管增多,或黑色素痣与巩膜粘连,都应视为恶性黑色素瘤的可能征象。

(5)根据肿瘤色素的多少,恶性黑色素瘤可表现为黑色、棕色或淡红色。

(6)恶性黑色素瘤可以沿眼表蔓延,也可以侵入眼内和全身转移。

2.诊断

(1)根据患者为中老年,肿块生长迅速,并富于色素和血管,可以诊断。

(2)必要时行活检进行病理组织学检查。

3.治疗原则

(1)首先对怀疑为恶性黑色素瘤的病灶组织做活检,如病灶局限,则将整个瘤体切除以明确诊断。

(2)边缘切除干净,无肿瘤细胞者应定期密切随访。

(3)切缘残留可疑肿瘤细胞浸润者,对可疑范围做冷冻治疗,或在 5 周内行 600～1 000rad 的 β 射线治疗。

(4)原发性获得性黑色素沉着症恶变的病例,对可疑范围做结膜和角巩膜板层切除,继以冷冻治疗。

(5)眼内和眶内已经被肿瘤波及,或手术与放疗后复发的病例可行眶内容物剜出术。但至今未能确切评估其对延长生命的意义。

4.治疗目标

完整切除肿瘤。

第八章

巩膜疾病

第一节 巩膜色调先天异常

一、蓝色巩膜

1. 概述

正常巩膜为瓷白色不透明组织,蓝色巩膜是指巩膜变薄或其胶原纤维结构改变致通过巩膜可透见其下的葡萄膜组织,而使巩膜呈现均匀的蓝色外观。蓝色巩膜较罕见,为先天性常染色体显性遗传,常伴有全身其他结缔组织发育异常。如蓝巩膜—骨脆综合征(VanrDer Hoeve综合征),其三主征为蓝色巩膜、耳聋及骨脆病。Ehlers-Danlos 综合征和变形性骨营养不良症(Paget's 病)等也可有蓝色巩膜表现。

1. 鉴别诊断

正常初生儿巩膜发育不成熟较薄,有时也呈淡蓝色,应与本病鉴别。只有在生后三年巩膜仍持续为蓝色时始为本病。

2. 巩膜黑变病

巩膜黑变病一般在巩膜前部距角膜缘 3.5mm 前睫状血管穿过处,见紫灰色或蓝灰色境界清楚的不规则无隆起的花瓣状着色斑块。常为单眼,仅 10% 为双眼。同侧眼虹膜、眼底的色调也较暗,此乃葡萄膜色素过剩所致。视网膜多无异常。偶见同侧眼睑,颜面部褐蓝痣,色素聚集小梁网可继发青光眼,及合并同侧脉络膜黑色素瘤者。因此应注意观察眼压及眼底。

第二节 表层巩膜炎

1. 概述

表层巩膜炎是指巩膜的表层组织发生的炎症,多发生在赤道前至角膜之间的表层巩膜。病因多不清,可以是自身免疫性、结缔组织病的眼部表现,如类风湿性关节炎、系统性红斑狼疮、结节性多动脉炎等;或是感染所致,如结核等。表现为局限或弥漫的单纯表层巩膜炎,或是结节性表层巩膜炎。

2.临床表现

（1）症状：

1）单纯性表层巩膜炎：好发于青年女性，可周期性发病。眼球疼痛，不同程度的眼刺激症状。

2）结节性表层巩膜炎：较常见，疼痛更明显。

（2）体征：

1）单纯性表层巩膜炎：巩膜表层及其相应部位的表面球结膜充血、水肿，可呈紫红色，局部触痛。

2）结节性表层巩膜炎：可在巩膜表面见到粉红或紫红色的局限充血和微隆起的结节，单个或多个，触痛明显。

3.辅助诊断

依据临床表现很容易诊断，可利用实验室检查进行免疫学检查，帮助查找全身病因和伴随病。

4.治疗

表层巩膜炎可自愈，轻症不需要治疗。较重者主要以局部治疗为主，局部滴用糖皮质激素，如 0.5% 的醋酸泼尼松龙或 0.1% 的地塞米松滴眼液，并可口服非甾体类抗炎药，如吲哚美辛等。

部分患者可以同时合并前葡萄膜炎，治疗上需要加用热敷和散瞳。

积极治疗全身疾病。

5.自然病程和预后

表层巩膜炎可自愈，但有周期性发作的可能，预后较好。

第三节　巩膜炎

1.概述

巩膜炎是巩膜深层组织的炎症，较表层巩膜炎少见，但症状较重，有明显的眼痛、视力下降。可分为前巩膜炎和后巩膜炎。前巩膜炎发生于赤道部前，约占巩膜炎的 95%，而后巩膜炎发生于赤道后部及视神经周围。前、后巩膜炎各又分为弥漫性、结节性和坏死性三种。

巩膜炎的病因与表层巩膜炎相似，可以是自身免疫性疾病，或是与全身结缔组织病相关。

2.临床表现

（1）症状：

1）眼痛较严重，可有眼眶疼痛，并向头部放射，呈钝痛，眼球运动时眼痛加重，夜间较白天明显，影响睡眠和日常生活。眼痛的剧烈程度与炎症的严重程度相关，最严重者为坏死性巩膜炎，眼痛严重。

2）前巩膜炎常有眼球充血和压痛，伴有畏光、流泪。坏死性前巩膜炎中的穿孔性巩膜软化可以是无痛性的。

3)后巩膜炎可有视力下降,典型的眼痛。可因病变是局限、弥漫性的,以及严重程度而不同。后巩膜炎患者可同时伴有前巩膜炎的症状。

(2)体征:

1)前巩膜炎

A.弥漫性前巩膜炎:结膜充血,深层血管丛扩张,可以局限于巩膜一个象限或是整个前部巩膜。前部巩膜水肿。如有角膜受累,可有角膜浸润、变薄、角膜穿孔等基质性角膜炎表现。

B.结节性前巩膜炎:深层巩膜有局限暗红色肿胀区,呈结节状,不能推动,有压痛。结节可单发或多发。可围绕角膜缘呈堤状隆起,形成环形巩膜炎。病变浸润可呈舌形向角膜进展,角膜混浊呈瓷白色,称硬化性角膜炎。

C.坏死性前巩膜炎:巩膜浅层闭塞性血管炎,可见毛细血管无灌注,呈现无血管区。巩膜受累区域缺血坏死,可以是局限或广泛的巩膜坏死。巩膜可菲薄,暴露其下的脉络膜。

穿孔性巩膜软化是一种非常少见的坏死性前巩膜炎类型,可以没有急性炎症的表现,在赤道前方巩膜上出现黄色或灰色斑,逐渐巩膜呈腐肉样坏死,坏死组织脱落后巩膜消失穿孔。

2)后巩膜炎:可以完全没有充血,有时后部巩膜非常仔细可看到炎症表现。伴有前巩膜炎者眼可有充血。后节可表现正常,或是伴有不同的体征,如脉络膜视网膜结节、浆液性视网膜脱离、视盘水肿、伴或不伴有棉絮斑。严重的浆液性视网膜脱离前房变浅,由于葡萄膜渗出致睫状体旋转造成继发性青光眼。

所有的巩膜炎都可以伴有不同程度的葡萄膜炎。

3.辅助诊断

(1)实验室诊断:依据临床表现很容易诊断,可利用实验室检查进行免疫学检查,帮助查找全身病因和伴随病。

(2)影像诊断

1)坏死性巩膜炎:B超检查对坏死性巩膜炎了解眼球壁破坏的情况有帮助。前节荧光素血管造影对坏死性巩膜炎的血管闭塞诊断有帮助,但临床应用较少。

2)后巩膜炎:B超检查眼球后壁增厚(常大于2mm)可明确诊断。MRI可以检查显示后巩膜炎的弥漫或结节改变。

4.鉴别诊断

后巩膜炎多伴有葡萄膜炎,需与单纯性葡萄膜炎鉴别,后者巩膜不受累,没有巩膜增厚或结节表现。

5.治疗

治疗的目的主要在于控制炎症,缓解疼痛,防止可能的并发症,减少眼部损害,治疗引起巩膜炎的病因。

(1)药物治疗:

1)环氧酶抑制剂:非坏死性巩膜炎常对全身应用非激素性抗炎药物反应良好。可用选择性或非选择性环氧酶抑制剂(如布洛芬等)治疗。

2)糖皮质激素:对环氧酶抑制剂反应不好的后巩膜炎、坏死性前巩膜炎可用糖皮质激素治疗。糖皮质激素可全身应用或局部包括结膜下注射应用,但结膜下注射不常用。全身应用开始剂量为每日 1mg/kg,每周减量 20~25mg,至每日 40mg 后,根据病情进行个性化减量。如果在每日应用糖皮质激素>7.5~10mg 时病情仍反复则可以加用免疫调节剂,包括环孢素、吗替麦考吩酯、氨甲蝶呤和抗肿瘤坏死因子等。

（2）手术治疗：

1）手术不是常规治疗手段,只有巩膜炎需要鉴别除外肿瘤或怀疑感染时,需行浅层或表层巩膜诊断性活检。有眼球穿孔时需要行组织修补。

2）有些并发症如白内障、青光眼需要手术治疗。白内障手术很安全,常选用角膜切口超声乳化白内障手术,避免巩膜损伤,并保留完整的结膜血管网。

6.自然病程和预后

坏死性前巩膜炎破坏性严重,常引起广泛的角膜、睫状体、小梁网受累,致角膜炎、前葡萄膜炎、眼压升高,从 1m 导致葡萄肿形成。常双眼患病,预后极差。

后巩膜炎约 30% 有视力损害,继发黄斑改变或视神经萎缩、视网膜色素上皮改变、黄斑水肿、视网膜前膜、白内障、视网膜脱离。

第九章

晶状体疾病

第一节 晶状体先天异常

一、晶状体形成异常

1.概述

晶状体形成异常包括先天性无晶状体、晶状体形成不全等,属晶状体先天性异常。常伴有眼其他组织异常。

2.临床表现

(1)先天性无晶状体:胚胎早期未形成晶状体板,为原发性无晶状体,极罕见。当晶状体形成后发生退行性变,使其结构消失,仅遗留其痕迹者为继发性无晶状体,多见于小眼球和发育不良的眼球。

(2)晶状体形成不全:晶状体泡与表面外胚叶分离延迟时会发生角膜混浊和后部锥形角膜及晶状体前部圆锥畸形。晶状体纤维发育异常时可发生晶状体双核或无核或晶状体内异常裂隙。

3.诊断

根据裂隙灯下晶状体的形态可做出诊断。

4.鉴别诊断

需与白内障囊内摘除术后无晶状体眼相鉴别,此病无先天性眼病史。

5.治疗

先天性无晶状体眼可佩戴眼镜。

6.临床路径

(1)询问病史:有无自幼发生的眼病史。

(2)体格检查:散瞳后以裂隙灯检查瞳孔区及晶状体。

(3)辅助检查:必须行眼部超声扫描。

(4)处理:先天性无晶状体眼可佩戴眼镜,预防弱视。

(5)预防:无有效措施预防发生。

二、晶状体形态异常

1. 概述

晶状体形态异常包括球形晶状体、圆锥形晶状体、晶状体缺损和晶状体脐状缺陷等,属晶状体先天性异常。

2. 临床表现

(1)球形晶状体:

1)多为双侧。

2)晶状体呈球形,直径和体积小,前后径较长。

3)晶状体悬韧带松弛,晶状体前移,易加重瞳孔阻滞。滴用缩瞳剂后可使睫状肌收缩,晶状体悬韧带更松弛,晶状体前移而加重瞳孔阻滞,可导致急性青光眼发作。

4)球形晶状体屈折力增大可致高度近视。

5)常发生晶状体不全脱位,有时可发生全脱位。

6)由于晶状体悬韧带延长牵拉力减弱,因而无调节功能。

(2)圆锥形晶状体:

1)晶状体前面或后面突出呈圆锥形或球形,通常为皮质突出。

2)为少见的晶状体先天异常,前圆锥更为少见。

3)可伴有不同类型的先天性白内障。

4)常有高度近视,视力相当差。

(3)晶状体缺损:

1)多为单眼,也可为双眼。

2)晶状体下方偏内赤道部有切迹样缺损,形状大小不等。

3)缺损处晶状体悬韧带减少或阙如。

4)晶状体各方向屈光力不等,呈近视散光。

(4)晶状体脐状缺陷:极少见。在晶状体前表面或后表面有一小的陷凹。

3. 诊断

根据裂隙灯下晶状体的形态可做出诊断。

4. 治疗

(1)无症状和无并发症时一般不必治疗。

(2)合并晶状体脱位时,可行手术治疗。

5. 临床路径

(1)询问病史:有无自幼发生的眼病史。

(2)体格检查:散瞳后以裂隙灯检查瞳孔区及晶状体。

(3)辅助检查:必须行眼部超声扫描。

(4)处理:无症状和并发症时一般不必治疗。合并晶状体脱位时,可行手术治疗。

(5)预防:无有效措施预防发生。对于球形晶状体者应用睫状体麻痹剂使晶状体悬韧带拉紧,晶状体后移,解除瞳孔阻滞,预防青光眼发生。

第二节　先天性白内障

1.病因病理

本病指晶状体混浊在出生前后即已存在,少数可出生后逐渐形成,为先天遗传或发育障碍的白内障。晶状体混浊部位不一,形态各异,多较局限,且静止不变。少数有缓慢发展,大部分病变者视力无太大影响,预后良好。少数晶状体混浊较重者可造成视觉发育障碍,日久形成弱视。

(1)遗传性:近50年来对于先天性白内障的遗传已有更深入的研究,大约有1/3先天性白内障是遗传性的。其中常染色体显性遗传最为多见。我国的统计资料表明,显性遗传占73%,隐性遗传占23%,尚未见伴性遗传的报道。在血缘配婚比率高的地区或国家,隐性遗传也并非少见。

(2)非遗传性:孕期母体或胚胎的全身病变对胚胎晶状体的损害,包括怀孕头3个月的病毒感染(风疹、水痘、单纯疱疹、麻疹、带状疱疹以及流感等病毒),此时期晶状体囊膜尚未发育完全,不能抵御病毒的侵犯,而且此时的晶状体蛋白合成活跃,对病毒的感染敏感,因此影响了晶状体上皮细胞的生长发育,同时有营养和生物化学的改变,晶状体的代谢紊乱,从而引起混浊。在多种病毒感染所致的白内障中,以风疹病毒感染最为多见。妊娠期营养不良,盆腔受放射线照射,服用某些药物(如大剂量四环素、激素、水杨酸制剂、抗凝剂等)、妊娠期患系统疾病(心脏病、肾炎、糖尿病、贫血、甲亢、手足搐搦症、钙代谢紊乱)以及维生素D缺乏等,均可造成胎儿的晶状体混浊。先天性白内障另一个常见的原因是胎儿最后3个月的发育障碍。典型表现是早产儿出生时体重过低和缺氧,中枢神经系统损害。已有动物实验证实宫内缺氧可以引起先天性白内障。

(3)散发性:约有1/3先天性白内障原因不明,即散发性,无明显的环境因素影响。在这组病例中可能有一部分还是遗传性的,新的常染色体显性基因突变,在第一代有白内障,但无家族史,因此很难确定是遗传性。隐性遗传的单发病例也很难诊为遗传性。

2.临床表现

(1)一般表现

1)小儿出生后视力低下,或仅有光感。

2)检查发现晶状体混浊,晶状体混浊可能有多种形态,有全白内障,核性、绕核性、点状、前极、后极性白内障等。如为全白内障,用手电筒照射可见瞳孔区为灰白色;如为部分混浊,则须放瞳后才能查清。

(2)分类表现:

白内障患儿常并有发育上的其他异常,如小眼球、眼球震颤、多指等。

1)全白内障:晶状体全部或近于全部混浊,也可以是在出生后逐渐发展,在1岁内全部混浊,这是因为晶状体纤维在发育的中期或后期受损害所致。临床表现为瞳孔区晶状体呈白色混浊,有时囊膜增厚,钙化或皮质浓缩甚至脱位。视力障碍明显,多为双侧性,以常染色体显性遗传最多见,在一个家族内可以连续数代遗传。少数为隐性遗传,极少数为性连锁隐性遗传。

2)膜性白内障:当先天性完全性白内障的晶状体纤维在宫内发生退行性变时,其皮质逐渐吸收而形成膜性白内障。当皮质肿胀或玻璃体动脉牵拉后囊膜,可引起后囊膜破裂,加速了皮质的吸收,即表现为先天性无晶状体。临床表现为灰白色的硬膜,有多少不等的带色彩的斑点,表面不规则,有时在膜的表面可看到睫状突和血管,后者可能来自胚胎血管膜。亦有纤维组织伸到膜的表面,故又称血管膜性白内障或纤维性白内障。单眼或双眼发病,视力损害严重。少数病例合并宫内虹膜睫状体炎。

3)核性白内障:本病比较常见,约占先天性白内障的1/4。胚胎核和胎儿核均受累,呈致密的白色混浊,混浊范围为4~5mm,完全遮挡瞳孔区,因此视力障碍明显,多为双眼患病。通常为常染色体显性遗传,少数为隐性遗传,也有散发性。

4)中央粉尘状白内障:在胚胎期的前3个月因胚胎核受损所致,胎儿核不受影响。临床表现为胚胎核的2个Y字缝之间有尘埃状或颗粒状混浊,故又称为板层粉尘状白内障。如果胎儿核也受损害,在临床即表现为核性白内障或绕核性白内障。在裂隙灯下可见混浊区内有许多细小白点,混浊的范围为1~2.5mm。多为双眼对称,静止不变,对视力的影响不大。

5)绕核性白内障:此种类型的白内障很常见,占先天性白内障的40%。因为混浊位于核周围的层间,故称为绕核性白内障。通常静止不发展,双侧性。临床表现是在胎儿核的周围绕核混浊,这些混浊是由许多细小白点组成,皮质和胚胎核透明。在混浊区的外周,有"V"字形混浊骑跨在混浊带的前后,称为"骑子"。由于核中央透明,视力影响不十分严重。本病的发生是由于晶状体在胚胎某一时期的代谢障碍而出现了一层混浊。同时也可伴有周身其他系统疾病。常染色体显性遗传最多,在文献上曾有报告在一家系垂直传代多达11代,在542人中有132人为绕核性白内障患者。

6)前轴胚胎白内障:此种类型白内障也是一种较常见的先天性白内障,约占25%。在前Y字缝之后有许多白色碎片样或白色结晶样混浊。这些混浊是胚胎期前4个月形成,由于混浊局限,对视力无很大影响,因此一般不需要治疗。

7)前极白内障:本病的特点是在晶状体前囊膜中央的局限混浊,混浊的范围不等,有不超过0.1mm的小白点混浊;亦可很大,并占满瞳孔区,多为圆形,可伸入晶状体皮质内或是突出到前房内,甚至突出的前极部分触及角膜,称为角锥白内障。在角膜中央有相对应的白色局限性混浊,部分有虹膜残膜。前极白内障的晶状体核透明,表明胚胎后期的囊膜受到损害,囊膜异常反应而形成一个白色团块,用针可将混浊的团块拔掉,保持晶状体囊膜的完整性。双侧患病,静止不发展,视力无明显影响,可不治疗。

8)后极性白内障:本病特点为晶状体后囊膜中央区的局限性混浊,边缘不齐,形态不一,呈盘状、核状或花萼状。常伴有永存玻璃体动脉,混浊的中央部分即是玻璃体动脉的终止区。少数病变为进行性,多数静止不变。很少有严重视力减退。在青少年时期,后极部的混浊向皮质区发展,形成放射状混浊,对视力有一定影响。

9)缝状白内障:本病的临床表现是沿着胎儿核的Y字缝出现异常的钙质沉着,是3个放射状白线,因此又称为三叉状白内障。由线状、结节状或分支样的混浊点构成Y字缝的白内障,绿白色或蓝色,边缘不整齐。一般是局限性,不发展。对视力影响不大,一般不需要治疗。常有家族史,有连续传代的家系报道,为常染色体显性遗传。可合并冠状白内障或天蓝色白内障。

10）珊瑚状白内障

珊瑚状白内障较少见。在晶状体的中央区有圆形成长方形的灰色或白色混浊，向外放射到囊膜，形如一簇向前生长的珊瑚，中央的核亦混浊，对视力有一定的影响，一般静止不发展，多有家族史，为常染色体显性的隐性遗传。

11）点状白内障

晶状体皮质或核有白色、蓝绿色或淡褐色的点状混浊，发生在出生后或青少年时期。混浊静止不发展，一般视力无影响，或只在轻度视力减退，有时可合并其他类型混浊。

12）盘状白内障

本病由 Nettleship 等人在 Coppock 家庭中发现数名先天性白内障，故又名 Coppock 白内障，其特点是在核与后极之间有边界清楚的盘状混浊，清亮的皮质将混浊区与后极分开。因混浊的范围小不影响视力，晶状体的混浊发生在胚胎期的第 4 个月，可能与晶状体的局部代谢异常有关。

13）圆盘状白内障

圆盘状白内障比较少见。瞳孔区晶状体有浓密的混浊，中央钙化，并且变薄，呈扁盘状，故名圆盘状白内障。由于晶状体无核，中央部变得更薄，横切时如哑铃状。有明显的遗传倾向。

14）**硬核液化白内障**

硬核液化白内障很少见。由于周边部晶状体纤维层液化，在晶状体囊膜内有半透明的乳状液体，棕色的胚胎核在液化的皮质中浮动，有时核亦液化。当皮质液化时，囊膜可受到损害而减少通透性，晶状体蛋白退出后刺激睫状体，或是核浮动刺激睫状体，因此可有葡萄膜炎或青光眼发生。

3.诊断要点

（1）晶状体混浊多在出生后即存在，个别延至婴幼儿乃至青春期才渐趋明显。

（2）多为对称性双眼晶状体混浊，且比较局限，大部分静止不变。

（3）无外伤，无其他眼病史。

4.实验室和其他辅助检查

（1）视网膜电流图（ERG）：视网膜受到迅速改变的光刺激后，从感光上皮到两极细胞及无足细胞等能产生一系列的电反应，视网膜电流图就是这些不同电位的复合波。正常视网膜电流图有赖于视网膜色素上皮、光感受器、外网状层、双极细胞、水平细胞、无足细胞、Mfiller 细胞及视网膜脉络膜血循环等的正常功能。这些因素中的一种或多种受累都可导致 ERG 异常，所以视网膜电流图主要是反映视网膜外层的情况。小的损伤，如黄斑区的病变，因为受累的感光上皮为数很少，ERG 不出现反应；视神经萎缩，因受累的部位主要是在神经节细胞，ERG 正常，亦不出现反应。

操作方法：将一电极放置在角膜上，另一电极放置于最靠近眼球后部的眶缘部分，当视网膜受到光刺激时，通过适当的放大装置将视网膜电位变化记录下来，即为视网膜电流图。

视网膜电流图在临床上常用于视网膜循环障碍疾病、遗传性视网膜变性（如视网膜色素变性等）、糖尿病性视网膜病变、视网膜脱离、眼外伤（如视网膜铁质沉着症以及交感性眼炎等）、夜盲、青光眼、白内障、色盲等疾病的诊断。

（2）视觉诱发电位（VEP）：检查的目的主要是反映视网膜神经节细胞至视觉中枢的传导功能。

操作方法：患者在暗室内，有效电极置于枕叶头部皮肤，无效电极置于耳垂或其他部位，接受的 VEP 信号图像经电子计算机叠加平均处理，由放大器在示波器上显示。

（3）B 超：发现球内其他病变以排除其他疾患，对白内障诊断、手术方式的选择及预后有特殊意义。（4）实验室检查

1）染色体核型分析和分带检查：先天性白内障合并其他系统的畸形，这些患者有可能是染色体病，因此要完成上述检查。

2）血糖、尿糖和酮体测定：糖尿病、新生儿低血糖症，应做上述检查。

3）尿液检查：肾病合并先天性白内障，应查尿常规和尿氨基酸，以确诊 Lowe 综合征、Alport 综合征等；苯丙酮尿症，尿苯丙酮酸检查阳性，尿的氯化铁试验阳性。

4）血清钙、磷测定：甲状旁腺功能低下，血清钙降低，血清磷升高，血清钙低于 1.92mmol/L，有低钙性白内障发生。

5）氨基酸测定：应用氨基酸自动分析仪测定血氨基酸水平，可以诊断某些代谢病合并先天性白内障，如同型胱氨酸尿症、酪氨酸血症。

6）血清抗体测定：母亲感染风疹病毒后，取急性期或恢复期血清，测血清抗体滴度，如果高于正常 4 倍，则为阳性结果，风疹综合征。

5. 鉴别诊断

新生儿出生后瞳孔区有白色反射称为白瞳症，其中最常见的即是先天性白内障，还有其他眼病也可造成。因其临床表现、治疗和预后不同，及时正确的鉴别诊断是非常必要的。

（1）早产儿视网膜病变（晶状体后纤维增生）：本病发生于体重低的早产儿，吸入高浓度的氧气可能是其致病原因。双眼发病，视网膜血管扩张迂曲，周边部视网膜有新生血管和水肿，在晶状体后面有纤维血管组织，将睫状体向中央部牵拉，因而发生白内障和视网膜脱离。

（2）永存增生原始玻璃体：患儿为足月顺产，多为单眼患病，患眼眼球小，前房浅，晶状体比较小，睫状突很长，可以达到晶状体的后极部，晶状体后有血管纤维膜，其上血管丰富。后极部晶体混浊，虹膜—晶体隔向前推移。

（3）炎性假性胶质瘤：多为双眼发病，少数为单眼，在晶体后有白色的斑块，眼球变小，眼压降低，其：是在胚胎发育的最后 3 个月，在子宫内受到母亲感染的影响或是出生后新生儿期眼内炎造成的。

（4）视网膜母细胞瘤：该病是儿童期最常见的眼内恶性肿瘤，虽然多发生在 2～3 岁以前，但也可发病很早，在出生后数日内即可见白瞳孔。由于肿瘤是乳白色或黄白色，当其生长到一定大时，进入眼内的光线即反射呈黄白色。肿瘤继续生长引起视网膜脱离，表面有钙化点，眼压升高，最后继发青光眼及眼外转移。

（5）外层渗出性视网膜炎（Coats 病）：视网膜有白黄色病变，轻度隆起，表面有新生血管和微血管瘤，毛细血管扩张，严重者因视网膜广泛脱离而呈现白瞳孔反射。晚期虹膜新生血管，继发性青光眼和虹膜睫状体炎。

（6）视网膜发育不良：患儿为足月顺产，眼球小，前房很浅，晶体后有白色的组织团块而呈

白瞳孔。常合并大脑发育不良,先天性心脏病,腭裂和多指畸形。

(7)先天性弓形虫病:本病近年来在我国已有报道。其特点是反复发生的眼内炎症,最后遗留脉络膜视网膜的色素性瘢痕,病灶多见于黄斑区,因而有白瞳孔的表现。并可有肝脾大,黄疸,脑积水和脑钙化。弓形虫间接血液凝集试验阳性,弓形虫间接免疫荧光抗体试验阳性,可以做出诊断。

(8)弓蛔线虫病:患病儿童的眼底有肉芽肿形成,临床分为两种类型,一是无活动炎症的后极部局限性脉络膜视网膜肉芽肿,一是有明显炎症的玻璃体混浊,两者均可致白瞳孔反射。询问病史,患儿有动物(猫、狗)接触史。

其他少见的白瞳症还有 Nonie 病、眼底后极部缺损、玻璃体积血机化、严重的视网膜胶质增生等。

6.并发症

许多先天性白内障患者常合并其他眼病或异常,这些并发症的存在更加重了视力障碍,因此在诊治先天性白内障时,要重视这些并发症的存在,以便采取正确的治疗措施。

(1)斜视:有 1/2 以上的单眼白内障患者和不足 1/2 的双眼白内障患者伴有斜视。由于单眼晶状体混浊或屈光力的改变,致视力下降;或双眼晶状体混浊程度不同而造成双眼视力不平衡,破坏了融合机制,逐渐造成斜视。此外,先天性白内障的患眼可有某些解剖异常(如小眼球)和某些眼内的疾病,也可导致斜视的发生,并且逐渐加重。某些系统性疾患可为先天性白内障合并斜视,如 Lowe 综合征、Stickler 综合征、新生儿溶血症及某些染色体异常综合征。

(2)眼球震颤:因先天性白内障视力受影响,不能注视而出现摆动性或是搜寻性眼球震颤,即继发性眼球震颤,在白内障术后可以减轻或消失。如果术后眼球震颤不能消除,势必影响视力的恢复。先天性白内障合并眼球震颤也可见于某些系统疾病,如下颌-眼-面-头颅发育异常综合征、21 号染色体长臂缺失、Marinesco-Sjogren 综合征。

(3)先天性小眼球:先天性白内障合并先天性小眼球的患者,视力的恢复是不可能理想的,即便是在白内障术后,视力恢复亦有限。先天性小眼球的存在与先天性白内障的类型无关,有可能是在晶状体不正常的发育过程中发生晶状体混浊时而改变了眼球的大小,多与遗传有关。除小眼球外,还可合并某些眼内组织(如虹膜、脉络膜)缺损。先天性白内障合并小眼球者,还可见于某些系统病,如 Norrie 病、Gruber 病以及某些染色体畸变综合征。

(4)视网膜和脉络膜病变:有少数先天性白内障患者可合并近视性脉络膜视网膜病变、毯样视网膜变性、Leber 先天性黑蒙,以及黄斑营养不良。

(5)其他:除上述较常见的并发症以外,还可合并晶状体脱位、晶状体缺损、先天性无虹膜、先天性虹膜和(或)脉络膜缺损、瞳孔残膜、大角膜、圆锥角膜、永存玻璃体动脉等。

7.治疗

由于先天性白内障有不同的临床表现、不同的病因,可为单眼或双眼患病,有完全性或是不完全性晶体混浊,以及可能有弱视存在,所以其治疗不同于成人白内障。

(1)保守治疗:

1)双侧不完全白内障如果视力在 0.3 以上,则不必手术。但婴幼儿无法检查视力,如果白内障位于中央,通过清亮的周边部分能见到眼底,可不考虑手术,可长期用扩瞳剂,直到能检查视力时,决定是否手术。但是阿托品扩瞳,产生了调节麻痹,因此阅读时需戴眼镜矫正。

2)应该注意的是视力与晶体混浊的密度有关,而与混浊范围的关系不密切,如 5.5mm 的晶状体混浊与 2mm 混浊视力可能相同。

3)以往曾认为单眼的不完全白内障不必手术。实际上术后及时戴镜,遮盖健眼,或是配接触镜,还是可以达到比较好的视力。

(2)手术:

1)术前检查为两部分:

A. 眼部,首先应了解患儿的视力。因 3~4 岁以下的儿童很难查视力,可通过患儿的视反射,或对外界环境的反应能力对视力进行初步判断。为明确晶状体混浊的性质和程度,混浊是在逐渐加重还是在退行,应定期做裂隙灯和眼底检查。

B. 全身,应注意是否伴有其他系统的异常,请专科医生检查,以便排除心血管和中枢神经系统疾患,防止手术麻醉时发生意外。

此外,应仔细询问患者的家族史和遗传史,有助于疾病的诊断和了解预后。

2)手术时间:因白内障的类型不同,选择手术的时间亦不同。

A. 双眼完全性白内障:应在出生后 1~2 周手术,最迟不可超过 6 个月。另一眼应在第一眼手术后 48 小时或更短的时间内手术。缩短手术时间间隔为了防止在手术后因单眼遮盖而发生剥夺性弱视。

B. 双眼不完全性白内障:若双眼视力 0.1 或低于 0.1,不能窥见眼底者,则应争取早日手术;若周边能窥见眼底者,则不急于手术。

C. 单眼完全性白内障:以往多认为单眼完全性白内障手术后不能恢复视力,因为 30%~70%完全性单眼白内障并发有其他眼部异常(小眼球、眼球震颤、斜视以及某些眼底病),同时已有弱视存在。但近年来的临床资料表明,如果能在新生儿期甚至在出生后 7 小时内手术,术后双眼遮盖,第 4 天戴接触镜(26.00~30.00D),定期随诊,直至可辨认视力表时,有较多的患眼还是可以达到 0.2 以上。如果在 1 岁后手术,即便手术很成功,瞳孔区清亮,视力很难达到 0.2。因此特别强调单眼白内障必须早期手术,并且要尽早完成光学矫正,配合严格的防治弱视的措施。

风疹综合征患儿不宜过早手术,因为在感染后早期,风疹病毒还存在于晶状体内。手术时潜伏在晶状体内的病毒释放而引起虹膜睫状体炎,有 2%~5%在手术后因炎症而发生眼球萎缩。风疹综合征白内障多为中央混浊,周边皮质清亮,因此可选用光学虹膜切除术。

3)手术方式:自 1960 年 Scheie 改进了白内障吸出术后,目前该手术已广泛用于治疗先天性白内障。此手术简单、安全,可用于出生后不久的新生儿。光学虹膜切除术有一定的局限性,线状摘除术和刺囊术已很少应用。

A. 光学虹膜切除术:适用于散瞳后提高视力,混浊范围小的绕核性白内障,核性白内障或前后极白内障。虹膜切除后改变了瞳孔的大小和位置,切除部位通常选择颞上象限,因上睑遮盖,对外观无明显影响。

B. 白内障吸出术:在全麻下手术,用手术显微镜。1%阿托品充分散大瞳孔,角膜缘切口约 2mm 长,刺囊刀或针头伸入前房后,将晶状体前囊膜充分划破,用注吸针吸出前囊膜和皮质。吸出术保持了晶状体后囊膜的完整性,但术后很快有上皮从周边向中央生长,数周后后囊膜变为半透明,影响视网膜成像。因此,目前推荐以玻璃体切割器在一次手术时即将玻璃体和晶状体后囊膜切割和吸出,称为晶状体切除术。因为婴幼儿和儿童的晶状体后囊膜与玻璃体融合在一起,切开后囊膜时,也会同时切开玻璃体前界膜。使用玻璃体切割器可以从角膜缘切口,也有经睫状体部切口。

C. YAG 激光与膜性白内障:先天性白内障吸出术后 90% 有继发的膜形成,1/2 以上的膜需手术切开才可提高视力。自从 1982 年 YAG 激光用于治疗膜性白内障以后,在有条件的地方已广泛应用,它具有简单、有效和安全的优点。一次手术成功率为 97%,95% 以上治疗后视力增进。白内障吸出术后 1 个月即可行 YAG 激光后囊膜切开术,囊膜切口直径可为 3.7mm。

YAG 激光治疗的并发症是眼压升高,一般是在术后 2～4 小时发生,24 小时内眼压可恢复正常。虹膜血管损伤或是牵拉了虹膜和晶状体囊膜的粘连,引起虹膜积血或少量前房积血。囊膜碎片进入前房或玻璃体后,可引起轻度眼球血管膜炎。6～20 个月后少数(3%～9%)发生黄斑囊样水肿。极少数可发生视网膜裂孔和视网膜脱离。YAG 激光还可损伤人工晶状体。虽然 YAG 激光治疗膜性白内障有上述并发症,但在目前仍不失为治疗膜性白内障的最好方法。

D. 人工晶体植入:Choyce 首先在先天性白内障用前房型人工晶状体,但有许多并发症,现已不用。Shearin 首先用后房型人工晶状体,近年来后房型人工晶状体已广泛用于成人和儿童。

婴幼儿和儿童植入人工晶状体的目的,除了提高视力,还能防止弱视和发展融合力。但是由于婴幼儿和儿童眼组织的特点,术中和术后的并发症明显多于成年人,因此不作为常规手术,一般最早在 2 岁以后手术。

术中并发症:因婴幼儿和儿童的巩膜坚硬度低,在术中有巩膜塌陷的倾向,尤其是当巩膜切口较大时容易发生,严重者有眼内容物流失的危险。

术后并发症:由于巩膜塌陷,浅前房以及晶体植入时与角膜内皮接触可造成线状角膜炎,但婴幼儿和儿童的角膜内皮活性高,所以在术后 48～72 小时即可恢复。其他并发症与成年人术后的并发症相同,如虹膜睫状体炎、眼内炎、大疱性角膜病变、黄斑囊样水肿、青光眼等。

E. 角膜接触镜:单眼先天性白内障早期手术,术后戴接触镜是防止弱视和恢复视力的关键。单眼白内障手术后如果以眼镜矫正,双眼的影像差是 22%～35%,接触镜的影像差可降至 8%,而且没有戴眼镜矫正无晶状体眼所产生的三棱镜不良反应,因此周边部的视力比戴眼镜好些,视网膜像面积增大。婴幼儿也可以戴接触镜。其缺点是婴幼儿和儿童戴镜有一定困难,镜片容易丢失、变形或破裂,最大的危害是有化脓性角膜溃疡的危险。此外,由于新生儿的角膜曲率半径小,所需的正号镜片度数高,紧扣在角膜上,因此容易引起角膜水肿和上皮病变。

单眼先天性白内障术后视力能否提高,在很大程度上取决于父母的配合和耐心,因为不足 1 岁的幼儿瞬目少,镜片容易丢失;2～6 岁患儿多不合作,需更换许多镜片。单眼白内障开始应用接触镜时,应遮盖健眼,而且要严格遮盖。如果遮盖 6 个月以上仍有旁中心固视,表明弱视已不可逆,则可放弃遮盖。

（3）外用滴眼液：

1）卡他灵滴眼液：

作用：阻碍醌类化合物与晶状体水溶性蛋白的结合。

用途：适用于治疗各类型白内障。

用法：滴眼，每日 4～6 次。

2）卡林优滴眼液：

作用：阻碍醌类化合物与晶状体水溶性蛋白的结合。

用途：适用于治疗各类型白内障。

用法：滴眼，每日 4～6 次。

3）视明露点眼液：

作用：有抑制醛糖还原酶的作用。

用途：适用于治疗各类白内障。

用法：滴眼，每日 4～6 次。

4）莎普爱思滴眼液：

作用：有抑制醛糖还原酶的作用。

用途：适用于治疗各类白内障。

用法：滴眼，每日 4～6 次。

5）珍明珠滴眼液：

作用：清肝、明目、止痛。

用途：适用于治疗各类白内障。

用法：1 次 1～2 滴，1 日 3～5 次。

8. 并发症治疗

（1）斜视：根据不同斜视病因采用不同的治疗方法。共同性斜视中先天性内斜视虽与眼的调节无关，但对双眼单视功能发育影响很大，最好的治疗是在 2 岁视功能发育初期做手术矫正。2～3 岁以后发生的内斜多与远视眼引起的调节辐辏过度有关，这种斜视要充分散瞳后验光，有远视者配足量眼镜，坚持戴镜 3～6 个月使斜视矫正或部分矫正后，再对残存的内斜手术治疗。戴镜后内斜无改变的，只有手术治疗。斜视完全矫正的继续戴镜，若远视度数很高，也可通过手术矫正斜视而降低戴镜度数。

（2）眼球震颤：在生后 2 个月以前及早手术，延缓手术将导致眼球震颤，严重影响视力。

（3）先天性小眼球：先天性小眼球没有很好的医治方法，如眼睑裂小明显的赘皮可以通过手术来改善，其他的异常没有更好的解决办法。

第三节　老年性白内障

老年性白内障亦可称年龄相关性白内障，是指以与年龄相关的眼晶状体混浊为表现的最常见的致盲眼病，随着年龄增长、机体衰老而发生渐进性视力下降乃至失明。通常双眼先后发病,因晶状体混浊程度不同致临床上视力表现有差异,初发期的白内障以药物治疗为主,尤其是应用中医药整体调理为佳;近成熟期的白内障则以手术治疗为主,尤其是采用现代囊外超声乳化吸除白内障加人工晶体植入方法为佳。

白内障是造成低视力和致盲的主要眼病之一。我国调查表明白内障盲人总数占致残眼病患者的 46.07%,高居第一位,在双眼致盲眼病中和 60 岁以上老人视力致残眼病中白内障分别占了 41.6% 和 60.91%,都是居第一位的致盲眼病。国外学者 Taylor 的调查指出,目前有 2 700 万～3 500 万白内障盲人未得到手术治疗,而且每年大约有 200 万新发生的白内障患者。随着人口老龄化,白内障的高发病率、致残率越来越多地影响老年人生活质量,已成为全世界社会关注的重大疾病。值得欣喜的是现代科技的进步,显微镜外科手术的开展及人工晶体的应用,已使白内障盲人复明成为现实。对于伴有眼底疾病的白内障的复明和早期初发晶状体混浊的控制,则主要依赖于中医药的辨证治疗。

1. 病因病理

西医学对老年性白内障的确切病因不明。目前有几种较公认的学说,可能是老年性白内障发生与发展的相关因素。

(1)生理老化学说:年龄在 50 岁以上者,随着年龄的增长,机体代谢功能逐渐下降,肝脏代谢功能减退,肾脏排泄功能紊乱,致使血液中有毒物质增加,常有全身及眼部动脉硬化,导致的眼睛睫状体分泌功能下降,血管硬化,血液循环障碍,均可以引起房水营养物质减少,晶体营养障碍引起晶状体蛋白变性而逐渐形成灰白色及棕色混浊,这是老年人多器官功能减退的一种特殊表现。此外,长期过度调节已经减退的调节功能,也可以成为导致晶状体混浊的诱发因素。

(2)营养代谢学说:一些学者认为维生素 B_2 减少,谷胱甘肽缺失,可导致晶状体氧化还原异常,使一些酶的活性变得低下或者消失,从而导致晶状体代谢发生混浊。晶状体内的钙离子、钠离子、氯离子浓度增高,钾离子的浓度降低,可诱发白内障。

(3)醌体学说:醌为色氨酸和酪氨酸的异常代谢产物,它的浓度增高可以与晶状体中可溶性蛋白上的巯基结合,从而导致可溶性蛋白失去巯基而成为不溶性蛋白,导致晶状体变性混浊。

(4)红、紫外线学说:红外线对晶状体蛋白产生凝固作用;紫外线影响晶状体的氧化还原代谢过程,使之发生变性混浊。

(5)内分泌紊乱学说:老年人甲状腺、甲状旁腺、性腺等内分泌腺体功能减退,亦可间接导致晶体代谢障碍而导致混浊。

(6)先天遗传学说:母体孕期营养不良、感染、中毒(食物与药物),分娩外伤以及遗传因素,都是潜在发病因素,当年龄增长,晶状体老化加重,这些潜在因素可诱发晶状体混浊。

(7)屈光不正:屈光不正是老年性白内障的一大原因。据报道,屈光不正眼数占患白内障总眼数的 80%,屈光不正眼数与正视眼比为 4:1。其机理可能因屈光不正所致的调节异常,引起晶状体囊膜张力发生变化,导致囊膜通透性发生变化,晶状体脱水或吸水膨胀,影响自身营养代谢。另外,睫状肌的异常活动可能会影响房水的质量,导致晶状体营养代谢紊乱,从而产生晶状体混浊,形成老年性白内障。

(8)腹泻:有学者认为经常发生腹泻与白内障的发生有关,有四个中间环节可以解释其在白内障发生中的作用。

1）对营养物质的吸收不良而导致的营养不良。

2）使用碳酸氢盐水化液体而导致的相对碱中毒。

3）脱水导致的晶状体和房水间的渗透压失调。

4）尿素和氰酸铵含量的增加,导致晶状体蛋白发生变性。

然而多数研究未发现两者有必然的联系,因而从公共卫生方面的重要性和生物学角度出发,腹泻与发生白内障之间的关系,还需进一步的深入研究。

（9）药物:

1）糖皮质激素:长期全身或局部应用大剂量糖皮质激素,可产生后囊膜下混浊,其形态与放射性白内障相似。白内障的发生与用药剂量和持续时间有关,用药剂量越大时间越长,白内障发生率就越高。有报道指出,大剂量服用泼尼松 1～4 年,白内障发生率可高达 78％;一些早期的研究报告证实了在类风湿性关节炎、哮喘、肾病、狼疮,以及肾移植后大量应用免疫抑制剂的患者中,糖皮质激素有致白内障的作用。有研究报告提示长期（1 年以上）大量应用糖皮质激素（每天 15mg 泼尼松）可使后囊下白内障的发生率增加,还有的报道只用 4 个月的糖皮质激素即可导致白内障。其他关于老年性白内障的流行病学研究,也证实了糖皮质激素可导致后囊下白内障的发生。

2）阿司匹林和其他止痛剂:实验结果证实,白内障患者的血浆色氨酸含量和晶状体的醛糖还原酶活性增高,而阿司匹林或其他活性成分（水杨酸盐）可抑制醛糖还原酶,并可降低血浆色氨酸含量。因此有理由推测,阿司匹林可能有防止白内障作用。

3）吩噻嗪:吩噻嗪可与黑色素结合,形成一种物质引起色素沉着。20 世纪 60 年代,就有文章报道大量使用吩噻嗪,尤其是氯丙嗪的患者可出现眼球色素沉着和晶状体混浊。晶状体混浊可能非药物直接作用,而是色素沉着增加光辐射吸收作用的结果。一项关于精神分裂症患者的研究显示,晶状体色素沉着的程度或分级与摄入吩噻嗪的剂量有关。

4）其他:有两项研究报告提示,有时用镇静剂史者发生白内障的危险性增加。

广泛的社会及流行病学调查还发现,白内障的发生与受教育程度、吸烟饮酒史、血压、生活环境、性别有关,亦为诱发白内障的不可忽视的重要因素。

2.临床表现

（1）症状:

1）视力减退:视力减退的程度与晶状体混浊的程度与部位有关。眼部不充血,无肿痛及刺激症状。患者往往自觉视力逐渐下降,严重者仅有眼前手动或光感。

2）单眼复视或多视:由于晶体纤维肿胀、断裂、变性及晶状体核硬化、屈光力改变,造成棱晶样作用,出现单眼复视或多视。

3）近视:由于晶体吸收水分后体积增加,屈光力增强,核部屈光力增高,可出现近视现象,患者自觉老视程度减轻,视远方时需戴近视眼镜或原有近视度加重。

4）飞蚊症:如瞳孔区的晶状体有点状混浊,可在眼前出现点、片状阴影,其位置固定不变,而玻璃体混浊的阴影则是经常飘浮不固定的,并随眼球转动而飘动。

5）虹视:晶状体吸收水分后,不规则纤维肿胀致注视灯光时有五彩晕轮,此时需与青光眼及结膜炎所致的虹视相鉴别。

6)夜盲、昼盲或色觉异常：部分患者因白内障位于周边而发生夜盲，位于中央可致昼盲，由于硬化之晶状体核吸收短波光线，可引起紫色及青蓝色色觉障碍，而晶状体摘除后，患者短期内可有蓝视等现象。

（2）体征：

白内障的体征主要是根据眼科专科检查所见晶状体混浊形态的临床表现，可分为如下三型。

1)老年性皮质性白内障：老年性皮质性白内障是临床上最为常见的类型，其特点是混浊自周边部浅皮质开始，逐渐向中心部扩张，占据大部分皮质区。根据其临床发展过程及表现形式，老年性皮质性白内障可分为初发期、膨胀期、成熟期和过熟期。

A.初发期：最早期的改变是在靠周边部前后囊膜下，出现辐轮状的透明水隙或水泡。在裂隙灯显微镜下可见晶状体赤道部皮质有空泡、水裂和机层分离等晶状体吸水后的水化现象。水隙或水泡主要是由于晶状体上皮细胞泵转运系统失常导致液体在晶状体内积聚所致。液体积聚可使晶状体纤维呈放射状或板层分离。在前者，液体可沿晶状体纤维方向扩展，形成典型的楔形混浊，底边位于晶状体赤道部，尖端指向瞳孔区中央。散瞳检查在后照或直接弥散照射下，呈典型的辐轮状外观。这种辐轮状混浊，最初可位于皮质表浅部位，而后向深部扩展，各层次间可相互重叠掩盖，最终发展成晶状体全面灰白色混浊取代辐轮状混浊外观。代表老年性皮质性白内障进入进展期阶段。

楔形混浊是老年性皮质性白内障最常见的混浊形态，其基底朝周边，尖向中央，做辐射排列，相当于中医所称的"枣花翳内障"，如果散瞳检查、透照眼底红光反射中能看到轮辐状、楔形或花环样阴影。只有当楔形尖端发展到瞳孔区，视力才受到影响，一般位于晶状体周边部的混浊，可以多年不影响视力。

B.膨胀期或进展期：晶状体混浊及纤维水肿和纤维间液体不断增加，原有的楔形混浊向瞳孔区发展并互相融合，视力显著下降。由于渗透压改变，晶状体吸收水分，发生体积膨胀、增大，前房变浅，因此称作膨胀期。一方面因混浊为背景的囊膜张力增加而呈现绢丝样反光；另一方面，由于膨胀的结果而使前房变浅。后者在青光眼体质患者中，容易诱发青光眼急性发作。但并非所有老年性皮质性白内障患者都要经历膨胀期发展过程。即使有，个体之间也存在着很大的差异性，也不一定都会诱发青光眼。此时裂隙灯显微镜检查可见空泡、水裂和板层分离。由于晶状体前囊下仍有一部分透明的皮质，斜照法检查仍可见虹膜新月影投照试验阳性。此期可以持续数月至数年不等。所以做散瞳检查时应该慎重，一旦发生继发性青光眼，必须及时摘除膨胀的晶状体。

C.成熟期：这一期以晶状体完全混浊为其特点，膨胀消退，前房深度恢复正常。裂隙灯显微镜下能看到前面有限深度的皮质，呈无结构的白色混浊状态，晶状体内水分溢出，混浊已达到囊膜下，此时斜照法检查虹膜新月影投照试验为阴性。晶状体纤维经历了水肿、变性、膜破裂等一系列病理过程，最终晶状体纤维崩溃，失去正常的形态为结局。组织学上，代表纤维基质变性的特征性改变，形成所谓 Morgangnian 小体。应用组织化学技术及 X 线衍射方法，对糖尿病和老年性白内障晶状体进行研究发现，球样小体具有脂质双层膜，其中含有证明其纤维基质来源。及至成熟阶段,晶状体囊膜仍可保持原有的张力和韧性,此后逐渐向变性方向发展。因此在白内障完全成熟之前采取囊外白内障摘除、超声乳化白内障吸除及人工晶状体植入术是恰当的。临床上此期为最佳手术时机。

D.过熟期:成熟白内障久不手术摘除,晶状体逐渐脱水,体积缩小,前房加深,虹膜震颤,皮质乳化,核下沉,此时视力可好转,晶状体囊膜更脆、皱缩、通透性增加或自行破裂,溶解的晶状体皮质可呈现闪光的特点和胆固醇结晶,称为 Morgangnian 白内障。晶状体核可以脱位到前房和玻璃体内,伴随晶状体的蛋白颗粒游移到前方,组织碎片积聚于前房角,阻塞小梁网,引起的继发性青光眼称为晶状体溶解性青光眼。同时进入前房的晶状体物质具有抗原性,可诱发自身免疫反应,导致严重的前葡萄膜炎、晶状体过敏性眼内炎。上述两种并发症药物治疗一般无效,采用手术摘除白内障是唯一有效的治疗措施。

2)老年性核性白内障:老年性核性白内障远不像皮质性白内障那样具有复杂的形态学变化和发展阶段。核性白内障往往和核硬化并存。发病年龄较早,进展较慢,没有明显分期。核混浊从胚胎核或成人核开始,初起时核呈黄色混浊,以后逐渐为较黄色、较红色或较黑色,相当于中医学的"白翳黄心内障"或"黑水凝翳内障"。由于核密度增加致屈光指数增加而产生核性近视,可达 5～10 个屈光度。因晶状体周边部屈光力不变,所以在瞳孔扩大与不扩大时,视力程度不同。

随着白内障程度加重,晶状体核颜色亦逐渐加深,由淡红色逐渐变为琥珀色或棕褐色。而迁延性核性白内障病例,特别是糖尿病患者核晶体最终变为黑色形成黑色白内障。晶状体核颜色与核硬度有一定的相关性,即颜色越深,核越硬。这一方面在超声乳化前进行病例选择时应当更加注意。从手术角度出发,鉴别皮质性和核性白内障的意义在于前者的晶状体核一般较小并且比较软,最适合于超声乳化白内障吸除术。在临床上值得一提的是有些患者主诉虽已老花眼却不需要戴老花镜即可近距离阅读。其实,这也是核性白内障患者经常面临的临床问题。随着晶状体核硬化,屈光指数增加,进而形成了近视进行性增加的特殊临床现象。如果核硬化局限于胚胎核,而成年核不受影响,其结果往往会产生一种较为特殊的双屈光现象,即中心区为高度近视,而外周区为远视,结果产生单眼复视。

3)老年性后囊下白内障:老年性后囊下白内障是以囊膜下浅皮质混浊为主要特点的白内障类型。混浊多位于后囊膜下,呈棕色微细颗粒状或浅杯形囊泡状。早期在晶体后核部囊下皮质呈棕黄色混浊,形如茶盘,故又名盘状白内障。外观如锅巴样,混浊呈细小点、小空泡和结晶样颗粒。早期视力受影响是因为混浊位于视轴区,而晶状体皮质和核保持透明,后期合并有核性或皮质性白内障,才发展为成熟白内障。裂隙灯显微镜下,有时可发现混浊区附近的囊膜受累,呈现黄、蓝、绿等反射,形成所谓的多彩样闪辉现象。由于病变距节点更近,因此即使病程早期,或病变范围很小很轻也会引起很严重的视力障碍。

老年性后囊下白内障,除后囊膜下浅皮质受累外,其他部分的皮质和晶状体核均透明,因此属于软核性白内障类型。基于这一点,后囊下白内障是超声乳化手术的最佳适应证。

3.诊断要点

(1)年龄在 50 岁以上。

(2)视力渐降,视物昏蒙或眼前黑影。

（3）眼部无充血，无痛无肿，可有黑花飞舞。

（4）外观端好，瞳孔、眼底均未见异常。

（5）晶状体呈不同程度混浊，有的甚至完全混浊。

（6）视力仅存光感时，光定位检测，红绿色觉正常，眼压正常。

（7）排除全身及局部外伤、感染、中毒及其他因素所致白内障。

4.实验室和其他辅助检查

（1）视力检查

应分别检查双眼远、近视力，以大致估计白内障所致视力损害程度。对视力低下者，应例行光感、光定位、色觉检查。在暗室内，遮盖健眼，患眼前 5m 持一蜡烛光源，让患者辨别出烛光是否存在以确定是否有光感，然后从不同的九个方向，测定其各方向的光的定位能力（患眼始终正视前方）。最后以红、绿玻片置于眼前，确定辨色能力是否正常。双点光源分辨试验，即辨别眼前相距很近的两个点光源的能力，对于判断视网膜功能亦有很重要的意义。一旦发现视力结果无法用白内障程度解释时应做进一步特殊检查。视力检查一般是在高对比度下进行的，并不代表低对比度下和视近处物体的视力。比如，一个视力检查结果很满意的患者，有可能在夜间驾驶时视力显得力不从心。

对视力检查结果的评价，需结合患者的职业、受教育程度、经济条件甚至社会人文环境来进行。欧美国家以 Snellen 视力表测试作为评价视功能的标准。大多数临床医生认为 Snellen 视力 20/40 或更好是好视力。美国大多数州允许视力 20/40 或更佳的人驾驶机动车，而老年人最佳矫正视力低于 20/40 不允许驾驶。因此，在美国，大多数矫正视力在 0.5 甚至 0.5 以上的白内障患者迫切要求手术已不足为奇。对于轻度或中等程度的白内障，做准确的视野检查，必要时行 Amsler 屏检查，以确定是否有中心暗点或视物变形，对于提示可能同时存在的青光眼或其他眼底病变是极有意义的。周边视野也可通过数指法大致确定，一般来说，除非视力极度低下（如成熟期白内障），应能在固视点周围 45° 范围内做准确数指。

（2）视野检查：对于轻度或中度白内障患者，准确的视野检查可以确定有无中心暗点或视物变形，对青光眼和其他同时存在的眼底病变诊断具有非常重要的意义。

1）视觉电生理检查：视网膜电流图（ERG）对于评价黄斑部视网膜功能具有重要价值。闪光 ERG（FERG）可用于低视力眼的检查。闪光 VEP（FVEP）反映视路传导和视皮质功能，黄斑部病变和视神经损害时，其振幅均降低。FVEP 是屈光间质混浊时检查视功能的理想方法。临床上可将两种检查结合起来预测术后视力。

2）晶状体核硬度分级：主要是根据裂隙灯检查结果，根据其核颜色进行判断之后分为五级，来确定其属于哪种类型的白内障，以及选择适合超声乳化手术的核硬度的白内障，并确保手术顺利。这五级分别是：一级（软核），透明或灰白色；二级（软核），灰或灰黄色；三级（中等硬度核），黄色或浅棕黄色，是超声乳化最主要的适应证；四级（硬核），深黄或琥珀色；五级（极硬核），棕褐色或黑色，不宜做超声乳化手术。

（3）斜照法检查：斜照虹膜（瞳孔），晶状体如虹膜投影消失则为白内障已成熟，如阳性则晶状体仍有透明皮质。

（4）透照法检查：当瞳孔散大，通过透照，由眼底红光反射，可见晶状体早期的楔形或花环样混浊,则提示白内障。

(5)裂隙灯显微镜:裂隙灯显微镜对正常晶状体及白内障的检查方法主要有如下几种。

1)弥散光照明法:用于检查前后囊膜表面或较明显的混浊。

2)后照法:主要用于观察前囊膜改变。直接后照明也可明显勾勒出后囊膜及后皮质区内混浊轮廓。应用镜面反射法,则可对前囊膜混浊、隆起及凹陷做出判断,即出现所谓鱼皮样粗糙面上的黑色斑。同时亦可根据囊膜表面发光色彩推测白内障发展程度。

3)直接焦点照明:即光学切面检查法。可明显显示晶状体内光学不连续区。在前囊膜和分离带之间存在一真正的光学空虚区,代表由上皮最新形成的纤维。这一空虚区如消失,往往是晶状体代谢变化或白内障形成最早出现的征象之一。

(6)眼压的检查:测定眼内压并非绝对必要,但术前了解眼内压,判断是否存在继发于膨胀期白内障、晶状体溶解、晶状体半脱位、葡萄膜炎、进行性房角狭窄等的青光眼,进而决定采取何种术式,可提供重要参考,特别是人工晶状体植入术前,更应对青光眼因素对手术可能产生的影响做出明确的判断。

检查方法包括指测法、眼压记测量法等。

1)指测法:让被检者向下看,检查者用两手食指在被检查上睑上部外面交替轻压眼球,检查双眼,以便对比两眼的眼压,眼压高者触之较硬,眼压低者触之柔软,也可和正常的眼压相比较。此法可大概估计眼压的高低,所得结果可记录为正常、较高、很高、稍低或很低。

2)眼压计测量法:修兹(压陷式)眼压计测量法,为常用的测量法,测量前应先向被检者做适当的说明,取得被检者的合作,然后让被检者仰卧,两眼滴 0.5% 丁卡因溶液 2~3 次面部麻醉。

A.测量前应校正眼压计(把眼压计竖立在小圆试板上,指针指向零度时方为准确),用75%的酒精消毒眼压计足板,等酒精干后即可使用。

B.检查时被检者两眼自然睁开,向天花板或某一固定目标点(常用被检者自己的手指)直视,勿转动,检查者用左手指轻轻分开被检查上、下眼睑并固定在上、下眶缘,切勿压迫眼球,右手持眼压计的把手,将眼压计垂直下放,将足板轻轻放在角膜正中央(使眼压计自身重量完全压在角膜上,但注意切不可施加任何其他压力),迅速记录眼压计指针所指刻度,将此刻度对照眼压计换算表,查出眼压值。此种眼压计一般有三种不同重量的砝码:5.5g、7.5g 及 10g。通常先用 5.5g 检查,如指针刻度小于3,则应加重砝码重测,一般先后测 5.5g 及 10g 两个砝码,以便相互核对及校正眼压。

C.测完后滴抗生素眼药水,拭净眼压计足板。

检查目的:如晶状体囊膜破裂,晶状体皮质落入前房阻塞房角,使之房水引流发生障碍,导致眼压增高。如挫伤眼内睫状体,房角受损也会眼压发生变化,从而发生继发性青光眼。

(7)色觉检查:如红绿色难辨或辨认不清,往往提示手术后视力仍可能不能改善。

(8)虹膜新月影投照试验:这是检查白内障成熟程度最简单易行的方法。从集中光源自测面照射于瞳孔区,如白内障已形成、则由于光反射面使瞳孔区呈白色的反光。如果混浊已扩展到前囊膜(成熟期白内障),则白色反光区与瞳孔应相一致,视为虹膜新月影投照试验阴性;反之,如混浊处于晶状体某一定深度(未成熟白内障),则由于混浊层次与瞳孔平面尚有一定厚度的透明皮质,因此,当自侧方投照时,与光照方向同侧瞳孔缘内形成的阴影,以典型的新月姿态,投映在晶状体混浊背景上。新月影程度与白内障成熟程度成反比。虹膜新月影投照试验阳性代表进展期白内障,阴性代表成熟期白内障。对于晶状体局限性混浊及周边部混浊,本方法将失去诊断价值。

检眼镜可用于晶状体混浊的探测,用直接检眼镜＋10D透镜,以后部反光照明法可在瞳孔红色反光背景下观察晶状体混浊形态。然而,单眼观察、有限的放大倍率,以及较短的工作距离,使得这种检查不足以对白内障进行分级、分类。间接检眼镜有时可用于评价包括晶状体在内的屈光间质混浊程度的工具,有经验的临床医师可从检查结果预测视力功能损害与白内障程度是否一致。

5.鉴别诊断

根据年龄、病史、症状及局部检查晶状体混浊体征,较容易明确诊断,但对其他类型的白内障及其并发症必须鉴别。

(1)外伤性白内障:有明显的外伤史或眼局部伤,主要是机械性(如钝挫伤、穿孔伤等)、放射性、电击性等眼外伤所致。使晶状体的囊和皮质遭到破坏,其透明度降低或变得完全混浊,形成不同类型的白内障。

(2)发育性白内障:年龄不符或晶状体混浊多呈现点状、局限性、较小,不发展或不影响视力。

(3)糖尿病性白内障:有血糖升高病史或伴相关糖尿病性眼底改变。糖尿病患者中发生的白内障,可以是老年性白内障,只是由于糖尿病的影响,要比正常人群的白内障成熟年龄提早10年左右;另一种为糖尿病所引起者,以青少年为主,临床少见的白内障,即真性糖尿病性白内障。典型的糖尿病性白内障,因血糖浓度过高,使晶状体内外的渗透压发生急剧变化,白内障进展较快,在数日或数周内可以达到成熟阶段。另外,在糖尿病发病过程中,还常常出现暂时性近视或远视,且随血糖的变化,屈光状态也随着改变。

(4)老年性晶状体核硬化:老年性晶状体核硬化是晶体老化现象,多不影响视力,从形态上透照法检查眼底可见核硬化为均匀红光,而核性白内障者可见核呈不均匀圆形暗影。

(5)中毒性白内障:有明显的接触史,常见有三硝基甲苯(TNT)、二硝基萘酚、氯丙嗪等,可通过病史及晶状体混浊形态相鉴别。

(6)并发性白内障:由眼局部炎症、肿瘤、感染等原因所引起的白内障均可见眼局部病灶体征;由全身因素如药物、肌强直性、低血钙性白内障及先天遗传因素等引起者均有相关病史。老年性膨胀期的白内障与青光眼发作易混淆,二者可同时存在,也可先后发病,无论是青光眼并发白内障,还是膨胀期白内障继发青光眼,均应及时考虑行白内障摘除为安全。

(7)葡萄膜炎:老年性皮质性白内障的过熟期如因继发葡萄膜炎常需与葡萄膜炎相鉴别,前者前段检查可见晶状体缩小、核下沉或晶状体囊膜破裂,前房内可见游离晶状体核硬化色素膜炎症;后者往往晶状体形态完整。

6.并发症

老年性白内障是临床最多见的致盲眼病,随着白内障手术的普及,人们似乎产生了这样的一种看法:得了白内障并不可怕,不管得病时间多长,视力下降多严重,只要做了手术,视力就能够恢复正常。其实,这是一种错误的认识,因为老年性白内障在其漫长的发生、发展过程中,会出现一些并发症,可严重地影响手术疗效。

(1)急性闭角型青光眼:膨胀期白内障由于晶状体皮质吸收水分,使晶状体肿胀,前房变浅,房水外流受阻,可导致青光眼急性发作。此时患者出现眼胀痛、头痛,看灯光时会出现彩色光圈,严重时出现恶心、呕吐、视力急剧下降。因此白内障散瞳检查时须谨慎,一旦发生青光眼,必须及时摘除膨胀的晶状体,否则可能导致永久性失明。

(2)瞳孔阻滞型青光眼:过熟期白内障由于固定晶状体的悬韧带变性和松弛,出现晶状体脱位或移位,引起房水通过瞳孔时受阻,使眼压升高而导致青光眼。此时出现的典型症状是严重的眼痛、头痛、恶心、呕吐。须及时摘除晶状体,处理瞳孔区的玻璃体,解除患者的病痛。

(3)晶状体溶解性青光眼:过熟期白内障囊膜的通透性增加或有细微破裂,晶状体的颗粒成分随房水的流动游移到前房,然后积聚于前房角,阻塞小梁网,从而产生继发性青光眼。此型青光眼药物治疗无效,必须摘除晶状体及行抗青光眼手术治疗。

(4)晶状体过敏性葡萄膜炎:过熟期白内障导致严重的前葡萄膜炎。出现眼睑肿胀、角膜水肿、角膜后片状沉着物堆积、瞳孔与晶状体广泛粘连,患者感到眼痛、眼红、视力进一步下降,因此也须手术摘除白内障。

(5)晶状体脱位:整个晶状体可进入玻璃体腔内或瞳孔区。白内障手术后并发症有后发性白内障,继发青光眼、眼内炎、虹膜睫状体炎、继发视网膜脱离、眼内积血,以及人工晶体植入后的偏位、脱出、下沉、角膜水肿、炎症等。

需要指出的是,老年人中糖尿病患者明显增加。糖尿病可增加白内障的发病率,其特点是进展较快、双眼同时发病。在白内障形成之前,常会感到屈光的变化,血糖升高时会出现近视;经治疗后血糖降低,则会变为远视。因此一旦发现有糖尿病,要立即降低血糖,防止白内障的发生或发展。白内障成熟需手术时,术前须将血糖降至正常水平,术后严密细致观察。因为在血糖升高的情况下,术后容易出现伤口愈合延迟,前房积血、前葡萄膜炎等术后并发症的发生。

因此老年人若发现白内障,千万不能大意,不能任其发展,应及时就诊,定期到眼科门诊复查,避免并发症的发生。因为一旦出现并发症,即使手术治疗,术后视力恢复也不理想。

7.治疗

白内障是造成人类致盲致残及低视力的主要眼病,尽管其发病机制还没有彻底被人类揭开,但在治疗上,尤其是手术治疗,是值得肯定、脱盲效率高的最佳手段。

(1)药物治疗:在药物治疗方面,人们针对多年来的临床与实验研究关于病因机制的几种学说提出了相应的药物治疗,主要以滴眼液为主,针对早期白内障或不适合手术的患者进行临床试用。

1)辅助营养类药物:如维生素 E、核黄素、利眼明等。

2)与醌体学说有关的药物:根据生化与药理实验研究发现老年性白内障患者色氨酸、酪氨酸等代谢异常,尿液可分离出代谢异常产物——醌亚氨酸(醌体、醌型物质、quinone),而此物质可以诱发老年性白内障。根据"醌体学说"理论,认为使用对晶状体可溶性蛋白质亲和力比醌体还强的物质可以使其不发生变性,从而防止白内障的发生。如卡他灵、法可林、卡他灵等。

3)抗氧化损伤类药物:在晶状体代谢中可产生活性氧而氧化损伤,因老年晶状体中一些与氧化有关酶的活性降低,谷胱甘肽的浓度也较成人低,当晶状体细胞膜被氧化损伤后通透性发生改变,晶状体蛋白变性而发生混浊。治疗药物如谷胱甘肽等。

4)其他抗白内障药物:如腮腺素、视明露等眼药水可改善新陈代谢,调整囊膜通透性。

(2)手术治疗:随着现代手术治疗及显微器械的发展,白内障的显微手术技术日臻完善、成熟,尤其是在小切口和超声乳化技术方面越来越精细与轻巧。手术时间的缩短,手术创口的减小,手术麻醉的简易(表面麻醉)以及可塑性、折叠式,甚至液体状的人工晶体材料等先进技术的应用,使得白内障手术的效果更佳,毒副作用降低。一方面是降低手术经济成本,让更多的患者接受手术治疗;另一方面是手术时机提前,不需要等白内障成熟,在近成熟、未成熟期即可以采用手术治疗。

但是,人的机体是一个有机整体,白内障的发生与发展是身体疾病的一个方面,而手术即使再精细、轻巧,术前准备、心理承受、术中操作、手术灯的强光刺激(光损伤)、手术创口的恢复,都离不开围手术期的治疗和护理。现代手术虽然时间短,创口小,无明显的毒副作用,但术后仍需中医调护配合西医防止感染,促进伤口愈合与恢复,消除手术中的视网膜、黄斑区的光损伤以及前房的炎性反应,可以依据中医病机及不同的西医并发症酌情选方调理。

1)白内障囊外摘除术:白内障囊外摘除术是在刺破晶状体前囊中央部后,将晶状体和大部分皮质摘出,并尽量将剩余的皮质冲洗抽吸干净,使晶状体后囊、前囊周边部留在眼内。该手术适用于老年性或有硬核的其他类型白内障和拟植入后房型人工晶体的白内障,以及晶状体囊膜已破的 30 岁以上成年人外伤性白内障。

其手术方法为:术前充分散大瞳孔,局部麻醉后,张开眼睑固定上直肌与白内障吸出术相同,并做以角巩缘或穿窿部为基底的结膜瓣。在 12 点处以截囊刀自角巩缘刺入前房,同上法切开晶体前囊,做开罐式前囊切开,或以有齿晶状体囊镊伸入前房,将晶状体前囊的中央部镊出。切开并扩大角巩膜切口达 $130°\sim150°$,用斜视钩或晶状体匙和单齿镊子分别轻压下方角巩缘和上方切口后唇附近巩膜,此时晶状体核及大部分皮质可以顺利摘出,在 12 点及鼻、颞侧各做角巩膜缝线一针,然后同上法将抽吸灌注针头伸入前房,将残留的晶状体皮质及游离的晶状体前囊抽吸出来(在没有抽吸灌注针头时,可以用连接含冲洗液的 18 或 19 号钝头针伸入前房,将残留皮质慢慢冲洗出来),在角巩膜补加缝线 $4\sim5$ 针,做球结膜缝合。球结膜下注射庆大霉素加地塞米松,术眼涂阿托品及抗生素软膏,眼遮盖并包扎双眼。

2)白内障囊内摘除术:白内障囊内摘除术是在离断晶状体韧带后将晶状体完整摘出。本手术适用于老年性白内障、40 岁以上有较大硬核的各种白内障及有晶状体脱位的白内障。从 20 世纪 30 年代到 80 年代初期,此术式曾被改进和推广,但由于手术后玻璃体失去了晶状体后囊的支撑,其活动度增大,使黄斑囊样水肿及视网膜脱离等并发症发病率较高,故在一些发达国家眼科医生较多采用在显微镜下进行白内障囊外摘除术,而较少做此术式。

本术式多采用冷冻摘除法。其方法为:手术前散大瞳孔,麻醉及结膜瓣、角巩膜缝线等均与囊外摘除术的方法相同,但角巩膜缘切口 $170°\sim180°$,做虹膜周边切除,先切角膜瓣,使上方瞳孔缘较充分地暴露,推开上方虹膜,露出周边部晶状体前囊,以白内障冷冻摘除器的头接触上方晶状体前囊,待数分钟后,冷冻头与晶状体前囊及其下皮质冷冻黏着后,慢慢提取晶状体稍后左右旋转摆动,使晶状体韧带断裂,整个晶状体便能完整摘除,缝合角巩缘、结膜缝线。球结膜下注射庆大霉素和地塞米松,术眼涂阿托品及抗生素软膏,眼遮盖并包扎双眼。

在没有冷冻摘除器时,还可以用镊子夹着硅胶丸或用特制的笔式硅胶棒置于晶状体上方前囊表面,接触10分钟后使二者黏着,即可像冷冻摘除术一样将晶状体摘除。也可以用特制的无齿晶状体囊镊夹住上方晶状体前囊,或用金属制的晶状体吸盘连接滴管作吸引力,将晶状体完整摘除,但此二法均不及冷冻方法简便有效。

3)人工晶体植入术:随着科学的发展,近年在国内外已普遍推行白内障摘除后即在眼内放入一个人工晶体,代替已摘除的混浊晶状体,达到更好恢复晶状体生理功能的目的。手术后没有配戴白内障眼镜引起的物像放大、周边视野缩窄和配戴角膜接触镜可能引起一系列并发症等的缺点,特别有利于单眼白内障摘除后恢复双眼单视的功能。目前使用的有前房型及后房型人工晶体,大多数是在白内障摘除后即植入人工晶体,也有少数是在白内障摘除后(一般半年以上)植入的,其中常规现代囊外白内障摘除术后即可置入改良型J袢或C袢后房型人工晶体为最广泛采用方法。

4)现代囊外白内障摘除联合后房型人工晶体植入:此为在手术显微镜下先进行白内障囊外摘除术,术前散瞳、术时麻醉、开睑、上直肌缝线、做以穹隆为基底的结膜瓣、止血、穿刺进前房、开罐式截囊、剥离前囊膜、挽出晶状体核、清除干净残留皮质等均与白内障囊外摘除术相同。然后松除12点钟方位角巩膜缝线,使鼻、颞侧缝线间留有6mm宽的置入口,在前房及囊袋内注射2%甲基纤维素或Healon后,将人工晶体从6mm的切口植入。用人工晶体镊夹住人工晶体上1/3部分,使下袢通过切口并送至6点处虹膜后的囊袋中,将上袢送入切口,逆时针旋转镊子,使袢的膝部向后方,当袢的膝部已越过瞳孔上缘时放松上袢,上袢即可进入虹膜后面的囊袋内。调整人工晶体位置,使上、下袢分别位于9点及3点的水平位置。前房注入1%毛果芸香碱或0.1%卡巴胆碱缩瞳。缝合角巩膜及结膜切口。球结膜下注射庆大霉素及地塞米松,涂抗生素眼膏,遮盖双眼。

5)白内障超声乳化吸出联合人工晶体植入术:白内障超声乳化吸出术是利用超声波将晶状体核乳化后吸出。本法具有切口小,术后患者活动不受限制,对角膜表面曲率影响小的特点,术后很少散光,适用于晶状体核不是明显坚硬的白内障。其手术步骤为:术前充分散瞳、麻醉、开睑、做以穹隆部为基底的结膜瓣等,均同白内障囊外摘除术。然后做板层巩膜瓣下角膜缘切口(3mm长),向前房内注入Healon,开罐式截囊或圆形撕囊。将超声针头斜面向下插入前房,以免进入时吸住虹膜造成虹膜根部离断,进入前房后立即转动使其斜面向上。从晶状体核的前面中央部开始削刨,由浅到深,连续操作直到中央仅剩下一薄层,勿使核松动。当核中央被乳化吸出后,剩余的核呈碗状,此时将针头移到核的上方赤道部,轻轻使针头进入核与皮质间,停止乳化,灌注Healon使核与皮质分离,然后用针头轻轻推动核,使之与皮质进一步分离。如果向一个方向转动核有困难时,则向相反方向重复此动作。一旦核可以自由转动,则继续乳化核的周围部分,直至核中央剩下一薄层。最后核的小片需用乳化针头将其分为两半,并被乳化吸收,不可剩余,以免术后严重反应。用自动注吸系统清除干净皮质后,扩大原3mm切口至6mm长。如上法囊袋内植入人工晶体,前房内注入1%毛果芸香碱或0.1%卡巴胆碱。平复巩膜瓣,检查切口有无房水渗漏,缝合或不缝合切口。球结膜下注射庆大霉素及地塞米松,涂抗生素眼膏,遮盖术眼。

8.并发症治疗

(1)急性闭角型青光眼:发病急剧,眼珠肿痛欲脱,视力急剧下降,甚至失明。

1)用药物降低眼压,以解除高眼压对视网膜及视神经的危害。常以缩瞳剂、碳酸酐酶抑制剂、β受体阻滞剂及(或)肾上腺素 $α_2$ 激动剂联合并用,大多数病例足以降低眼压。

2)打开关闭前房角。在发作 48 小时内打开关闭的前方角,越早越好。缩瞳剂、角膜中央加压可以打开对合性前房角关闭。激光周边虹膜成形术、注射 BBS 于前房可拉开粘得不太牢固的前粘连。

3)缓解瞳孔阻滞。90%闭眼是瞳孔阻滞性的。瞳孔阻滞可造成前房角关闭,切开虹膜根部是改善前后房角交通的有效办法,全部闭眼患者需要行激光虹膜切开术或周边虹膜切除术。

4)瞳孔阻滞性青光眼一定需要手术进行治疗。在药物将眼压控制,或者用尽全部药物而眼压未能被控制后,必须考虑手术治疗。药物治疗后很快控制眼压者,先复查前房角,判断是何种机制增高眼压的,并采用相应的手术进行治疗,有激光虹膜切开术、周边虹膜切除术、激光周边虹膜成形术、小梁切除术、白内障囊外摘除术等。

(2)晶状体过敏性葡萄膜炎:应及时取除晶状体物质,扩瞳、局部及全身应用类固醇。另一眼如有白内障,需行囊内摘除术。

第四节　并发性白内障

本病指眼部的炎症或退行性病变所造成的晶状体营养障碍或代谢紊乱所引起的晶状体混浊,例如葡萄膜炎、眼压过低、青光眼、视网膜色素变性等,其中以葡萄膜炎并发性白内障多见。

1.病因病理

由于其他眼病引起的白内障称为并发性白内障,或全身性疾病如糖尿病、甲状旁腺机能不适所引发的双眼性白内障,都是引发并发性白内障的原因。

(1)炎症:严重角膜炎、视网膜脉络膜炎、葡萄膜炎等。

(2)肿瘤:眼内肿瘤。

(3)变性:视网膜色素变形、视网膜血管变形、高度近视等。

(4)眼压变化:绝对期青光眼、眼压过低、视网膜脱离。

2.临床表现

患者常在原有眼病所造成视力减退的基础上,视力进一步减退。晶状体的混浊表现为白色或黄白色,分布不均匀,常可分为两类:一类是并发于眼前部炎症,在炎症引起的虹膜后粘连附近出现局限性晶状体囊下混浊。另一类是眼后段炎症、积血、退行性病变致长期循环障碍与营养不良,而晶状体后囊下颗粒状黄色混浊,混浊向晶状体中心及四周发展,后囊下皮质出现放射性带状混浊,形如梅花,分布不均匀,边界不清,呈蜂窝样。混浊继续扩展,先向前皮质蔓延,再扩展至全皮质,继之水分吸收,囊膜变厚,整个晶状体收缩,以晶状体钙化。由高度近视并发者多为核性混浊,而青光眼并发者多由前皮质及核开始混浊。眼内肿瘤的毒性产物可导致晶状体迅速混浊。并发性白内障一般发生在原来眼病的后期,其发展与原发眼病病情的发展成正比。

3.诊断要点

(1)视力下降。

(2)晶状体后囊锅底状混浊,后囊下皮质菊花状混浊及较多的空泡变性,晶状体全混浊。

(3)超声检查排除晶状体后组织异常。

(4)晶状体不均匀混浊,形态多样,均为囊下混浊。

(5)有原发眼病史,晶状体混浊出现于原发眼病之后,其混浊程度与原发眼病的轻重成正比关系。

4.实验室和其他辅助检查

(1)视野检查见本章第三节。

(2)视觉电生理检查见本章第三节。

(3)晶状体核硬度分级见本章第三节。

5.鉴别诊断

(1)糖尿病性白内障:有血糖升高病史或伴相关糖尿病性眼底改变。

(2)中毒性白内障:常见有三硝基甲苯(TNT)、二硝基萘酚、氯丙嗪等,可通过病史及晶状体混浊形态相鉴别。

6.并发症

继发性青光眼是变性的晶状体蛋白从晶状体囊膜漏出后,在前房角激惹巨噬细胞反应,这些巨噬细胞可以阻塞小梁网,导致眼内压升高。

7.治疗

(1)治疗原发病:虹膜睫状体炎引起的并发性白内障,用阿托品类药物散瞳,如阿托品不能扩大瞳孔时,可加用 1‰可卡因和 0.1‰肾上腺等量混合液 0.3mL,在粘连附近的结膜下注射,即所谓强力扩瞳。另外,使用皮质激素(地塞米松、氢化可的松等)、非激素性消炎剂(水杨酸钠保泰松、吲哚美辛、阿司匹林等)、抗生素、免疫抑制剂(环磷酰胺、荷包牡丹碱)或免疫增强剂(左旋咪唑)等药物有效控制炎症。

(2)严重影响视力者,在眼部炎症稳定 3 个月后手术治疗。手术疗法有经后房晶状体前囊开窗术,视网膜脱离并发白内障的三联手术,穿透性角膜移植、白内障摘除及人工晶体植入联合术等手术术式。

(3)白内障术后,继续控制原发病,术后激素用量大且时间长。

(4)根据情况决定是否植入人工晶体。

(5)视力预后与原发病的种类及程度密切相关。

8.并发症治疗

(1)针对各原发眼病及全身病进行治疗。

(2)抗青光眼治疗:①药物以全身用药为主,辅以局部用药。②药物治疗和病因治疗均无法控制眼压者,考虑白内障摘除术,根据不同情况选择不同术式。

第五节　外伤性白内障

外伤性白内障指眼部受锐器刺伤或钝器挫伤,或头部遭受剧烈震击,以及辐射、电击等损伤所引起的晶状体的混浊。临床上除晶状体发生混浊外,常同时发生眼部或其他组织器官的损伤。晶状体遭受伤害后发生混浊的时间长短不等,预后的好坏多与损伤程度有关。外伤性白内障多见于儿童、青壮年男性和战士。

1. 病因病理

外伤致晶状体囊膜破裂,房水进入晶状体内,使其纤维混浊、肿胀;或因机械性外力损伤睫状体和脉络膜,使晶状体代谢发生障碍而致其混浊;辐射、电击又可对晶状体及眼内组织产生热、电等作用而变混浊。晶状体受伤特别是穿孔伤之后,房水由囊膜的破口进入晶状体,晶状体内水溶性蛋白,特别是γ-晶状体蛋白大量丢失,谷胱甘肽显著减少,DNA合成以及细胞分裂减慢。晶状体在受伤部位混浊之后,很快水化,形成液泡、水肿。混浊很快波及晶状体的周边部,最后导致整个晶状体的混浊。

2. 临床表现

钝器伤致晶状体混浊者,可见虹膜瞳缘色素即附于晶状体表面,成断续之环状,相应部晶状体囊下出现环形混浊,或挫伤之外力通过房水传导直接作用于晶状体引致混浊。锐器伤致晶状体混浊者,可见眼球壁穿孔,或皮质碎片堵塞房角,可能继发青光眼。辐射或电击致晶状体混浊者,混浊常开始于后囊、后囊下皮质,或前后囊及其下皮质均受累。无论何种致伤原因,患者均视力下降,下降程度视外伤情况而不同。

(1)钝挫伤白内障:可因拳击或是球类和其他物体撞击眼球所致。挫伤性白内障有不同的临床表现,主要分为以下五类。

1)Vossius环状混浊:在晶状体表面有环状混浊,并有1mm宽的色素,这些混浊和色素斑可在数日后逐渐消失,但也可长期存在。

2)玫瑰花样白内障:由于晶状体受到打击后,其纤维和缝的结构被破坏,液体向缝间和板层间移动,形成放射状混浊,如玫瑰花样。此型白内障可在伤后数小时或数周内发生,部分患者的混浊可以吸收;另外一些患者受伤后数年才发生,多为永久性的。30岁以下的患者,晶状体混浊可保持多年不变,直至50岁以后混浊加重,视力逐渐减退。

3)点状白内障:许多细小混浊点位于上皮下,一般在受伤后经过一段时间才出现,很少进展,对视力影响不大。

4)绕核性白内障:因晶状体囊膜完整性受到影响,渗透性改变,引起浅层皮质混浊。

5)全白内障:眼部受到较严重的挫伤能使晶状体囊膜破裂,房水进入皮质内,晶状体可在短时间内完全混浊,经过一段时间后,皮质可以吸收。

眼受挫伤后除了外伤性白内障,还可同时伴有前房积血,前房角后退,晶状体脱位或移位,眼压升高以及眼底改变,加重视力障碍。

(2)穿通伤引起的白内障:成人的穿通伤白内障多见于车工和钳工,有铁异物穿进眼球;儿童的穿通伤性白内障多见于刀剪和玩具刺伤。白内障可为局限的混浊,也可静止不再发展,但多数是晶状体囊膜破裂后,房水进入皮质引起晶状体很快混浊,可同时伴发虹膜睫状体炎,继发性青光眼及眼内感染。

(3)爆炸伤引起的白内障:矿工因采矿时的爆炸、儿童眼部的爆竹伤,均可造成类似于穿通伤性白内障,一般情况下眼组织的损害均较严重。

外伤性白内障的发生与伤害的程度有关。如果瞳孔区晶状体受伤,视力减退很快发生;位于虹膜后的晶状体外伤,发生视力下降的时间就较慢;囊膜广泛破坏,除视力障碍以外,还伴有眼前节明显炎症或继发性青光眼。在检查外伤性白内障患者时,必须高度注意有无眼内异物。有时巩膜的伤口不易发现而造成误诊。

(4)晶状体铁锈沉着症:铁是最常见的眼内异物,在晶状体内的异物可形成局限性白内障。如果铁异物很小,可在晶状体内存在多年而无明显的反应。铁在眼内能氧化,并逐渐在眼内扩散,形成眼球铁锈沉着症。包括角膜、虹膜、晶状体、视网膜的铁锈沉着,最终导致失明。眼球的铁锈沉着与眼内异物的大小和位置有关,较大的和眼后部铁异物容易向眼后节游移。

初期晶状体前囊下有细小棕黄色小点,后期在前囊下有棕色的铁锈斑,初期必须扩大瞳孔后始可查见。晚期晶状体纤维变性,逐渐发展为全白内障。最终晶状体卷缩,或者由于悬韧带变性造成晶状体脱位。铁锈沉着症之所以有白内障发生,是由于晶状体上皮细胞吸收铁后变性,新的纤维生长受阻。此时即便摘除白内障,视力也不能很快恢复。

(5)晶状体铜质沉着症:若含铜量多于85%,对眼组织有很明显的损害。纯铜可以引起眼的化脓性改变。在晶状体内的铜异物造成的白内障,在前房内可引起虹膜睫状体炎,在后极部可对视神经、视网膜和脉络膜造成损害。铜离子沉着在眼内各组织即为铜锈症,沉积在角膜后弹力层可有蓝绿色的环(Kayser-Fleischer 环)。虹膜变淡绿色,玻璃体内有多色彩小体,视网膜有绿色素。晶状体因铜沉积而发生葵花样白内障,在瞳孔区有彩虹样改变,晶状体表面如天鹅绒样,晶状体后囊如绿鲨草样。葵花样白内障对视力的影响不很严重。如果发现晶状体内有铜异物,必须尽快取出。因为即便有组织将异物包绕,也会引起眼组织的坏死,造成失明,这是与晶状体内铁异物不同之处。

3.诊断要点

(1)眼部受锐器、钝器挫伤史,或头部曾遭剧烈震击史。

(2)同时伴有头面部外伤,或无明显外伤。

(3)晶状体在受伤当时或潜伏期后发生混浊。

4.实验室和其他辅助检查

(1)了解病史:了解受伤的情况,检查并记录损伤物的性质、大小、受伤时间及地点。

(2)就诊时的远视力、近视力、矫正视力检查:视力检查主要以测远视力为准,采用小数视力记录法。为了检查方便,可将视力表的 0.1 及 0.3 之 E 字剪下,做成硬纸板卡,检查者可随身携带。

1)检查方法:检查应用此二卡,在足够明亮处被检查者与视力卡相距 5m,遮盖一眼看 0.3卡,E 字方向任意调换,若有一眼能看到 0.3,即不属视力残疾人。若被检查者不能分辨 0.3卡,则用针孔镜矫正再看,若仍不能分辨 0.3 卡,则改用 0.1 卡,若好眼通过矫正能看到 0.1卡,则属二级低视力。若被检查者好眼通过矫正在 5m 距离看不到 0.1,则嘱被检查者向前移动,每向视力表移动 1m,则由 0.1 减去 0.02,即患者视力为 0.08,如被检者向视力表移动 2m,则视力为 0.06(0.1−0.02×2),属一级低视力。移动 3m 为 0.04,为二级盲,以此类推。

2)近视力检查法:常用的有标准近视力表或 Jaeger 近视力表。在充足的照明下,距眼睛 30cm,分别查双眼。如患者有屈光不正,可以让其自行改变距离,例如 J1(20cm),把改变的距离一并记录即可。正常近视力为 J1 或标准近视力表 1.0。

3)矫正视力:一般而言矫正视力是指戴眼镜后的视力,检查方法见近视力检查法。

(3)裂隙灯检查 1)检查目的:检查角膜、结膜及巩膜是否有伤口。

2)检查方法:裂隙灯活体显微镜,简称裂隙灯,是由光源投射系统和光学放大系统组成,为眼科常用的光学仪器。它是以集中光源照亮检查部位,便与黑暗的周围部呈现强烈的对比,再和双目显微放大镜相互配合,不仅能使表浅的病变观察得十分清楚,并且可以利用细隙光带,通过眼球各部的透明组织,形成一系列"光学切面",使屈光间质的不同层次甚至深部组织的微小病变也清楚地显示出来。在双目显微镜的放大下,目标有立体感,增加了检查的精确性。因此,裂隙灯检查在眼科临床工作中占有重要的地位。

检查在暗室进行。首先调整患者的坐位,让患者的下颌搁在托架上,前额与托架上面的横档紧贴,调节下颌托架的高低,使睑裂和显微镜相一致。双眼要自然睁开,向前平视。光源投射方向一般与显微镜观察方向呈 30°～50°角,光线越窄,切面越细,层次越分明。反之,光线越宽,局部照明度虽然增强了,但层次反而不及细隙光带清楚。为了使目标清晰,检查时通常都是将投射光的焦点和显微镜的焦点同时集中在需要检查的部位上,在做特别检查时(如侧照法、后照法等),则两者间的关系必须另行调整。如需检查晶状体周边部、玻璃体或眼底时,应事先将瞳孔充分放大,光源与显微镜的角度应降至 30°以下,显微镜随焦点自前向后移动,被检查的部位可从角膜一直到达眼底。但在检查后部玻璃体、视网膜以及眼底周边部时,如果加用前置镜或三面镜,光线射入角应减少至 5°～13°或更小。

(4)眼眶 X 线摄片、无骨摄片或 CT 检查:对怀疑有异物者,应该做此项检查,以了解异物与晶状体的关系。

(5)眼部 B 超:了解由于外伤导致晶状体后囊破裂,晶状体皮质碎片脱向玻璃体腔,以及磁性异物及非磁性异物与晶状体的关系。

(6)眼压检查:眼压检查是必要的检查。

1)检查目的:如晶状体囊膜破裂,晶状体皮质落入前房阻塞房角,使之房水引流发生障碍,导致眼压增高。如挫伤眼内睫状体,房角受损也会使眼压发生变化,从而发生继发性青光眼。

2)检查方法见本章第三节。

5.鉴别诊断

(1)发育性白内障:年龄不符或晶状体混浊多呈点状、局限性、较小,不发展,影响视力。

(2)青光眼:目前对于原发性开角型青光眼的诊断必须具备眼压升高以及由于眼压升高所造成的视盘损害和视野缺损,而且房角开放。

(3)糖尿病性白内障:多双眼同时发病,进展极快,常几天即可成熟,伴随血糖升高,并有糖尿病"三多一少"等其他临床表现。

(4)药物及中毒性白内障:此类白内障诊断与药物接触史密切相关。

（5）肌强直性白内障：见于强直性肌萎缩患者，多见于 29～30 岁青少年，同时合并多种内分泌腺功能失调而出现的脱发、指甲变脆、过早停经、睾丸萎缩等现象，眼部除白内障外，还可侵犯眼内外各肌而出现上睑下垂、下睑外翻、瞳孔对光反射不良以及眼球运动障碍等。

6. 并发症

（1）继发性青光眼

变性的晶体蛋白从晶状体囊膜漏出后，在前房角激惹巨噬细胞反应，这些巨噬细胞可以阻塞小梁网，导致眼内压升高。

（2）虹膜炎

外伤致病毒感染等因素可并发此病。

7. 治疗

年龄在 30 岁以上炎症不明显，未继发青光眼，可以观察，有自行吸收之可能。如未能吸收仍影响视力者，先保守治疗，待炎症平复后 3 个月再行手术。继发青光眼者，如药物不能控制眼压，应立即手术。如患者年龄较大，考虑核硬化者，手术治疗时，切口应稍大，否则核不易摘出。钝挫伤所致晶状体局限性混浊，不影响视力者，暂不考虑手术。

外伤性白内障如虹膜炎症反应明显，应局部滴可的松和阿托品，并积极治疗眼底的损伤。如需手术治疗，应行白内障囊外摘除术。术后为矫正视力需佩戴接触镜，以获得双眼视觉。凡有条件者均应行人工晶体植入术，以便术后早期得到视力的矫正，特别是对儿童患者可防止弱视的发生。

外伤性白内障由于致伤原因复杂，引起晶状体混浊的程度及范围也不同，治疗上应根据晶状体的具体情况，选择最佳的手术时机及手术方法，一般应注意以下几个问题。

（1）对眼球穿孔伤引起的晶状体囊膜大破口，由于房水进入晶状体内，使其很快膨胀，呈灰白色混浊，有时晶状体皮质突入前房内，引起眼压升高或反应性的虹膜睫状体炎，这时应尽快施行白内障抽吸术。

（2）对一些锐器扎伤（如铁丝），晶状体囊膜破口小，破口自行封闭后，仅出现局限性团块状混浊，团块周围晶状体透明，对视力影响不大者，可行保守治疗，定期观察晶状体的变化，不急于行手术治疗。

（3）幼儿或儿童外伤性白内障，如晶状体囊膜破口较大，大量皮质流入前房，在没有眼压升高的情况下，可以让其自行吸收，不必行手术治疗。如晶状体皮质吸收后，残留机化膜，正好遮挡瞳孔区，影响患儿视力，则需做白内障截囊吸取术或用 YAG 激光治疗。

（4）40 岁以上的成年人或老年人外伤性白内障，由于其晶状体核心部硬化，不能吸收，需行晶状体囊外摘除术。

附：外伤性白内障术后植入人工晶状体应遵循的原则：

1）外伤性白内障在摘除白内障后，后囊膜完整，可一期植入人工晶状体。

2）急性外伤引起白内障，伴眼内组织损伤，则应在清创缝合术后，待局部情况完全稳定后，眼球可承受再次手术创伤时，再考虑人工晶状体二期植入。

3）外伤性白内障术后，后囊膜破裂不完整，虹膜缺损或眼前节结构紊乱，但视功能尚好者，可选用前房型或悬吊型人工晶状体植入。

4)对于儿童外伤性白内障手术后的人工晶状体植入,应该谨慎选择。对年龄大、局部条件好的可试行人工晶状体植入术。

5)外伤性白内障同时合并有角膜中央白斑,虹膜广泛粘连或缺损,房角粘连,玻璃体高度混浊,眼底损伤等严重影响视功能者,不宜进行人工晶状体植入术。

8.并发症治疗

(1)继发性青光眼:

1)病因治疗:针对各眼原发眼病及全身病进行治疗。

2)抗青光眼治疗。①药物以全身用药为主,辅以局部用药。②药物治疗和病因治疗均无法控制眼压者,考虑白内障摘除术,根据不同情况选择不同术式。

(2)虹膜炎:服水杨酸钠、碘剂、钙剂等,必要时使用激素疗法,对顽固性病例激素治疗无效时,可用免疫抑制剂进行治疗,亦可与激素合并应用。中药葛根汤、败毒汤亦有肯定疗效。

第六节　代谢性白内障

许多全身性疾病,特别是内分泌障碍性疾病,多合并不同类型的白内障,即代谢性白内障。内环境生化异常导致白内障形成,在先天性代谢异常情况下更为常见。因此,对于与代谢疾病有关的白内障的认识,不仅是眼科,而且对整个临床取证及鉴别诊断均具有重要的意义。

1.病因病理

根据各种代谢紊乱可将代谢性白内障分为以下几种病因。

(1)糖尿病性白内障:糖尿病性白内障指并发于糖尿病患者的晶状体混浊。临床分为两种,一种为合并老年性皮质性白内障,一种为真性糖尿病性白内障。临床上比较少见,一般来说,以中青年糖尿病患者发病最高。而对于中年以后发生的白内障,很难在糖尿病因素和老年因素之间做出准确鉴别。但在形态学上,有很多证据支持这样一种现象,即糖尿病因素可以使老年性白内障提早出现或加速其发展。

糖尿病性白内障发生机制至今尚无最后定论,但对实验性糖尿病性白内障动物模型进行深入研究发现,晶状体内糖代谢紊乱,是白内障形成的重要生化和病理基础。晶状体通过四个代谢通路利用葡萄糖,其中三个通路(糖酵解、戊糖支路、三羧酸循环)取决于由葡萄糖向 6-磷酸葡萄糖转化,由己糖激酶催化。作为补充代谢通路,在醛糖还原酶催化下,使葡萄糖转化成山梨醇,山梨醇在多元醇脱氢酶催化下,进一步生成果糖。在正常情况下,由于己糖激酶较醛糖还原酶的活性高,山梨醇通路几乎不发挥作用。而在糖尿病患者中,血糖水平增高,通过房水迅速扩散到晶状体内,使己糖激酶活性达到饱和,并激活醛糖还原酶,过多的葡萄糖则通过山梨醇通路转化成山梨醇和果糖。这类糖醇一旦在晶状体内产生,使不易通过囊膜渗出,从而造成山梨醇在晶状体内积聚,增加了晶状体的渗透压。过多水分进入晶状体以维持渗透性平衡,结果形成囊泡、水隙和板层分离等一系列病理改变。这一过程如进一步加重,则个别晶状体纤维破裂,钠离子释放进入晶状体,引起进一步吸水。同时,晶状体内成分外漏,使钾、谷胱甘肽、氨基酸和小分子蛋白部分丧失,依次产生皮质和核混浊。

（2）半乳糖性白内障：半乳糖性白内障与半乳糖代谢异常有关。半乳糖和葡萄糖同为乳糖代谢产物，半乳糖在半乳糖激酶催化下变成 1-磷酸半乳糖，后者在磷酸半乳糖尿苷转化酶的催化下，同尿苷二磷酸葡萄糖反应，形成尿苷二磷酸半乳糖和磷酸葡萄糖，参与糖酵解和三羧酸循环等能量代谢。典型的半乳糖血症是由于半乳糖尿苷转移酶缺乏引起的。此酶缺乏，阻碍半乳糖衍生物向葡萄糖衍生物正常转化。在醛糖还原酶的催化下，通过旁路代谢形成甜醇。同山梨醇一样，不能透过细胞膜，引起晶状体纤维渗透性膨胀，从而导致晶状体水化、混浊。据统计，妊娠妇女此酶缺乏时，如对半乳糖不加限制，则 75% 婴儿将合并有白内障，患病新生儿，最初几天内用裂隙灯即可见白内障形成，且可以是本病最早期症状。典型的半乳糖性白内障，是在前后囊膜下出现簇状分布的水滴样混浊，如不进行全身治疗，混浊范围逐渐扩大并加重，最后形成绕核性白内障。

（3）低钙性白内障：低钙性白内障常合并婴儿期肌强直、甲状旁腺机能不全，或其他年龄组的佝偻病。肌强直是一种遗传性退变性疾病，病因尚未十分明了。其发病可能与多种分泌功能失调有关。而甲状旁腺功能不全引起的晶状体变化，主要出现在甲状旁腺摘除后所引起的明显手足搐搦症患者。两者形态学上有共同特点，在囊膜下可见散在或密集分布的点状混浊，时而又夹杂天蓝色结晶样反光颗粒；甲状旁腺摘除后的手足搐搦症在皮质浅层出现形似鱼骨样放射条纹状混浊，更具特点。本病早期轻度白内障时并不影响视力，并可长期保持稳定不变；晚期则混浊逐渐加重，形态学上有各种复杂的表现形式，可发展为全白内障。

（4）营养障碍性白内障：营养障碍性白内障意指晶状体混浊性变化与特定的营养成分缺乏直接相关。给实验动物以缺乏氨基酸或缺乏维生素的饮食饲养，很容易诱发产生白内障。微量元素铁、铜、锌、锰、硒是各种抗氧化酶的成分。在动物实验中，硒长期严重缺乏引起白内障已有充分的证据。核黄素是黄素膜嘌呤二核苷酸（FAD）辅助因子的前体，是谷胱甘肽还原酶的必需部分。在实验性核黄素缺乏症中可发现白内障，但是人类白内障中核黄素缺乏的作用还没有确定。维生素 C 是水溶性抗氧化剂，维生素 E 和胡萝卜素是亲脂性抗氧化剂。尽管缺乏实验动物白内障与其相关的直接证据，但就其可以减轻各种因素引起的氧化损伤的病理结果，建议常规补充一定量的维生素 E 和维生素 C，对于确保晶状体免受氧化损伤是有益的。但应该指出，这些物质中没有任何一种能够恢复晶状体混浊区的透明性，而且任何化学物质的大剂量应用都是危险的。尽管人类对某种营养成分缺乏有较大耐受性，但已有证据表明，神经性厌食可导致肉眼可见的囊膜下混浊；而长期大量饮酒导致早期囊膜下白内障发生亦不为罕见。以上情况，从预后的严重程度来讲，同全身严重营养不良状态比较，远不具更多的临床意义，因此常不引起人们的注意。

（5）Wilson 病合并晶状体混浊：Wilson 病即肝豆状核变性，临床上并非罕见。本病系由于进行性的铜代谢障碍而引起脑内基底节的壳核和豆状核软化变性，常合并肝硬化。角膜色环（Kayser-Fleischer）为本病咽部特征性改变之一。典型色素环出现在角膜内弹力膜下，距缘部尚有一透明区，呈铜锈的橙绿色调，形成规整的环形。

（6）其他代谢疾病：除以上所列特殊情况外，尚有许多代谢性疾病可以引起白内障。其中大多数以综合征形式出现。临床上常见的有：新生儿低血糖症、氨基酸尿症、高胱氨酸尿症、Fabry 病（先天性半乳糖苷酶缺乏症）、葡萄糖－6-磷酸脱氢酶缺乏症、Hurler 综合征（Ⅱ型黏多糖病）、Lowe 综合征、Fanconi 综合征等。此外，慢性肾功能不全也当属此列。以上病症，临床均比较少见，多数为遗传性疾病，且常伴有严重的心、脑、肾功能障碍。相比之下，眼部表现，特别是白内障改变，作为附属体征，常不被人们摆到应有的重视程度。

2.临床表现

（1）症状：视力障碍是各类白内障的共同症状。糖尿病性白内障一般有糖尿病史，多为双眼视力不同程度下降，眼前飞蚊或伴闪光感。其他类型白内障因病史不同而有不同临床表现。代谢性白内障多发生于老年者，与老年性白内障相似，只是发病率较高，发生较早，进展较快，容易成熟，此型多见。真性糖尿病性白内障多发生于严重的青少年糖尿病（1 型）患者。多为双眼发病，发展迅速，甚至可于数天、数周或数月内发展为晶状体完全混浊。开始时在前后囊下出现典型的白点状或雪片状混浊，迅速扩展为完全性白内障。常伴有屈光变化，血糖升高时，血液内无机盐含量减少，渗透压降低，房水渗入晶状体内，使之变凸形成近视；血糖降低时，晶状体内水分渗出，晶状体变扁平形成远视。

（2）体征 1）糖尿病性白内障：糖尿病性白内障是从密集的囊下小空泡形成开始。在年轻的患者中，这些小空泡迅速发展成典型灰色斑片混浊，在前后囊膜下皮质前层，并随病情发展使晶状体全面混浊，年龄较大患者则进展缓慢。这一过程特征性病理变化是基质高度水肿，水隙大量形成，晶状体体积因膨胀而增大。在任何一糖尿病患者，尤为年轻人无论是否存在晶状体混浊，血糖迅速增高可导致明显近视，而如将血糖迅速降至正常，则可产生远视。这些变化可在数天内达到高峰，而恢复到正常屈光状态则需要数周时间。

2）半乳糖性白内障：半乳糖性白内障为常染色体隐性遗传，由于患儿缺乏半乳糖-1-磷酸尿苷转移酶和半乳糖激酶，使半乳糖在体内积聚无法转化成葡萄糖，却被醛糖还原酶还原为半乳糖醇。醇的渗透性很强，又不能透过细胞膜，引起晶状体纤维渗透性肿胀，而导致晶状体水化、混浊。较为典型的是前后囊膜下出现簇状分布的水滴样混浊，如不治疗，最后形成绕核性白内障。

3）低钙性白内障：由于血清钙过低引起，较易合并婴儿期肌强直，其他年龄组佝偻病或甲状旁腺机能不全。肌强直与内分泌失调有关，为遗传性退变性疾病。甲状旁腺功能不全主要表现为甲状旁腺摘除后的明显手足搐搦症。两者共同可见囊膜下散在或密集分布的点状混浊，时而有天蓝色结晶样反光颗粒夹杂其间，甲状旁腺摘除后的手足搐搦症在皮质浅层可见鱼骨样放射条纹混浊。本病早期轻度时并不影响视力，晚期混浊加重，可发展为全白内障。

4）营养障碍性白内障：有许多代谢性疾病可以引起白内障，临床常伴有严重的心、脑、肾功能障碍。相比之下，眼部表现，特别是白内障改变，作为附属体征，常常不被人们摆到应有的重视程度。

5）Wilson 病合并晶状体混浊：常见于晶状体前囊下区域出现局限混浊，混浊呈明亮色彩，葵花样分布，通常为红色，对视力一般不产生影响。就其本质而言，它代表了金属铜离子在这一部位的沉积，而并非晶状体本身的混浊。

3.诊断要点

（1）糖尿病性白内障多双眼同时发病，进展迅速，由密集的囊下小空泡发展为前后囊膜下皮质浅层的灰白色斑点状混浊，终至晶状体全混浊。患者有屈光改变，受血糖影响。

（2）半乳糖性白内障典型表现是前后囊膜呈簇状水滴样混浊,进行性发展后形成绕核性白内障。

（3）低钙性白内障混浊为囊膜下夹有彩色结晶的点状混浊,可进行性发展。婴幼儿易引起板层混浊。

（4）营养代谢性白内障多见于各种维生素的缺乏,以及微量元素（铜、硒、锌等）在体内的异常积聚。

（5）肝豆状核变性多由于进行性的铜代谢障碍而引起脑内基底节的壳核和豆状核软化变性。

4. 实验室检查和其他辅助检查

见本章第三节。

5. 鉴别诊断

根据年龄、病史、症状及局部检查晶状体混浊体征,较容易明确诊断,但对其类型的白内障及其并发症必须鉴别。根据前述各型代谢性白内障的症状和体征即可鉴别。

6. 并发症

糖尿病性视网膜病变主要并发于糖尿病性白内障,由于糖代谢发生紊乱,而导致全身各个器官,包括视网膜发生病变,眼底病变随糖尿病病程加长发病率逐年升高。也随病程加长而逐渐加重,增生型随病程加长而增多

7. 治疗

（1）营养类药物:维生素类药物虽具有抗氧化作用,但许多报道将其列为营养因子,可能因人们通过饮食能够得到补充有关。维生素类药物对防治或延缓白内障的发生发展有作用,大多数资料来自国外流行病学。由于他们采用的调查方法和收集人群的居住区域不同,其获得的结果难免不一致。但大多数资料认为长期服用维生素如维生素 C、维生素 E 等具有推迟白内障发生、发展的作用。

1）维生素 C（又称抗坏血酸,Vitamin C,VitC）。①主要作用:VC 具有抗氧化作用,能清除晶状体内自由基,通过抗氧化作用可升高血清中 VC 含量,从而延缓白内障发生、发展。加拿大和美国流行病学调查资料反映,单独使用人群可减少 50%～70% 白内障手术。②临床应用:饭后口服,每日 1 次,剂量为 144～290mg。

2）维生素 B_2（又名核黄素）。①主要作用,核黄素具有很强的抗氧化作用,最新研究指出,它具有拮抗白内障的作用。②临床应用,口服,英、美国家每天服 16～74mg。

3）维生素 E（又称醋酸生育酚,Vitamin E,VitE）。①主要作用:本品具有很好的抗氧化作用,服用 VE 能提高血清中 VE 水平,减少核性或皮质性白内障发生、发展。②临床应用:近年美国和意大利研究表明,接受白内障手术的患者,平常摄取的 VitE 水平很低。长期服用 500IU/d,可减少白内障的发病率。

4）滴眼药物:常用如下三种。

A. 碘化钾 0.3g,碘化钠 0.05g,氯化钾 0.6g,维生素 C 0.3g,维生素 B_{10} 1g,硼酸 1.1g,硼砂 0.19g,羧甲基纤维素钠 0.15g,硫代硫酸钠 0.05g,尼泊金 0.3g,蒸馏水加至 1 000mL。

主要作用:本品可增加眼的局部代谢,补充金属离子及维生素。

临床应用:点眼:每次 2～3 滴,每天 3～4 次,用于早期白内障。

B. 视明露:本品采用西印度群岛产的新鲜雪叶莲全草压出液 20%和北美全梅叶(*Hamamelis virginiana* L)的热水浸出液 50%为主要成分,再加甘油 20%、硼酸 5%混合而成的一种有焦糖味、呈黑褐色的水溶液。

主要作用:可促进眼内组织血液循环、增强晶状体新陈代谢及促进晶状体混浊的吸收。

临床应用:滴眼每次 1～2 滴,每日 2～3 次,此药曾是美国应用最广的抗白内障药。

C. 昆布眼液:本品由中药昆布的提取液配制而成。

主要作用:具有软坚散结,促进晶状体混浊吸收及维持晶状体透明度的作用。

临床应用:滴眼每次 1～2 滴,每天 3～4 次,用于白内障的治疗。

5)仙诺林特或仙诺灵(Samolent):本品是一种复合制剂,主要成分为从牛眼晶状体中提取的晶状体蛋白等与抗坏血酸、核黄素和碘化钾复合制剂。

主要作用:有人认为白内障成因之一是特殊的代谢产物细胞毒素所致,利用晶状体蛋白具有组织特异性,应用本品后,可在毒素尚未进入眼内时,先将其灭活,从而达到防治白内障的目的。

临床应用:片剂,饭后舌下含化,每次 1 片,每天 3 次,用于治疗各种白内障。

(2)防治糖尿病性白内障药物

1)醛糖还原酶抑制剂:常用如下三种。

A. 索比尼尔(Sorbinil)。a. 主要作用:Sorbinil 是较强的醛糖还原酶抑制剂。动物实验证明,每日口服 200～400mg,可抑制晶状体醛糖还原酶的全部活性,改善晶状体纤维细胞内的高渗状况,防治晶状体蛋白聚合物增加。b. 临床应用:1%滴眼液每次 2～3 滴,每日 3～4 次。用于糖尿病性白内障。

B. Pyrazinoylguanidine(PZG)。a. 主要作用:PZG 也是属于醛糖还原酶抑制剂类,但与以往的此类药不同,是目前新的抗高血糖和抗高血脂药物。动物实验表明,每日口服 2 次,每次 35mg/kg,连用 24 周,发现 PZG 不仅明显降低血糖、血脂和三酯甘油水平,而且能阻止链脲佐菌素(STZ)-糖尿病性白内障的发展。国内已证明 PZG 能够降低高血压、高胰岛素糖尿病患者血清中的血糖、胰岛素和三酯甘油的含量,到目前为止,尚未证明 PZG 能否抑制糖尿病性白内障。b. 临床应用:用于治疗高血压或高胰岛素糖尿病患者的剂量,每次 300mg 或 600mg,连续 3 周。

C. 舒林酸(Sulindac)。a. 主要作用:Sulindac 是一种非激素类抗炎药,已发现它对醛糖还原酶具有很强的抑制作用,它能使老年糖尿病性白内障患者的视力上升。b. 临床应用:1% Sulindac 滴眼液(将 Sulindac 溶解在 pH 8.0 的 0.05mol/L 磷酸缓冲液中),每日 4 次,每次 1～2 滴。

2)抗氧化类药物:常用如下两种。

A. 卡他灵(Catalin,我国生产的称白内停)。a. 主要作用:本品是以醌体学说为基础的化学合成药物。因醌型物质能与晶状体中羟基发生反应形成不溶性复合物,而导致晶状体混浊。本品对羟基的亲和力比醌型物质更强,可以防止醌型物质对晶状体溶性蛋白的氧化变性作用,值得注意,1991 年 10 月 7 日由我国卫生部(现卫健委)医疗卫生国际交流中心主办的白内障学术讨论会上对卡他灵的药效质疑时,日本金泽医科大眼科佐佐木一教授和德国波恩大学实验眼科 Otto Hockwin 教授在会上分别指出:卡他灵仅对糖尿病性白内障有效。b.临床应用:滴眼剂(0.7~1mg/15mL),每次 1~2 滴,每天 5~6 次,适用于糖尿病性白内障。注意:此溶液不稳定,宜新鲜配制。

B.法可林或法可立辛。a.主要作用:本品已溶于水,水溶液稳定。它是以醌体学说为基础而合成的另一药物。易透过晶状体囊膜而进入晶状体,阻止醌体对晶状体可溶性蛋白的氧化、变形和混浊化作用;能抑制醛糖还原酶活性,阻止糖尿病性白内障发生。b.临床应用:主要用于治疗糖尿病性、老年性、外伤性白内障等。滴眼剂(含片剂):0.75~1mg/15mL,每日滴眼 3~5 次,每次 1~2 滴。

3)糖基化抑制剂:阿司匹林(Aspirin),别名乙酰水杨酸(Acetylsalicylic Acid)。

阿司匹林是抗炎症药物,将其用于治疗风湿性关节炎和糖尿病发现长期服用阿司匹林达 8 年之久的患者白内障发生率明显低于同样条件的未服药患者。①主要作用:动物实验证明,阿司匹林借助乙酰化作用能保护晶状体蛋白拮抗氰酸盐诱发的晶状体混浊,拮抗因其他因素(葡萄糖、半乳糖、氨基葡萄糖等)所致晶状体蛋白的聚合作用,降低晶状体蛋白基化作用等。在英国、美国、德国和印度认为阿司匹林有拮抗白内障作用,但也有人持反对意见。②临床应用:每日服 1 次,剂量 325~500mg。

8.并发症治疗

糖尿病性视网膜病变的治疗可采用以下几种方法。

(1)控制血糖:血糖控制情况与糖尿病的进展和视力预后有很大关系。如血糖长期控制不良,则不仅糖尿病增多,而且发展为增生型者也会增多。

(2)光凝治疗:糖尿病不同时期光凝治疗的目的不同,其方法也不同。

1)黄斑水肿的光凝治疗:当黄斑毛细血管渗漏加重,黄斑水肿明显,甚至产生囊样水肿,视力持续下降,可采用氩激光做局部格栅光凝,可防止视力下降。

2)增生期的光凝治疗:当视网膜积血和棉絮状斑增多,广泛微血管异常,毛细血管无灌注区增多,则提示有产生新生毛细血管进入增生期的危险,可做散在或全视网膜光凝。如果视网膜和(或)视盘已有新生血管积血则应立即做全视网膜光凝,以防止新生血管积血和视力进一步下降。

3)冷冻治疗:对视网膜进行冷冻,在赤道部前后四个限分别做冷冻点,在每个象限用视网膜冷冻头冷冻 5~7 点,同样可使虹膜和视网膜新生血管消退。

4)其他治疗:①导升明,可减低毛细血管的通透性和使基膜增厚,从而减少视网膜毛细血管荧光素渗漏,并可降低血黏度,减少红细胞和血小板聚集及其释放反应。抑制血管病变和血栓形成,故而使视网膜积血、渗出和微血管瘤减少。口服剂量视病情而定。②活血素,可改善脑血流量,降低毛细血管通透性,降低血黏度,抑制血小板和红细胞聚集,抑制血栓形成,从而减少视网膜血管病变,减少渗出和改善视网膜缺血状态。剂量:每次 2~4mL,每日 2 次,饭前服用。或口服片剂,每次 1/2~2 片,每日 2 次,饭前服用。可连续服用 3 个月,可服用 1~2 年。其他药物如口服阿司匹林,肌内注射普罗碘胺等促进积血吸收。

第七节　药物性及中毒性白内障

药物性和中毒性白内障是一种特殊类型的并发性白内障,它既不是因局部眼病引起,也与全身疾病无关,多由于长期应用或接触某些药物,影响晶状体的代谢,日久导致晶状体混浊。

1. 病因病理

有文献报道,药物性白内障是由于长期使用激素类药物,或二异丙基氟磷酸缩瞳剂,引起晶状体后皮质区的混浊性变化,如慢性青光眼长期应用缩瞳剂,慢性过敏性结膜炎长期点用可的松类药物等。引起晶状体混浊的发病机理还有待进一步研究。

中毒性白内障指过量应用某些药物或蓄积中毒引起晶状体的混浊性变化。常见中毒药物有:二硝基酚、三硝基甲苯、铊等。中毒性白内障,除可以问出与毒性物质接触史以外,晶状体混浊的形态也具一定特征,应用裂隙灯检查十分重要。一般在发病早期,晶状体周边部有大小不等的灰黄色小点聚集,多呈环状排列,可伸至晶状体成人核和前后皮质内,在晶状体中央部也可出现环状混浊。此种白内障的发病率与工龄、年龄成正比,接触有毒物质时间越长,发病率也越高,脱离接触后,此种白内障可稳定在某一阶段或缓慢进展。中毒性白内障的特征是双眼受累,发生白内障的时间距药物中毒时间较长,可达数月至数年;组织病理学检查除晶状体本身空泡、液化、蛋白或结晶沉积外,还常见到睫状体、脉络膜和视网膜肿胀。

很多物质可以使实验动物发生白内障已经得到公认。在人类,长期接触有毒化学物质,或长期口服麦角碱、碳酸酐酶抑制剂、肾上腺皮质激素,局部长期点用可的松,均可引起中毒性白内障。慢性肾功能不全及血液透析患者也可发生白内障。临床已经有诸多报道,并引起人们的重视。与眼科临床有直接关联的药物性及中毒性白内障主要由以下几种药物引起。

(1)糖皮质激素:长期全身或局部应用大量糖皮质激素,可以产生后囊膜下混浊,其形态与放射性白内障相似。最初在后囊膜下出现微细点状或条纹状混浊,裂隙灯下检查可见点彩样反光,间有囊泡样改变,此时如不停药,混浊将进一步扩大加重,最终形成典型的淡棕褐色盘状混浊。白内障一旦形成,在大多数病例减量或停药均不能使其消退。白内障的发生与用药剂量和持续时间有关,用药剂量越大时间越长,白内障的发生率就越高。有报道指出大剂量服用泼尼松 $1\sim4$ 年,白内障发生概率可达 78%;而中等剂量服用 $1\sim4$ 年,其发生率为 11%。

(2)缩瞳剂:长期使用抗胆碱酯酶类缩瞳剂,特别是长效缩瞳剂如碘解磷定,可以引起前囊膜下产生维系囊泡,晚期可以引起后囊膜下和晶状体核的改变。使用碘解磷定超过 1 年,约 50%病例可以产生白内障,停药可以减缓或逆转白内障发展过程。短效缩瞳剂,比如阿司匹林也可以产生同样的结果。应用毛果芸香碱超过 2 个月的青光眼患者,约 10%会诱发不同程度的晶状体混浊。

(3)氯丙嗪:长期给予氯丙嗪,可以在前囊和皮质浅层出现微细的白色点状混浊,往往可以在瞳孔区形成典型的星形混浊外观。

(4)三硝基甲苯(TNT):TNT 中毒性白内障常见于铸药、粉碎、制片、包装、搬运等工种。工龄愈长发病率愈高。工龄在 1 年以内者很少见到晶体的改变。因病变起始于晶状体周边部,且病变过程缓慢,所以在较长时间内中央视力不受影响,患者多系在体格检查时被检出。

　　TNT 中毒性白内障起始于双眼晶状体周边部,检查时必须散大瞳孔,晶状体的混浊形态具有特征性。以直接检眼镜透照法或裂隙灯后部反光照明法检查,可见晶状体周边部呈环形混浊,环为多数尖向内,底向外的楔形混浊融合而成。混浊的环与晶状体赤道部之间有一窄的透明区,视力不受影响。白内障进一步发展,除晶状体周边部混浊外,晶状体中央部出现环形混浊,位于晶状体瞳孔区,环的大小近似瞳孔直径,轻的可见不完整的环,重者混浊致密,呈花瓣状或盘状,视力可能减退。再发展,周边混浊与中央部混浊融合,视力明显减退。以裂隙灯直接焦点照明法观察,晶状体混浊为密集的大小不等的灰黄色小点聚集而成,周边部混浊位于晶状体前后成人核和前后皮质内,中央部混浊位于前成人核和前皮质内。

　　(5)白消安:用于治疗骨髓性白血病的药物,服用后可以引起晶状体混浊。

　　(6)胺碘酮(Amiodarone):胺碘酮一种治疗心律失常的药物。患者使用中等剂量及大剂量时可在晶状体前囊膜下观察到皮质混浊,发生率为 50%。

　　(7)金制剂:金制剂为用于治疗类风湿关节炎的药物,约 50% 患者用药超过 3 年后晶状体前囊膜下皮质出现混浊。

　　(8)血液透析:慢性肾功能不全及血液透析患者其红细胞己糖激酶被抑制,此为晶状体代谢的重要物质,同时有钙代谢障碍;血液透析时血浆与房水间形成梯度,房水中尿素延迟排出肝素对于血钙浓度有影响。因上列原因发生双侧晶状体混浊,先是后囊下彩虹反光样混浊,前皮质可见水裂。白内障发生在血液透析 1 个月后,或可更早。

　　(9)金属氧化物:金属氧化物可沉着在晶状体,见于眼内异物、长期服药、职业接触。铁为囊下棕色斑点,铜、金及汞沉着于前皮质,铅沉着于后皮质,银沉着于前囊下。

　　此外尚有萘、丁卡因、铊制剂等也可以诱发白内障。

　　2.临床表现

　　(1)症状:

　　1)皮质类固醇性白内障:后极部分囊下皮质出现小点状混浊,掺杂空泡和黄蓝等彩色结晶,停药后混浊可以逐渐消失,如发现晚、长期用药可以发展为完全性白内障。

　　2)缩瞳剂性白内障:混浊位于前囊下,呈玫瑰花或者苔藓状,有彩色反光,一般不影响视力,停药后可以逐渐消失。有些病例发现过晚混浊可以扩到后囊下及核,停药后混浊不易消失,但可以停止进展。

　　3)氯丙嗪性白内障:瞳孔区晶状体前囊下出现浅棕色或灰白色小点状混浊,重者呈盘状或花瓣状混浊,并可以向皮部深部发展。

　　4)三硝基甲苯(TNT)性白内障:由多数尖向中心的楔形混浊连接构成环形。环与晶状体赤道间有窄透明区。继而中心部出现小的环形混浊,大小与瞳孔相当。重者混浊致密,呈花瓣状或盘状或发展为完全混浊。

　　(2)体征:光镜和电镜检查显示晶状体纤维细胞变性。光镜下可见皮质浅层与深层的纤维细胞透明变性,深层纤维细胞之间可见深嗜伊红色类似血红蛋白的沉积物,核部纤维排列紊乱,也有透明变性。电镜下显示,皮质部纤维细胞的细胞膜模糊不清,断裂、消失,呈裂隙状及髓鞘样结构,核部纤维细胞结构也有破坏。

　　关于 TNT 中毒性白内障诊断分期,苏联学者分为四期,他们认为 TNT 白内障的形成是证明 TNT 侵入的首先和唯一的症状。国内文献报道了相当多的分期标准。2010 年中华人民共和国卫生部(现卫健委)颁布了《职业性三硝基甲苯白内障诊断标准及处理原则》(GBZ45－2010)作为我国国家标准。

标准内容如下。

1)诊断原则:根据密切的三硝基甲苯职业接触史出现以双眼晶状体混浊改变为主的临床表现,结合必要的动态观察,参考作业环境职业卫生调查,综合分析,排除其他病因所致的晶状体改变后,方可诊断。

2)诊断及分级标准:有下列表现者,列为观察对象:长期接触三硝基甲苯后,裂隙灯显微镜直接焦点照明检查可见晶状体周边部皮质内有灰黄色均匀一致的细点状混浊,弥散光照明检查或晶状体摄影照相检查时细点状混浊形成半环状或近环形暗影,但尚未形成完整的环形暗影。每年复查一次,经连续 5 年观察上述改变无变化者,终止观察。

一期白内障:裂隙灯显微镜检查和(或)晶状体摄影照相可见晶状体周边部皮质内灰黄色细点状混浊,组合为完整的环形暗影,其环形混浊最大环宽小于晶状体半径的 1/3。视功能不受影响或正常。

二期白内障:晶状体周边部皮质内灰黄色细点状混浊向前后皮质及成人核延伸,形成楔状,楔底向周边,楔尖指向中心。周边部环形混浊的范围等于或大于晶状体半径的 1/3。或在晶状体周边部混浊基础上,瞳孔区晶状体前皮质内或成人核出现相当于瞳孔直径大小的完全或不完全的环形混浊。视功能可不受影响或正常或轻度障碍。

三期白内障:晶状体周边部环形混浊的范围等于或大于晶状体半径的 2/3。或瞳孔区晶状体前皮质内或前成人核有致密的点状混浊构成花瓣状或盘状或晶状体完全混浊。视功能(视力和视野)受到明显影响。

3. 诊断要点

(1)有用药或与化学药物的接触史。

(2)多为双侧发病。

(3)晶状体各具不同形态和部位的混浊。

(4)视力障碍。

4. 实验室和其他辅助检查

(1)必要时进行视网膜视力,视网膜电流图及视觉诱发电位检查。

(2)无法看清眼底者,须行眼部超声检查,测量眼轴及排除眼内疾患。

(3)注意全身肝功能及造血系统的检查。

5. 鉴别诊断

TNT 中毒性白内障虽具有特有的晶状体混浊形态,但对于青年眼科医师或非专门研究职业性眼病的眼科医师做出正确的诊断尚有困难。常见晶状体周边部混浊的有花冠状白内障、蓝色点状白内障及初起期老年性白内障。在确诊 TNT 中毒性白内障时,需与下面三种类型白内障相鉴别。

(1)花冠状白内障:为一种较常见的先天性发育性白内障,在正常人群查体时常可见到。多在青春期后出现,常为双眼对称。混浊位于晶状体周边部深层,呈短棒状、柱状、仙人掌状、水滴状、圆点状等,所有混浊组合成整齐的放射状,形如花冠而得名。晶状体中央部透明,不影响视力,临床上不做散瞳检查常被忽略。此种白内障为静止性。

(2)蓝色点状白内障:也为较常见的先天性发育性白内障。一般多在 20 岁左右发现,细小的灰白色点状混浊,略带蓝色,散在分布于晶状体周边部深层皮质,不影响视力,散瞳后方可发现,亦不进展。

(3)初起期老年性白内障:老年性白内障多见于 40 岁以上的老年人。晶状体混浊起始于三个部位:晶状体周边部皮质、晶状体核及后囊下皮质。这三种类型中,周边部皮质型最为普遍,TNT 中毒性白内障需与该型相鉴别。老年性白内障多起始于鼻下方周边部皮质,呈楔形,尖端指向晶状体中心部。以后在上部及两侧也出现楔形混浊,则组合成辐状混浊。应该注意的是老年性白内障的楔形混浊不是由金黄色的细点组合而成,有别于 TNT 中毒性白内障。

6.并发症

(1)TNT 中毒性白内障并发症的眼部中毒症状:三硝基甲苯为国防工业和矿山建设常用的炸药,在生产使用过程中不仅可以发生接触性损伤,TNT 还可以通过皮肤、呼吸道和消化道吸收而引起中毒性病变。眼睑、结膜及角膜暴露于空气中,可以直接接触 TNT 粉;眼球内有丰富的血管,也可因 TNT 中毒发生病变。晶状体为 TNT 中毒眼部组织最易发病的部位,眼部其他组织也可因 TNT 中毒发生病变。

1)眼睑:可发生 TNT 中毒性皮炎。眼睑皮肤出现红斑和丘疹。慢性者呈苔藓样改变,也可发生湿疹性皮炎。

2)结膜与巩膜:球结膜与巩膜的睑裂外露部分出现黄染。应与肝炎黄染及睑裂斑相鉴别。肝炎黄染表现为整个巩膜发黄。睑裂斑为睑裂部角膜缘附近球结膜肥厚并略带黄色,呈三角形,其基底面向角膜缘。

3)角膜:角膜缘可见明显的色素沉着,可能为 TNT 粉尘的慢性刺激所致。

4)视网膜与视神经:TNT 中毒可引起视网膜积血,视神经炎与球后视神经炎,导致视野缩窄及中心暗点。长期在 TNT 高浓度车间劳动,血内高铁血红蛋白增高,出现"青紫面容",这时整个眼底也呈暗紫红色,脱离 TNT 工作岗位后皮肤与眼底颜色均恢复正常。

(2)TNT 中毒性白内障并发症的全身症状:关于 TNT 性白内障与 TNT 全身中毒尤其是中毒性肝损伤的关系,一直是人们力求探讨的问题。有些学者的调查认为两者之间有相关关系,但多数学者的调查结果持否定意见。文献报道,TNT 中毒晶状体损害的发生率高于肝脏损害,其原因可能由于 TNT 中毒性白内障是一种特异性不可逆的改变,且病变进展,而肝脏代偿功能强大,肝脏的损伤具有可复性。加之传染性肝炎的干扰不易排除,这些可能是 TNT 中毒性白内障与 TNT 中毒性肝损伤诊断不一致的原因,所以难以推出两者之间的肯定关系。

7.治疗

(1)针对病因,注意合理用药及预防中毒,定期检查,早期发现后停止用药或中止接触,如早期发现,部分患者可逆转白内障的发展。

(2)白内障的药物治疗,包括防止晶状体代谢异常与蛋白质变性的一类药物,如维生素 B_2、维生素 C 等,醛糖还原酶抑制剂与中医辨证用药。

(3)局部滴卡他灵、白可明(法可林)等治疗白内障药物。

（4）如患者因病情需要服用上述药物，则视情况而决定停药或逐渐减少用量，或用其他药物代替。服用糖皮质激素应除去安全剂量这一误区，因为这类白内障的发生虽然和用药剂量有关，但仍然有个体差异。患者一旦出现晶状体混浊，应将激素减量或降到最小剂量，如有可能，改为隔日用药，因为晶状体混浊很少发生于间断治疗方法中。

（5）判断患眼的视力下降是否与晶状体混浊的程度一致，若不一致，应行验光或查明其他影响视力的眼病。

（6）当白内障引起的视力下降已影响患者的生活、学习与工作时（一般术前矫正视力在0.3以下），而患者又要求提高视力时，可以手术摘除白内障或在摘除白内障的同时植入后房型人工晶体。

（7）单纯摘除白内障手术后，应及时戴合适的矫正眼镜。幼儿或儿童，双眼已摘除白内障者或独眼手术者应在出院时就戴合适的眼镜，不必等术后3个月才配镜。

第十章

玻璃体疾病

第一节 玻璃体发育异常

一、视盘前血管环（Bergmeister 视盘）

胚胎时期,神经纤维长入原始视盘上皮,来自视盘的细胞可以从视杯内层向玻璃体分离,这些神经外胚层细胞构成 Bergmeister 视盘。大约在妊娠第四个月时,Bergmeister 视盘胶质细胞增多,并产生胶质鞘包绕玻璃体内动脉。随后玻璃体动脉退化萎缩。如果退化不完全,在视盘上可残留胶质组织。

1. 症状

视力较差。

2. 体征

眼底检查可见视盘表面存在薄厚不一的胶质残留。可合并其他先天性异常,如视盘前血管环、永存玻璃体动脉、原始玻璃体增生症、牵牛花状视盘异常。

3. 诊断与鉴别诊断

(1)诊断：依据眼底表现。

(2)鉴别诊断:牵牛花状综合征,视盘先天畸形的一种。表现为大视盘、大陷凹伴血管放射状排列,可有增厚的神经胶质层,有视功能障碍。

4. 治疗

该病不影响视力,无须特殊治疗。

5. 随诊

可不做随诊。

6. 患者教育

向患者解释该病属于发育异常,目前没有治疗手段。

二、永存玻璃体动脉

胚胎 6~7 周时,玻璃体动脉从视盘经玻璃体到达晶状体。11 周时开始退化。胚胎 8 个月时玻璃体动脉萎缩蜷缩于玻璃体管中,少数人或早产儿该动脉萎缩不全,形成残留。

1.症状

患者可感觉眼前有条状黑影飘动。

2.体征

(1)眼底检查:视盘前方有一灰白色半透明的条索状物向前伸向玻璃体,该条索随眼球运动而飘动,条索中有时可见到血细胞。

(2)裂隙灯检查:有时可在晶状体后囊看到一个小环,这是玻璃体动脉的附着部,称为Mittendorf圆点。

3.诊断与鉴别诊断

(1)诊断:依据眼底表现。

(2)鉴别诊断:需与视盘前血管环相鉴别。该病血管从视盘先进入玻璃体腔,然后回到视盘形成环后再开始向视网膜分支。血管环至少有一个上升支和一个下降支。80%～95%为动脉起源。约30%血管环上包有白色的神经胶质鞘。而永存玻璃体动脉仅有一个单一条索状血管,不具有上升支和下降支。

4.治疗和预后

一般不影响视力,无须治疗。

5.随诊

无须随诊。

6.患者教育

该病是玻璃体胚胎血管残留,不影响视力。

三、永存原始玻璃体增生症(持续存在的胚胎血管症)

永存原始玻璃体增生症(PHPV)又称为持续存在的胚胎血管症(PFV),是由于原始玻璃体没有退化所致。近几年推荐使用持续性胚胎血管症。90%的患者单眼发病,视力较差。有前部 PHPV 和后部 PHPV 两种表现,也有两种表现同时存在,称为混合型 PHPV。

常无临床症状,前部 PHPV 合并青光眼时可出现畏光。

(一)前部 PHPV

1.体征

前部永存原始玻璃体动脉,晶状体后血管化的纤维膜,小眼球,浅前房,晶状体小,合并白内障,围绕小晶状体可见被拉长的睫状突。出生时即可看到白瞳症,还可以合并青光眼。

自然病程多数患者黑蒙,少数患者经手术可以保留部分视力。

2.鉴别诊断

前部 PHPV 应和视网膜母细胞瘤鉴别,后者很少发生在出生时,几乎不出现小眼球,很少有白内障,眼部超声和 CT 都可以发现钙化物质,能够鉴别这两种不同的疾病。

(二)后部 PHPV 和混合型 PHPV

1.体征

后部 PHPV 可以单独存在,也可以与前部 PHPV 共同存在。小眼球,前房正常,晶状体透明,不合并晶状体后纤维增殖膜,玻璃体腔内花梗样组织从视盘发出,向前伸延,常常沿着视网膜皱襞,视网膜皱襞常被拉向颞下周边。这些花梗样组织呈扇面样向着前部玻璃体展开。

2.鉴别诊断

后部 PHPV 应和早产儿视网膜病变、家族渗出性玻璃体视网膜病变鉴别。早产儿视网膜病变要有早产和吸氧史;家族渗出性玻璃体视网膜病变很少有小眼球,周边存在无血管带。

3.辅助诊断

(1)可用 RetCam 显示晶状体后囊 Mittendorf 圆点和伸长的睫状突,以及眼底视盘前伸长的玻璃体条索。

(2)B 超图像可显示后型的玻璃体腔内的条索。眼轴较对侧眼短。

4.诊断与鉴别诊断

(1)诊断:前型主要根据眼前节改变,后型主要根据眼底原始玻璃体胶质组织的存在。

(2)鉴别诊断:白瞳症,特别是视网膜母细胞瘤。该病常累及双侧,从不合并小眼球或白内障。超声检查有助于鉴别,检查时应特别注意判断眼轴的长度。

5.治疗与预后

目前尚无成熟的治疗手段,手术治疗继发性青光眼,常常不能控制眼压,玻璃体切除术可缓解对视网膜的牵拉,但不能改善弱视。

6.患者教育

该病为先天发育异常,目前尚无成熟的治疗手段。

第二节　玻璃体退行性病变

一、星状玻璃体病变

星状玻璃体病变,常发生在老年人。发病率 1/200,单眼患病占 75%。糖尿病患者的该病发生率高于非糖尿病患者。混浊物的主要成分是脂肪酸和磷酸钙盐。

1.症状

无明显症状,视力不受影响。

2.体征

眼底检查:玻璃体内散在白色、大小不等的卵圆形小体。

3.诊断与鉴别诊断

不同于闪光性玻璃体液化,星状玻璃体病变多为单眼发病,无玻璃体液化。当眼球突然停止转动时,白色小点轻微移动回到原位,而不沉于玻璃体下方。

4.治疗和随诊

一般无须治疗和随诊。

5.患者教育

告知患者视力不受影响。

二、闪光性玻璃体液化

闪光性玻璃体液化又名眼胆固醇结晶沉着症,比星状玻璃体病变少见。多为双侧。显微镜和化学检查玻璃体内混浊物为胆固醇结晶,病因不清,多发生在 40 岁以前,与玻璃体外伤性损害或炎症损害有关。

1. 症状

无明显症状,视力无明显改变。

2. 体征

裂隙灯或检眼镜检查,混浊物为金黄色的结晶小体。眼球转动时,混浊物自由漂动在液化的玻璃体腔内,眼球静止时,混浊物沉于玻璃体下方。闪光性玻璃体液化眼常合并玻璃体后脱离。

3. 鉴别诊断

需与星状玻璃体病变相鉴别。

4. 治疗和随诊

无须治疗和随诊。

5. 患者教育

告知患者视力不受影响。

第三节 玻璃体炎症

玻璃体是细菌、微生物极好的生长基,细菌等微生物进入玻璃体可导致玻璃体炎,又称眼内炎。内源性眼内炎常发生在免疫功能低下的患者,大量使用广谱抗生素后常发生真菌性感染。手术后眼内炎最常见的致病菌为葡萄球菌。

1. 病因

(1)内源性:病原微生物由血流或淋巴进入眼内或由于免疫功能抑制、免疫功能缺损而感染。如细菌性心内膜炎、肾盂肾炎等可引起玻璃体的细菌性感染。器官移植或肿瘤患者化疗后或大量使用广谱抗生素后常发生真菌性感染,常见的致病菌为白念珠菌。

(2)外源性:

1)手术后眼内炎:手术后眼内炎可发生在任何内眼手术以后,如白内障、青光眼、角膜移植、玻璃体切割和眼穿通伤修复等。最常见的致病菌为葡萄球菌。病原菌可存在于眼睑、睫毛、泪道内,手术缝线、人工晶状体等也可以成为感染源。

2)眼球破裂伤和眼内异物。

2. 临床症状

内源性眼内炎症状为视物模糊;手术后细菌性眼内炎通常发生在术后 1~7 天,突然眼痛和视力丧失;真菌性感染常发生在手术 3 周后。

3.临床体征

(1)内源性感染存在全身感染灶和相应的体征,眼部感染通常从眼后部开始,可同时存在视网膜炎症性疾患。病灶发白,边界清楚。开始是分散的,以后变大、蔓延到视网膜前产生玻璃体混浊。也可发生前房积脓。

(2)手术后细菌感染常有眼睑红肿,球结膜混合充血。伤口有脓性渗出,前房积脓或玻璃体积脓,虹膜充血。不治疗视力会很快丧失。

(3)手术后真菌感染常侵犯前部玻璃体,前部玻璃体表面积脓或形成膜,治疗不及时感染可向后部玻璃体腔和前房蔓延。

4.辅助诊断

(1)影像诊断:超声检查显示玻璃体腔内点状混浊,如果玻璃体腔内出现不规则团块状混浊,脉络膜增厚常提示玻璃体脓肿形成。

(2)实验室诊断:怀疑眼内炎要抽取玻璃体液行革兰氏染色和细菌、真菌培养。

(3)内源性眼内炎要行血液细菌培养,应存在菌血症。

5.治疗

(1)抗生素或抗真菌药:取决于细菌培养和药物敏感测定的结果,但最初的给药可基于房水和玻璃体革兰氏染色结果。给药途径:

1)玻璃体腔内注药:万古霉素 1.0mg/0.1mL;或阿米卡星 0.4mg/0.1mL;或头孢他啶 0.25mg/0.1mL。上述药联合地塞米松 0.4mg/0.1mL 内。

2)结膜下注射:万古霉素 25mg/0.5mL;或阿米卡星 25mg/0.5mL;或头孢他啶 100mg/0.5mL。上述药联合地塞米松 6mg/0.25mL 内。

3)结膜囊点药:各种抗生素眼水,可以不同抗生素眼水联合使用,并增加一些皮质激素滴眼液。

4)静脉给药:同全身抗生素使用原则,内源性眼内炎的治疗主要通过静脉给药和玻璃体腔注药。

(2)玻璃体切除术:玻璃体切除能排除玻璃体腔脓肿,清除致病菌,迅速恢复透明度,并且有利于前房内感染物质的排出,目前广泛用于眼内炎的治疗。手术开始时可先抽取玻璃体液进行染色和细菌培养,染色包括革兰氏染色、吉姆萨染色和特殊真菌染色,以便确定致病菌。

6.预后

眼内炎的预后与致病菌的毒性和干预是否及时、用药是否准确、细菌是否耐药等多种因素有关。自然病程会导致眼球萎缩。

7.患者教育

交代自然病程的结局和药物选择的局限性,以及手术风险,术后后续治疗的可能性等。

第四节　玻璃体积血

玻璃体本身无血管,不发生出血。玻璃体积血多因内眼血管性疾患和损伤引起,也可由玻璃体后脱离、视网膜裂孔、视网膜新生血管破裂、眼肿瘤等以及全身性疾患引起。

1.病因

(1)糖尿病视网膜病变导致的玻璃体积血占玻璃体积血的39%～54%。

(2)视网膜裂孔和视网膜脱离占玻璃体积血的12%～17%。

(3)玻璃体后脱离(PVD)时,一般出血量较小。

(4)眼外伤睫状体损伤可以导致大量玻璃体积血。

(5)视网膜血管性疾患伴缺血性改变:视网膜中央静脉或分支静脉阻塞(CRVO、BRVO)引起的玻璃体积血发生率仅次于糖尿病视网膜病变,此外还有视网膜静脉周围炎(Eales 病)、镰状细胞病、未成熟儿视网膜病变。

(6)视网膜血管瘤。

(7)炎性疾患伴可能的缺血性改变:①视网膜血管炎;②葡萄膜炎包括扁平部炎。

(8)黄斑部视网膜下出血,出血量大时,可以穿透视网膜进入玻璃体。

(9)其他引起周边视网膜产生新生血管疾患:①家族性渗出性玻璃体视网膜病变(FEVR);②视网膜劈裂症;③视网膜毛细血管扩张症。

(10)Terson 综合征:蛛网膜下腔出血合并玻璃体积血。

2.临床症状

玻璃体积血量少时患者眼前飘动红色烟雾。

3.临床体征

眼底检查可以看到视盘或部分视网膜;出血量大时患者视物发黑,整个眼底不能窥见。时间较长的玻璃体积血变为白色混浊。

4.辅助诊断

眼超声波:积血量大不能看清眼底时要进行眼超声检查,确定有无视网膜脱离、眼内占位等病变。

5.诊断与鉴别诊断

依据症状和眼底检查进行诊断。患者应进行双眼眼底检查,以寻找病因。眼底不能窥见时应进行超声检查,排除视网膜脱离和眼内肿瘤。也可令患者头高位卧床休息2天以后再行眼底检查。

6.治疗和预后

(1)出血量少的不需特殊处理,可等待其自行吸收。

(2)怀疑存在视网膜裂孔时,令患者卧床休息,待血下沉后及时给予激光封孔或视网膜冷冻封孔。

(3)大量出血者吸收困难,未合并视网膜脱离和纤维血管膜时可以等候2～3个月,如玻璃体积血仍不吸收时可进行玻璃体切除术,合并视网膜脱离或牵拉性视网膜脱离时应及时进行玻璃体切除术。

7.随诊

玻璃体积血原因不明时要进行随诊,超声检查可每周一次。

第五节　玻璃体寄生虫

玻璃体猪囊尾蚴病在我国北方地区并非少见。绦虫的卵和头节穿过小肠黏膜,经血液进入眼内。猪囊尾蚴病首先停留在脉络膜,然后进入视网膜下腔,再穿透视网膜进入玻璃体。

1.临床症状

患者有时自己看到虫体变形和蠕动时的阴影,合并眼内炎时视力下降。

2.临床体征

眼底检查可见视网膜下或玻璃体内黄白色半透明圆形猪囊尾蚴,大小 1.5～6PD,强光照射可引起囊尾蚴的头部产生伸缩动作,头缩入囊内时可见有致密的黄白色圆点。猪囊尾蚴进入玻璃体后引起玻璃体混浊,有时引起视网膜脱离。

3.辅助诊断

(1)影像检查:合并玻璃体混浊时进行眼超声检查,有时可探及活动的头节。

(2)实验室检查:绦虫抗体检测。

4.诊断与鉴别诊断

(1)诊断:依据眼内虫体的存在,ELISA 绦虫抗体检查阳性。

(2)鉴别诊断:应排除视网膜囊肿,视网膜囊肿常合并陈旧性视网膜脱离,无头节。

5.治疗

存在于周边部视网膜下的猪囊尾蚴可通过巩膜侧取出,进入玻璃体腔的猪囊尾蚴可用玻璃体切除术取出虫体。

6.预后

虫体死亡者会导致眼内炎,使得视力损伤严重,手术时应尽量避免虫体破裂,遗漏部分组织于眼内。

7.随诊

患者手术后应随诊,以防手术并发症的出现。

8.患者教育

告知患者猪囊尾蚴是食入患病的猪肉造成的,以及猪囊虫的形态,避免再次食入。

第十一章

青光眼

第一节　先天性青光眼

1.概述

先天性青光眼是由于胚胎发育异常,房角结构先天异常导致房水排出障碍所引起的青光眼,分为原发性婴幼儿型青光眼、青少年型青光眼、合并先天异常型青光眼,将3岁作为婴幼儿型青光眼和青少年型青光眼的分界线。

2.病因

原发性婴幼儿型青光眼是特指一种先天性遗传性小梁网和(或)前房角发育异常,阻碍房水外流而导致的青光眼,而不伴有其他眼球发育异常。有常染色体隐性遗传、常染色体显性遗传、多因子遗传学说。

3.临床表现

(1)畏光、流泪、眼睑痉挛。此三联征可先于其他体征,也是患儿就诊的常见原因。

(2)眼球扩大:高眼压导致眼球扩大,巩膜变薄呈蓝色外观。

(3)大角膜、角膜混浊:高眼压,角膜上皮水肿,角膜扩张。

(4)Haab纹:眼压控制后,后弹力层破裂区域修复的边缘表现为角膜后部透明的平行的嵴,即Haab纹,可一个或多个,可引起不规则散光,提示既往曾有高眼压眼球扩张史,是提示诊断的重要指标。

(5)视盘凹陷:婴幼儿的杯盘比(C/D)可逆性较大,通过观察C/D的变化,可观察疗效,随诊病情变化。

4.分型

(1)婴幼儿型青光眼。

(2)青少年型青光眼。

(3)合并先天异常型青光眼:Axenfeld-Rieger综合征,Peter异常眼,Marfan综合征,Marchesani综合征,Sturge-Weber综合征,真性小眼球,先天无虹膜。

5.诊断

畏光、流泪、眼睑痉挛三联征;眼球扩大,蓝色外观;角膜直径扩大,弥漫水肿混浊;Haab纹;深前房;杯盘比(C/D)增大,C/D>0.3,双眼C/D差>0.2;房角结构异常;眼压升高。

6.鉴别诊断

(1)其他青光眼:详尽检查眼部和全身,除外青光眼合并其他发育异常或继发青光眼。

(2)鼻泪管阻塞:流泪,眦部黏液性分泌物,角膜透明,眼压正常,眼球及角膜不扩大。

(3)先天性大角膜,高度近视:角膜大、透明,眼轴长,眼压正常。

(4)视盘凹陷异常:先天性视盘小凹,视盘缺损,倾斜视盘,生理性大视杯。

(5)产伤:产伤引起的后弹力层破裂多为垂直或斜行,而 Haab 纹是平行的嵴。角膜不扩大,常为单侧,有产伤病史。

7.治疗

先天性青光眼一经确诊应尽早手术治疗,药物治疗疗效多不满意,术后要注意及时进行弱视治疗,治疗前向患儿家长详细交代病情,告知青光眼是终身疾病,要定期复诊。

(1)药物治疗

1)β受体阻滞剂:噻吗洛尔 0.25%～0.5%,1 日 2 次,患儿一旦出现任何不良反应,要立即停用,1 岁内婴儿(尤其是早产儿)要慎用。

2)前列腺素类药物:拉坦前列素,1 日 1 次。

3)碳酸酐酶抑制剂:布林佐胺 1 日 2～3 次;乙酰唑胺片 5～10mg/kg 口服,每 6 小时一次。应当尽量避免使用酒石酸溴莫尼定(阿法根)和缩瞳剂。

(2)手术治疗:首选房角切开或小梁切开术,术后眼压控制不良,可重复手术;小梁切除术;小梁切除术联合抗代谢药物;房水引流物植入术;睫状体破坏性手术。

8.预防和随诊

先天性青光眼是终身疾病,如术后眼压控制较好,可以在术后 3～4 个月随诊复查,若眼压正常,此后可以间隔 6～12 个月复查 1 次。此外术后尽早在睫状肌麻痹剂下进行散瞳验光检查,进行弱视训练,适当遮盖治疗应尽早开始。大多数在幼年治疗成功的先天性青光眼患者进入成年后仍能保持正常的眼压和稳定的视野、眼底。

第二节　原发性青光眼

原发性青光眼指病因不明确或根据目前的检查方法无法查清病因的青光眼,为双侧性疾患,但可不同时发病。本病与遗传有关,多见于女性,发病年龄多在 40 岁以上。原发性青光眼有两个基本类型,即闭角型青光眼及开角型青光眼。

一、原发性急性闭角型青光眼

原发性急性闭角型青光眼(primary acute angle-closure glaucoma,PAACG)是指由于房角关闭引起眼压急性升高的一类青光眼。因其发作时常出现眼前部充血,过去又称之为"充血性青光眼"。此病为中、老年性疾患,好发于 40 岁以上妇女,尤以 50～70 岁多见,男女之比约为 1∶4。虽为双侧性疾患,但常一眼先发病,双眼同时发病者较少。本病的发作与季节有一定关系,冬季较夏季多,可能与冬季光线较暗而使瞳孔开大有关。根据目前对发病机制的研究认为:本病属于一种因某些身心和环境因素导致敏感人群房角急性关闭,进而导致眼压升高的一类青光眼;基本病因与房角状态相关,故称之为原发性急性闭角型青光眼(PAACG)更恰当。其发病与前房深度有肯定的关系,瞳孔阻滞是这类青光眼发生的主要机制。对本类青光眼进行早期干预,不但可阻止病情进展,甚至对于有些患者可预防其发病。

根据本病的临床表现,将 PAACG 分为六期,即临床前期、前驱期、急性期、缓解期、慢性期、绝对期。其中急性期不但症状明显,而且急性高眼压对眼球的破坏性强,为眼科急重症,应及时治疗,否则可在短时间内致永久失明。解除瞳孔阻滞,扩大房水引流途径,降低眼压是主要治疗目标。目前所采用的主要治疗手段仍以手术为主,如虹膜周边切除术(激光或手术)、小梁切除术、小梁切开术、睫状体光凝术、深层巩膜咬切术等。

1.病因病理

(1)原发性急性闭角型青光眼的基本病因与眼前节的解剖结构尤其是房角状态有关。由于虹膜周边部机械性地堵塞了房角,阻断了房水的出路而使眼压升高。小梁和 Schlemm 管等房水排出系统一般正常。另外,情绪激动、精神创伤、过度劳累、药物散瞳,或长时间在暗环境工作及近距离阅读、气候变化、季节更替等都可能导致其急性发作。由于睫状体局部肿胀充血,将虹膜根部挤向房角,引起房角关闭,导致眼压急剧升高。

(2)原发性急性闭角型青光眼患者的眼前节较小,前房浅,房角窄,晶状体前后径相对较大而角膜直径小于正常值,屈光状态以远视居多。由于虹膜与晶状体接触面大,特别是晶状体随年龄的增加而变厚,进一步引起晶状体虹膜隔向前移位,形成一种生理性瞳孔阻滞。房水流经瞳孔区的阻力相对增大,使后房压力大,推挤虹膜向前,且虹膜根部拥向周边与房角入口处黏附,房水外流受阻,导致眼压升高。眼压升高可引起眼球的病理组织学改变。早期和急性期阶段,主要表现为循环障碍和组织水肿,如角膜水肿、虹膜睫状体充血、水肿、渗出、视网膜血管扩张、充血或积血等。病程晚期和慢性期阶段,表现为组织变性和萎缩,如角膜变性所引起的大泡性角膜病变和血管翳、虹膜睫状体萎缩及色素脱失,以及典型的青光眼视盘凹陷等。

2.临床表现

原发性急性闭角型青光眼有典型的临床症状和体征,发病急,患者反应强烈,短时间内对眼部的损害重,并可导致不可逆性损害,是眼科常见的急症。根据急性闭角型青光眼的临床经过及疾病转归,可将其分为临床前期、前驱期、急性发作期、间歇期、慢性期、绝对期。但是,个体病情临床表现可以有很大差别,从毫无症状到剧烈疼痛、视力丧失、呕吐等,尤其对仅有临床主诉而缺乏阳性体征的个体,有必要适当地选择激发试验,仔细检查房角,密切观察 24 小时眼压变化,以免误诊或漏诊。

(1)症状

1)临床前期:即出现临床表现之前的阶段,凡一眼曾有急性发作,另一眼无发作史和临床表现,但具有浅前房和窄房角的解剖特征,目前没有青光眼发作史,但激发试验阳性者均属临床前期。

2)前驱期:此期的眼压升高足以引出临床症状,但没有急性发作期那样剧烈,症状较急性发作轻,如中度眼球胀痛、一过性黑蒙、虹视,并伴有轻度同侧偏头痛、鼻根和眼眶部酸痛和恶心,经休息和改善光照强度等,症状可自行缓解。发作持续时间一般短暂而间隔时间较长,通常在1～2小时或数小时后症状可完全消退。多次发作后则持续时间逐渐延长,而间隔时间缩短,症状逐渐加重而至急性发作期。

3)急性发作期:是急性闭角性青光眼的危重阶段,起病急,患者有剧烈眼胀痛及同侧头痛。虹视,视力极度下降,严重者仅见眼前指数,甚至只存光感,常伴有恶心、呕吐,有时可伴有发热、寒战、便秘以及腹泻等,全身衰竭,电解质紊乱,并常因此被误诊为脑血管疾病、心血管疾病或消化系统疾病。

4)间歇期:指青光眼急性发作后,经药物治疗或自行缓解,房角重新开放,眼压和房水流畅系数恢复正常,视力恢复至原有水平或稍低,病情暂时缓解,眼压不需药物即可维持在正常范围。

5)慢性期:急性发作期未经及时、恰当的治疗或反复发作后房角关闭已形成组织粘连,范围达1/3～1/2,房水引流减少,则可迁延为慢性期。此期患者自觉症状减轻甚至消退。

6)绝对期:是所有青光眼晚期的最终结局,视力完全丧失,无光感,临床自觉症状轻重不一,有些人已耐受了高眼压,可无症状或轻度眼胀头疼。

(2)体征

1)眼前节充血,眼睑水肿:球结膜呈睫状充血或混合性充血,浅层巩膜充血,并有球结膜水肿。充血水肿越明显,疼痛亦越严重。

2)角膜水肿:如果眼压升高至5.3kPa(40mmHg)以上,即可出现角膜水肿,以角膜上皮水肿最为常见,角膜上皮呈哈气样混浊,裂隙灯显微镜检查上皮呈颗粒样反光。角膜后壁有棕色沉着物,一旦眼压下降,水肿则消失。但如角膜内皮失代偿后,则水肿持续存在。重度急性发作患者可以有角膜基质水肿并增厚。绝对期,角膜上皮轻度水肿,有时可反复出现大疱或上皮剥脱而有明显疼痛等刺激症状,角膜也可发生带状混浊。

3)前房浅:由于角膜水肿和虹膜膨隆,使前房变得更浅;由于静脉充血,一些蛋白质溢出到房水,导致房水闪辉及浮游物,这是常见的眼部体征,但较虹膜睫状体炎轻微。偶有渗出甚至积脓,极易导致瞳孔和房角粘连。

4)虹膜萎缩、后粘连及周边虹膜前粘连:虹膜水肿,隐窝消失。在高眼压状态下,供给虹膜的动脉可能发生局部循环障碍,致使局部缺血,发生节段性虹膜基质萎缩,有时上皮层也萎缩,通常发生于上方虹膜,其他部位也可出现,接近瞳孔缘的萎缩较明显;如高眼压持续时间长,可使局限的1～2条放射状虹膜血管闭锁,造成相应区域的虹膜缺血性梗死而出现扇形虹膜萎缩。由于急性发作期晶状体前囊同虹膜接触面比较密切,加上虹膜充血及蛋白渗出,可能会出现轻度虹膜后粘连,但一般不太严重。虹膜水肿及角膜水肿等有助于周边虹膜前粘连的形成,这一类患者在眼压下降后,房角仍然闭塞不再开放。

5)瞳孔散大:由于眼压升高超过动脉灌注压水平可导致瞳孔括约肌麻痹或部分括约肌萎缩,结果使瞳孔散大,这是青光眼与虹膜睫状体炎重要鉴别点之一。瞳孔中度散大呈竖椭圆形或形态不规则,与虹膜萎缩的部位以及是否有瞳孔后粘连有关;另一原因是括约肌缺血,瞳孔常呈固定状态,对光反射及集合反射均消失,且对缩瞳剂不敏感。

6)晶状体改变:严重急性闭角型青光眼可以引起晶状体改变,检查瞳孔区的晶状体前囊下可出现灰白色点状、条状和斑块状混浊,称为青光眼斑。这些斑点混浊不出现于晶状体后皮质及被虹膜遮盖的晶状体前面。青光眼斑的发生,被认为是高眼压下造成的营养障碍的结果。这种混浊有些可吸收,有些则持续存在,以后被新的晶状体纤维覆盖,从青光眼斑在晶状体内的深度,可以估计急性发作以后所经过的时间。因此青光眼斑对急性闭角型青光眼的诊断特别是回顾性诊断有一定价值。

7)眼底:在急性发作期眼压急骤升高,可直接造成对视神经的损害,视盘充血、轻度水肿,有动脉搏动,视网膜静脉扩张,偶见小片状视网膜积血;有时可发生视网膜中央静脉阻塞;急性高眼压可造成视神经纤维及视网膜节细胞以及光感受器的损害。当病情发展到一定阶段时,将遗留下不可逆性严重损害,视盘出现病理性凹陷和萎缩。

8)眼压:急性发作期眼压突然升高,常在 5.3kPa(40mmHg)以上,甚至超过 13.3kPa(100mmHg)。

9)房角:前房角镜下可见虹膜周边部与小梁紧相黏附,房角关闭,如急性发作持续时间不长,眼压下降后房角尚可重新开放,或有局限性粘连,小梁上有色素沉着;如持续时间长,则形成永久性房角粘连。

10)视野:急性期多为非特异性的向心性或上方视野缩窄,也可见到生理盲点扩大和中心视野缺损、视神经纤维束损害性视野缺损等。随着眼压的正常化,视野也可以恢复正常。有些人留下永久的色觉减退、视敏度降低或固定缺损。

(3)并发症和后遗症:当眼压升高,尤其是急性高眼压时,眼睛的各个组织均可发生病理改变和功能损害,例如眼睑、球结膜充血水肿;角膜水肿、角膜失代偿、带状角膜变性;虹膜萎缩、粘连及虹膜睫状体炎;房角粘连闭锁;晶状体混浊;眼底积血、动静脉阻塞;视神经损害等等。如不给予及时处理,其后果往往是严重而永久性的。

3.实验室及其他检查

本病无须特殊实验室检查,其他检查如下。

(1)激发试验:由于闭角型青光眼发病机制主要是瞳孔阻滞和虹膜根部阻塞房角,房水不能与小梁网接触,因此可以针对性地利用这些原理人为造成眼压升高,对可疑青光眼提前做出诊断。凡具有浅前房、窄房角而眼压正常,并有发作性虹视、眼胀、视力一过性下降、头痛、眼眶或鼻根部酸胀以及青光眼家族史者,可考虑做激发试验。对于闭角型青光眼,激发试验的主要机制有二:①增加瞳孔阻滞力。②虹膜根部堆积阻塞房角。目前常用闭角型青光眼的激发试验主要有暗室试验、俯卧试验、散瞳试验等。结果分析:试验前后眼压升高≥1.1kPa(8mmHg),或试验后眼压≥4.0kPa(30mmHg)为阳性,试验前后眼压升高＜0.8kPa(6mmHg)为阴性。试验前后配合眼压描记及房角镜检查,如果房水流畅系数(C 值)下降25%～30%,房角关闭,即使眼压不高也是阳性。激发试验仅是人为诱发高眼压的手段,阴性并不能排除将来发生闭角型青光眼的可能性,阳性也不是都会发生急性房角关闭;但不能否认激发试验对诊断和治疗的意义,需结合临床及其他检查做综合考虑。

(2)前房角镜检查:使用特定的房角镜对房角宽窄及开放或关闭情况进行检查,是诊断本病及进行本病与其他类型的青光眼相鉴别的关键因素之一。

(3)超声生物显微镜检查:超声生物显微镜(UBM)对于精确检查周边房角宽度及关闭情

况、晶状体膨胀及瞳孔阻滞情况等很有帮助,也可检查并评价抗青光眼手术的效果。

(4)B超:B超可测定前房深度、晶状体厚度,并明确晶状体位置。

(5)视觉诱发电位:视觉诱发电位(VEP)可用于客观检查和判断青光眼患者视神经损害程度。

4.诊断与鉴别诊断

(1)诊断要点

1)中老年人,好发于40岁以上年龄,女性多见。

2)眼痛、眼胀,同侧偏头痛;虹视,雾视;常伴有恶心、呕吐、发热、寒战、便秘等。

3)视力下降,甚者仅存光感。

4)眼压升高。

5)瞳孔散大,光反应消失;眼部充血,呈睫状充血或混合充血;角膜水肿,呈雾状或毛玻璃状;前房变浅及房角闭塞;虹膜节段性萎缩;晶状体改变,晶状体前囊下出现青光眼斑。

(2)鉴别诊断

1)急性虹膜睫状体炎:急性闭角型青光眼急性发作时前房浅,瞳孔散大呈竖椭圆形,眼压明显升高,角膜上皮明显水肿,后壁没有或仅有少量沉着物,自觉症状如眼痛、头痛剧烈,视力突然明显下降。急性虹膜睫状体炎前房深度正常,前房闪光明显阳性、有浮游物,瞳孔缩小,虹膜有后粘连,眼压正常或偏低或稍高,角膜后壁有较多灰白色沉着物,疼痛较轻,视力逐渐减退。

2)急性结膜炎:急性结膜炎临床表现为眼部灼痛、畏光、流泪,有分泌物,常呈黏性;严重者伴有耳前淋巴结肿大,以及病毒性上呼吸道感染症状。眼部检查所见:视力正常,或偶有一过性虹视;球结膜充血,角膜浅层点状浸润;前房深浅正常,房水闪光(一);瞳孔正常大小,眼压正常。

3)消化道及脑血管疾病:因急性闭角型青光眼急性发作期常伴有剧烈头痛、恶心、呕吐、脉搏加快、体温升高等症状,可被误诊为消化系统或脑血管疾患,而忽略了眼部的检查,常因此而延误青光眼的治疗,造成严重后果甚至失明。故应详细询问病史并进行眼部检查,尤其是眼压检查,以避免这一情况的发生。

4)继发性青光眼:除急性闭角型青光眼外,眼前段炎症所致青光眼,眼内积血所致血影细胞性青光眼,晶状体膨胀、晶状体溶解、晶状体半脱位所致青光眼,新生血管性青光眼等均可引起眼压急性升高,甚至遗留下高眼压造成的眼部损害体征。与上述疾病进行鉴别,其中最重要的是做对侧眼的检查,对于原发性闭角型青光眼而言,双眼具有同样的解剖特征。如果发现对侧眼不具有同样特征,则应做进一步检查,做出鉴别诊断。对眼部病史及全身情况详细追查也十分重要,具体鉴别详见后述各疾病。

5)恶性青光眼:由于本病与原发性恶性青光眼临床表现及眼部解剖体征有许多类似情况,很易误诊,因为两病的处理原则不同,所以两者的鉴别诊断是非常重要的。恶性青光眼也具有眼前段狭小的特征,但和本病相比眼前段往往更狭小,晶状体厚度更厚,眼轴更短,晶状体相对位置更靠前。前房变浅和本病不同,虹膜表现为和晶状体前面一致性向前隆起,最为重要的是当用缩瞳剂治疗后病情恶化。

5. *治疗*

急性闭角型青光眼治疗的目的:解除瞳孔阻滞及其他房角关闭的诱因;重新开放房角;降低眼压,防止再次发作;预防或终止视神经进一步的损害。为达到此目的,在治疗急性闭角型青光眼中需要遵循以下原则:①急性闭角型青光眼属眼科急诊范畴,应紧急给予恰当处理,以免造成视功能不可逆的损害。②未经适当而有效的药物治疗前,高眼压情况下切勿实施手术,否则会产生严重并发症。③眼压控制后,切忌突然停药,应逐渐减药。可先停全身用药,以后再停局部用药。④停药后48小时以上,1/2以上房角开放,眼压恢复正常范围者,选择周边虹膜切除术是一种有效的治疗方法;虽经用药使眼压下降,但不能降至正常范围,房角开放不到1/2者,不必停药,应及时施行滤过性手术。⑤对侧眼如果合并浅前房、窄房角者应滴用缩瞳剂并及早行预防性周边虹膜切除术或激光治疗,以免激发其发作。

原发性急性闭角型青光眼的临床前期、前驱期、间歇期,可以首选 YAG 激光虹膜打孔术或周边虹膜切除术。

(1)药物治疗

1)缩瞳剂:缩瞳剂的作用是收缩瞳孔,将周边拥塞于小梁网的虹膜展平,是治疗急性闭角型青光眼的重要手段。急性闭角型青光眼发作愈重、时间愈长,点缩瞳剂就愈要频繁。临床较多用1%～2%毛果芸香碱液滴眼,每5分钟1次,瞳孔开始缩小后改为每15分钟1次,直至发作缓解后改为每天4次。

2)肾上腺皮质激素:急性闭角型青光眼发作时常引起明显虹膜睫状体炎性反应,可造成虹膜肿胀、瞳孔后粘连和房角粘连。采用肾上腺皮质激素滴眼,能促使炎症尽快消退,缩短病程,减少并发症。如泼尼松龙滴眼液或地塞米松滴眼液,每天3～4次,滴眼。

3)β受体阻滞剂:目前,β受体阻滞剂有很多种,以局部滴眼液为主。如马来酸噻吗洛尔、美开朗滴眼液等。本类药与乙酰唑胺、毛果芸香碱等联合应用均能产生协同作用。降压原理主要是减少房水生成。0.25%～0.5%马来酸噻吗洛尔滴眼液,每日1～2次,滴眼;或1%～2%美开朗滴眼液,每日1～2次,滴眼。其他如贝他根、贝特舒等新一代β受体阻滞剂,在维持了马来酸噻吗洛尔的降压作用的同时减少了一些不良反应。

以上用药后2小时,若眼压下降,必须检查视力及测量眼压,以判断视功能的损害程度及制订下一步的治疗计划。若眼压下降至正常,可逐渐减少毛果芸香碱和乙酰唑胺用量及次数,至停药或仅用低浓度药物眼压仍能维持正常,再根据前房角开放情况选择药物、激光或手术治疗;若药物治疗或减药不能维持眼压则需尽早手术。

(2)急性发作时的治疗

1)高渗剂:高渗溶液可以升高血液渗透压,使眼内脱水,从而降低眼压。特别是使玻璃体脱水,晶状体后移,前房加深,房角开放。给药15分钟后眼压可下降,30～60分钟后眼压下降显著,效果持续5～6小时,重复给药一般不短于6小时。因高渗剂具有降低颅内压的作用,故可致头痛,静脉给药者应卧床休息。所有高渗剂可使体内钾离子丢失,故对于心肾功能不全者应慎用或禁用高渗剂。如甘露醇,常用20%甘露醇250～400mL,静脉滴注,45分钟内滴注完毕;甘油,用生理盐水将甘油配制成50%溶液,男性120mL,女性100mL,顿服,糖尿病患者禁用。

2)碳酸酐酶抑制剂:这类药物可降低眼压,对急性闭角型青光眼非常有效。常用有乙酰唑胺,成人口服一般首次药量 500mg,以后每次 250mg,每 6～8 小时一次。

3)辅助药物治疗:便秘者给予硫酸镁 30g 溶于 60mL 水中,口服,既能起到通便作用又有降眼压作用。如患者烦躁不安而失眠时,可给予苯巴比妥 30mg,口服。对于呕吐者给予氯丙嗪 12.5～25mg,一日 2～3 次。

(3)慢性期的治疗:在用以上药物控制不理想时,应尽早做青光眼外引流手术。

(4)绝对期的治疗:以解除痛苦为主要治疗目的。不能长期口服降眼压药物,以免损害肾脏功能。控制眼压可采取如下方法:

1)药物:以局部用药为主,如拉坦前列素、贝美前列素等滴眼液。

2)球后注射药物:如氯丙嗪、无水酒精等。

3)手术治疗:对于疼痛难忍者,主要采取睫状体破坏性手术治疗,如二极管睫状体光凝或睫状体冷凝术。

4)外滤过术、引流管植入术等,原则上不做眼内手术。

(5)激光治疗:青光眼的各种传统手术均可逐渐为激光治疗所取代或大幅度减少,凡具有行周边虹膜切除术指征的急性闭角型青光眼均可采用激光虹膜穿孔术治疗。由于中国人虹膜色泽深,组织结构不同于欧美人,所以常采用氩激光联合 Nd:YAG 激光。当周边前房极浅,不易行激光周边虹膜切除术时,先采用氩激光行虹膜成形术加深周边前房,再行激光周边虹膜切除术;但如术后周边前房无加深、房角未增宽,可再行激光虹膜成形术,加深周边前房。

(6)手术治疗

1)周边虹膜切除术:在前房角处的虹膜周边部切除一小块虹膜组织。手术原理是:沟通前后房,解除房水在眼内流动的阻力,使后房房水直接经过虹膜缺损区进入前房;再从开放的前房角小梁网房水引流系统外流,解除了瞳孔阻滞及其伴随的周边虹膜阻塞前房角的病理状况,使前后房压力平衡,虹膜变平,房角加宽,房水流入小梁的阻力消失。

适应证:①原发性急性闭角型青光眼临床前期、前驱期和间歇缓解期。②急性发作后全部或大部分房角开放,眼底视神经盘和视野无损害。③眼压正常或单用缩瞳剂(1%毛果芸香碱滴眼液)每日 2～3 次能够控制在 2.8kPa(21mmHg)以下的患眼。④未发作眼。⑤激光虹膜穿孔失败或激光孔反复被堵塞。⑥周边角膜混浊,不利于行激光周边虹膜切除术。⑦由于身体其他原因不能配合激光手术者。

2)滤过性手术:滤过性手术常指眼外滤过性手术,即使房水通过角膜缘滤口流入结膜及 Tenon 囊下间隙,大部分被周围组织吸收,小部分透过结膜与泪膜融合,或被切口周围的血管淋巴管吸收。手术目的是建立新的房水外排途径,使眼压降至正常水平。一般房水的生成率与排出率为动态平衡才能维持正常眼压。由于房水外流发生阻力,而使眼压增高发生青光眼。为解除因房水通过小梁网到 Schlemm 管排出途中发生组织结构的变化产生阻力影响房水外流,需采用滤过性手术,如小梁切除术、深层巩膜咬切术。

适应证:①原发性闭角型青光眼及解除瞳孔阻滞后加局部用药病情不能控制者。②部分继发性青光眼。③原发性开角型青光眼,局部用药病情不能控制或青少年青光眼。④先天性青光眼,在做小梁切开术时同时做小梁切除或小梁切开术后眼压不降再做小梁切除。⑤某些特殊类型青光眼。

3)睫状体冷凝术:是治疗难治性青光眼的一种睫状体破坏性手术之一。手术目的是通过冷冻的低温效果,间接破坏睫状上皮细胞及其血管系统,以减少房水生成,使眼压降低,缓解疼痛。因此只在视功能已全部或基本全部丧失者才能施以本术式。

适应证:①绝对期青光眼。②滤过性手术后眼压不能控制的难治性青光眼,如重症眼外伤后继发青光眼、新生血管性青光眼、葡萄膜炎晚期青光眼、视网膜玻璃体手术后继发青光眼、再无条件做其他手术的青光眼。③其他类型的青光眼,如手术易发生眼球穿孔者。

6.预防与调护

(1)进行广泛宣传,提高人们对青光眼疾病知识的了解及认识,以便及时就诊。

(2)凡出现看灯光时有彩色的虹视圈、眼胀、视物模糊或视力减退,伴同侧头痛者,应立即到医院检查,及时诊治。

(3)本病常与情志忧郁或情志过激有关,故应力戒愤怒,要心胸开阔,恬静平和,保持精神愉快,减少诱发因素。

(4)避免在暗室内停留过久,避免阅读时间过长。

(5)禁食辛辣,勿暴饮暴食,保持大便通畅。

(6)凡一眼曾有急性发作,另眼虽无发作史,但具有浅前房和窄房角等解剖特点者,应局部点缩瞳剂或行激光虹膜切除术,预防急性发作。

二、原发性慢性闭角型青光眼

原发性慢性闭角型青光眼是一类由目前尚不完全清楚的原因而导致房角突然或进行性关闭,周边虹膜阻塞小梁网而使房水排出受阻,眼压急剧升高或进行性升高的一类青光眼。在我国,慢性闭角型青光眼占原发性闭角型青光眼总数的50%以上。发病年龄较急性闭角型青光眼早,可早到17岁;30岁以下发病者占6%,30岁以上发病者占94%;男女比例约为1:1;双眼发病者占85.2%,单眼者占14.8%。此型的特点是发作时眼前部没有充血,自觉症状不明显,甚至在偶尔查体中发现严重视功能损害甚至失明,它是我国最常见的不可逆性致盲眼病。根据房角的形态可分为两型,即虹膜膨隆型、虹膜高褶型。

1.病因病理

(1)原发性闭角型青光眼的解剖特征:眼轴较短,前房浅,角膜曲率半径小,晶状体曲率半径小,晶状体厚,晶状体相对位置靠前。当前房深度小于2.5mm时,瞳孔括约肌接触的晶状体前表面的区域处于虹膜根部附着点之前,这时可增加瞳孔阻滞的发生。

(2)房角结构:房角的宽度及房角隐窝深度与闭角型青光眼的发生密切相关,闭角型青光眼患者的房角为窄而浅,特别是上方和鼻侧象限房角表现更窄、更浅。这种房角结构为这类青光眼提供了房角关闭的另一解剖基础,由于虹膜结构异常(周边虹膜肥厚、虹膜根部前移)及睫状体位置异常,使周边虹膜挤压小梁网堵塞房角,导致眼压升高。此类型即使做了虹膜周边切除,也不能防止青光眼再发作。

(3)有学者研究分析认为闭角型青光眼是眼科典型的心身疾病,患者虹膜自主神经功能不平衡,交感神经紧张性高,副交感神经紧张性低。一些研究发现,在虹膜及睫状体处还可能有前列腺素、缓激肽、血浆心钠素受体,并发现闭角型青光眼的发生可能和它们之间有一定的联系。

根据上述病因研究结果,无论哪种因素、哪种途径,最终都会影响眼前段血管,使其发生舒缩功能障碍、毛细血管扩张、睫状体水肿、房水产生增加、后房压力增加、虹膜膨隆,结果使具有窄房角特征的眼引起房角关闭,导致闭角型青光眼的发生。

2.临床表现

约 2/3 以上的慢性闭角型青光眼患者有反复发作的病史。发作时表现为眼部不适、视蒙及虹视,伴有头痛或头昏。冬季较夏季多见。常因情绪紧张、疲劳、阅读时间过久、看电影、失眠等诱因发作。有些妇女在月经期前后或月经期有规律性的发病。所有患者认为经过充分休息和睡眠后可使自觉症状消失,眼压恢复正常。但是晚期患者症状不能完全缓解。随疾病的发展则发作间隔时间越来越短,发作时间越来越长。约 1/3 以下的患者无任何自觉症状,偶尔发现患眼已失明或视力严重障碍,易误诊为原发性开角型青光眼。

(1)症状

1)虹膜膨隆型:此型患者常有小发作,发作时症状轻微,仅有轻度眼胀、视物稍模糊及头痛,但常有虹视。早期患者的发作持续时间短而间隔时间较长,随病情发展,间隔时间逐渐缩短。

2)虹膜高褶型或房角缩短型:此型较少见,约占闭角型青光眼的 6%。患者多无自觉症状,有时有虹视,偶尔可有充血性发作。

(2)体征

1)眼前节:发作时球结膜无充血,角膜透明或上皮性轻微水肿,周边前房极浅,前房轴深基本正常,虹膜稍有膨隆,瞳孔正常或轻度散大,对光反射存在或略迟钝。

2)眼底:早期视盘完全正常,到了发展期或者晚期,出现程度不等的视盘病理性凹陷及视神经萎缩。

3)眼压:眼压升高是发作性的。早期的慢性闭角型青光眼患者,在两次发作之间,眼压是正常的,24 小时眼压差也在正常范围内。但随病情发展,由于反复发作后,房角逐渐发生粘连,前房角的持续闭塞,使基础眼压逐渐升高,房水流畅系数下降,在间歇期眼压也不能恢复至正常水平,眼压一般在 5.3～6.7kPa(40～50mmHg)。

4)前房角:眼压升高时,房角表现为多个象限内不同程度的关闭,关闭区和开放区分界清楚。另外,有部分慢性闭角型青光眼,房角开放区和关闭区之间呈逐渐过渡性分界。这种房角形态的慢性闭角型青光眼多表现为无任何症状。

5)超声生物显微镜(UBM)显示:周边虹膜肥厚,睫状体位置偏前。视野检查:慢性闭角型青光眼早期如果未能得到及时有效的治疗,眼压持续性增高、房角粘连性关闭,会出现视盘萎缩及视杯扩大、视神经纤维丢失,还可出现相应的视野损害。

(3)并发症和后遗症:慢性闭角型青光眼,如果失去早期治疗的机会,可造成严重的视功能损害、房角粘连性关闭、视神经萎缩等。

3.实验室及其他检查

本病无须特殊实验室检查,激发试验如下述。

(1)暗室试验:其优点是比较安全,不需特殊设备,方法简单易行。试验前需停用各种抗青光眼药 48 小时,让被检查者在绝对暗室内待 1～2 小时,保持清醒状态。试验后在暗光(或红光)下迅速测量眼压,眼压升高 1.1kPa(8mmHg)者为阳性。

(2)俯卧试验:试验方法是嘱患者面向下卧于床上,前额靠在手背或稳固的枕头上,在清醒状态下闭眼俯卧 1 小时,俯卧后若眼压上升 1.1kPa(8mmHg)则为阳性。

(3)暗室超声生物显微镜房角镜检查:此项激发试验和暗室试验相同,但不同之处为此技术可对自然状态下的房角及周边虹膜、睫状体的变化进行实时观察记录,采用这一技术进行暗室试验可使诊断的特异性提高到 100%,敏感性提高到 68.2%。

4.诊断与鉴别诊断

(1)诊断要点

1)患者眼部具备以下特征:眼轴较短,前房浅,角膜曲率半径小,晶状体曲率半径小,晶状体厚,晶状体相对位置靠前,远视眼。

2)反复发作出现虹视、眼痛、头痛、恶心症状或无自觉症状。

3)眼压升高。

4)房角窄,高眼压状态下房角关闭。

5)进展期至晚期可见视盘病理性凹陷及视野损害。

6)眼前节无急性高眼压造成的缺血性损害体征。

(2)鉴别诊断

1)急性闭角型青光眼伴瞳孔阻滞:前房中轴深度浅,整个虹膜膨隆;而本病前房周边极浅,前房轴深基本正常,虹膜稍有膨隆。

2)窄角性开角型青光眼:高眼压下房角的检查是至关重要的,如果在高眼压时检查房角是关闭的则可诊断为慢性闭角型青光眼;如果高眼压时房角虽然窄,但完全开放则为开角型青光眼。

3)恶性青光眼/房水流向异常综合征:白内障或青光眼术后整个前房极浅,伴眼压升高。

5.治疗

(1)慢性闭角型青光眼,应早期手术治疗,可行虹膜周边切除术或 Nd:YAG 激光虹膜打孔术。手术方式的选择与急性闭角型青光眼相同。

(2)激光虹膜周边切除术 1 周后,如虹膜周切口通畅,应用托吡卡胺散瞳后眼压升高,则可确诊为高褶虹膜综合征。对此型患者应做虹膜周边切除术,大多数可以治愈,少数术后仍有发作者,可长期应用 0.5%～1% 毛果芸香碱滴眼液,每天 3～4 次。应慎用散瞳剂,必要时可用肾上腺素类药物而不用睫状肌麻痹剂。

(3)对侧眼的治疗应行虹膜周边切除术或 Nd:YAG 激光虹膜打孔术。

(4)对进展期及晚期慢性闭角型青光眼房角关闭,用药后眼压不能控制、视功能进行性损害时,应尽早施行青光眼滤过性手术。

6.预防与调护

原发性慢性闭角型青光眼的发病与某些环境因素和身心因素导致敏感人群房角急性关闭,进而导致眼压升高有关,基本病因与房角状态相关。因此,预防的关键在于:①避免情志过激及情志抑郁,保持心情舒畅。②避免情绪紧张、过度疲劳、长时间阅读,或近距离工作、看电影以及失眠等诱发因素。

三、原发性开角型青光眼

原发性开角型青光眼是一种慢性进行性前部视神经病变,伴有典型的视神经凹陷、萎缩及视野缺损。眼压升高时房角是开放的,大多为宽角,少数为窄角,但并不是所有患者眼压均高于正常。眼压升高是主要的危险因素,但并非是原发性开角型青光眼所有损害的原因,本病可能并非是一种孤立的眼病,存在有共同的导致视网膜神经节细胞和视神经的损害病理因素。

原发性开角型青光眼发病隐蔽,病情进展极为缓慢,常无自觉症状,故不易早期发现,多为常规眼部检查或健康普查时被发现。本病具有遗传因素,随年龄增长发病率增高,老年人和中年人多见,但也可发生于年轻人。欧美的多数研究中,40岁以上人群患病率为0.5%～1.0%。在美国,原发性开角型青光眼占青光眼患者的60%～70%。

1.病因病理

原发性开角型青光眼眼压升高是由于房水排出通道的病变,使房水排出阻力增加所致,阻力主要位于小梁网的内皮网。近年来的研究,倾向于小梁细胞的形态和功能异常,使房水排出阻力增加而导致眼压升高。有人认为血管神经和大脑中枢对眼压的调节失调也可使房水排出阻力增加。

病理检查可见小梁变性、硬化和内皮细胞增生、Schlemm管和外集液管阻塞。电镜检查发现,小梁的基底膜增厚并有玻璃样变性,使小梁板变厚达正常人的两倍,因而使小梁孔变小。有学者发现小梁细胞外基质,如黏多糖、胶原蛋白、弹性蛋白、非胶原糖蛋白等的成分及含量的改变使小梁网网眼狭窄和塌陷;小梁细胞内的细胞骨架,如微丝、微管、中等纤维等的含量和成分异常,使小梁细胞的收缩性下降,小梁细胞间网眼变小,而使房水流出受阻从而导致眼压升高。

2.临床表现

(1)症状:原发性开角型青光眼为双眼患病,发病隐蔽,进展极为缓慢,故不易被察觉,多数患者不是通过主诉发现的。早期常无任何症状,当病变进展到一定程度时,可有轻度眼胀、视力疲劳和头痛。中心视力一般不受影响,晚期双眼视野严重受损呈管型,则出现行动不便和夜盲等症状。有些晚期患者有虹视或视物模糊,最后视力完全丧失。

(2)体征

1)眼前节:发病早期球结膜无充血,角膜透明,前房深度正常。晚期角膜上皮可轻微水肿,瞳孔稍开大,对光反应迟钝,虹膜纹理疏松,晶状体混浊。

2)眼压升高:测量眼压是检查青光眼的简单而重要方法之一。眼压正常范围为1.3～2.8kPa(10～21mmHg)。开角型青光眼的眼压波动幅度大,眼压水平升高,多数患者眼压在

2.9～5.3kPa(22～40mmHg),有些病例可明显高于此值。正常眼压在一日内有波动,因此,不能仅凭几次眼压测量来确定患者的眼压状况,应做眼压日曲线检查,即测量 24 小时眼压情况。中华医学会眼科学分会青光眼学组暂定测量时间为:上午 5、7、10 时,下午 2、6、10 时。眼压日差小于 0.7kPa(5mmHg)为正常,大于 1.1kPa(8mmHg)者或双眼眼压差大于 0.7kPa(5mmHg)时为病理性。

3)房水流畅系数(C 值)降低:开角型青光眼房水流畅系数下降,可作为参考。

4)房角镜检查:原发性开角型青光眼在高眼压下前房角是开放的。高龄者,因晶状体增厚,也可出现浅前房和窄房角,但在高眼压下房角镜检查,前房角是开放的且无房角粘连和闭合。

5)眼底检查:视盘的青光眼性凹陷萎缩是诊断本病的可靠体征之一。视网膜神经纤维层萎缩可直接反映青光眼所致轴索的丢失,可发生于视野缺损以前。原发性开角型青光眼,早期视盘可无明显变化。如果视盘凹陷扩大,垂直径大于水平径,杯盘比大于 0.6(非特异性指标),两眼杯盘比相差大于 0.2,盘沿宽窄不均,或有切迹,盘缘神经纤维层线状积血,神经纤维层缺损,均应考虑为青光眼性损害。青光眼晚期视盘颜色苍白,凹陷大而深,边缘呈悬垂状,盘沿几乎消失,视网膜中心血管移向鼻侧,并由陷凹边缘呈屈膝状或爬坡状走出。

6)典型视野缺损:早期视野缺损主要表现有孤立的旁中心暗点,鼻侧阶梯状暗点(不超过水平子午线)或与生理盲点相连的弓形暗点。随着病情的发展,出现环形暗点、鼻侧视野缺损及向心性视野缺损,晚期为典型的管状视野或只有颞侧岛状视野。

7)荧光血管造影:原发性开角型青光眼患者眼部荧光血管造影显示视盘普遍性弱荧光。在视盘的上下极近边缘处可有局限性、绝对性充盈缺损,常与视野缺损的部位和严重程度相一致。

8)视觉电生理检查:视觉电生理检查也应用于青光眼视功能的检测。由于青光眼是一种损害视网膜神经节细胞及视神经的疾病,所以主要是视觉诱发电位检查,尤其是图形视觉诱发电位检查,其典型青光眼性改变为潜伏期延长和振幅降低。

9)其他检查:用于青光眼视功能损害评价的主观视功能检查方法。除视野外,尚有色觉分辨力和对比敏感度。青光眼早期可选择性损害蓝黄视觉,这些改变可发生在视野缺损以前,色觉障碍与视野缺损程度相关。青光眼患者的对比敏感度也有改变,早期表现为高频部色觉障碍,与视野缺损程度相关。早期表现为高频部分的空间对比敏感度下降,部分为低频空间对比敏感度下降,晚期为全频率下降。

(3)并发症和后遗症:视盘损害和视网膜神经纤维萎缩是本病最严重的后果,与其预后直接相关。

3.实验室及其他检查

需要时做遗传学及基因学检查。

4.诊断与鉴别诊断

(1)诊断要点:原发性开角型青光眼的诊断标准采用中华医学会眼科学分会青光眼学组提出的标准:

1)高压眼型:病理性眼压升高[24 小时峰值眼压 > 21mmHg(2.8kPa)];眼底有青光眼性

损害,如视网膜神经纤维层的缺损或视盘形态的改变;出现青光眼特征性视野缺损;房角开放;排除引起眼压升高的其他因素。

2)正常眼压型:24 小时峰值眼压≤21mmHg(2.8kPa);眼底具有青光眼特征性视盘形态改变、视网膜神经纤维层缺损和(或)出现青光眼特征性视野损害;房角结构正常并完全开放;排除其他疾病引起的眼底及视野变化。

3)高眼压症:患者多次测量眼压超过正常上限,但无青光眼特征性眼底损害(视网膜神经纤维层缺损、视盘形态改变)和(或)视野的损害,房角开放,并排除了继发性青光眼。

(2)鉴别诊断

1)青光眼睫状体炎综合征:临床特点为眼压升高,伴有轻度睫状体炎症。多见于青年或中年患者,角膜上皮有轻度水肿,后壁有大小不等的灰白色沉着物。眼压升高时房角仍开放。预后较好,一般数天到 2 周内眼压可自然恢复正常,角膜后壁的灰白色沉着物消失,但易复发。

2)高眼压症:临床特点为无症状性持续性眼压升高,一般大于 2.9kPa(22mmHg),房角镜检查见前房角结构正常,无视盘改变及视野缺损,神经纤维层正常。

3)视神经周围脉络膜萎缩环:视野缺损保持稳定或与眼压无关的进展,视盘很少出现杯状凹陷,检查时常发现脉络膜萎缩环。

4)生理性大视杯:C/D大,上方或下方盘沿宽度比颞侧或鼻侧宽,无盘沿切迹,无视野缺损,眼压正常。

5.治疗

原发性开角型青光眼治疗的目的是控制疾病的发展或延缓其进展,尽可能降低眼压,阻止或延缓视神经损害,使患者在存活期能保持好的视功能;如果视神经损害已经很严重,降低眼压幅度应更大。降低眼压应达到目标眼压,约为引起青光眼性损害临界眼压的 30% 以下。因为患者的视神经对压力的耐受力不同,因而不可能规定一种眼压水平可保持病情稳定。一般认为,眼压越高,可能发生进行性损害的危险越大,因此应加强治疗,进一步降低眼压。目标眼压还取决于疾病的严重程度和进展速度。

原发性开角型青光眼的治疗方法有:药物治疗、手术治疗、中医辨证治疗,对于多数患者,药物治疗是一线治疗方法。如果青光眼视功能损害程度严重且速度快,药物不能控制眼压时,应选择手术治疗。

(1)药物治疗

1)全身性碳酸酐酶抑制剂:甲酰唑胺 25～50mg,每日 2～3 次,口服。乙酰唑胺 125～250mg,每日 2～4 次;或 500mg,每日 2 次。此药不良反应有抑郁、嗜睡,以及其他精神症状、疲劳、恶心、感觉异常、性欲低下、肾结石、电解质紊乱。血液系统不良反应有再生障碍性贫血,少见,但很严重。因现在已有多种新的抗青光眼局部药物可选择,故已不长期应用全身碳酸酐酶抑制剂作为开角型青光眼的治疗。

2)β 肾上腺素受体阻滞剂:0.25%～0.5% 左布诺洛尔(贝他根)或噻吗洛尔滴眼液,每日 2 次;1%～2% 卡替洛尔(美开朗),每日 2 次。此药不影响瞳孔及调节,降低眼压的作用可维持12～24 小时,降低眼压的机制是减少房水的生成。因可产生心动过缓、血压下降、晕厥、支气管痉挛、哮喘、血管收缩等不良反应,故有如下疾病的患者要慎用或禁用,如慢性阻塞性肺病、心脏传导阻滞、充血性心力衰竭、哮喘等。0.25%～0.5%贝他洛尔(贝特舒),每日 2 次,此药为选择性 β 受体阻滞剂,选择性阻断 β₁ 受体而不阻断 β₂ 受体,故减少发生支气管痉挛的危险,不影响血管调节,很少导致肺部并发症,但对心率仍有影响,用药前后要监测心率。

3)肾上腺素受体激动剂:此类药物的优点是每日只需 1～2 次,对调节没有明显影响,但可产生局部过敏反应,特别是在无晶状体眼或假晶状体眼易引起黄斑病变,其发生率约为 20%,但停药后可自愈。如 0.2%酒石酸溴莫尼定(Brimonidine Tlphagan,Alphagan,阿法根),为 α₂ 肾上腺素受体激动剂,具有高度 α 受体选择性,降眼压机制是减少房水生成及增加巩膜－葡萄膜外流。临床应用 0.2%阿法根,每日 2～3 次,降低眼压效果与噻吗洛尔相似,优于贝他舒,无心肺不良反应。有视神经保护作用,可作为一线药物。

4)前列腺素类药物:0.005%适利达,为新一类抗青光眼药物,是青光眼药物治疗的又一重大进展。其降低眼压机制是增加巩膜－葡萄膜外流,而不影响房水生成,对眼前节组织营养有益。优点:具有显著的降低眼压作用,可持续至少 24 小时,每晚 1 次可持续恒定降低眼压,为最有效的局部用药,无全身不良反应,可作为一线药。局部不良反应:结膜充血、虹膜黑色素增加、刺痛、睫毛变粗变长和黄斑囊样水肿。

5)肾上腺素类药物:0.1%地匹福林(Dipivefrin),每日 2 次,或 0.5%～2%盐酸肾上腺素,每日 2 次。其降低眼压机制是增加房水排出。此药降压程度轻,很少有全身不良反应,局部不良反应有眼红,无晶状体眼患者可导致黄斑囊样水肿。

6)局部碳酸酐酶抑制剂:2%多佐胺(Dorzolamide)或 1%布林佐安(Brinzolamide),每日 3 次,如与 β 受体阻滞剂联合应用有协同作用,可每日 2 次。如哮喘、心脏病等不能耐受 β 阻滞剂者用此药安全。不影响瞳孔大小。常见不良反应有烧灼感、干涩和局部过敏。长期应用不伴全身应用碳酸酐酶抑制剂的不良反应。

7)缩瞳剂:1%～2%毛果芸香碱,每日 4 次。一般从低浓度(1%)开始,根据眼压需要升到高浓度。此药的降眼压效果好,局部和全身不良反应小,其缺点为作用时间短,用药次数多,年轻人可引起波动性睫状肌痉挛和近视,老年人患白内障者可因瞳孔缩小而视力下降。

(2)手术治疗:对原发性开角型青光眼,当药物治疗或氩激光小梁成形术不能将眼压控制到理想水平时,则应积极采用手术治疗。多数研究结果表明,小梁切除术比药物治疗及氩激光小梁成形术眼压控制成功率高,早期手术者很少发生视野损害的进展。

1)小梁切除术:是一种滤过性手术,与全层滤过手术的区别是在小梁切除的外面有一板层巩膜瓣覆盖,从而使房水外流时增加一定阻力,使术后并发症,如低眼压浅前房或无前房、眼内炎、滤过泡炎症等发生率大为降低。

适应证:参见原发性急性闭角型青光眼。

2)非穿透性小梁手术:是一种非穿透滤过手术,通过一自然的薄膜小梁狄氏膜作为滤过层,术中在使房水通畅外渗的同时有一些阻力使眼压逐步降低,也保持了眼球的完整性,避免或减少术后并发症的发生,不易发生白内障。本手术针对有病理改变的小梁网,因为开角型青光眼的房水外流阻力部位在 Schlemm 管内壁和近管组织小梁网,且此手术并发症少。

适应证:①开角型青光眼。②高度近视青光眼,因本手术是逐步缓慢降低术中的眼压,对此类患者更为安全。③色素性青光眼,本病病因是色素影响房水外流,本手术可重新建立小梁网滤过机制。④葡萄膜炎继发青光眼,如炎症控制、持续高眼压、无广泛虹膜前粘连者。⑤窄角青光眼,如有白内障,做联合手术时可选择本手术。

3)激光治疗:氩激光小梁成形术(argon laser trabeculoplasty)可作为开角型青光眼在进行滤过手术以前的治疗方法,这种治疗可使70%～80%的患者眼压下降,但其降低眼压幅度较小,且效果不持久,每年有5%～10%的患者眼压还会升高。

6.预防与调护

1)对有眼胀、头痛、不明原因的视力下降及视力疲劳的患者,应进行各项必要的排除青光眼的检查。

2)对可疑者应长期观察,定期随访检查眼压、眼底、视野变化,预防的关键在于早期诊断,及时治疗。

3)对开角型青光眼伴有高血压的患者,血压不宜降得过低。否则,使睫状动脉灌注压降低,视功能在短期内迅速恶化。

4)调情志,避风寒,防止便秘、暴饮暴食,有助于减轻症状,缓解病情。

第三节　继发性青光眼

继发性青光眼是因某些眼病和全身病破坏或干扰了房水生成、正常循环及房水排出受阻而引起眼压升高所致的青光眼。发病占全部青光眼的20%～40%,多为单眼发病,因原发眼病的不同,临床表现亦不同,应根据原发眼病进行治疗,同时用药物控制眼压,必要时进行手术治疗,以积极保护视功能。本节重点介绍几种常见的继发性青光眼。

一、糖皮质激素性青光眼

糖皮质激素性青光眼(glucocorticoid induced glaucoma,GIG)是由于全身或眼局部使用糖皮质激素而引起的一种开角型青光眼。近年来有逐步增多的趋势,在临床上,不断发现因使用糖皮质激素而发生青光眼的患者,常见的用药途径有眼局部表面给药和眼周组织内给药,如球后、球旁、球结膜下及玻璃体腔内注射。局部用药较全身用药引起眼压升高多见。地塞米松、倍他米松、泼尼松、曲安奈德局部用药较易引起眼压升高,而氟甲松龙、可的松较少发生。四氢氟羟泼尼松龙和羟甲基孕酮不引起眼压升高。

糖皮质激素引起的眼压升高是可逆的,停药后可恢复正常,约20%可发生青光眼性视野改变,停药后可消失;若被忽视则易发展为开角型青光眼,导致永久性的视盘和视野损害。其临床表现与开角型青光眼相似,但有自愈倾向。

1.病因病理

本病病因主要为医源性滥用糖皮质激素,多与眼局部应用皮质类固醇制剂有关,也可见于全身用药者。患者全身或眼局部使用糖皮质激素后没有随诊监测眼压及眼底的变化等。

糖皮质激素性青光眼的病理改变及发病机制:有学者通过电子显微镜观察,发现小梁网的板层增厚,小梁细胞之间的间隙窄,小梁细胞明显减少,细胞的功能不活跃,细胞外间隙有纤维物质堆积。小梁细胞存在高浓度的特异性皮质类固醇受体,导致小梁细胞功能和细胞外基质的病理改变,使小梁细胞吞噬、清除房水中的碎屑功能障碍,造成房水中的碎屑沉积于小梁网,使房水流出道被阻塞引起眼内压升高而发生青光眼。糖皮质激素性青光眼的发病机制还有遗传学说,推测人类可能存在(常染色体)显性遗传的激素敏感基因,对糖皮质激素(GC)的眼压反应是由遗传基因决定的。还有葡糖胺聚糖(GAG)学说,GAG可堆积于角膜组织,阻碍房水的流出,导致眼内压升高。

糖皮质激素性青光眼易感人群有高度近视、糖尿病、原发性开角型青光眼、类风湿性关节炎患者。

2.临床表现

糖皮质激素性青光眼大多具有类似原发性开角型青光眼的临床表现,包括高眼压、视盘凹陷增大、视网膜神经纤维层缺损和视野缺损。多数易感者常在眼表面滴用皮质类固醇后2～6周内表现出眼压升高,也可发生在数年内,大部分患者的眼压是逐步上升的,其发生时间及程度与所用糖皮质激素药物的时间长短以及药物的种类与剂型等相关,还与个体反应、存在的其他眼病和全身性疾病有关。临床上多见于春季卡他性结膜炎和近视眼手术(RK、PRK、LASK等)后的皮质类固醇治疗。

(1)症状:一般无自觉症状。

(2)体征

1)眼压升高,一般在局部应用激素2～4周后出现,也见于其他方式长期大量使用激素者,如鼻吸入、球结膜下注射、外用皮肤药膏等。

2)停止使用皮质激素后眼压会降到用激素前的水平,但如眼压仍持续升高,可能因房水排出通道受损所致。

3)眼底视盘凹陷增大。

4)视野缺损。

5)前房角为开角。

(3)并发症和后遗症:长期使用糖皮质激素可出现以下眼部并发症:眼睑皮肤萎缩、上睑下垂、瞳孔散大、后囊下型白内障、眼部感染、伤口愈合迟缓、角膜溃疡。其中后囊下型白内障为最常见。

3.实验室及其他检查

(1)眼压测量:眼压呈较慢上升趋势,与用激素时间长短和用量相关。

(2)房角镜检查:房角为开角。还要注意有无前房角新生血管及Schlemm管充血、房角色素、虹膜周边前粘连等。

(3)全自动视野检查。

(4)立体视盘照相。

4.诊断与鉴别诊断

(1)诊断要点

1)有明确的长期眼局部或全身使用糖皮质激素药物史,尤其是局部应用者。

2)存在糖皮质激素性青光眼的高危因素。

3)眼压升高,停用糖皮质激素后数天至数周眼压逐渐恢复正常。

4)有特征性晶状体后囊下混浊。

5)典型的青光眼视功能损害,其损害程度与使用糖皮质激素药物病史基本一致。

6)无其他继发性青光眼的证据,如葡萄膜炎继发青光眼、房角后退性青光眼、色素性青光眼。

(2)分型:临床上有多种分类方法,现一般采用以下分类方案。

Ⅰ型:①眼局部用药>3个月。②具有类似原发性开角型青光眼的临床表现。③视神经损害程度和用药时间基本相称。④可伴有或不伴有后囊下型白内障。⑤停药后眼压可恢复正常。

Ⅱ型:同Ⅰ型,停药后眼压下降但不能恢复到正常水平,大多数伴有后囊下型白内障。

Ⅲ型:用药持续时间和视功能损害不相称,即用药时间短,视功能损害重。

双眼同时用药,同样用药时间及剂量的情况下,双眼视功能损害明显不对称;停药后眼压不下降,甚至进行性升高。

采用此种分类在Ⅰ、Ⅱ型中基本上排除了原发性开角型青光眼,仅在Ⅲ型的病例中部分病例可能合并原发性开角型青光眼。此种分类对指导糖皮质激素性青光眼的治疗具有意义。

(3)鉴别诊断:除了在上述诊断分型中提到的和原发性开角型青光眼的鉴别要点外,应和以下情况做出鉴别:

1)炎症性开角型青光眼:由于炎症也可导致眼压升高,又需用糖皮质激素治疗,糖皮质激素可通过抑制炎症使房水生成增多及通过诱发青光眼的途径导致眼压升高,易与本病混淆,在使用激素治疗后炎症反应消失,但眼压仍高,则提示为糖皮质激素性青光眼。

2)外伤性房角后退、剥脱综合征、色素播散综合征:都有发生青光眼的可能,同时也都对糖皮质激素高敏感性的可能,如果上述病例眼压升高应首先排除有无使用糖皮质激素,如果有用药史应停药观察眼压再做出诊断。

5.治疗

最重要的是早期诊断并及时处理糖皮质激素性青光眼。任何采用糖皮质激素治疗的患者,均需定期测量眼压,关键在于预防。如若发现眼压升高,应改用非甾体类抗炎药物,尽量用较少引起眼压升高的激素类药物,或改用对眼压影响较小的类固醇激素如0.05%氟米龙(Fluorometholone,FML)、1%甲羟松(Medrysone),停用长效作用的类固醇皮质激素,如地塞米松或泼尼松龙滴眼液。

(1)药物治疗

1)停用糖皮质激素或减少应用次数(激素不能突然中断,而应逐渐减量),多数病例眼压会逐渐下降,如小梁功能正常,则可完全恢复。如小梁功能部分损害,则需加用降眼压药物治疗,部分患者可经长期的药物治疗逐步恢复小梁的房水引流功能。

2)减少糖皮质激素的浓度或剂量。

3)抗青光眼药物治疗:①高渗剂,20%甘露醇250mL,静脉滴注,30分钟内滴完,但心、肾功能不全者慎用;或口服50%甘油盐水120mL,糖尿病者禁用。②碳酸酐酶抑制剂,如甲酰唑胺,25～50mg,每日 2～3 次;或乙酰唑胺 250 mg,每日 3 次。

4)局部治疗:①选用对眼压影响较小的糖皮质激素滴眼液,如氟甲松龙、羧甲孕酮。②应用非甾体抗炎药,如双氯芬酸钠滴眼液。③局部降眼压滴眼液,如布林佐胺(派立明)滴眼液,每日 2 次,点眼;或 0.3%美替洛尔滴眼液,每日 1 次,点眼。

(2)手术治疗:主要采取各种滤过性手术:房水是由睫状体上皮细胞分泌后进入后房,极大部分经瞳孔流到前房,由前房角经小梁网到 Schlemm 管,再到集液管进入房水静脉排出眼球,小部分经虹膜睫状体间隙到脉络膜上腔。一般房水的生成率与排出率为动态平衡,以维持正常眼压。由于房水外流发生阻力,继而眼压升高导致青光眼。滤过性手术原理为解除因房水通过小梁网到 Schlemm 管的排出途径发生组织结构的变化产生阻力影响房水外流,建立新的房水外排途径,使眼压降至正常水平。

对于病程长,停用皮质类固醇后使用抗青光眼药物仍不能控制眼压的皮质类固醇性青光眼,特别是伴有视功能严重损害者,以及原发病不能停用糖皮质激素药物治疗的患者,适用于滤过性手术。手术后为了控制炎症反应,防止滤道的瘢痕形成,仍可局部滴皮质类固醇,或结膜下注射,但需密切观察眼压情况。

6.预防与调护

首先注意不要滥用皮质类固醇药物,特别是对原发性开角型青光眼患者及其子女、高度近视眼以及对皮质类固醇呈高敏反应者,更应慎重。对于病情需要者,在使用皮质类固醇的同时,注意观察眼压,并选用对眼压影响较小的皮质类固醇药物,以防止发生皮质类固醇性青光眼。

二、青光眼睫状体炎综合征

青光眼睫状体炎综合征是以单眼发生青光眼,伴有睫状体炎为临床特征的眼部综合征(简称青-睫综合征),也称 Posner-Schlossman 综合征。多见于 20～50 岁中青年人,50 岁以上罕见,60 岁以上者更罕见,男性多于女性。发病特点为单眼反复发作的睫状体炎,伴有眼压升高;发作时眼部轻微疼痛、虹视,视力可有轻度下降;有些发作可全无症状。本病有自限倾向。

1.病因病理

一般认为青-睫综合征眼压升高与房水生成增加合并房水流畅系数降低有关,亦有主张是因房水排出障碍导致眼压升高。近年来,综合国外一些研究资料,从前列腺素(PG)的生物效应阐明本综合征的发病机制,动物实验证明 PG 可诱发眼压升高,可能与 PG 的血管扩张作用导致血-房水屏障通透性增加和超滤性眼压升高有关。应用能直接拮抗 PG 生物效应,保护血-房水屏障的聚磷酸根皮素,可以遏止眼压升高,说明 PG 可诱发眼压升高。另一方面,有学者对 PG 浓度的研究,特别是 PGE,在青-睫综合征发作时房水中浓度显著增高,当病情缓解后,又恢复到正常,由此可以证明 PG 是诱发青-睫综合征发作的介质。由于房水中 PG 增加,也可能通过它对去甲肾上腺素双重抑制效应,从而使小梁网失去正常调节,导致房水流畅系数降低,其结果造成眼压升高。

临床上还观察到青-睫综合征与免疫功能异常、病毒感染、劳累、精神紧张有关。

2.临床表现

(1)症状:本病起病急,单眼发病,可反复发作,少数病例系双眼发病,但不同时发作,多在2周左右自行缓解。

发作时眼部轻微疼痛,视力轻度下降,虹视。

(2)体征

1)发作性眼压升高,多在5.3～8.0kPa(40～60mmHg)。

2)发作时眼不充血或轻度睫状充血。

3)角膜上皮水肿,角膜内皮见灰色羊脂状KP,也可见细小灰白色KP。

4)前房水轻微混浊。

5)患者反复发作,但无虹膜后粘连及虹膜周边前粘连,前房角开放。

6)发作期间瞳孔可稍大,但从不发生后粘连。

7)玻璃体无炎症细胞。

8)发作间歇期,房水流畅系数及眼压均恢复正常,激发试验为阴性。

9)视野与视盘正常,若与原发性开角型青光眼并存时可出现视神经及视野改变。

10)发作期为数小时到数周。

(3)并发症和后遗症:部分反复发作病例,可呈原发性开角型青光眼的表现,即使在间歇期眼压也升高,导致视神经萎缩及视野损害。

3.实验室及其他检查

1)房水前列腺素检测:发作时房水前列腺素 E_1、E_{2a} 含量明显增高,缓解期降至正常。

2)血免疫功能检测:血清免疫球蛋白的含量及淋巴细胞转化率,以观察其与免疫性疾病的关系。

3)其他检查:①房角镜检查。房角为开角,无周围前粘连。②视神经及视野评估。眼底检查发现视盘无青光眼损害改变;视野检查,本病急性发作时可能出现血管暗影扩大。③青光眼激发试验为阴性。

4.诊断与鉴别诊断

(1)诊断要点

1)多见于中青年患者,多为单眼反复发作。

2)眼压升高,多在5.3～8.0kPa(40～60mmHg)。

3)发作性视物模糊、眼球胀痛、虹视。

4)结膜无充血或轻度睫状充血。

5)角膜上皮水肿,后壁可见灰白色羊脂状KP。

6)房水轻度混浊,但无虹膜后粘连。

7)高眼压时房角开放,无粘连。

8)眼压描记:发作时 C 值下降,F 值在正常范围或升高;缓解期 C 值、F 值均正常。

(2)鉴别诊断

1)本病应与炎症性开角型青光眼相鉴别。后者双眼发病、疼痛、睫状充血、房水混浊明显、虹膜周边前粘连。

2）本病应与新生血管型青光眼相鉴别。后者虹膜和房角可见新生血管。

3）本病应与急性闭角型青光眼相鉴别。后者患眼胀痛、混合性充血、角膜水肿、前房浅、房角关闭，另一眼房角为窄角。

4）本病应与色素性青光眼相鉴别。后者散瞳或运动后见急性眼压升高，前房可见色素细胞，角膜后壁见垂直三角形色素细胞沉着，房角为开角，房角镜下见小梁网有色素沉着。

5.治疗

青-睫综合征属自限性疾病，局部使用皮质激素可以控制炎症，但不应长期使用，以避免发生皮质激素性青光眼。在发作期眼压升高时，可口服碳酸酐酶抑制剂，局部使用肾上腺素、β肾上腺素受体阻滞剂，可使眼压下降。

（1）药物治疗

1）吲哚美辛：可以抑制 PG 的生物合成，能阻断由花生四烯酸合成 PGE_2，是有效的治疗药物。每次 25～50mg，每日 3 次，饭后服。

2）碳酸酐酶抑制剂：如甲酰唑胺 25～50mg，每日 2～3 次；或乙酰唑胺 250mg，每日 3 次。

3）高渗剂：20％甘露醇 250mL，静脉滴注，30 分钟滴完。

4）氟芬那酸：是治疗偏头痛的有效药物，它不仅能抑制 PG 的生物合成，并且可直接拮抗 PG 的生物效应，故比消炎痛的疗效更好，每次 200～400mg，每日 3 次，口服。

（2）手术治疗：青-睫综合征一般不宜手术治疗，因手术不能阻止其复发，应严密观察。如有严重复发或与原发性或继发性开角型青光眼同时存在引起进行性视神经及视野损伤时，应考虑滤过性手术治疗，参见"开角型青光眼"。

6.预防与调护

（1）防止情绪过激或情绪抑郁，心胸要开阔，减少诱发因素。

（2）若确诊为本病，应积极治疗原发病，降低眼压，保护视功能。

（3）注意休息，避免劳累，锻炼身体，增强体质。

（4）调节饮食，防止便秘。

三、新生血管性青光眼

新生血管性青光眼（neovascular glaucoma，NVG）是由一系列缺血原因引起的新生血管膜长入房角组织结构及虹膜导致的青光眼。多伴有眼底血管性病变、顽固性眼压升高。发病初期房角为开角，但被血管膜覆盖，纤维血管膜最后收缩，引起虹膜周边前粘连和继发性闭角型青光眼。本病极顽固，患者异常疼痛，常很快导致失明。

1.病因病理

新生血管性青光眼多由于眼部缺血性疾病引起，据文献报道，最多者列出 41 种疾病能够引起新生血管性青光眼，而在其病因的疾病谱中，糖尿病性视网膜病变（DR）和视网膜中央静脉阻塞（CRVO）占绝大多数；在其他各种病因中，多见于颈动脉阻塞性疾病。对上述疾病通过眼底荧光血管造影显示可致视网膜毛细血管无灌注，即视网膜缺氧；而毛细血管无灌注的程度越重，新生血管形成的机会越大。当视网膜缺血、缺氧时，可产生一种有毒的代谢产物——血管形成因子或血管刺激因子,然后向前扩散,刺激虹膜产生新生血管。

当眼球前或后节缺氧时视网膜及虹膜均有新生纤维血管膜形成,且都是由间质细胞分化而来。这些新生血管开始于瞳孔缘,以后遍及整个虹膜面,并越过睫状体面及巩膜嵴而达小梁网。小梁网被纤维血管膜阻塞影响房水排出,特别是当纤维组织收缩时,房角即开始出现虹膜周边前粘连以至于房角完全闭塞,导致眼压增高。

2.临床表现

新生血管性青光眼的临床表现具有特征性,易于诊断。

(1)症状:发作时出现剧烈的眼胀、偏头痛、眼红、畏光、视力明显下降至指数或手动,甚至失明,也可无任何不适。

(2)体征

1)眼压升高,可高达 $6.7\sim8.0$ kPa($50\sim60$ mmHg)以上。

2)结膜中度到重度充血。

3)裂隙灯检查可见角膜水肿,前房闪光(+),瞳孔散大,虹膜表面密布新生血管,纹理不清,瞳孔缘色素层外翻。

4)眼底检查可见青光眼视杯及原发病的相应表现,视网膜血管性病变,如积血、渗出及新生血管形成;或因积血而眼底无法窥入。

5)视野检查可见视野缺损。

6)NVG 前期可见瞳孔缘或小梁网出现微小新生血管丛,外观类似血管球,无青光眼体征。

7)青光眼房角开放期,可见 NVG 前期体征及眼压升高。

8)青光眼房角关闭期可见虹膜表面新生血管,遮挡原来虹膜的表面结构。小梁网上新生血管膜形成,导致房角部分或全部关闭,引起闭角型青光眼。

(3)并发症和后遗症:本病未经早期诊断并及时、有效治疗或病情较重者,视力、视野难以恢复,最终丧失视功能。

3.实验室及其他检查

(1)实验室检查:针对病因进行相应化验,如血生化全项、血液流变学检查,其结果异常者,内科做相应治疗,对控制本病有一定意义。

(2)其他检查

1)房角镜检查:了解房角新生血管范围、多少,以及房角关闭程度。

2)眼底荧光血管造影(FFA)检查:了解视网膜异常情况,并为视网膜激光治疗做准备。

3)眼部 B 超检查:排除眼内占位性病变及视网膜脱离,了解玻璃体混浊情况。

4.诊断与鉴别诊断

(1)诊断要点

1)有原发病史。

2)典型的临床症状,患眼疼痛、眼红、畏光、视力下降,伴头痛。

3)眼压升高,可高达 8.0 kPa(60 mmHg)以上。

4)结膜中度到重度充血。

5)角膜水肿、前房闪光轻微、早期前房正常、晚期前房变浅,甚至房角关闭。

6）虹膜有新生血管，瞳孔缘色素外翻，瞳孔固定、散大。

7）视力、视野明显损害。

（2）鉴别诊断

1）本病应与原发性急性闭角型青光眼相鉴别。后者虹膜无新生血管，双眼前房浅、房角窄。

2）本病应与急性虹膜睫状体炎相鉴别。后者眼压升高，前房可见大量炎症细胞、虹膜血管充血扩张，但无新生血管及瞳孔缘色素外翻，瞳孔缩小，房角为开角。

5. 治疗

早期应针对本病的原发病因进行积极的预防性治疗。常见于视网膜中央静脉阻塞（缺血型）、糖尿病性视网膜病变，只要视网膜可见度允许，均应进行眼底血管造影，应尽早予以全视网膜光凝（PRP）治疗。现已发现 PRP 治疗以后，视网膜色素上皮产生一种尿激酶抑制剂，与尿激酶纤溶酶原激活剂产生竞争性抑制作用，从而抑制新生血管形成。

对已发作新生血管性青光眼的患者应积极给予药物治疗，降低眼压，缓解疼痛；中医辨证施治；如经保守治疗无效者，则积极采取手术治疗。

（1）药物治疗

1）碳酸酐酶抑制剂：甲酰唑胺 25～50mg，每日 2～3 次；或乙酰唑胺 250mg，每日 3 次。

2）高渗剂：20％甘露醇 250～500mL，静脉滴注，每日 1～2 次；或 50％甘油盐水 120mL，顿服，糖尿病患者禁用。

3）β受体阻滞剂：0.5％噻吗洛尔、左布诺洛尔（贝他根）或倍他洛尔（贝特舒），每日 2 次，点眼。

4）肾上腺素受体激动剂：0.2％酒石酸溴莫尼定（阿法根），每日 2 次，点眼。

5）前列腺素药物：适利达、卢美根、苏为坦，每日 1 次，每次 1 滴，睡前滴用。

6）局部应用皮质激素：1％醋酸泼尼松龙滴眼液，每日 3～4 次。

7）睫状肌麻痹剂：1％阿托品，每次 1 滴，每日 3 次。对房角已关闭者，阿托品可通过脉络膜途径增加房水外流，降低眼内压，减轻疼痛。

注意：缩瞳剂，如毛果芸香碱应禁用，一是因存在广泛的粘连性房角关闭从而对房水外流无效，二是反可引起炎症和充血。如地匹福林，一般无效。

（2）全视网膜光凝：如因视网膜缺血导致虹膜新生血管，NVG 进入晚期，存在着粘连性房角关闭，仍需进行全视网膜光凝（PRP）或周边视网膜冷冻治疗，以消除形成新生血管的刺激因素，防止进一步的房角关闭，增加滤过性手术的成功机会。

（3）手术治疗

1）滤过性手术：手术原理参见"原发性急性闭角型青光眼"。适用于新生血管性青光眼、虹膜新生血管较少者。

2）睫状体扁平部造瘘术：于睫状体扁平部深层巩膜做约 2mm×2mm 切口（即造瘘），一并切除其下的睫状体组织，并行玻璃体次全切除；造瘘口上的浅层巩膜瓣不缝合。手术相对简单，不容易积血，术后恢复快，降眼压效果理想；术后虹膜新生血管可以很快萎缩。适用于青光眼绝对期、新生血管性青光眼等药物降压无效者。

3)房水引流物植入术:对于继发性青光眼,如新生血管性青光眼、葡萄膜炎性青光眼施行滤过性手术,由于滤过泡区的纤维增生,难以建立有效的滤过通道导致手术失败,其成功率为11%~52%。而新生血管性青光眼,主要是由于纤维血管膜可以长入滤过口,直接导致滤过泡失败。另外,新生血管造成血—房水屏障的破坏和伴随的血浆蛋白渗漏,更刺激成纤维细胞的增生和细胞外间质诸如胶原蛋白和多糖成分的合成,手术区组织纤维化形成瘢痕,阻碍了房水引流和扩散,难以形成功能性滤泡,手术最终失败。近年来逐渐成熟的房水引流物植入术,即在前房与结膜—筋膜下安置人工引流装置,以建立房水外引流通道而降低眼压,效果良好。

手术适应证:因房水引流物的安置需要特殊的手术技术,术中及术后可能会出现严重的并发症,所以房水引流物植入术仅适用于对常规滤过性手术效果差的难治性青光眼,包括:①各种原因所致的新生血管性青光眼。如视网膜中央静脉或动脉阻塞、糖尿病性视网膜病变、慢性葡萄膜炎、视网膜静脉周围炎、颈动脉栓塞性疾病等所致的新生血管性青光眼。②其他类型的继发性青光眼。如虹膜角膜内皮综合征、外伤性青光眼(房角后退及上皮内生继发性青光眼)等。

4)睫状体冷凝术:是治疗难治性青光眼的一种睫状体破坏性手术。通过冷冻的低温效果,间接破坏睫状上皮细胞及其血管系统,以减少房水生成,从而降低眼压。

手术适应证:①视功能完全丧失的绝对期青光眼,为保留眼球、缓解疼痛者。②局部及全身用药无效,且疼痛明显者。③抗青光眼手术无效或滤过手术难以建立有效通道的难治性青光眼,包括新生血管性青光眼等,以及再无条件做其他手术的青光眼。

5)睫状体光凝术:是一种破坏性手术,通过激光直接破坏睫状体或间接引起葡萄膜炎而使房水生成减少,以降低眼压。

手术适应证:各种临床上难以控制的晚期青光眼,如新生血管性青光眼。因可发生诸多并发症,故仅在多次滤过手术失败或不宜行滤过性手术时才采用。

6.预防与调护

(1)全视网膜光凝是预防虹膜红变和新生血管性青光眼的有效措施,使已形成的新生血管消退,可防止新生血管性青光眼的发生。

(2)对于发生青光眼的高危人群,应特别注意,要积极控制及治疗原发病并监测眼压及视功能。

(3)对青光眼患者详细介绍青光眼的知识,使其积极配合治疗,以便保存有用视功能。

(4)避免情绪激动,如忧愁、生气、恐惧,保持精神愉快。

(5)勿暴饮暴食,勿晚睡,劳逸结合,保持大便通畅。

四、虹膜角膜内皮综合征

虹膜角膜内皮综合征(iridocorneal endothelial syndrome,ICE)是一种包括角膜内皮营养不良、虹膜萎缩、结节样虹膜痣及青光眼的综合征,可诱发青光眼,一般可引起轻、中度眼压升高。

虹膜角膜内皮综合征是由角膜内皮异常所引起的一组疾病,其病变包括角膜水肿、角膜内皮膜增生、房角粘连、虹膜萎缩性改变和继发青光眼。本病好发于 20～30 岁女性单眼发病,无遗传倾向。患者有单眼视物模糊及不适感。80%以上患眼有角膜内皮、虹膜房角异常改变及青光眼。早期用药物常能控制眼压,但随着病变不断发展,青光眼及角膜水肿逐渐加重,最终需行滤过手术及角膜移植术。

1.病因

本病可能与疱疹病毒感染有关,前房角内皮化和虹膜周边前粘连是眼压增高、继发性青光眼的原因。虹膜角膜内皮综合征的病因至今尚无定论,目前根据临床及组织病理学的研究有以下几种学说:Compbell 膜学说、缺血学说、神经细胞学说、炎症学说。

2.临床表现

(1)不同程度的角膜水肿。

(2)继发青光眼。

(3)虹膜萎缩、瞳孔移位和虹膜孔形成。

3.检查

(1)角膜内皮镜面反射显微镜检查:了解内皮细胞的数量和形态,并可与其他角膜内皮类疾病相鉴别。

(2)房角镜检查:可以发现周边出现前粘连形态,房角内结构不清。

(3)超微结构:虹膜角膜内皮综合征的患者角膜标本后部超微结构研究发现,部分异常细胞覆盖着正常后弹力膜后方的胶原组织,包括后弹力膜前非带状层、后弹力膜后带状层、异常致密胶原和松散胶原等 4 层胶原结构。

4.诊断

(1)多发病于 20～30 岁女性,单眼发病。

(2)角膜水肿。

(3)眼压增高。

(4)虹膜萎缩,瞳孔变形,虹膜形成孔洞。

(5)房角粘连。

5.治疗

(1)对症治疗:降眼压及消除角膜水肿。

(2)手术治疗:滤过手术及角膜移植术,适用于眼压及角膜水肿难以用药物控制者。

五、眼钝挫伤房角后退性青光眼

眼钝挫伤引起睫状体表面的外伤性撕裂,称为前房角劈裂或房角后退,可导致继发性青光眼,是眼前节挫伤最常见的并发症。可在损伤后立即发生,也可迟至数月、数年才表现出来;眼压升高可以是暂时性的,也可以是持续性的,可以是轻度的,也可以是显著的,依据眼部钝挫伤的程度和眼压升高的原因而不同。根据文献报道,在眼前节挫伤者,伴有不同程度的房角后退和小梁损伤的发生率可达 60%～94%。眼挫伤中多数为 30 岁以下年轻人,儿童发生率为27%～48%,男性多见。

1.病因病理

本病损伤原因多为体育运动和交通、生产事故等。通常认为,挫伤是由于钝性物体平行运动作用于眼部,物体的冲击使角膜和前部巩膜向后移位、眼球前后压缩、外力向眼内传递,使眼球赤道扩张。由于虹膜、前房角、晶状体及其悬韧带、玻璃体不能对抗急骤的冲击力量,因此使这些组织突然扩张和撕裂。

房角后退主要表现在睫状体的环行肌和纵行肌两者之间发生撕裂和分离,因环行肌与虹膜相连,环行肌挛缩将引起虹膜根部后退,而纵行肌仍附着在原位的巩膜突,所以房角加深,同时,发生小梁组织的损害炎症、变性吸收等病变。早期因小梁组织水肿、炎症介质释放和组织碎片阻塞等,使眼压升高。伤后数月到数年发生的慢性眼压升高,多见于房角后退范围≥180°的患眼,为小梁组织损伤后产生的瘢痕修复阻碍了房水外流,导致眼压升高。

2.临床表现

(1)症状:患眼有外伤史,可发生在外伤后1年以内,或10年以上甚至更长时间才发生青光眼,起病常无任何症状。晚期可见受伤眼视力下降、视野缺损、眼痛等。

(2)体征

1)患眼周边前房加深,或不同象限前房深度不同;虹膜不平,房角镜下见特征性改变——虹膜根部离断且后退,睫状体带明显变宽。

2)眼部外伤的体征:瞳孔括约肌撕裂、外伤性白内障。

3)眼压升高。

(3)并发症和后遗症:如未经及时有效治疗则造成视功能的严重损伤。

3.实验室及其他检查

(1)前房角镜检查:直接发现房角后退,并对房角后退分级。

Ⅰ度:浅层撕裂,睫状体表面色素上皮层、小梁撕裂,睫状体带于巩膜突裸露。

Ⅱ度:中度撕裂,睫状肌撕裂,房角深而宽,睫状体带宽度为正常的1~3倍,后退范围超过180°。

Ⅲ度:重度撕裂,睫状肌内有深裂隙,其尖端不能窥见。

(2)超声生物显微镜(UBM)检查:可发现房角后退病变。

4.诊断与鉴别诊

断(1)诊断要点

1)询问病史、眼外伤史,对诊断有重要价值。

2)眼压升高。

3)做前房角镜检查,可见房角后退特征。

4)眼部其他病变:瞳孔括约肌裂伤、虹膜异色、小梁色素增多、虹膜根部离断、晶状体不全脱位、外伤性视网膜脉络膜炎等,应想到伴有房角后退的可能。

(2)鉴别诊断:本病应与原发性开角型青光眼相鉴别。后者患者无眼外伤史,房角结构无睫状体带变宽。

5.治疗

眼钝挫伤房角后退性青光眼的治疗原则是,早期主要用糖皮质激素和降眼压药物治疗及中药辨证施治,后期选择滤过性手术治疗。

(1)药物治疗

1)糖皮质激素:强的松 $1\sim1.2mg/(kg \cdot d)$,采取早晨顿服的给药方式,用药 $1\sim2$ 周,眼部炎症减轻,此时应逐渐减量,再以维持量巩固疗效至停药。

2)降低眼压:高渗剂,如 20％甘露醇 $250\sim40mL$,静脉滴注,每日 2 次;或碳酸酐酶抑制剂,如乙酰唑胺 250mg,口服,每 6 小时一次。

3)碳酸酐酶抑制剂:1％派立明(布林佐胺)等,每日 3 次。

4)1％美开朗滴眼液,每日 2 次。

5)睫状肌麻痹剂:1％阿托品滴眼液,每日 $1\sim2$ 次,滴眼。

6)因缩瞳剂可减少脉络膜巩膜的房水流出而导致眼压升高,应避免使用。

(2)手术治疗:滤过性手术效果较好。

6.预防与调护

加强安全意识,防止眼部外伤是预防本病发生的最佳措施。

六、白内障膨胀期青光眼

白内障膨胀期所致青光眼是指老年性白内障的膨胀期或晶状体外伤后混浊肿胀时所致的一种继发性闭角型青光眼。本病常见于小眼球浅前房的老年患者,也可见于外伤性白内障。老年性白内障膨胀期所致青光眼时多为单眼发病。

1.病因病理

白内障膨胀期所致青光眼患者因眼前节较小,前房浅,房角较窄,随着年龄增长,晶状体前后径逐渐增加,晶状体膨胀,体积增大、变厚,使晶状体虹膜隔前移,前房变浅,房角变窄,虹膜瞳孔缘与晶状体之间的间隙越来越窄,房水经过瞳孔区时阻力增加;如在暗环境停留过久、情绪异常、药物等作用下,使瞳孔中度散大,而发生完全性瞳孔阻滞,导致后房压力升高,将膨隆的周边部虹膜向前推,使周边部虹膜紧贴于小梁面,发生房角阻滞引起眼压升高。

2.临床表现

患者有老年性白内障或外伤性白内障病史。在老年性白内障者有长期视力减退病史。

(1)症状:白内障膨胀期青光眼的临床表现与原发性急性闭角型青光眼合并白内障相似。

1)患侧眼剧烈胀痛,伴同侧头痛、恶心呕吐。

2)视功能进一步下降。

(2)体征

1)眼压升高。

2)球结膜混合性充血。

3)角膜水肿,前房极浅,瞳孔散大。

4)晶状体混浊、肿胀。

(3)并发症和后遗症:本病如未经早期诊断和及时有效的治疗或病情较重者,视力、视野难以恢复,最终丧失视功能。

3.实验室及其他检查

(1)前房角镜检查:可见不同程度的房角闭塞,如高眼压持续时间较长,可导致永久性房角粘连。

(2)超声生物显微镜(UBM)检查:可较精细地了解房角及晶状体与虹膜睫状体间隙的狭窄情况。

4.诊断与鉴别诊断

(1)诊断要点

1)外伤性者有明确的眼外伤史。老年性白内障膨胀期所致者,有长期视力缓慢减退病史。

2)球结膜混合性充血,角膜水肿,前房浅,瞳孔散大,晶状体混浊、肿胀兼有水裂。

3)眼压升高,一般高于 30mmHg(4.0kPa)。

4)患侧头部剧烈胀痛,伴有恶心呕吐。

5)前房角镜检查可见程度不同的房角闭塞。

(2)鉴别诊断:本病应与原发性急性闭角型青光眼鉴别。二者的临床表现相类似,而原发性急性闭角型青光眼无外伤性白内障或老年性白内障病史,眼部检查晶状体无明显肿胀及混浊。

5.治疗

应及时采取中西医结合的方法治疗,首先使用药物治疗,迅速控制眼压,减轻炎症反应,待眼压控制在正常水平或接近正常水平后 48 小时,再进行晶状体摘除等手术治疗。因在此期间,眼部血管舒缩反应基本恢复正常,眼球处于相对稳定状态,术后反应较轻。

(1)药物治疗:立即控制眼压,保护视功能,适时施行手术治疗。

1)20%甘露醇注射液 250~400mL,静脉滴注,45 分钟内滴完。降眼压效果可维持数小时,必要时可再次应用,但 1 日内不宜超过 3 次,同时应注意肾功能及血糖情况。

2)50%医用甘油液,每次 100mL,每日 1~2 次,顿服。糖尿病者禁用。

3)碳酸酐酶抑制剂,如甲酰唑胺 25~50mg,每日 2~3 次;或乙酰唑胺,每次 250mg,每日 3 次。

4)缩瞳剂:1%~2%毛果芸香碱滴眼液,点眼,开始每 5 分钟一次,共 4 次,然后每 30 分钟滴眼一次,共 4 次,以后每一小时滴眼一次;瞳孔缩小后改为每日 4 次。缩瞳剂使瞳孔缩小后,眼压可下降,使虹膜的张力增加,将虹膜拉向中央区,减少或避免虹膜前粘连,为手术治疗及术式选择奠定良好的基础。但少部分患者使用缩瞳剂后可能会加重瞳孔阻滞,晶状体肿胀使虹膜隔前移,前房更浅,对此应使用其他降低眼压的药物。

5)β受体阻滞剂:0.25%~0.5%噻吗洛尔、1%~2%美开朗、0.25%贝特舒等滴眼液,每日 2 次。

(2)手术治疗:膨胀期白内障继发性青光眼的手术治疗,手术方式可根据患者的眼部具体情况加以选择,如晶状体混浊程度、病程长短、眼压控制情况、前房角的改变以及对视功能的要求等,分别采用白内障摘除联合青光眼滤过性手术,或白内障囊外摘除与人工晶状体植入联合青光眼滤过性手术,或白内障囊外摘除联合人工晶状体植入术。

1)如果晶状体已完全混浊或近完全混浊,则应在前房角未发生病理性闭锁前施行白内障摘除联合人工晶状体植入术。

2)如果病程较长,前房角有广泛虹膜周边前粘连,可选择白内障摘除联合滤过性手术,或再联合人工晶状体植入术。

3)如果晶状体未完全混浊,仍有一定视功能,可选择虹膜周边切除或激光虹膜切除术。

6.预防与调护

(1)对膨胀期白内障应尽早手术摘除,是预防继发性青光眼发生的最佳措施。

(2)预防情志过激及情志抑郁,心胸开阔,减少诱发因素。

(3)调节饮食,防止便秘。

第十二章

葡萄膜疾病

第一节　葡萄膜先天性异常

一、无虹膜

无虹膜是一种少见的眼部先天畸形,几乎都是双眼受累。

(1)发病机制:不明,属常染色体显性遗传。

(2)组织病理学特点:前房角有一条肌肉组织发育不全或阙如的细小虹膜组织残端,小梁变异,睫状突稀少或阙如,Schlemm 管阙如。

(3)临床表现:有畏光及各种眼部异常引起的视力低下。

(4)体征表现:为虹膜完全缺失,可直接看到晶状体赤道部边缘、悬韧带及睫状突。常伴有角膜、前房、晶状体、视网膜和视神经异常。

(5)较多患者因进行性角膜、晶状体浑浊或青光眼而失明。

(6)为减轻畏光不适,可戴有色眼镜或角膜接触镜。

二、虹膜缺损

虹膜缺损分为典型性虹膜缺损和单纯性虹膜缺损两种。

(1)典型性虹膜缺损:系由先天性胚裂闭合不全所致,表现为下方的完全性虹膜缺损,形成梨形瞳孔,尖端向下,其缺损边缘为色素上皮所覆盖,常伴有其他眼部先天畸形,如睫状体或脉络膜缺损等。

(2)单纯性虹膜缺损:为不合并其他葡萄膜异常的虹膜缺损,多为常染色体显性遗传,表现为瞳孔缘切迹、虹膜孔洞、虹膜周边缺损、虹膜基质和色素上皮缺损等,多不影响视力。

(3)多无须治疗。

三、瞳孔残膜

为胚胎时期晶状体表面的血管膜吸收不全的残迹。有丝状和膜状两种,一般一端始于虹膜小环,另一端附着在对侧的虹膜小环外,或附着于晶状体前囊。通常不影响视力和瞳孔活动,不需要治疗。对于影响视力的较厚的瞳孔残膜,可行手术或激光治疗。

四、脉络膜缺损

分为典型脉络膜缺损和非典型脉络膜缺损两种。

(1)典型脉络膜缺损:系眼泡胚裂在形成和闭合期受到干扰造成胚裂闭合不全所致。多双眼发生,位于视盘鼻下方,也有包括视盘在内。缺损区表现为无脉络膜,通过菲薄的视网膜可透见白色巩膜,边缘多整齐,有色素沉着,常伴有小眼球、虹膜异常、视神经异常、晶状体阙如以及黄斑部发育异常等。

(2)非典型缺损:较少见,多为单眼,可位于眼底任何部位,以黄斑区缺损最多见,中心视力丧失,其他与典型者相似。

无特殊治疗,并发视网膜脱离时可行手术治疗。

第二节　葡萄膜炎

葡萄膜炎多发于青壮年,易转为慢性和反复发作,临床上治疗棘手,在致盲眼病中占有重要地位。

葡萄膜炎按病变部位可分前葡萄膜炎、后葡萄膜炎;按炎症性质可分为化脓性葡萄膜炎和非化脓性葡萄膜炎,后者又可分为肉芽肿性葡萄膜炎和非肉芽肿性葡萄膜炎。

一、前葡萄膜炎

1.病因

(1)化脓性葡萄膜炎:主要为细菌及螺旋体感染、病毒感染、真菌感染及寄生虫感染引起。

(2)非化脓性葡萄膜炎:主要为风湿性疾病伴发的葡萄膜炎和自身免疫性葡萄膜炎。

(3)特发性葡萄膜炎:伪装综合征:视网膜母细胞瘤、脉络膜黑色素瘤、淋巴瘤,全身肿瘤眼内转移。其他:青-睫综合征、糖尿病、多发性硬化等。

2.诊断

患者感到眼痛、流泪、畏光、视物模糊。病情迁延或反复发作,引起并发性白内障和继发性青光眼时视力明显下降,眼部检查见睫状充血或混合性充血,角膜内皮受损和炎性细胞反应出现。

根据临床和病理特点很难确定葡萄膜炎的病因,但它对确定葡萄膜炎的类型、预后及对治疗的反应还是有一定帮助的。值得重视的是,一些类型的葡萄膜炎有时可以表现为肉芽肿性炎症,在某一阶段又表现为非肉芽肿性炎症,在临床检查时应加以注意。

急性前葡萄膜炎临床上应注意并发症的发生,如炎症反复发作或转为慢性,可出现并发性白内障、继发性青光眼、低眼压性眼球萎缩等并发症。

3.治疗

(1)扩瞳:对于急性虹膜睫状体炎的治疗首先应立即扩瞳,目的是防止和扯开虹膜后粘连,解除睫状肌、瞳孔括约肌痉挛,以减轻充血、水肿及疼痛,避免并发症,促进炎症恢复。临床上选用阿托品眼膏、托吡卡胺眼液、结膜下注射散瞳药。

(2)糖皮质激素:选用0.2%醋酸氢化可的松、0.5%醋酸氢化可的松,用0.1%醋酸地塞米松、醋酸泼尼松龙、0.1%地塞米松磷酸盐溶液滴眼。

(3)非甾体抗炎药滴眼药:用双氯芬酸钠、阿司匹林、吲哚美辛等,此类药物能抑制花生四烯酸代谢产物引起的炎症。如外伤后、手术后立即出现葡萄膜炎,采用非甾体类抗炎眼药制剂有较好的治疗效果。

(4)抗生素滴眼药:抗生素滴眼药临床少用,对细菌性眼内炎症可考虑使用。

(5)抗病毒滴眼液:阿昔洛韦、碘苷等滴眼剂用于治疗单纯疱疹病毒和带状疱疹病毒引起的前葡萄膜炎有辅助作用。

(6)中医中药:用于治疗前葡萄膜炎的中药以疏风清热、凉血解毒、清肝泻火类等药物为主。

二、中间葡萄膜炎

中间葡萄膜炎是一类累及睫状体平坦部、玻璃体基底部、周边视网膜和脉络膜的炎症性和增生性疾病。

1.诊断

(1)起病隐匿,可无任何症状。患者有时可出现黑蒙、视物模糊、暂时性近视、视力下降、眼痛和眼红等表现。

(2)病程发展出现玻璃体雪球样混浊和睫状体平坦部雪堤样改变,伴周边视网膜静脉炎及前房炎症反应。

2.治疗

在视力低于0.5时可选用糖皮质激素、激光、免疫抑制药等治疗方法。出现前房炎症,可给予0.1%醋酸地塞米松眼液治疗;在药物治疗无效时,可选用玻璃体切除术。

三、后葡萄膜炎

后葡萄膜炎是一组累及脉络膜、视网膜、视网膜血管和玻璃体的炎症性疾病。患者常伴视网膜血管炎,晚期形成晚霞状眼底,可出现黄斑表面皱褶、黄斑及视盘水肿、视网膜血管炎、视网膜脱离、视网膜下新生血管及眼球萎缩等并发症。

1.诊断

(1)体征:后葡萄膜炎常见体征有:①玻璃体内炎症细胞和混浊;②局灶性视网膜浸润;③视网膜血管炎;④黄斑水肿。

(2)临床表现:临床上表现为脉络膜、视网膜色素上皮或深层网膜的白色病灶性疾病,有文献指出称为"白点综合征";出现消散性白点综合征、多灶性脉络膜炎和全葡萄膜炎、急性视网膜色素上皮炎、多灶性鳞状色素上皮病变及视网膜下纤维化和葡萄膜炎综合征等。

（3）辅助检查：辅助检查对一些后葡萄膜炎有重要价值（表 12-1）。

表 12-1　临床常见葡萄膜炎的辅助检查

葡萄膜炎类型	实验室检查
Behcet 病	HLA-B51 或 BSL,皮肤过敏反应性试验
伏格特-小柳-原田综合征	超声检查,疾病早期脑脊液检查 HLA-DR4 和 DRw53 检测
类肉瘤病	胸部 X 线检查,血清血管紧张素转换酶、结膜或泪腺活检,泪腺扫描、肺泡灌洗液细胞学检查、Kveim 试验
结核	胸部 X 线检查,结核菌素皮肤试验
梅毒	血清荧光法密螺旋体抗体吸附试验（FTA-ABS）,性病研究实验室试验（VDRL）
急性视网膜坏死综合征	抗单纯疱疹病毒抗体和带状疱疹病毒抗体测定,活检行病毒分离、培养和 PCR 测定
巨细胞病毒性视网膜炎	血、尿、眦内液病毒培养,PCR 测定
淋巴瘤	玻璃体、视网膜、脉络膜活检
视网膜母细胞瘤	玻璃体及视网膜活检
眼弓形虫病	房水和血清抗弓形虫测定,PCR 检测,淋巴结分离弓形虫
眼蛔虫病	抗蛔虫抗体
念珠菌性视网膜炎	血、尿、眼内液培养
Lyme 病	抗 Burgdorferi 螺旋体抗体(IgG、IgM)检测
布氏杆菌感染	眼组织标本或其他标本培养、抗体测定
眼组织胞浆菌病	组织胞质菌素皮试,血沉测定,C3、C4 测定,蛋白电泳
视网膜血管炎	溶菌酶测定,血清血管紧张素转换酶测定,抗核抗体检查,结核菌素试验,胸部 X 线检查

2.治疗

（1）葡萄膜炎的治疗原则：消除炎症,保存视力,以预防并发症为前提,应根据患者所患葡萄膜炎的类型立即选择可靠的治疗方案。

（2）糖皮质激素的应用：眼局部应用效果好、不良反应少,尤其对单侧的后葡萄膜炎。

（3）选用免疫抑制剂。

（4）联合用药：①糖皮质激素和环磷酰胺；②糖皮质激素和硫唑嘌呤；③糖皮质激素和苯丁酸氮芥；④糖皮质激素和环孢素 A；⑤苯丁酸氮芥和环孢素 A；⑥硫唑嘌呤和苯丁酸氮芥等。在联合用药时各自用药量一般小于单独用药剂量,这样可以减少各自的不良反应。

第三节　葡萄膜囊肿和肿瘤

一、虹膜囊肿

虹膜囊肿是少见的单眼病变,可分为原发性和继发性两类。原发性虹膜囊肿可发生于虹膜色素上皮层或基质层。继发性虹膜囊肿可因内眼手术、眼外伤、长期滴用缩瞳剂后、炎症渗出和寄生虫感染等原因所引起。

1. 临床表现

(1)原发性一般为静止,无症状。发生于色素上皮的虹膜囊肿为深棕色、圆形或椭圆形囊样小体,透照试验阳性。它可位于瞳孔缘、虹膜中周部或虹膜周边部。发生于基质层的虹膜囊肿见于儿童,囊肿的前壁清晰,包含液体。

(2)继发性发生手术后和外伤后的虹膜囊肿包含液体,囊肿前壁清楚。囊肿常增大,可导致前葡萄膜炎和继发性青光眼。

(3)炎症渗出性和寄生虫性虹膜囊肿可伴有前房炎症反应。

(4)如果囊肿向后房膨出,则经瞳孔区可见到虹膜后方黑色隆起团块。

2. 诊断

(1)根据虹膜改变的形态可以诊断。

(2)超声扫描有助于确诊。

3. 治疗原则

(1)对于无症状或较小的虹膜囊肿,应密切观察。

(2)对于炎症渗出性虹膜囊肿,可给予糖皮质激素治疗。

(3)采用激光光凝治疗。

(4)手术治疗尽可能彻底切除,以免复发。

4. 治疗目标

根据虹膜囊肿的大小以及有无并发症,给予相当的处理。

二、脉络膜血管瘤

脉络膜血管瘤即是 Sturge-Weber 综合征的眼底表现,是母斑病中的一种。它是在先天血管发育不良的基础上发展起来的一种良性肿瘤。可孤立地出现于眼底后极部,或弥漫地侵入大部分脉络膜。

1. 临床表现

(1)眼前有黑影、视力减退、视物变小变形。随着病程进展,视力与视野不断恶化,最终失明。

(2)眼底所见:

1)多位于眼底后极部,邻近视盘或黄斑区,为杏黄色或橘红色、圆形或近似球形的隆起,表面可有色素沉着。

2)后照法透红光。大多伴有不同程度的浆液性视网膜脱离。

3)视网膜呈微囊样变性。视网膜血管细窄。甚至发生视网膜和视神经萎缩。

（3）荧光素眼底血管造影：视网膜动脉充盈前期出现似脉络膜血管形态的强荧光。渗漏迅速，融合扩大，出现浓密的强荧光。其间有更高的荧光亮点，持续至晚期不退。肿瘤表面及边缘处的色素的增生，遮挡荧光或为弱荧光纹或斑点。有时可见视网膜毛细血管扩张。

（4）超声检查：A型超声表现为内反射强，波峰与波峰的间隔和高度相似，波谷与波谷的间隔和高度也相似，排列均匀。B型超声显示扁平隆起的病灶，常伴有浆液性视网膜脱离。

（5）视野：由于肿瘤压迫血管，可出现视神经缺血的视野改变。长期视网膜下积液，亦导致视野相应缩窄。

2.诊断

（1）根据眼底所见可以诊断。

（2）荧光素眼底血管造影、超声扫描有助于诊断。

3.治疗原则

（1）激光光凝：

采用氩激光或氪激光光凝，操作方便，定位准确，可直接封闭瘤体表面来自脉络膜的血管，使其不再渗漏。术后脱离的神经上皮与色素上皮粘连，促进黄斑部视网膜脱离复位。

（2）经瞳孔温热疗法：

系用810nm红外激光大光斑2mm或3mm，以60秒或更长时间照射，促使瘤体表面血管萎缩。可反复治疗，方便易行。

4.治疗目标

稳定视力，瘤体萎缩，荧光素眼底血管造影无渗漏。

三、脉络膜痣

脉络膜痣常为先天性改变，由来自神经嵴的含不同色素不典型而又良性的黑色素细胞（痣细胞）组成。多数脉络膜痣局限于脉络膜毛细血管层以外的脉络膜组织内。但也累及脉络膜毛细血管层。

1.临床表现

（1）好发于眼底后极部或赤道部。大小变异很大，直径为0.5～10mm。可为单眼单个或多个，也可双眼同时发生。

（2）非黄斑区的脉络膜痣无主观症状。黄斑区附近的脉络膜痣可有渗出性视网膜神经上皮脱离，引起视物模糊、小视症和视物变形等症状。

（3）眼底表现：

1)为扁平圆形、石灰色、微隆起、表面光滑、边缘清楚但不太规则的病变。

2)肿物所含色素量不等，颜色深浅不一。有的痣部分有色素，部分无色素。偶有无色素的痣。

3)病变表面可有橙色的色素斑、玻璃膜疣。病变位于黄斑部时常有渗出性视网膜脱离。

有时在痣的周围有一圈黄色或不规则的光晕,称为晕轮痣。

(4)荧光素眼底血管造影:

1)根据痣内色素多寡、位于脉络膜组织的深浅、视网膜色素上皮改变情况,有不同的荧光表现。痣内色素少荧光就强,反之则呈弱荧光。

2)脉络膜痣位于脉络膜深层时,荧光素血管造影相对正常。如脉络膜痣较厚并侵占或替代脉络膜毛细血管时,则显示弱荧光。

3)大而厚的脉络膜痣可使其表面视网膜色素上皮有改变,而呈斑驳状荧光,脉络膜背景荧光增强。

(5)视野检查有与脉络膜痣相对应的视野缺损。

2.诊断

(1)根据病变的位置、大小、形态特征,以及定期观察多年大小不变,可以诊断。

(2)荧光素眼底血管造影和超声扫描有助于诊断。

3.治疗原则

无须治疗。

4.治疗目标

随诊观察。

四、脉络膜恶性黑色素瘤

脉络膜恶性黑色素瘤是成人常见的眼内恶性肿瘤。在我国仅次于视网膜母细胞瘤为第二位眼内恶性肿瘤。根据其在眼底的生长形态,可分为结节型和弥漫型。

1.临床表现

(1)肿瘤位于黄斑区时,早期会有视物变形、小视或大视、色觉改变、相对性或绝对性视野缺损等表现。

(2)肿瘤位于眼底周边部时可无自觉症状。

(3)晚期时,可有眼压高、眼红、眼胀、头痛,甚至恶心、呕吐、眼痛及眼球突出等表现。

(4)眼底所见:

1)结节型多见。为高低不平的局限隆起,表面有黄白色玻璃膜疣及棕色色素颗粒。肿瘤生长顶端突破玻璃膜后,迅速向视网膜下增大,形成蘑菇状形态。视网膜呈现无孔性波浪状实体性脱离。

2)晚期因肿瘤高度坏死,瘤体血管或瘤体表面视网膜血管破裂而致玻璃体内大量积血。瘤细胞种植到虹膜和前房角,可发生继发性青光眼。虹膜有新生血管形成,导致新生血管性青光眼。有时并发眼内炎、全眼球炎和并发性白内障。

3)临床上结节型脉络膜恶性黑色素瘤小于 $7mm \times 7mm \times 2mm$ 者为较小的肿瘤,大于$(7 \sim 10)mm \times (10 \sim 15)mm \times (3 \sim 5)mm$ 者为中等大小的肿瘤,大于 $15mm \times 15mm \times 3mm$者为大肿瘤。

4)弥漫型少见。沿脉络膜平面发展,使脉络膜普遍增厚。眼底表现类似转移性脉络膜肿瘤,或为橘红色、稍发暗的广泛的浆液性视网膜脱离。

(5)荧光素眼底血管造影:

1)造影早期肿瘤部位为无荧光背景上出现斑驳状荧光。如果肿瘤表面视网膜有破坏,则出现迂曲回旋的异常血管形态,荧光素迅即渗漏,融合成片。

2)动静脉期一些肿瘤血管与视网膜血管同时显示荧光,呈双循环现象。随荧光造影时间延长,出现更强的荧光点。在肿瘤边缘可见视网膜血管扩张。肿瘤全部呈现高、弱荧光混杂的斑驳状态。

3)造影晚期肿瘤部位表现为较弥漫性荧光,其外围有高荧光晕或弧。

(6)视野检查有与肿瘤部位相对应的视野缺损。

(7)超声扫描可显示:蘑菇状或圆顶状,低到中等的内反射,内部结构较规则,有血液循环。

(8)磁共振(MRI):能较好地显示肿瘤与视网膜下的积液。T1WI 显示肿瘤为中或高信号;T2WI 像上显示肿瘤为低信号,视网膜下的积液为高信号。即使黑色素瘤很少,仅 1cm 厚度,MRI 便可显示。无色素性脉络膜黑色素瘤缺乏此特征。

2.诊断

(1)根据症状和眼底改变可以诊断。

(2)巩膜后透照检查、荧光素眼底血管造影、超声扫描、CT 和 MRI 检查有助于确诊。

3.治疗原则

(1)定期观察:如果初诊患者的肿瘤较小或中等大小并生长缓慢者,应每 3~4 个月定期随访。如无变化,每 6 个月复查 1 次。以后如病情无变化,可改为每半年随访。

(2)光凝治疗:适应证为:①肿瘤高度小于 5D,范围 30°。②肿瘤表面无视网膜脱离。③肿瘤部位必须易被光凝包绕。④肿瘤不临近视盘或在视网膜中央血管环内。⑤屈光间质清晰。⑥瞳孔能充分散大。⑦肿瘤表面没有大的视网膜血管经过。⑧能定期复查。

(3)放射治疗:行质子光束照射或氦离子放射,既可保持视力又不损伤患者的生存。也可用镥敷贴器、碘敷贴器及金敷贴器等治疗。

(4)局部切除:适应证:①经过观察,肿瘤确为生长活跃,肿瘤基底部尚未超过 4 个钟点的睫状突范围。②肿瘤确为逐渐长大,位于眼球后极而近赤道或赤道部,直径<15mm。

(5)眼球摘除:适应证:①就诊时肿瘤很大,且失明,放疗或局部切除手术均不可能施行。②已有视网膜全脱离或并发青光眼的患眼。③经过多次随访,证实小的或中等大的肿瘤继续长大,并侵及视神经实质。

(6)眶内容物剜出术:适用于脉络膜恶性黑色素瘤已向眼外伸展,或眼球摘除术后眶内有肿瘤复发,但尚无全身性黑色素瘤转移者。

4.治疗目标

根据不同情况分别给予定期观察、光凝、放射和手术等治疗。肿瘤生长停止或缩小,渗出性视网膜脱离消退。

五、脉络膜转移癌

脉络膜转移癌为其他部位的恶性肿瘤细胞经血运或淋巴系统转移到眼内组织。可为单眼或双眼先后发病。好发于中、老年患者。原发癌多为乳腺癌、肺癌,其次为消化道癌。

1.临床表现

(1)可无任何症状。80％的患者因肿瘤位于眼底后极部,可有视力减退并有闪光感、羞明及视物变形。少部分患者因癌肿压迫睫状神经,在早期就有眼痛及头痛。也有并发新生血管性青光眼的病例。

(2)眼底所见:

1)肿瘤呈奶黄色或灰黄色、鳞片状或圆形的扁平隆起。有时肿瘤在眼内为多结节状,生长较快。

2)肿瘤上或旁可有黄白渗出或出血。有些肿瘤表现为圆顶状高度隆起,表面有色素上皮继发性的增生或游走。个别病例癌瘤穿破玻璃膜增长如蕈状。

3)病程长者,会发生继发性视网膜脱离,可局限于肿瘤附近黄斑区,或脱离广泛,视网膜下液体可随头位改变而移动,尤其肺癌转移时,还可有周边部脉络膜渗漏如葡萄膜渗漏综合征。

4)如肿瘤向前至睫状区,上巩膜血管可被充盈迂曲,患眼疼痛。

5)因肿瘤生长快,短期内眼底就有较大变化。

(3)荧光素眼底血管造影:

1)造影早期瘤体表现为无脉络膜背景荧光的暗区,看不到任何血管形态。

2)动静脉期可见视网膜血管爬行其上,常伴有毛细血管扩张及血管瘤样改变。

3)肿瘤区内逐渐出现斑点状荧光,常先出现于边缘部,有时可有轻度渗漏和融合,其间夹杂遮挡荧光斑片,使整个病变区成斑驳状。晚期仍然很强。

(4)视野病变相应处视野缺损。如有视网膜脱离,视野缺损远较视网膜脱离范围为小。

(5)超声扫描转移癌的内反射为中等到高,内部结构不规则。少数表现为低反射。

2.诊断

(1)根据视力减退、浮体飘动及闪光感和眼底的特征性改变可以诊断。

(2)荧光素眼底血管造影、超声扫描和视野检查有助于确诊。

3.治疗原则

(1)尚未确诊眼内转移癌前,勿轻易使用糖皮质激素,避免癌瘤细胞蔓延,病情恶化。

(2)极少数扁平生长不活跃的脉络膜转移癌,其表面有成堆的色素上皮,并没有视网膜脱离时,可以随诊观察。如果脉络膜转移癌呈弥漫发展,并有视网膜脱离者,应积极治疗原发癌。并每隔2～4个月定期复查眼底。

(3)对黄斑区受累者,放射治疗可使肿瘤变小,视网膜脱离消失,视力可有所提高。

(4)除患者因继发性青光眼,疼痛难忍外,不必摘除眼球。

4.治疗目标

根据肿瘤的大小、位置,进行观察,或行放射治疗。

六、脉络膜骨瘤

脉络膜骨瘤是一种骨性迷离瘤,好发于女性。双眼居多,可同时发生或间隔数年。患者一般无全身疾病或家族史。

1.临床表现

(1)视力下降,眼前出现旁中心暗点,或有复视、视物变形。可伴有同侧偏头痛。偶尔伴有恶心、喷射性呕吐等。

(2)眼底所见:

1)眼底后极部视盘黄斑区有黄白色、卵圆形或不规则如地图状或扇贝状的轻微隆起的肿物。多数脉络膜骨瘤邻近或绕视盘。

2)病变周围呈橙红色,边界圆钝不整齐有如伪足状。肿瘤大小和隆起度不等,表面凹凸不平,有棕色素沉着,有时有出血。

3)肿瘤表面可见由微小血管分支组成的血管丛。很多脉络膜骨瘤侵犯黄斑区,并可有新生血管出血、浆液性视网膜脱离。

(3)荧光素眼底血管造影:造影早期病变处为强荧光。造影过程中荧光逐渐加强。造影晚期呈斑驳状荧光染色。如有视网膜下新生血管,早期可有网状的荧光素渗漏,色素和出血会遮挡荧光。

(4)超声检查显示超高的反射和极强的声影。

(5)CT检查眼底后极部有CT值增高与骨密度相同的病灶。

2.诊断

(1)根据症状和眼底所见可以诊断。

(2)荧光素眼底血管造影、超声检查和CT检查有助于确诊。

3.治疗原则

(1)激光光凝可用不同波长封闭血管渗透点。

(2)经瞳孔温热疗法促使肿瘤萎缩,即使病变侵犯黄斑区亦可采用。

4.治疗目标

控制瘤体大小,保护视功能。

第十三章

视网膜疾病

第一节　先天性和静止性视网膜病

一、色觉异常

正常人具备三原色能够匹配出任意颜色称三色视,只具备三原色中的两种颜色去匹配颜色者称双色视。对具备三原色,但是比例异常称异常三色视。

1.分类

分为两类,先天性和获得性。先天性色觉异常通常是性连锁红绿色觉异常,主要影响男性。后天获得性通常蓝黄色觉异常,男女影响均等。红绿色觉缺陷指原发红敏锥体色素丧失或异常,发生红色盲,而绿敏锥体色素丧失或异常发生绿色盲。蓝黄色均缺陷发生蓝色盲。红绿色觉异常影响5%～8%的男性和0.5%的女性。色盲患者中大部分是色弱,如红色弱、绿色弱。色弱患者轻微的色觉异常,用Ishihara板可以发现异常,但患者通过D-15彩色棋子,可以顺畅说出颜色。

色盲是色觉分辨力的缺损,有两种类型:蓝-锥体全色盲和杆体全色盲。

2.症状和体征

两种类型均合并先天性眼震,视力较差,厌光,杆体全色盲是真正的色盲,常染色体隐性遗传。患者没有锥体功能,整个世界是在灰色中。视力0.3～1.0,儿童时期有眼震,随着年龄增长改善,眼底色淡,常误诊为眼白化病。

3.辅助诊断

(1)ERG显示锥体反应的缺失。

(2)暗适应检查暗适应曲线没有锥体平台,没有锥杆体膝。

4.鉴别诊断

(1)白化病:正常的ERG可鉴别。

(2)蓝-锥体全色盲是性连锁隐性遗传,先天锥体功能异常,如果没有家族史和色觉检查,临床上很难和杆体全色盲鉴别。这些患者只有蓝－锥体,男性患者性连锁隐性遗传,先天锥体功能缺失是最好的临床指征。病因是由于X染色体上红-绿-锥体色素功能丧失。

二、夜盲症

（一）先天性夜盲症合并正常眼底

先天性静止性夜盲症（CSNB）是终身稳定的夜盲症，遗传类型有性连锁遗传、常染色体显性遗传和常染色体隐性遗传，其中性连锁遗传最常见。

1. 临床症状

（1）很多患者从无夜盲的主诉。

（2）视力可以从正常到0.1，多数患者视力下降。

2. 临床体征

（1）除合并近视者眼底有相应的变化，其余眼底检查正常。

（2）儿童可以有眼震，或夜盲、视力下降等。

3. 辅助诊断

闪光 ERG：Schubert-Bornschein 型 CSNB 显示暗适应下大的 a 波，小的或几乎没有的 b 波；锥体 ERG 异常。极少的患者合并杆体 a 波和 b 波的下降。

4. 遗传诊断

性连锁 CSNB 的位点在 Xp11，显性遗传发现视紫红质基因突变。

5. 鉴别诊断

视网膜色素变性也有夜盲，但是视细胞丢失，所以闪光 ERG 明显下降甚至丢失。尽管 CSNB 的杆体功能较差，但光照后紫红质的产生和频率与量是正常的，视细胞和双级细胞之间交通显示异常，这一点是通过电生理研究锥体和杆体的 ON 和 OFF 反应通道证实的。

6. 患者教育

告知患者这种病属于遗传性疾病，但终身稳定，仅影响光线暗时的视功能。

（二）先天性夜盲症合并异常眼底

1. 白点状眼底

是指一种特定的病，强光照射后视色素的再生即视紫红质恢复到在较暗的环境下的正常水平需要几小时，眼底后极部有明显的黄白色小点。

（1）症状：视力和色视力可以正常，也可以稍稍下降。

（2）体征：眼底后极部明显的黄白色小点状，较密集排列，从视网膜后极到周边部，但不累及中心凹。

（3）辅助诊断：闪光 ERG。常规的 ERG 显示 a 波和 b 波下降，延长几小时暗适应后，a 波和 b 波恢复正常。

（4）鉴别诊断：应和点状变白区视网膜炎鉴别，这是视网膜色素变性的一种，眼底显示黄白色斑点，血管变细，闪光 ERG 振幅明显下降，且不随暗适应时间延长恢复；夜盲不著。

2. 小眍病（Oguchi 病）

小眍病即以先天性夜盲兼眼底灰白变色为特征的遗传性眼病。本病由小口忠太首先描述。临床罕见。表现为隐性遗传，其中有近亲联姻者占 60%。其发病与视网膜色素变性有一定的关系，有的表现为家系中有视网膜色素变性的患者，有的表现为病变远期发生了视网膜色素变性。

(1)表现:患者男略多于女,均为双眼发病。视力白昼正常,昏暗中视力明显障碍。在暗环境中停留后视力可逐渐恢复。视野在明室正常,但在照明减弱时,出现向心性收缩。色觉多正常。

(2)体征:

1)先天性静止性夜盲。

2)眼底呈独特的灰白色,似磷光色,暗适应延长后眼底逐渐呈正常状态。此现象称水尾现象。患者在黑暗中或用绷带包扎患眼2~3小时后,眼底的灰白色调立即消失而呈正常橘红色,称为水尾现象。若回到明处,眼底又变为灰白色。水尾现象为本病特点。但有些病例并非完全具备这一特点。

(3)辅助检查:

1)ERG检查的反应也是本病的特征,有诊断价值,即长时间暗适应后第1次光刺激时可见下降的b波,暗适应几小时后b波振幅恢复正常。

2)暗适应曲线无改变。

(4)诊断与鉴别诊断:在诊断时应除外其他类似的视网膜变性疾病,如无色素性视网膜色素变性、遗传性黄斑变性等。此病还应与因缺乏维生素A而引起的夜盲鉴别。

(5)治疗与预后:无特殊治疗。根据临床报告,有的病例经多年随访,病情始终稳定。

3.增强的 S-锥体综合征(蓝色锥体综合征)

增强的S-锥体综合征(Enhanced s-cone syndrome)中的s-cone是指蓝锥体或短波长,又称蓝色锥体综合征,是较罕见的隐性遗传疾病,属于先天性夜盲症。特征性改变是明适应ERG反应类似杆体ERG反应。患者缺少杆体功能,仅有很弱的红-锥体、绿-锥体功能,ERG的行为像放大的蓝色锥体信号。

(1)症状:夜盲。

(2)体征:RPE的环形变性区常位于血管弓部,可发生黄斑囊性水肿。

(3)辅助检查:明适应ERG反应类似杆体ERG反应。

(4)鉴别诊断:与Goldmann-Favre综合征是一个病还是不同的病,目前尚有争议。

4.Goldmann-Favre 综合征

Goldmann-Favre综合征也有认为是蓝色锥体综合征。

(1)症状:夜盲。

(2)体征:

1)蓝光敏感性增加,色素样视网膜变性。

2)后极血管弓部毯层样反光变性区。

3)中周到远周视野缺失。

4)黄斑劈裂。

(3)辅助诊断:暗适应ERG在弱刺激光无反应,但强刺激光产生很大很慢的振幅,相同的反应也出现在明适应ERG。蓝光刺激敏感性增强。

(4)遗传诊断:常染色体隐性遗传,NR2E3基因突变。源于异常细胞的死亡,引发其他视细胞亚型的过量表达。组织学研究报告没有杆体细胞,锥体2倍增多,92%为蓝敏锥体。

第二节　视网膜血管性病变

一、视网膜动脉阻塞

（一）视网膜中央动脉阻塞

1. 概述

视网膜中央动脉阻塞是严重致盲性眼底血管性疾病。发病急，一旦发生阻塞，所供应的视网膜区域发生急性缺血、缺氧，引起不可逆的视力丧失。本病是眼科急症之一，诊治是否及时、正确，直接影响患者的视力预后。

2. 临床表现

（1）多见于老年人，男性多见。

（2）视力突然完全丧失。部分患者有先兆症状，出现无痛性、一过性黑蒙，数分钟后可缓解。反复发作数次后视力突然严重下降。

（3）瞳孔散大，直接对光反应消失。

（4）眼底所见：

1）视神经盘颜色苍白。

2）各支视网膜动脉显著细窄，小分支细至几乎不易看见；血柱颜色发暗，反光变窄或消失。视网膜静脉可能稍变窄、略有扩大或正常大小。血柱成节段状。

3）视网膜呈灰白色，以后极部为显著。黄斑及其周围呈现乳白色。黄斑中心凹反光消失；在中心凹处有圆形暗红色的"樱桃红点"。

4）如患者有睫状视网膜动脉，在其供应区呈现正常眼底颜色，多为舌形或矩形橘红色区。

（5）视野为绝对缺损。根据阻塞的程度和范围有所不同，可保留部分周边视野。黄斑区如有睫网动脉供应，可保留小区中心视力。

（6）少数患者出现视网膜出血及新生血管性青光眼。

（7）荧光素眼底血管造影：

1）约有 10% 的患者脉络膜充盈时间延长。若脉络膜充盈时间显著延长，应考虑存在眼动脉或睫状动脉阻塞。

2）视网膜动脉充盈迟缓，臂-视网膜循环时间延长，可大于 30 秒。阻塞的动脉内荧光血柱普遍变细，且不均匀，甚至呈节段状或串珠状移动。小动脉呈钝形残端，黄斑周围小动脉呈断支状。

3）视网膜静脉充盈迟缓。视神经盘上静脉缓慢逆行充盈，仍限于视神经盘附近。

4）视神经盘荧光：来自睫状动脉小分支的充盈。荧光素由视神经盘上的毛细血管进入盘处的中央静脉，于视盘上呈现逆行充盈。异常血管与毛细血管渗漏荧光素，管壁着染。

（8）眼电生理检查：视网膜电图（ERG）b 波下降，a 波一般尚正常。除非脉络膜血循环也受累，眼电图一般均正常。

3.诊断

(1)根据患眼黑蒙,急性无痛性视力下降,相对性瞳孔传入障碍(RAPD)阳性、眼底改变,即可诊断并应立即给予治疗。

(2)病情较陈旧者可做荧光素眼底血管造影、视野检查等。

4.鉴别诊断

(1)眼动脉阻塞:急性视力丧失,无光感。全视网膜水肿严重,黄斑暗浊,无樱桃红点。晚期视网膜与色素上皮层均萎缩。荧光素眼底血管造影显示视网膜与脉络膜血流均受阻。ERG显示a、b波均降低或无可记录。

(2)先天性黑蒙性痴呆:眼底后极部乳白色黄斑现樱桃红点,但患者年龄小,出生后即视力低下,且智力弱,发育不良。

5.治疗

(1)分秒必争:即刻给予作用快的血管扩张药物,如吸入亚硝酸异戊酯,舌下含三硝基甘油。

(2)间歇性指压眼球。

(3)前房穿刺,迅速降低眼压。

(4)静脉滴注血管扩张剂,如葛根素、丹参、前列地尔(凯时)等药物。

(5)口服肠溶阿司匹林。

(6)药物降低眼压。

(7)介入溶栓治疗:经股动脉导管向眼动脉注入纤溶剂,如尿激酶等。

(8)激光或手术治疗:激光击碎阻塞的栓子,玻璃体切除术中按摩视盘使栓子流向远端。

(9)相关病因检查和治疗:如治疗高血压、高血脂、糖尿病、自身免疫性等全身疾病;如有炎性疾病,可用抗炎药物与糖皮质激素等。

6.临床路径

(1)询问病史:视力丧失是否为突然性、无痛性。

(2)体格检查:眼前节检查,注意患眼瞳孔散大,直接对光反应消失。眼底检查,特别关注视神经盘色泽淡白,后极部视网膜水肿,黄斑樱桃红点。

(3)辅助检查:可行荧光素眼底血管造影。

(4)处理:治疗原则是分秒必争,争取在视网膜缺血坏死发生不可逆性损害前恢复血流。应用血管扩张剂、降低眼压等方法,注意防止再灌注损伤。

(5)预防:控制相关全身疾病。

(二)视网膜分支动脉阻塞

1.概述

视网膜分支动脉阻塞较中央动脉阻塞为少见,颞上支发病为多。

2.临床表现

(1)视力下降程度与眼底表现取决于视网膜动脉阻塞的部位和程度。

(2)患者主诉视力下降、视野缺损。

(3)眼底所见:

1)通常在视神经盘附近或在大的动静脉交叉处,视网膜分支动脉细窄,相应静脉亦略细。

2)阻塞的视网膜动脉内可见白色或淡黄色发亮的小斑块。

3)阻塞的动脉供应的区域内,视网膜水肿呈象限形或扇形乳白色混浊。若影响黄斑血循环供应,亦可出现樱桃红点。

(4)荧光素眼底血管造影:

1)阻塞的动脉荧光充盈迟缓,动脉荧光充盈时间>17秒。动脉荧光充盈可见进行性前锋现象或荧光充盈不全。

2)静脉回流慢。

3)发病2~3周后视网膜水肿消退,阻塞的动脉变细并有白鞘。荧光素血管造影可恢复正常。

(5)视野为相应的神经束样或扇形缺损。

(6)视网膜电图正常或有轻度异常。

3.诊断

根据视力下降和眼底所见可以诊断。

4.鉴别诊断

需与视网膜血管炎相鉴别。该病表现为某支动脉炎后管壁呈白线细窄,荧光素眼底血管造影受累动脉充盈迟缓,管壁荧光素染色与渗漏,但仍有灌注。无相应象限视野缺损。

5.治疗

(1)治疗相关的全身疾病,如高血压、高血脂、糖尿病或内颈动脉粥样硬化等。

(2)应用血管扩张剂,如葛根或丹参注射液,改善微循环药物,口服肠溶阿司匹林、羟苯磺酸钙等。

(3)激光直接击碎栓子。

6.临床路径

(1)询问病史:视力突然下降,有部分视野丧失。

(2)体格检查:注意眼底的改变。

(3)辅助检查:进行荧光素眼底血管造影,有助于诊断。视野检查,了解视功能损害程度。

(4)处理:主要采用扩张血管治疗。查找病因。

(5)预防:治疗高血压、高血脂等全身疾病。

(三)睫状视网膜动脉阻塞

1.概述

供应黄斑及其附近睫状视网膜动脉发生阻塞,而视网膜中央动脉循环正常。多见于年轻患者。

2.临床表现

(1)中心视力突然丧失。

(2)眼底所见:

1)视神经盘颞侧缘到黄斑区,于其供应区视网膜呈现舌形或矩形乳白色混浊,中心可见樱桃红点。

2)睫状视网膜动脉管径狭窄或局限性狭窄。其他视网膜血管正常。

（3）荧光素眼底血管造影：脉络膜循环期，阻塞的睫状动脉无充盈，其供应区呈弱荧光区。

（4）与病变区相应的视野缺损，包括中心注视点的大暗点，而周边视野正常。

3.诊断

根据中心视力突然丧失，周边视力和视野正常，以及眼底表现，可以诊断。

4.鉴别诊断

需与视网膜震荡相鉴别。该病表现为眼球钝挫伤后视网膜水肿，其黄斑中心凹相对红，类似睫状视网膜动脉阻塞后的眼底表现。其眼底虽为灰白色，但不是乳白色，其视力下降程度较本病轻。荧光素眼底血管造影显示无睫状视网膜动脉阻塞和弱荧光区。有眼外伤史。

5.治疗

同视网膜中央动脉阻塞的治疗。

6.临床路径

（1）询问病史：中心视力丧失，但周边视野尚好。

（2）体格检查：重点注意眼底的改变。

（3）辅助检查：荧光素眼底血管造影有助于诊断。

（4）处理：主要采用扩血管治疗。查找病因，针对病因进行治疗。

（5）预防：及时治疗高血压、高血脂等全身病。

（四）视网膜毛细血管前小动脉阻塞

1.概述

毛细血管前小动脉阻塞多为全身性疾病，如高血压、糖尿病、胶原血管病、严重贫血、白血病及亚急性心内膜炎等病的眼底表现。也见于外伤性视网膜脉络膜病变。

2.临床表现

（1）一般无视力下降的主诉。

（2）眼底所见：

1)在毛细血管前小动脉阻塞处视网膜出现小片状混浊，即棉絮斑。一般于数周或数月后消退。

2)急性期视野有相符的小暗点。由于受损区很小，不易查出并可能完全恢复。

（3）荧光素眼底血管造影：于毛细血管前小动脉阻塞区呈现斑片状无灌注，邻近毛细血管扩张，晚期荧光素渗漏。

3.诊断

根据眼底所见可以诊断。荧光素眼底血管造影可显示毛细血管前小动脉阻塞区呈现斑片状无灌注，有助于确诊。

4.鉴别诊断

（1）视网膜有髓神经纤维：视网膜出现小片状混浊，多呈羽毛状，但荧光素眼底血管造影无毛细血管前小动脉阻塞，也没有视网膜无灌注区。

（2）放射性视网膜病变：头面部癌症经放射线照射治疗后，视网膜出现散在棉絮斑，排列无序,荧光素眼底血管造影呈现斑片状无灌注区,患者有面部癌症经放射线照射治疗病史。

5.治疗

(1)主要治疗产生毛细血管前小动脉阻塞的全身性疾病,如高血压、糖尿病、胶原血管病等。

(2)针对眼部病变,可给予血管扩张剂等治疗。

6.临床路径

(1)询问病史:有无高血压、糖尿病、胶原血管病等全身性疾病。

(2)体格检查:重点检查眼底。

(3)辅助检查:荧光素眼底血管造影可有助于诊断。

(4)处理:主要治疗原发病,给予血管扩张剂。

(5)预防:治疗原发病。

(五)眼动脉阻塞

1.概述

一旦眼动脉发生阻塞,其供养的组织急性缺血缺氧,可产生比视网膜中央动脉阻塞更严重的病变。在视网膜中央动脉阻塞病例中,约有5%患者为急性眼动脉阻塞。

2.临床表现

(1)急性视力丧失,光感消失,黑蒙。

(2)全视网膜缺血、缺氧,严重水肿。黄斑部暗浊,无樱桃红点。晚期视网膜与色素上皮层均萎缩。

(3)荧光素眼底血管造影显示脉络膜和视网膜血管荧光充盈均迟缓,甚至无荧光充盈。

(4)视网膜电流图(ERG)a、b波均降低或无波形。

3.诊断

(1)根据患眼无痛性急骤失明、眼底出现比视网膜中央动脉阻塞更严重的改变可以诊断。

(2)荧光素眼底血管造影有助于诊断。

4.鉴别诊断

需与视网膜中央动脉阻塞相鉴别。该病表现为视网膜灰白色水肿以后极部为重,黄斑部可见樱桃红点。荧光素眼底血管造影显示阻塞的视网膜动脉荧光充盈迟缓,呈进行性前锋现象及动脉荧光充盈不全。脉络膜荧光充盈正常。ERG显示b波降低。

5.治疗

同视网膜中央动脉阻塞治疗。

6.临床路径

(1)询问病史:有无视力突然丧失、无光感的病史。

(2)体格检查:重点注意眼底缺血、缺氧改变较视网膜中央动脉阻塞更为严重。

(3)辅助检查:荧光素眼底血管造影显示,脉络膜、视网膜血管均荧光充盈迟缓或无荧光充盈。

(4)处理:治疗原则是紧急抢救,分秒必争。应用血管扩张剂、降低眼压等方法,争取阻塞的动脉尽早恢复血流。查找病因,针对病因进行治疗。

(5)预防:治疗全身性疾病,如高血压、动脉硬化、自身免疫性疾病等。

二、视网膜静脉阻塞

(一)视网膜中央静脉阻塞

1.概述

视网膜中央静脉阻塞是常见的可致盲的视网膜血管疾患。多发生于 50 岁以上的人群。男女发病无明显差异。

2.临床表现

(1)无痛性视力下降,可降至数指或手动。也有于几天内视力逐渐减退者,或一过性视力减退。在安静情况下发生,睡觉后醒来发现。

(2)周边视野常正常或有不规则的向心性缩小,中心视野常有中心或旁中心暗点。

(3)眼底所见:

1)视盘充血,轻度水肿,颜色红,边界模糊。

2)视网膜静脉血流瘀滞,色紫暗;管径不规则,显著扩张,可呈腊肠状,甚至结节状。

3)视网膜动脉因反射性功能性收缩或已有动脉硬化而呈现狭窄。

4)整个眼底满布大小不等的视网膜出血斑。浅层较多,亦有圆形或不规则形的深层出血。较大静脉破裂时可发生视网膜前大片出血甚至进入玻璃体,形成玻璃体积血。视网膜水肿,隆起。视网膜血管好似出没于出血水肿的组织中。当积血开始吸收时,可见积血之间有不规则的灰白色斑块。

5)黄斑弥漫或囊样水肿、出血。

(4)荧光素眼底血管造影:分为缺血型与非缺血型。

视网膜静脉荧光充盈迟缓或缺损;视神经盘边界不清,其上毛细血管扩张、荧光渗漏。眼底出血遮蔽背景荧光。视网膜静脉显著迂曲、扩张,管壁荧光渗漏、着染。出血稀疏处可透见视网膜静脉渗漏到组织的荧光。发病 2～3 个月后,出血大多吸收,可见小动脉狭窄,动静脉短路及侧支循环(V-V)建立,微血管瘤或新生血管形成。黄斑周围毛细血管渗漏。黄斑囊样水肿,造影晚期呈现花瓣样荧光积存。

缺血型显示毛细血管无灌注区;非缺血型无毛细血管无灌注区。

(5)并发症与后遗症:

1)黄斑水肿:持续的黄斑水肿可发展为囊样变性,甚至局限性视网膜脱离,乃至视网膜破孔形成。出血可侵入囊样变性腔内,有时可见积血形成暗红色的水平面。

2)新生血管:多见于缺血型视网膜中央静脉阻塞。

3)新生血管性青光眼,或合并原发性开角型青光眼。

4)玻璃体积血,增殖性玻璃体视网膜病变。

3.诊断

(1)根据视力严重减退和眼底改变可以诊断。

(2)荧光素眼底血管造影可显示为缺血型或非缺血型。

(3)光学相干断层扫描术(OCT)可协助黄斑水肿、黄斑前膜等的诊断。

4.鉴别诊断

(1)糖尿病性视网膜病变:以视网膜微血管瘤、片状出血、硬性渗出和棉絮斑为主,同时合并有视网膜静脉迂曲充盈,黄斑水肿。患者有高血糖。荧光素眼底血管造影有助于鉴别。

(2)视神经盘血管炎:视力较视网膜中央静脉阻塞为好,眼底病变位于视盘附近。荧光素眼底血管造影所见病变主要为视盘毛细血管扩张、渗漏。

5.治疗

(1)全身治疗高血压、动脉硬化、高血脂、糖尿病、血液情况和感染病灶等。

(2)静脉滴注扩张血管药物,如复方丹参注射液或前列地尔(凯时)。

(3)肠溶阿司匹林可抑制血小板聚集,每晚 1 次,每次 25～50mg,可长期服用。

(4)尼莫地平、尼达尔或尼莫通 30mg(20mg),每日 3 次。

(5)中医中药结合全身性疾病辨证施治,以活血化瘀为主。常用方剂为桃红四物汤、血府逐瘀汤加减。单味提纯中药复方丹芎片。

(6)激光治疗缺血型视网膜静脉阻塞的毛细血管无灌注区,视病情可行全视网膜光凝术,防止新生血管及新生血管性青光眼。

6.临床路径

(1)询问病史:是否视力突然下降。有无高血压、动脉硬化、高血脂、糖尿病等全身病变。

(2)体格检查:重点检查眼底。

(3)辅助检查:荧光素眼底血管造影可确诊为缺血型或非缺血型,OCT 可协助诊断继发的黄斑病变。

(4)治疗:以溶栓和抗凝为主。

(5)如有全身病,应积极治疗。

(二)视网膜分支静脉阻塞

1.概述

视网膜分支静脉阻塞较中央静脉阻塞多见。多发生在视网膜颞上分支静脉,在阻塞处可见动静脉交叉压迫征。

2.临床表现

(1)视力轻、中度下降或正常。

(2)眼底表现:

1)于动静脉交叉处发生阻塞。阻塞的静脉扩张、充血、迂曲,视网膜出血、水肿、渗出等,只限于阻塞静脉引流区域,呈三角形分布,其尖端指示阻塞所在处。阻塞可发生在不同的分支,使视网膜受累范围不等。

2)与阻塞静脉相伴行的动脉常有硬化。

3)黄斑受累时,可发生水肿。

4)阻塞时间较长,有时可见新生血管像架桥样跨过阻塞部位或与邻近静脉支吻合形成侧支循环。

(3)荧光素眼底血管造影:

1)早期静脉充盈时间延长。阻塞远端静脉荧光素渗漏,管壁及周围组织着染,受累区域位于黄斑水平分界的上或下半侧,受累的一侧因组织着染呈现一界线分明的强荧光区。

2)阻塞如未累及黄斑中心凹,则黄斑无水肿或只有很轻的水肿。如中心凹外毛细血管受累,则该侧黄斑呈现囊样水肿。有时受累部位超过水平中线影响另一半侧。

3)缺血型可出现毛细血管无灌注区。其内或周围可见微血管瘤及毛细血管扩张,造影过程中出现荧光渗漏。晚期可出现侧支循环。

(4)视野出现相对或绝对中心暗点。周边视野向心性缩小。若合并视网膜动脉分支阻塞,则产生境界鲜明的扇形视野缺损。

(5)阻塞相应区的暗适应可有减退,视网膜电流图仍可表现正常。

3.诊断

(1)根据患者视力改变和眼底所见,可以诊断。

(2)荧光素眼底血管造影可确切了解静脉阻塞部位,明确是缺血型还是非缺血型。视野检查可了解视功能损害程度。

(3)OCT可帮助了解黄斑水肿的情况。

4.鉴别诊断

(1)糖尿病性视网膜病变:有视网膜静脉充盈,出血,水肿。但不限于某一分支,且有微血管瘤,硬性渗出,棉絮斑等病变。

(2)静脉周围炎:

一般好发于视网膜周边部较小支静脉。炎症早期,受累静脉旁有出血、水肿;较晚期,静脉旁有白鞘。荧光素眼底血管造影显示静脉荧光充盈正常,但管壁有明显渗漏和着染。

5.治疗

(1)查找病因,溶栓和抗凝药物治疗。

(2)缺血型采用激光治疗。

(3)合并黄斑水肿,可给予曲安奈德玻璃体注药或格栅样激光光凝。

(4)激光光凝后定期随诊。4~6周后仍有渗漏或新生血管不退,再补充激光。以后每3~6个月复查,注意新生血管复发或在其他区域出现新生血管。

6.临床路径

(1)询问病史:有无视力下降、视野缺损。

(2)体格检查:重点注意眼底的改变。

(3)辅助检查:

荧光素眼底血管造影有助于诊断。视野检查可了解视功能损害程度。OCT可了解黄斑水肿的情况。

(4)处理:给予溶栓和抗凝治疗。如荧光素眼底血管造影显示为缺血型,出现毛细血管无灌注区,应及时行激光光凝治疗。

(5)预防:治疗视网膜动脉硬化等病变。

(三)视网膜黄斑分支静脉阻塞

1.概述

视网膜黄斑分支静脉阻塞较为少见,由于病变邻近或已累及中心凹,视力会受到明显影响。

2.临床表现

(1)视物变形,中心视力减退。

(2)眼底表现:

1)整个黄斑区水肿、出血及外围环形渗出。

2)病之初期,阻塞的分支小静脉往往被视网膜出血遮挡,又因位于黄斑,视网膜水肿严重,故不容易被发现。

3)数月后,黄斑区视网膜组织长期水肿,营养不良和变性,脂性渗出增多,形成环形或弧形的沉积。仔细观察可发现邻近的小支静脉不规则。

(3)荧光素眼底血管造影:

1)阻塞的黄斑支小静脉管径不均,管壁着染,其引流区视网膜出血、水肿。

2)附近毛细血管无灌注,其外围毛细血管扩张、微血管瘤,晚期明显渗漏。

3.诊断

(1)根据患者症状和眼底所见可以诊断。

(2)荧光素眼底血管造影有助于诊断。

(3)OCT可以了解黄斑水肿的情况。

4.鉴别诊断

(1)视网膜动脉硬化:出血一般发生于高血压、动脉硬化后,黄斑水肿不重,且与黄斑分支静脉无关。

(2)老年黄斑变性或其他原因的脉络膜新生血管:常位于黄斑中心凹或附近,但不与某支视网膜静脉引流区域吻合。荧光血管造影和OCT有助于鉴别诊断。

(3)Coats病:视网膜层间黄白色或灰白色大片渗出,眼底周边部粟粒状或蔓状血管瘤,视网膜毛细血管扩张、管径不规则及新生血管,晚期可出现渗出性视网膜脱离。

(4)特发性黄斑中心凹毛细血管扩张症:黄斑中心凹颞侧有迂曲的毛细血管,黄斑有水肿及硬性渗出环。荧光素血管造影显示不同程度的黄斑旁中心凹毛细血管扩张和荧光素渗漏。

5.治疗

(1)治疗原则与视网膜分支静脉阻塞相同。

(2)视网膜水肿侵犯黄斑,视力受累重时,若予激光光凝应距中心凹 $500\mu m$ 以外。

(3)黄斑水肿,视力降至0.5以下可给予曲安奈德玻璃体注药。

6.临床路径

(1)询问病史:有无中心视力突然下降,高血压和动脉硬化病史。

(2)体格检查:重点鉴别病变部位与黄斑小分支静脉的关系。

(3)辅助检查:荧光素眼底血管造影可发现黄斑附近黄斑小分支静脉被水肿、出血掩盖,其管壁荧光渗漏,晚期着染。

(4)处理:查找病因,对因治疗。可给予抗炎、活血化瘀等治疗。如需激光光凝,应谨慎。

(5)预防:治疗高血压、动脉硬化等全身性疾病。

三、视网膜静脉周围炎

1.概述

又称为 Eales 病,以慢性和复发性静脉炎为主要表现,多见于青年男性,常双眼发病,邻近动脉也会累及。其病因仍不清楚。以往认为结核所致,用链霉素治疗,常导致听神经中毒而发生耳聋。有学者对患者眼球进行病理检查,未发现结核菌感染,因而提出过敏可能是本病的病因,采用糖皮质激素治疗后疗效显著。

2.临床表现

(1)视力突然减退至数指、手动,甚至光感。有的在发病前数日先有视物轻度模糊或有眼前飞蚊症状。

(2)多数患者只有单眼主诉,但详细检查眼底时可在其对侧眼发现视网膜周边血管病变。

(3)眼底所见:发病时因玻璃体内大量积血,看不见眼底。当玻璃体积血吸收,能看清眼底时才发现病变。

1)玻璃体混浊积血:玻璃体积血遗留或多或少的不规则条状、块状或尘状混浊。

2)视网膜血管:眼底周边部小静脉扩张、迂曲,管径不规则。静脉旁常伴有白鞘。在病变小静脉附近,有小点片状、火焰状视网膜出血、渗出,常形成边缘不清、宽窄不一的白色条带或白色结节,或不规则片块物覆盖于小静脉上或位于其邻近。

3)开始时病变只限于眼底周边部,侵犯某支或某几支小静脉。以后逐渐增多,波及大支静脉。

(4)荧光素眼底血管造影:1)受累静脉曲张,亦有不规则变细,管壁有荧光素渗漏和组织着染。

2)可见微血管瘤、毛细血管扩张,造影过程中出现荧光渗漏。

3)周边眼底有不同程度的毛细血管无灌注区。

4)黄斑水肿,晚期呈花瓣状荧光素积存。

(5)OCT 可帮助了解黄斑水肿的情况,眼 B 超对玻璃体积血、增殖性玻璃体视网膜病变以及牵拉性视网膜脱离有辅助诊断意义。

(6)并发症:前、后葡萄膜炎(虹膜睫状体炎,或脉络膜炎);增殖性玻璃体视网膜病变;牵拉性视网膜脱离,如牵拉形成裂孔,可发展为孔源性视网膜脱离。晚期偶见并发性白内障和继发性青光眼。

3.诊断

根据反复性玻璃体积血,发病前数日视力轻度下降,或有眼前飞蚊症状,发病时视力突然减退,以及玻璃体和眼底,特别是周边部视网膜静脉的改变,可以诊断。

4.鉴别诊断

需与周边部葡萄膜炎相鉴别。该病周边小血管边缘也可有出血、渗出,但还有灰白色斑块,玻璃体混浊云雾状。荧光素眼底血管造影显示的病灶不在视网膜静脉,而在深层脉络膜。吲哚菁绿血管造影更有助于诊断脉络膜炎症。

5.治疗

（1）病因治疗：如有活动或陈旧结核病灶，或对旧结核菌素呈阳性反应者，应给予规范的抗结核治疗。

（2）糖皮质激素治疗：控制全身病灶的同时，谨慎地加用糖皮质激素，降低机体高敏反应。

（3）视网膜激光光凝治疗：激光封闭毛细血管无灌注区及微血管瘤。

（4）玻璃体积血、增殖性玻璃体视网膜病变或牵拉视网膜脱离：可行玻璃体切除手术联合眼内激光光凝等。

（5）中医中药：根据辨证，用清热凉血及止血药物，如白茅根、槐花、藕节、生地、山栀、茜草及三七等。待出血稳定后，可适当加用活血化瘀及理气药物，如赤芍、川芎、当归、红花及香附等。

6.临床路径

（1）询问病史：有无结核史，有无眼内反复出血史。

（2）体格检查：重点检查玻璃体和视网膜，特别是周边部视网膜。

（3）辅助检查：荧光素眼底血管造影有助于确诊。OCT有助于了解黄斑水肿的情况。眼B超对玻璃体积血、增殖性玻璃体视网膜病变以及牵拉性视网膜脱离有辅助诊断意义。

（4）处理：查找病灶，对因治疗，激光封闭毛细血管无灌注区，如合并增殖性玻璃体视网膜病变牵拉视网膜脱离，可行玻璃体切除手术。

（5）预防：及时治疗结核菌感染等。

四、节段状视网膜动脉周围炎

1.概述

节段状视网膜动脉周围炎好发于青年男性，多数为单眼发病，通常伴有活动性葡萄膜炎。

2.临床表现

（1）视物模糊，视力轻度或中度减退。伴有眼前黑影，有时视物变形。

（2）有视网膜动脉分支阻塞者，在视野中有相应的缺损。

（3）合并葡萄膜炎者，眼前节可有睫状充血，角膜后有灰白色点状沉着物，房水闪光阳性，陈旧病变可见虹膜后粘连。

（4）眼底所见：

1）有活动性葡萄膜炎时，玻璃体高度混浊，眼底不能看清。

2）视网膜动脉周围节段状排列指环或串珠样白色、灰色或黄色渗出斑，像指环套在动脉上。

3）视网膜动脉管径狭窄，小支动脉呈白线。

4）病变附近视网膜水肿和积血。

5）少数静脉扩张，或亦受累而出现炎症改变。

6）后极部眼底也可在其他部位出现急性渗出性脉络膜病灶。

（5）荧光素眼底血管造影：

1)视网膜荧光充盈迟缓,视网膜各期循环时间延长。

2)视网膜动脉管径不规则,充盈迟缓但血流仍通畅,管壁偶有荧光素着染,出现视网膜静脉病变时,管径不规则,可显著扩张,晚期有明显渗漏,管壁着染。

3.诊断

根据视力下降,眼底视网膜动脉节段状白色或黄白色渗出斑、像指环或串珠套在动脉壁上的临床表现,可以诊断。

4.鉴别诊断

(1)视网膜血管炎:炎症以静脉为主,动脉上无节段状白色或黄白色渗出。

(2)葡萄膜炎:玻璃体混浊,眼底有渗出、水肿,但视网膜动脉没有节段状白色或黄白色渗出。

5.治疗

(1)活动期可口服泼尼松或球后注射地塞米松,以减轻视网膜动脉的渗出性反应。

(2)查找病因,针对不同病因治疗。如发现结核,应采用正规的抗结核治疗。

(3)非特异性抗炎措施如吲哚美辛、布洛芬、碘剂以及中医中药治疗等。

(4)如有前葡萄膜炎,眼局部滴用糖皮质激素滴眼液和睫状肌麻痹剂。

6.临床路径

(1)询问病史:有无葡萄膜炎史和结核感染等全身病史。

(2)体格检查:重点检查眼底。

(3)辅助检查:荧光素眼底血管造影有助于诊断。

(4)处理;查找病灶,进行针对性抗感染治疗。

(5)预防:积极治疗葡萄膜炎等眼病。

五、Coats 病

1.概述

Coats 病又称视网膜毛细血管扩张,好发于青少年男性,一般全身健康。多数为单眼发病,左右眼无差异。偶见双眼发病。

2.临床表现

(1)症状:早期病变位于眼底周边部时无自觉症状。病变波及黄斑部时出现视力下降。儿童出现斜视或于瞳孔区出现猫眼征。家长发现患儿看电视头位不正或眯眼。

(2)眼底所见:

1)玻璃体一般清晰,偶见轻度混浊。

2)视盘正常或稍充血。

3)视盘或黄斑附近出现单片或多片白色或黄色不规则视网膜层间渗出。

4)视网膜血管:早期周边部毛细血管扩张,视网膜小动脉管壁呈囊样扩张,可见蔓状血管瘤,多见于颞侧周边,也可先起于鼻侧。

5)黄斑常有水肿和渗出,呈星芒状或斑块状,以后可机化成瘢痕。

6)病程缓慢进行,视网膜渗出加重,可出现视网膜局部或全部脱离。

(3)晚期并发症:可并发白内障、新生血管性青光眼、虹膜睫状体炎及眼球萎缩等严重并发症。

(4)荧光素眼底血管造影:

1)视网膜小动脉管壁呈囊样扩张,有梭形或串珠状动脉瘤、粟粒状动脉瘤、大动脉瘤、微血管瘤,这些异常血管极易渗漏,使病变区被荧光素着染成一片强荧光。

2)病变区内毛细血管扩张、迂曲,动静脉短路及新生血管形成,血流缓慢。如有出血则遮挡背景荧光。

3)黄斑受损,在其外丛状层沉集大片渗出。内层视网膜荧光素储存呈花瓣状。

3.诊断

(1)根据症状和眼底所见,可以诊断。

(2)荧光素眼底血管造影有助于诊断。

4.鉴别诊断

(1)视网膜小分支静脉阻塞:常为老年患者。视网膜小分支静脉呈白线,其附近动静脉分叉处有动脉压迫静脉的改变。动脉有硬化表现。出血沿阻塞静脉引流区分布。

(2)糖尿病性视网膜病变:双眼患病。微血管瘤,硬性渗出,可有新旧不等的棉絮斑,静脉迂曲扩张,很少或无小动脉及动脉不规则扩张。有糖尿病病史。

(3)视网膜母细胞瘤:瞳孔区呈"猫眼"状反光,向内生长时表面呈结节状,常合并浆液性视网膜脱离,其上看不到粟粒状动脉瘤等 Coats 病的异常血管,玻璃体内常有白色大小不等的片状或小球形肿瘤种子。

(4)早产儿视网膜病变:多为双眼发病,常为早产儿,曾接受氧疗。

(5)转移性眼内炎:常继发于全身急性感染性病变,特别是肺部感染。眼前节常有不同程度的炎症反应。

(6)急性视网膜坏死:发病急骤。全层视网膜黄白色坏死,从周边部发展至后极部。严重闭塞性动脉炎,视网膜动脉阻塞呈白线。晚期周边部多发筛样视网膜裂孔,而呈孔源性视网膜脱离。

5.治疗

(1)激光光凝:早期用激光光凝粟粒状动脉瘤、微血管瘤及毛细血管扩张,可使异常血管封闭、萎缩,减少、促进视网膜层间渗出吸收、消退。

(2)如出现渗出性视网膜脱离,可给予曲安奈德玻璃体注药术,可减轻、促进视网膜下液体吸收,再补充激光。

(3)视网膜脱离者并出现增生性玻璃体视网膜病变(PVR)时,可考虑给予玻璃体切除术。

6.临床路径

(1)询问病史:幼儿患者多为家长发现其眼位不正或瞳孔区出现黄白色反光——"猫眼"。

(2)体格检查:眼底所见重点注意周边部眼底改变。若看到不规则处有球形或梭形瘤样局部扩张,可确立诊断。幼儿检查眼底不合作时,应在全身麻醉下检查。

(3)辅助检查:荧光素眼底血管造影有助于诊断。

(4)处理:争取早期行眼底激光光凝治疗。如视网膜下积液太多妨碍激光光凝治疗,给予曲安奈德玻璃体注药术,待视网膜下液体吸收后再补充激光。

六、黄斑旁中心凹毛细血管扩张

1.概述

本病常发生于一些影响微循环的全身及眼底病中,单眼多见,偶有双眼发病。可分为发育性或先天性黄斑旁中心凹毛细血管扩张,以及获得性黄斑旁中心凹毛细血管扩张。前者常单眼发病,典型的为男性,年龄在 40 岁左右。后者多见双眼发病,男女均可发病,年龄一般在 50~60 岁。

3.临床表现

(1)症状:视力轻度减退,或有视物变形。有的无自觉症状。

(2)眼底所见:黄斑部水肿,视网膜增厚,毛细血管扩张,微血管瘤。偶有小出血斑。在水肿区边缘有黄白色硬性渗出环。病变可围绕中心凹,多见其颞侧。

(3)荧光素眼底血管造影:

1)造影早期,病变区视网膜毛细血管扩张和充盈迟缓,邻近的小动脉和小静脉呈囊样扩张,有毛细血管无灌注区及大小不等的血管瘤。黄斑拱环破坏,环缘不规整,环外毛细血管网眼间隙扩大。

2)造影过程中,病变区异常血管荧光渗漏明显。

3)造影晚期:持续强荧光。

3.诊断

根据眼底所见和荧光素眼底血管造影结果,可以诊断。

4.鉴别诊断

(1)局限性 Coats 病:早期当视网膜血管异常较轻,病变可局限于黄斑部,甚至只有拱环边缘上一个小区出现毛细血管扩张、微血管瘤及毛细血管无灌注。注意检查周边部视网膜可发现微血管瘤及扩张的毛细血管。

(2)视网膜静脉小分支阻塞:黄斑部也会出现毛细血管扩张、微血管瘤和毛细血管无灌注区,但其范围涉及阻塞静脉的引流区域。荧光素眼底血管造影可发现病变沿一小分支静脉分布,该支小静脉迂曲扩张,管壁着染。

(3)放射性视网膜病变:可有继发性黄斑毛细血管扩张,但还有多发的视网膜异常,如棉絮斑及视网膜新生血管等,且有接受放射线治疗史。

(4)糖尿病性视网膜病变:双眼患病。微血管瘤,硬性渗出,可有新旧不等的棉絮斑,静脉迂曲扩张,很少或无小动脉及动脉不规则扩张。有糖尿病病史。

5.治疗

如持续的黄斑水肿影响视力,发现渗漏的微血管瘤位于黄斑拱环外,可谨慎地进行激光光凝治疗,可选择黄波长的激光,但应注意不伤害拱环。

6.临床路径

(1)询问病史:可有视力下降史。询问有无影响微循环的全身和眼部疾病。

（2）体格检查：重点注意眼底改变。

（3）辅助检查：荧光素眼底血管造影有助于诊断。

（4）处理：根据眼底改变，谨慎地选择视网膜激光光凝治疗。

5.预防

治疗影响微循环的全身和眼部疾病。

七、早产儿视网膜病变

1.概述

早产儿视网膜病变是未成熟或低体重出生婴儿的增殖性视网膜病变。轻者遗留发病痕迹，不影响视力。重者双眼发生不可逆增殖性病变，直至完全失明。

2.临床表现

（1）急性期：视网膜血管迂曲扩张，静脉更显。周边部有细小的新生毛细血管，动静脉短路交通，视网膜新生血管及微血管瘤。荧光素眼底血管造影显示毛细血管无灌注区及扩张的毛细血管。

（2）进行期：新生血管增多，玻璃体积血，周边部视网膜局限性隆起成嵴状，轻者局限性增殖仅引起该区局部视网膜脱离，重者可扩展到相当大范围，甚至全视网膜脱离。

（3）退行期：急性期病变可在此病程中不同阶段停止进行，所形成的瘢痕轻重不等。

（4）瘢痕期：轻者周边视网膜小块不规则的色素斑及玻璃体混浊。重者周边眼底机化团块，视神经乳头移位，视网膜皱褶。更重者，晶状体后充满瘢痕和机化膜，前房浅，虹膜前后粘连。睫状突伸长呈锯齿状。

（5）并发症：闭角型青光眼，角膜完全混浊，眼球小且内陷。

3.诊断

（1）根据早产、低出生体重及吸氧史，双眼眼底改变，可以诊断。

（2）早产儿视网膜病变分类法：

1）部位

Ⅰ区：位于后极部，以视神经盘为中心，两倍于视神经盘至黄斑的距离为半径的范围。

Ⅱ区：Ⅰ区以外鼻侧至锯齿缘，颞侧至赤道部的范围。

Ⅲ区：Ⅱ区以外至颞侧锯齿缘。

2）范围：以时钟位点标出视网膜病变的范围。

3）程度：

1期：扁平的分界线将视网膜周边部无血管区与后极部视网膜血管区分开。

2期：分界线呈嵴状隆起，加宽，体积变大。

3期：嵴状分界线伴有视网膜外纤维血管组织增殖。

4A期：中央凹以外视网膜脱离。

4B期：包括黄斑区在内的次全视网膜脱离。

5期：全视网膜脱离。

4.鉴别诊断

(1)家族性渗出性玻璃体视网膜病变:为常染色体显性遗传。新生血管可在出生后数年才出现,常无症状。患儿有家族史,无早产史。

(2)Coats病:多为单眼发病,影响视力,出现白瞳症的年龄较本病为晚,常为青年男性,有深层视网膜渗出,血管异常处血管瘤多见。患儿无早产史。

(3)视网膜母细胞瘤:常为足月婴儿,1/4～1/3患儿有家族史,虽可双眼发病,但常为一眼重。超声诊断早产儿视网膜病变有多个回声,多在晶状体后或周边视网膜,而视网膜母细胞瘤B超常发现钙化点。

(4)永存原始玻璃体增生症:此病为先天异常,常单眼发病,足月产,有小角膜,小眼球,睫状体常扯向瞳孔中央,晶状体后的膜呈灰白色,其上无视网膜血管,无早产史。

(5)先天性视网膜发育异常(Norrie's病):白瞳症于出生后4～6周即可出现。为性连锁隐性遗传病,患儿尚有耳聋及智力迟钝,无早产史。

5.治疗

(1)在病变进行期,视病变的不同情况选择激光、冷凝或巩膜缩短、玻璃体切除手术。

(2)前房浅者,需注意眼压,如眼压高,则先用药物控制。必要时可考虑抗青光眼手术。

6.临床路径

(1)询问病史:早产儿或出生时低体重,并有吸氧史。

(2)体格检查:重点检查眼底。

(3)辅助检查:荧光素眼底血管造影有助于诊断和了解病情。

(4)处理:根据情况选择激光光凝或玻璃体手术治疗。

(5)预防:本病的发病与早产儿吸氧有关,因此应当控制吸氧。只有当患儿发绀或有生命危险时才用。36周前出生或出生时体重低于2 000g的早产儿,在出生后1周内即需查眼底,以后每周随诊至3～6个月。若眼底仍无异常,才停止随诊。

第三节　黄斑部疾病

一、中心性浆液性脉络膜视网膜病变

中心性浆液性脉络膜视网膜病变简称中浆病,是由于视网膜色素上皮层功能障碍,引起黄斑部视网膜神经上皮局限性浆液性脱离的一种黄斑疾病。发病率较高,是一种自限性疾病,预后较为良好。多见于25～50岁的男性青壮年。多单眼发病。

1.病因

确切病因不清。精神紧张和过度劳累可诱发。眼底血管荧光造影证实,基本病理改变在视网膜色素上皮,色素上皮的屏障功能受损是导致本病的原因。脉络膜毛细血管通透性增加,使富含蛋白质的液体漏出,通过受损的色素上皮层进入神经上皮层下,形成后极部的神经上皮层盘状扁平脱离。

2.临床表现

(1)中心视力障碍:一般视力下降至 0.4~0.8;很少低于 0.2。常可出现＋0.50~＋2.50D 的暂时性远视。

(2)中心暗点:用小视标或色(蓝色)视标可以较容易地查出与后极部病灶大小、形态大致相当的圆形或椭圆形中心暗点。

(3)小视症和视物变形:由于浆液性脱离引起视细胞排列不规则或间隔加宽所致。应用 Amsler 方格表可较容易地查出。

(4)色觉障碍:以蓝色最为显著。有些患者可有视物发暗变黄的表现。

(5)眼底所见:

1)检眼镜检查:典型病例可见黄斑部有 1~3PD 大小、边界清楚的盘状视网膜隆起。隆起区色较暗,周围有反光晕,中心凹反光消失。数周后,盘状隆起区可见多个黄白色渗出点。恢复期中心凹反光可恢复,但残留有光泽的陈旧性黄白色小点和轻度色素紊乱。

轻症病例仅见后极部视网膜呈闪烁不定的反光,中心凹光反射略为弥散。

大多数复发病例或隐匿进行的患者,仅表现为黄斑部色素紊乱,或中心凹反射异常,需通过眼底荧光血管造影检查了解病情是复发活跃还是萎缩稳定。

2)裂隙灯显微镜加前置镜或接触镜检查:以窄光带观察后极部显示神经上皮层与色素上皮层分离,两层之间因浆液性积蓄呈现一个光学空间。在神经上皮层后表面还可见到较多的黄白色小点状沉着物附着。如脱离区内液体较为明亮,边缘呈暗红色环状光晕,形似灯笼现象。

3.特殊检查

(1)荧光素眼底血管造影:荧光素血管造影检查是诊断中浆病最准确的方法,有其独特的表现。

1)初发病例:从造影早期到后期,因色素上皮层损害所致的渗漏点逐渐扩大增强,形成两种表现:a.墨渍样渗漏(扩散型渗漏)是最常见的表现形式。b.烟囱样渗漏(喷出型渗漏)较少见,7%~20%病例见到这种渗漏,主要发生在病程短的新鲜病例。渗漏点的部位大多在黄斑周围。

2)慢性迁延期:主要表现为在造影后期有着色点(荧光点无扩大)及微漏点(荧光点边缘变模糊且境界稍有增大)存在,称之为色素上皮失代偿(RPED)。

3)复发病例:可发生色素上皮失代偿,表现为原活动处的渗漏液极少,因慢性渗出使细小局限性色素上皮荧光染色,形成亮度增加、大小不变的荧光着色点。

4)陈旧性病变:当有色素上皮色素脱失时,可透见荧光,并随脉络膜背景荧光的强弱而变化。其大小、形态在造影过程中始终不变。

(2)吲哚菁绿脉络膜血管造影(ICGCA):是 20 世纪 70 年代开始应用于临床的一种能直接观察脉络膜血循环的动态方法。吲哚菁绿也称靛青绿或福氏绿,在血中 98% 与血浆白蛋白结合,故其几乎不从脉络膜毛细血管渗出。能快速从肝中清除。最大吸收光谱 795nm,最大激发波长 835nm,均在近红外光谱范围内。在一些发达国家应用较普遍。其不良反应较荧光素轻。

所有中浆病的患者均见吲哚菁绿从脉络膜毛细血管通过缺损的色素上皮漏入视网膜下间隙。早期在黄斑区可见弱荧光,晚期则有明显的强荧光并包绕渗漏点或在渗漏点附近。

4.诊断

根据临床表现和荧光血管造影所见即可确诊。

5.鉴别诊断

(1)中心性渗出性脉络膜视网膜:病变视力损害严重,一般低于 0.2,黄斑部有渗出、出血等炎性病灶。荧光血管造影可见视网膜下新生血管。

(2)视网膜脱离:视网膜脱离在小瞳孔下检查时,易误诊为中浆病。因此,对有中浆病眼底表现者,应散瞳检查眼底以鉴别之。

(3)黄斑囊样水肿:此病荧光素眼底血管造影显示典型的花瓣状荧光积存,并有内眼术后低眼压、眼内炎症及脉络膜肿瘤等原发病的体征。

(4)老年黄斑变性:发病年龄较大,早期视网膜下新生血管不典型时,荧光血管造影表现与中浆病类似,但常不伴有色素上皮脱离。后期神经上皮脱离、出血和渗出时,则易于鉴别。

6.治疗

(1)保守治疗:

1)本病有很大的自限性,80%～90%患者在其自然病程(数月)中都能恢复较好,不需任何药物。

2)降低毛细血管通透性的药物,如维生素 C 和维生素 E、维生素 P(芦丁)等对疾病恢复有益。

3)中医中药治疗可选择四苓散、三仁汤等。

4)对于精神紧张和睡眠不佳患者,可给予口服镇静药。

5)禁用皮质类固醇药物和烟酸。

(2)光凝治疗:光凝是目前治疗中浆病唯一有效的方法。

1)目的:缩短病程。但不能阻止复发。

2)适应证:渗漏点距黄斑中心凹 $250\mu m$ 以外。

A.病程大于 6 个月仍未自愈者。

B.病情反复发作或病期迁延不愈者。

C.患者急需缩短病程以应付工作需要。

3)选用氩绿激光或氪红激光,光斑大小 $100～200\mu m$,曝光时间 0.1 秒,起始能量 75mW,逐渐增加能量直到在色素上皮层产生Ⅰ级光斑反应(极淡灰色斑)。

4)并发症:光凝治疗有诱发视网膜下新生血管膜的可能,导致严重的永久性视力下降。因此,应严格掌握适应证及光斑反应强度。

7.预后

本病具有自限性和复发性。初发病例一般预后较好,但反复发作者,色素上皮可发生继发性改变,导致永久性视力减退。

二、中心性渗出性脉络膜视网膜病变

中心性渗出性脉络膜视网膜病变简称中渗病,是发生于黄斑部孤立的渗出性脉络膜视网膜病变,伴有视网膜下新生血管和出血。多见于 20～50 岁健康人,无明显性别差异。多单眼发病。自然病程数月至数年不等。

1. 病因

病因不明。多数学者认为与结核或病毒等感染所致的肉芽肿性炎症有关。

2. 发病机制

本病发生、发展的根源是视网膜下来自脉络膜的新生血管。在某些原因如炎症等的作用下,正常的脉络膜和视网膜之间的屏障(脉络膜毛细血管层-Bruch 膜-视网膜色素上皮)受到损害,导致视网膜浆液性脱离和水肿、缺氧等代谢性障碍,从而诱发脉络膜发生新生血管,通过损害的 Bruch 膜进入视网膜色素上皮下,或进一步通过损害的色素上皮进入神经上皮下;新生血管发生出血、渗出病变,晚期则形成瘢痕机化,造成永久性视力障碍。

3. 临床表现

(1)中心视力障碍:一般视力下降明显,常低于 0.2。有中心或旁中心暗点,伴视物变形。

(2)眼底所见及病程分期:病变局限于黄斑区。根据症状和眼底表现将病程分为以下三期。

1)活动期(进行期):此期可数月至两年不等,视力变动较大。

检眼镜检查:典型病例初期为黄斑区孤立的圆形或椭圆形深层浸润或渗出灶,大小为 1/4～1 个视神经盘直径(PD),黄白色或黄灰色,边界清楚,微隆起。不久出现视网膜下渗出形成的神经上皮盘状脱离区(2PD)。以后可表现为病灶边缘视网膜下新月形或轮状出血,其周围可伴有少量黄白色点状硬性脂类渗出或色素沉着。病灶表面浅层视网膜也可发生小出血点。出血可反复发生。玻璃体可因细胞浸润出现微尘状混浊。

荧光素眼底血管造影检查:动脉早期,在相当于黄斑病变区可见来自脉络膜的视网膜下新生血管的斑点状强荧光渗漏,呈网眼状、车轮状、扇形或颗粒状等,并随时间延长而扩大、增强;在造影晚期形成浓密强荧光。病灶周围的出血可部分荧光遮盖。

2)恢复期(退行期):此期患者视力较稳定。

检眼镜检查:黄斑出血吸收,盘状脱离减轻或消失,边界欠清,渗出灶有所变小。脉络膜新生血管部分萎缩。

荧光血管造影检查:病灶内及周围脱色素区出现透见荧光,荧光渗漏减少,不扩散。

3)瘢痕期(静止期):患眼病情呈间歇性发作,持续数年后进入此期,此时患眼视力已有不可逆性损害。

检眼镜检查:黄斑区渗出灶吸收,形成不规则机化瘢痕,周围有脉络膜萎缩带和色素堆积。

荧光血管造影检查:动脉早期病变区有渐增强的荧光,但无渗漏,不扩大;瘢痕和色素可部分遮挡荧光。晚期可见荧光着染。

4. 诊断

(1)典型的临床表现。

(2)荧光素眼底血管造影检查对本病的诊断具有重要意义,也是筛选适合激光光凝治疗患者的唯一方法,以便早期处理,延缓中心视力的丧失。

5.鉴别诊断

(1)中浆病:无黄白色渗出斑,无视网膜下新生血管及出血;有其典型的荧光素眼底血管造影表现。

(2)老年黄斑变性:渗出性老年黄斑变性(黄斑盘状变性)发病年龄较大(50 岁以上);黄斑区病灶多大于 1 个视神经盘直径;病灶周围及另眼有玻璃膜疣及色素改变;常累及双眼(可一先一后)。

6.治疗

(1)激光光凝治疗:这是目前治疗本病唯一有效的方法。

1)目的:直接凝固新生血管组织,促其发生萎缩,从而减少出血、渗出,早日形成瘢痕,缩短病程。

2)适应证:位于中心凹外的新生血管。

3)术前准备:在清晰度良好,放大倍数较高的荧光血管造影片上分清新生血管的范围、大小、位置及其与中心凹、毛细血管拱环的关系。

4)激光种类的选择:A.氩绿激光:适于中心凹无血管区 $200\sim2\,500\mu m$ 范围内、非乳头黄斑束间的新生血管光凝。光斑大小 $50\sim200\mu m$,时间 $0.2\sim0.5$ 秒。

B.氪红激光或染料红激光:可用于中心凹无血管区 $1\sim199\mu m$ 范围内的新生血管。

(2)药物治疗:效果不确切。

1)一般支持疗法:口服多种维生素、吸氧等可改善视网膜代谢障碍。

2)前列腺素抑制剂:吲哚美辛可能抑制视网膜下新生血管。

3)皮质类固醇药物:炎症反应明显时,可全身应用激素,同时应用抗生素。球后注射对减轻水肿和渗出可能有帮助,但对病程无影响。

4)怀疑结核可进行试验性抗结核治疗,链霉素肌内注射,每日 1g,每日口服异烟肼300mg,3 周为 1 个疗程。见效者(视力改善,病灶缩小)继续用药 3 个月至半年,不见效者则停用药物。怀疑弓形虫感染者,可试用乙胺嘧啶和磺胺嘧啶治疗,3 周为 1 个疗程。

5)中药治疗:可选用具有活血化瘀、清热解毒或利尿渗湿等功效的方剂。

7.预后

本病自然病程最终视力均较差。光凝治疗后 75% 的患者视力提高或不变。

三、老年黄斑变性

老年黄斑变性(SMD)又称年龄相关性黄斑变性(AMD),是一种随年龄增加而发病率增高并导致中心视力下降的黄斑区视网膜组织退行性病变,其病变包括黄斑区脉络膜玻璃膜疣、视网膜色素上皮区域性萎缩、黄斑区脉络膜新生血管(CNV)、视网膜色素上皮细胞脱离、黄斑区盘状退行性变或盘状瘢痕等。发病年龄一般在 45 岁以后,随年龄增高其发病率可从 1.7%上升到 44%。多双眼发病。男女性别无明显差异。白种人发病高于黑种人。目前本病是西方国家 60 岁以上老年人低视力和盲目的首要原因,在我国发病也有逐渐增高的趋势。

1.病因

病因不明,可能与年龄的增加、遗传、先天性缺损、光的慢性损害(可见光中尤其是蓝光)、营养不良、中毒、药物作用、免疫异常、呼吸系统疾病、慢性高血压性血管病及饮食因素(高维生素A,低维生素 C、维生素 E 和胡萝卜素)等有关。总之,本病可能是以上多种因素复合作用的结果。

2.发病机制

确切机制不清。多数认为与视网膜色素上皮的代谢功能衰退密切相关。随着年龄增长,色素上皮细胞吞噬感光细胞外节盘膜后消化不全,不断形成残余物(脂褐质颗粒)排泄至Bruch 膜(玻璃膜)处,形成弥漫性的基底膜线状沉积,使 Bruch 膜增厚,或局限性堆积在 Bruch膜形成玻璃膜疣等症候。在可能的多种原因作用下,视网膜色素上皮的以上变化更为明显,其基底膜及 Bruch 膜增生和增厚,液体和代谢物交换障碍,Bruch 膜和色素上皮变性,发生一系列病理变化,进而累及相应的感光细胞并刺激脉络膜新生血管侵入视网膜下,继发邻近组织的损害和萎缩,出现老年黄斑变性。

3.临床表现

临床上根据眼底的表现将本病分为萎缩性(又称干性或非渗出性)和渗出性(又称湿性或盘状)两种。

(1)萎缩性老年黄斑变性:其特点是进行性视网膜色素上皮萎缩,导致感光细胞的变性,引起中心视力减退。双眼先后发病。视力下降缓慢,可达数月。一般无视物变形,除非发生色素上皮脱离或色素上皮下新生血管。早期常无自觉症状。萎缩性可转变为渗出性。此型分为两期:

1)萎缩前期:即第一期。此期中心视力正常或下降。眼底以黄斑部视网膜色素上皮退变为主,以出现多量硬性玻璃膜疣为特征。

A.检眼镜检查:黄斑色素紊乱,呈现色素脱失的浅色斑点和色素沉着小点,似椒盐状外观,并有散在的、不断增多的、大小不等而彼此融合的黄白色视网膜色素上皮玻璃膜疣,以硬性玻璃膜疣为主,伴部分软性玻璃膜疣。中心凹反光可以消失。损害区以中心凹为中心,渐向外延伸并消失,使该期的眼底病变范围界线不太清楚。

硬性玻璃膜疣为分散的、小的圆点状、淡黄色的磷脂沉积物,位于视网膜深层,界线较清楚,可伴有覆盖于其表面的视网膜色素上皮的缺乏和(或)周围视网膜色素上皮的肥大。

软性玻璃膜疣也称弥漫性或融合性或浆液性玻璃膜疣,为形状不规则的、色暗的黄色中性脂肪沉积物,较大,大小不均,边界模糊,位于视网膜深层,常趋于融合。

有时病变发展还会出现色素上皮浆液性脱离,常超过一个视神经盘直径,圆形或椭圆形,常为单一性。表面有色素颗粒,但色素上皮下无新生血管。脱离区内的液体逐渐吸收,留下界线清楚的视网膜色素上皮萎缩区。

B.裂隙灯后部照明法和检影镜检查:玻璃膜疣位于视网膜色素上皮下,微微隆起,其周围有暗红色光晕(灯笼现象),表明色素上皮有浅脱离。局部视网膜色素上皮常萎缩变薄,可有色素脱失。视网膜厚度正常。

C.荧光血管造影检查:造影早期可见视网膜色素上皮"窗样"缺损,显示为在玻璃膜疣和色素上皮脱色素斑相应处多发的强荧光点,其形态、大小在整个造影过程中保持不变,其强度在静脉期以后随背景荧光而消长。在色素沉着处可出现荧光遮蔽。少数病例,在背景荧光消退后仍可见到荧光斑点,为玻璃膜疣的染色。

有色素上皮脱离的病例造影早期即可出现类圆形荧光斑,在造影过程中不扩大,说明色素上皮层下无新生血管,或虽有但较纤细而不足以显影(隐蔽的新生血管)。

2)萎缩期:即第二期。此期中心视力下降明显,有很浓的中心暗点。眼底以视网膜色素上皮萎缩为主。

A.检眼镜检查:黄斑部及其周围可见边界清楚的灰绿色区,其中有散在椒盐小点,或有金箔样反光,系密集融合的玻璃膜疣(呈分散的或不规则的地图形)或大片的视网膜色素上皮脱离区(呈整齐的圆形或椭圆形)内的液体吸收后留下的萎缩区,称为地图状色素上皮萎缩。病程持久后,色素上皮萎缩区内出现继发性脉络膜毛细血管的萎缩、闭塞。

B.荧光血管造影检查:造影早期即可见萎缩区强的透见荧光,边界清楚。此荧光斑在整个造影过程中不扩大,并随背景荧光消长。在有脉络膜毛细血管萎缩和闭塞的病例,萎缩区内同时出现强荧光和弱荧光斑,在弱荧光区内可见残余的粗大脉络膜血管。

(2)渗出性老年黄斑变性:又称黄斑盘状变性或 Junius-Kuhnt 综合征。

此型的最大特点是除了色素上皮细胞退变以外,还加上脉络膜新生血管进入视网膜色素上皮下,从而引起一系列的渗出、出血改变。双眼先后发病,视力急剧下降(数日)。此型分为三期。

1)渗出前期:即第一期。视网膜色素上皮下有隐蔽的脉络膜新生血管存在。眼底以多量软性玻璃膜疣为特征。若患者除视力障碍以外还有轻度的视物变形,提示深部有渗液,可能来自隐蔽的新生血管。凡是具有前期症候的可疑患者,应严密随诊,经常用 Amsler 方格表自行检查,一旦出现视物变形即应做进一步检查。

A.检眼镜检查:玻璃膜疣状物堆积,以软性为主。色素上皮改变显现色素脱失和沉着,中心凹反光可消失。玻璃膜疣将视网膜色素上皮与玻璃膜的紧密连接分开,脉络膜的新生血管可通过玻璃膜进入视网膜色素上皮下。此时的新生血管多微小而静止,临床上查不到,荧光也不显影,只在病理上可见。因此,Gass(1984)称之为隐蔽的新生血管。

B.荧光素眼底血管造影检查:造影早期在玻璃膜疣和色素上皮脱色素区可透见荧光,其大小和形态在造影过程中保持不变,并随背景荧光消长。较大的渗出性玻璃膜疣可显示出更浓的荧光。少数病例因新生血管有荧光素外渗,在背景荧光消退时仍可呈现出增强的荧光区。荧光血管造影对隐蔽的脉络膜新生血管检出率为30%。

C.吲哚菁绿血管造影:与荧光血管造影同时使用可使隐蔽的新生血管检出率从30%上升到37%。

2)渗出期:即第二期。若渗出前期的视网膜色素上皮下的新生血管不断增大发展,并有液体渗出或出血,即进入渗出期。此期典型症候是黄斑部由于脉络膜新生血管的大量渗出液造成视网膜色素上皮脱离或出血,视力严重下降。

A.检眼镜检查:病变区色素上皮脱离的隆起形态不规则或呈肾形或哑铃形,灰黄色,周围可有散在或大片的出血,后极部有较多的软性玻璃膜疣。液体若进入视网膜神经上皮下则引起神经上皮下盘状脱离。新生血管破裂出血可引起出血性脱离。严重病例出血可进入玻璃体内。

B.荧光素眼底血管造影检查:造影早期新生血管呈颗粒状、花边状或车轮状的强荧光并不断渗漏扩大。脱离腔中荧光强弱不均,近新生血管处强烈。脱离区呈边缘有切迹的各种形态,新生血管常位于切迹内,此处呈强荧光。在新生血管部分机化、部分活跃的病例,活跃的部分隐没在脱离腔中,机化的部分则在一侧的切迹处呈强烈的透见荧光而无染料渗漏。在出血性脱离的造影上,脱离腔呈境界清楚的一片暗区,此时脂质渗出、视网膜内的出血点及出血遮蔽区中个别的荧光点(热点)等均可提示新生血管的存在。

C.吲哚菁绿血管造影检查:与荧光血管造影同时使用可使边界清楚的和边界模糊的新生血管检出率分别从 50% 和 20% 上升到 60% 和 23%。

3)结瘢期:即第三期。此期以色素上皮下和(或)神经上皮下的渗液和出血逐渐被吞噬细胞(视网膜色素上皮细胞化生而来)搬运吸收并由成纤维细胞所修复,形成机化瘢痕为特征。此时多数患者病情停止发展。部分病眼(16%)可在原来的瘢痕边缘又出现新的新生血管,重新经历渗出、出血、吸收结瘢的过程。因此,对此期患者必须追踪观察。

A.检眼镜检查:黄斑病变区的灰白色瘢痕形态不规则,瘢痕中散布着不规则的色素团块。

B.荧光素眼底血管造影检查:在瘢痕形成前,早期即可见染色不规则的荧光并逐渐扩大加深,到晚期仍有荧光。瘢痕形成后,早期呈不规则的荧光,色素增生处呈弱荧光。在有新生血管处呈花边状等不规则荧光。

4.辅助检查

(1)视功能检查:

1)视力检查:

视力的损害主要与脉络膜新生血管的部位有关。多数脉络膜新生血管位于中心凹以外,并向中心凹生长。因此,早期患者视力虽然正常,也应进行追踪观察和视功能检查。

萎缩性老年黄斑变性:早期视力可正常或轻度下降,晚期中心视力明显损害。

渗出性老年黄斑变性:早期视力明显下降,中期视力急剧下降,甚至仅见手动,晚期视力进一步损害。

2)视野检查:A.Amsler方格表:可辅助早期发现绝对性中心暗点和视物变形,从而早期发现脉络膜新生血管。在视力正常和检眼镜检查正常时,Amsler 表也可显示异常。

B.中心视野:早期可检出相应的暗点。

C.黄斑阈值:为敏感的早期诊断指标。黄斑部轻度的视网膜色素上皮损害即有光敏度降低,并随病情的严重性而增加。

3)对比敏感度:早期即有降低。视力正常者对比敏感度也有异常。

4)色觉检查:本病的色觉损害为蓝色觉异常。色调分辨力和颜色明度敏感性在早期就有降低。

5)视觉电生理检查:有助于早期诊断、病情观察和对临床分型的研究。本病早期,PERG 表现为振幅降低和峰时延迟,LERG 表现为振幅降低,而与峰时关系不大;晚期则均表现为异常。EOG 检查多正常,部分表现为光峰电位降低。PVEP 早期多正常,当视力明显下降时,其振幅显著降低,峰时延迟。

6)光觉检查:本病早期视功能损害并不限制在黄斑区,视网膜周边也可能发生改变。视杆、视锥细胞的敏感度都有降低。中心20°暗适应绝对阈值均增高。采用FP-100色调试验常可查出异常的色调分辨力。

（3）光学相干断层扫描术（OCT）：OCT是近年来检查本病的一种新技术，能定量测出视网膜及神经纤维的厚度，显示本病的黄斑裂孔、黄斑囊样水肿、色素上皮脱离、视神经盘水肿及视网膜内脂质沉着等光分辨的光学切面，图像非常清晰。

5. 诊断标准

（1）萎缩性老年黄斑变性：

1）45岁以上，双眼发生，视力下降缓慢。

2）眼底检查：早期黄斑区色素脱失，中心凹反光不清或消失，多为散在玻璃膜疣。晚期病变加重，可有金箔样外观，地图状色素上皮萎缩，囊样变性或板层裂孔。

3）荧光血管造影：黄斑区有透见荧光或弱荧光，无荧光素渗漏。

（2）渗出型老年黄斑变性：

1）45岁以上，双眼先后发病，视力下降较急。

2）眼底检查：早期黄斑区色素脱失，中心凹反射不清或消失，多为融合玻璃膜疣。中期黄斑区出现浆液性或出血性盘状脱离，重者视网膜下血肿，视网膜内出血，玻璃体积血。晚期瘢痕形成。

3）荧光素眼底血管造影：黄斑区有脉络膜新生血管，荧光素渗漏。出血病例有荧光遮蔽。

（3）附注：

1）有早期眼底改变但视力正常为可疑患者，应定期观察。

2）注意病史，排除其他黄斑病变。

3）视力下降者应排除屈光不正和屈光间质混浊。

6. 鉴别诊断

（1）老年性黄斑改变及老年性玻璃膜疣：正常的老年性玻璃膜疣不影响视力，数量较少，经年不变，边缘常有深色镶边，境界清楚，反光较强，其间没有脱色素斑和色素斑，也不融合。而当玻璃膜疣数目不断增加、融合增大、色素增加时，则发生老年黄斑变性的危险性增加，应进行全面检查。

（2）中心性渗出性脉络膜视网膜病变：此病患眼和另眼无玻璃膜疣，病变范围较小，1/4～1/2PD，后部玻璃体中可见炎症细胞性混浊以资鉴别。

（3）中心性浆液性脉络膜视网膜病变：青壮年，多单眼发病，眼底仅渗出性改变，没有出血，也没有玻璃膜疣。多数患者另眼正常。

（4）脉络膜黑色素瘤：当老年黄斑变性的脉络膜新生血管破裂出血，进入视网膜色素上皮下，形成视网膜下血肿时，呈青灰色，常误诊为脉络膜黑色素瘤。可用荧光血管造影进行鉴别，出血在造影片上呈一片暗区，暗区内可见新生血管渗漏点，且起病急。而肿瘤因瘤体血管不断渗漏荧光素而呈强荧光区。出血进入神经上皮下时多呈暗红色，必要时可做彩色多普勒检查。

7. 治疗

（1）药物治疗：

1）萎缩性老年黄斑变性目前无特殊的治疗方法。

A. 微量元素：葡萄糖酸锌 50mg，每日两次。

B. 抗氧化剂：维生素 C 和维生素 E。

C. 肝素：静脉注射用药。

D. 中医中药：早期，滋补肝肾，补肾明目，气血双补。晚期，有浆液性脱离者，健脾兼以祛湿化痰。大量瘢痕者，健脾兼以滋补肝肾，软坚散结。

2）渗出性老年黄斑变性及新生血管：

A. 糖皮质激素：包括曲安奈德和醋酸阿奈可他，通过玻璃体腔注射可抑制血管内皮细胞移行发挥作用。

B. 抗 VEGF 药物：主要用于眼科的有贝伐单抗和兰尼单抗。VEGF 是血管生成的关键成分，玻璃体腔内注入抗 VEGF 药物抑制了新生血管继续形成和渗漏。对于患有高危心血管病患者慎用，避免心血管不良反应。

（2）激光治疗：荧光血管造影证实有脉络膜新生血管者早期采用激光治疗，封闭新生血管，可阻止其进一步发展。

氩绿激光：治疗黄斑中心凹 200μm 以外的新生血管。

氪红激光：治疗黄斑中心凹无血管区的新生血管。

任何光凝都会对组织起破坏作用，因此侵犯中心凹的新生血管的光凝效果较中心凹以外的要差得多。光凝过分本身也可诱发脉络膜新生血管的形成。光凝过分靠近视神经可能损伤神经纤维，且光凝不能防止结瘢区外新生血管的再次发生。

（3）光动力疗法（PDT）：其原理是静脉注入与脉络膜新生血管特异结合的光敏剂后，光敏剂主要积存在靶组织新生血管内，应用特殊波长（690nm）的半导体激光照射病变部位 83 秒，激活光敏剂，释放出生态氧，破坏新生血管内皮，改变内皮细胞电荷，形成血栓，闭塞血管，使渗漏停止。主要用于治疗典型性 CNV。此疗法效果明显，但不能阻止新生血管的复发，且治疗费用昂贵。

（4）经瞳孔温热疗法（TTT）：经瞳孔温热疗法（TTT）是根据红外光穿透力强、选择性损伤等特点，将 810nm 红外激光通过瞳孔投照到眼底深层病变区，在病变区产生比基础体温高 4～9℃ 的阈下视网膜光凝技术。它在视网膜色素上皮细胞、视网膜、脉络膜及在不正常的脉络膜新生组织中产生一个长时间（60 秒）的、温和的温度升高。低升温可导致细胞凋亡而破坏靶细胞，而长脉冲激光照射可引起血管栓塞。该疗法首先应用于脉络膜黑色素瘤外敷贴放疗的补充治疗。目前有些学者将此方法用于治疗黄斑区视网膜下新生血管，尤其是隐匿性新生血管，多数患者视力稳定。近期疗效与光凝相当，远期疗效需进一步观察。该疗法操作简单，无明显不良反应，不影响眼的正常结构，可重复治疗，且费用低，但不能阻止新生血管的复发，且激光能量的选择较困难，需个体化，不能过强，以不可见或刚隐见光斑反应为宜。

（5）玻璃体视网膜手术：

1）玻璃体积血的治疗：当视网膜下出血进入玻璃体形成大量玻璃体积血时，可采用玻璃体切割治疗。

2）视网膜下出血及新生血管膜的治疗：应用玻璃体切割技术，行视网膜切开，取出新生血管膜。

3）黄斑转位：行视网膜 180°或 360°切开，将黄斑向上或向下旋转一定的角度，使黄斑移位至正常的视网膜色素上皮区,并需行相应的眼外肌手术以避免黄斑转位后带来的复像。此方法有一定的效果,但要求高超的手术技术,且可能出现较多的并发症(增殖性玻璃体视网膜病变、低眼压、视网膜脱离等)。

4)瘢痕期的视网膜移植是近年来的研究工作,已开始用于临床。其方法是将黄斑视网膜下的瘢痕和视网膜色素上皮组织切除后,将自体或同种异体黄斑外及周围的视网膜色素上皮连同 Bruch 膜移植在黄斑下。此方法为本病的治疗带来希望。

(6)低视力助视器:可帮助患者最大限度地使用残余视力,但并不能恢复中心视力。

8.预后

本病的治疗至今还是一个相当棘手的问题。激光治疗仅对黄斑中心凹 $200\mu m$ 以外的新生血管有一定的效果。光动力疗法和抗 VEGF 药物虽对中心凹下的新生血管效果较好,但复发和昂贵的治疗费用使许多患者无法接受,多数患者仍面临着低视力甚至盲目的威胁。

四、特发性息肉样脉络膜血管病变

特发性息肉样脉络膜血管病变(IPCV)又称复发性出血性色素上皮脱离。临床上以患者眼底出现出血性色素上皮脱离,ICG 检查病灶区脉络膜血管网末端呈息肉样膨大为特征。

1.病因及流行病学

有研究者发现,患者脉络膜内层具有较多呈囊样扩张的小动脉和小静脉,以静脉扩张更为明显,因此认为息肉样病灶是脉络膜自身的小静脉扩张所致。也有人推测息肉样扩张的脉络膜血管为另一种类型的脉络膜新生血管,但其发生、发展和转归与其他类型 CNV 存在明显差异,有着较好的预后。男女均可发病,亚裔人群以男性多见。发病年龄 20~85 岁,平均发病年龄>50 岁。双眼或单眼均可患病。

2.临床表现

(1)症状:如病变不位于黄斑部,可无明显症状。如黄斑区发生血浆渗出,可有明显视力下降或视物变形。如发生玻璃体积血,视力可突然严重下降。

(2)眼底检查:黄斑区及视神经盘周围有一处或数处出血性或浆液性色素上皮脱离,并可见多灶黄白色渗出,血管性病变表现为单个或多个橘红色球性病灶。伴或不伴玻璃体积血。

(3)眼底荧光素血管造影(FFA):结果缺乏特异性。

(4)吲哚菁绿血管造影(ICGA):对确诊本病具有重要价值。典型表现为眼底病灶区发现脉络膜异常分支血管网,可呈扇形或放射状,并常查见滋养血管;异常血管网的末端有单个或多个呈血管瘤样扩张的息肉样结构;息肉样病灶边缘常伴有浆液性或出血性视网膜色素上皮脱离。

3.诊断

(1)眼底检查发现橘红色息肉样病灶及多灶浆液性或出血性色素上皮脱离。

(2)ICGA 检查显示异常脉络膜分支血管网和血管瘤样扩张的息肉状病变。

4.鉴别诊断

(1)老年黄斑变性:眼底大多可查见硬性或软性玻璃疣,不见橘红色息肉样病灶,可资鉴别。

（2）中心性浆液性脉络膜视网膜病变：年轻人多见，眼底无出血，造影检查无脉络膜息肉状的强荧光病灶。

5.治疗

（1）激光光凝：若息肉样病灶位于黄斑中心凹 $500\mu m$ 以外，可选择氪红激光光凝，以Ⅲ～Ⅳ级光斑为宜。

（2）光动力治疗（PDT）：若息肉样病灶位于黄斑中心凹下或距黄斑中心凹 $500\mu m$ 以内，可采用 PDT 治疗。

（3）手术治疗：对于合并有大量玻璃体积血和黄斑下出血的患者，可行玻璃体切割术和视网膜切开术以清除玻璃体腔积血和视网膜下积血。

五、黄斑囊样水肿

黄斑囊样水肿（CME 或 CMO）是指黄斑部视网膜神经层内细胞间隙的液体积聚在外丛状层中，尤其在厚而疏松的中心凹周围的 Henle 纤维，当液体量多时，将纤维束推开，形成一个个囊腔，故称为囊样水肿。

1.病因

（1）视网膜血管疾病：糖尿病性视网膜病变，视网膜静脉阻塞等。

（2）毛细血管扩张症：中心凹旁毛细血管扩张症、Coats 病、Leber 多发性粟粒状动脉瘤以及反应性毛细血管扩张（继发于视网膜大动脉瘤、视网膜血管瘤等）。

（3）内眼手术后：尤多见于白内障术后（又称为 Irvine-Gass 综合征）。其他内眼手术也可发生，但较少见。

（4）各种类型的眼球血管膜炎（葡萄膜炎）及眼内炎症、Behcet 病、视网膜血管炎（Eales 病）。

（5）其他：包括视网膜色素上皮变性、脉络膜肿瘤、视网膜下新生血管、黄斑部视网膜前膜。

（6）特发性：临床上查不出任何局部和全身有关因素。极少见。

2.发病机制

视网膜内屏障（视网膜毛细血管内皮细胞）和外屏障（视网膜色素上皮）在上述原因下受到破坏，加上黄斑部特殊的解剖生理特点，渗出的液体容易在黄斑部视网膜积聚，形成囊样水肿。

3.临床表现

（1）症状：不同程度的视力下降，视物变形，中心暗点，发病时可出现虹视。

（2）眼底所见除原发病变的体征外，尚有以下特征：

1）检眼镜检查黄斑区反光增强，中心凹反射消失，黄斑区呈暗红色，伴有黄色深层渗出点。

2）裂隙灯接触镜检查：黄斑部视网膜增厚，并可见到黄斑囊样结构，呈蜂窝状（后部反光照射）。

3）荧光素眼底血管造影检查：是确诊黄斑囊样水肿最可靠的方法。造影早期水肿区的脉络膜背景荧光有不同程度的荧光遮蔽。晚期（10～30 分钟后）形成典型的花瓣状外观。根据渗漏的严重程度分为三型。

A.Ⅰ型(轻型):渗漏较轻,多为细点状单层半环或环状,

B.Ⅱ型(中型):渗漏液体较Ⅰ型为多,囊样结构逐渐形成多层环花瓣样外观。

C.Ⅲ型(重型):渗漏液体量多,密集的渗漏点融合,形成以中心凹为中心、由多数囊样结构组成、越向中央囊越大、有黑色星状条纹的花瓣状外观。

(3)并发症:

1)黄斑囊样变性:当水肿迁延时,可导致神经纤维、视细胞的破坏,色素上皮细胞进行性萎缩,形成黄斑囊样变性,视功能永久性损害。

2)黄斑板层裂孔和裂孔:若囊样水肿的囊内壁破裂,外壁完整,则形成板层裂孔,视力损害不可逆。有的囊外壁也发生破裂,则形成真正的黄斑裂孔。

4.诊断标准

(1)在上述眼病的病程中视力恢复不佳,有以上临床表现者。

(2)荧光素眼底血管造影可确诊。

5.鉴别诊断

(1)中浆病。

(2)视网膜中央动脉阻塞。

6.治疗

(1)药物治疗:

1)碳酸酐酶抑制剂全身应用:用于白内障术后、中间型葡萄膜炎、某些色素性视网膜炎、慢性葡萄膜炎等引起的黄斑囊样水肿。

2)激素全身或球周注射:白内障术后,中间型葡萄膜炎引发的黄斑囊样水肿。

3)前列腺素抑制剂:无晶状体性黄斑囊样水肿。常用者有吲哚美辛、阿司匹林、保泰松等,且吲哚美辛局部应用较全身应用效果好,不良反应少,还能预防黄斑囊样水肿,术前、术后应用对某些病例有益。滴眼液常用 0.5%～1%,每日 3 次;口服 25mg,每日 3 次。

4)导升明:可改善毛细血管通透性。

(2)激光治疗:

1)糖尿病性黄斑囊样水肿:宜早治疗,用黄斑格栅样光凝。

2)视网膜静脉阻塞性黄斑囊样水肿:采用降低黄斑区供养小动脉的灌注区的光凝方法。

3)无晶状体性黄斑囊样水肿:YAG 激光切断玻璃体牵引条索。

(3)玻璃体切割手术:适用于玻璃体牵拉综合征伴严重黄斑囊样水肿。

(4)高压氧治疗:有报道此疗法对黄斑囊样水肿有效,但治疗后有可能复发或加重。

六、黄斑裂孔

黄斑裂孔是黄斑部视网膜组织的全层缺损,它既可作为一种独立的眼病,也可并发于其他眼病,如高度近视、外伤、日灼或激光意外以及引起黄斑囊样水肿的疾病。

七、特发性黄斑裂孔

好发于老年女性,95%以上患者发病在 50 岁以上,占黄斑裂孔的大多数。双眼发病为

3%～20%,屈光度一般不超过 4.00D。

1.病因

(1)玻璃体牵拉。

(2)黄斑囊肿和变薄:在黄斑区视网膜组织进行性变薄和囊样变性的基础上,玻璃体内存在的牵拉因素可导致黄斑裂孔的发生。

2.临床表现

(1)症状主要为视力逐渐下降,多在 0.05～0.3。其次是视物变形和中心暗点。

(2)玻璃体检查:在黄斑裂孔发生中,玻璃体对黄斑部的牵引起着重要的作用,此牵拉与玻璃体后脱离和玻璃体液化有关。

(3)眼底所见:

1)检眼镜检查:黄斑区视网膜缺损呈圆形或椭圆形,约 1/3PD 大小,呈红色,有凿孔样边缘;裂隙光束在此完全中断;孔周有一圈视网膜下积液围绕,称液套;裂孔底部色素上皮层可有大小不一的黄色点状沉着物(由巨噬曙红质堆积而成)。50%～80%患者可检查出盖膜存在。

2)荧光血管造影检查:典型表现为裂孔区呈透见荧光,显示边界清楚的荧光斑,类圆形。少数患者伴有渗漏。裂孔底部粗大的黄白色点状物可在透见荧光区呈点状荧光遮蔽。

3.其他检查

可用 OCT 和视网膜厚度分析仪对黄斑裂孔进行逐层检查分析;用氦氖激光光源裂隙灯检查,可以鉴别黄斑裂孔和黄斑囊肿。

4.鉴别诊断

(1)板层黄斑裂孔:指视网膜组织的内层缺损而外层仍保持完好。裂孔呈圆形或椭圆形,周围没有视网膜下积液;边缘不如全层裂孔锐利,底部无黄色点状沉着。荧光血管造影一般无异常影像。

(2)黄斑囊样变性:黄斑区呈蜂窝状,裂隙灯窄光带切面下囊肿的前壁轻度向前凸出,光带连续不中断并随光束移动而光带变形。当构成前壁的成分进行性萎缩消失或破裂后,则形成板层裂孔或全层裂孔。

(3)黄斑部视网膜前膜和假性黄斑裂孔:视网膜表面不规则的粗糙反光区,放射状的视网膜内界膜皱褶,小血管迂曲。明显的增生膜可见条索状牵引,黄斑区可见类似裂孔样,但边缘不规则,形状不一,无明显凹陷感,无黄色点状渗出物,周围无晕轮,裂隙光带无中断。荧光血管造影无透见荧光。

(4)黄斑出血:形态不甚规则,无凹陷感,裂隙光带无中断。荧光血管造影显示荧光遮蔽。

5.治疗

(1)由于特发性裂孔很少发生视网膜脱离,且多数患者视力稳定,故一般不需治疗,仅随诊观察。

(2)预防性光凝可加重视功能障碍而不主张采用。

(3)玻璃体切割手术:应用玻璃体切割手术联合视网膜内界膜剥除、生物辅助剂(转移生长因子-β_2,自体血小板等)注入或气体填充治疗Ⅱ～Ⅳ期特发黄斑裂孔,提高视力或改善视物变形,取得一定疗效。但确切效果尚需临床长期验证。

6. 预后

黄斑裂孔患者的视力相对稳定,特发性裂孔极少发生视网膜脱离。最常见的并发症为视网膜前膜形成。少数患者特发性裂孔可自行消失。

八、高度近视眼黄斑裂孔

高度近视眼黄斑裂孔是由于黄斑区视网膜组织变性、萎缩或发生囊样变性所致。女性明显多于男性(女性:男性 7:1)。近视>-8.00D 时,裂孔发生率显著增高。

1. 发病机制

高度近视常有后巩膜葡萄肿,导致黄斑区视网膜、脉络膜变薄,脉络膜毛细血管减少或消失,组织供氧差,从而加重了黄斑区视网膜退行性变或囊样变性。而近视眼易发生玻璃体液化、变性和后脱离,形成对视网膜的牵引,产生黄斑裂孔。裂孔一旦形成,液化的玻璃体可通过裂孔进入视网膜下,导致视网膜脱离。

2. 临床表现

(1)视力障碍是主要症状,但由于高度近视本身视力就差,故患者不易察觉视力的变化,常在进行其他检查时,发现黄斑裂孔已存在。

(2)眼底所见:

1)检眼镜检查:近视性黄斑裂孔呈圆形或椭圆形,萎缩而形成的裂孔边缘光滑,一般无盖膜;囊样变性牵引所致的裂孔,边缘呈锯齿状,常有盖膜。当有明显的视网膜、脉络膜组织萎缩时,裂孔失去正常红色而呈灰白色或黄色,此称为"白孔"。

2)玻璃体检查:玻璃体液化、变性,后脱离。

3)荧光素眼底血管造影检查:裂孔区呈典型的透见荧光,伴有不同程度脉络膜萎缩等高度近视表现。

3. 鉴别诊断

(1)其他部位视网膜裂孔引起的视网膜脱离累及黄斑部时,因中心凹区域组织透明,非常薄,或有囊样变性而使该处看上去似黄斑裂孔,可通过 Watzke 征进行鉴别。具体操作方法如下:在裂隙灯间接镜或三面镜下检查,将裂隙窄光带通过可疑黄斑裂孔处,让患者描述所见光带,若所见光带中断,可考虑裂孔发生(板层裂孔或全层裂孔),如光带仅变形、变窄或增粗但无中断,则为黄斑囊样变性。此方法不能区分裂孔是板层裂孔抑或全层裂孔。

(2)周边裂孔视网膜脱离累及黄斑区继发引起黄斑裂孔:周边部裂孔引起的脱离首先发生在裂孔周围,后累及黄斑后极部,脱离的视网膜可从周边赤道部延续至后极部,患者有相应部位的视野缺损。而黄斑裂孔引起的视网膜脱离多局限于赤道后部,很少延伸至锯齿缘。因两者处理原则不同,故应仔细检查鉴别。

4. 治疗

可行预防性激光封孔,以预防视网膜脱离的发生,但视力损害较大。目前较多学者认为,高度近视黄斑裂孔不宜采用激光治疗,以观察为主,若发生视网膜脱离,再行单纯玻璃体腔注气或玻璃体切割联合气体或硅油填充。

九、外伤性黄斑裂孔

外伤性黄斑裂孔多见于男性青壮年,占整个黄斑裂孔的 10%。眼球钝挫伤、穿通伤、眶骨挫伤、面部及头部创伤均可引起黄斑裂孔,而以眼球钝挫伤最易发生,发生率为 5%～22%。

1. 发病机制

眼球钝挫伤后,脉络膜血管舒缩紊乱,产生浆液性渗出,积存于外丛状层及内颗粒层的组织间隙内,形成水肿,加之黄斑有众多的 Henle 纤维,极易吸收大量液体,而产生黄斑囊样水肿。当囊壁内层或内、外层萎缩变性消失时,则会出现黄斑板层裂孔或全层裂孔。另外,黄斑受到冲击而产生玻璃体对黄斑部视网膜的牵拉形成黄斑穿孔。穿孔可在眼外伤开始就产生,亦可在伤后一定时间内发生。

2. 诊断

临床表现与特发性黄斑裂孔基本相同。

3. 治疗

(1)黄斑穿孔后继发视网膜脱离的可能性小,故不需手术治疗。

(2)黄斑穿孔合并视网膜脱离,少量视网膜下积液,但无玻璃体视网膜变性改变,可行玻璃体内注气或玻璃体内注气联合黄斑部巩膜外垫压或兜带术。

(3)黄斑穿孔合并无晶状体眼、高度近视、玻璃体后脱离、玻璃体液化及浓缩等视网膜脱离的危险因素时,应密切观察,必要时手术治疗。

(4)黄斑穿孔合并视网膜脱离及玻璃体内机化条索牵引时,应行玻璃体切割联合气体或硅油填充。

(5)黄斑穿孔合并视网膜出血和视网膜水肿时,应进行相应治疗。

4. 预后

黄斑裂孔的恢复程度与裂孔大小、视网膜脱离的严重程度及玻璃体视网膜的机化条索密切相关。

十、日食光引起的黄斑裂孔

日食光引起的黄斑裂孔是强烈的太阳光线对视网膜组织造成的严重损伤,多见于无防护下观察日食或直接凝视太阳或水面以及雪地等日光反射。视网膜水肿时可给予激素、血管扩张药、能量合剂等。黄斑裂孔本身无特殊治疗。

十一、激光意外引起的黄斑裂孔

眼组织对多种波长的激光能有效地吸收,且对激光损伤的阈值较其他器官低,黄斑部更为敏感。严重的激光意外损伤可导致黄斑裂孔的发生,称为激光意外引起的黄斑裂孔。Q 开关 Nd:YAG 激光是最常见引起视力损害的激光源。

早期可用激素治疗。裂孔本身无须治疗。

十二、黄斑部视网膜前膜

黄斑部视网膜前膜也称为黄斑前膜,是黄斑区及其附近的视网膜内表面上细胞增生所形成的无血管性纤维组织膜,被认为是增生性玻璃体视网膜病变在黄斑的局部表现。仅引起视网膜内层变形的较薄的视网膜前膜,称为表面皱缩性视网膜病变或玻璃纸样黄斑病变。对引起视网膜全层明显变形的厚膜称为黄斑皱褶,分为原发性黄斑前膜或继发性黄斑前膜两种类型。

(一)原发性黄斑前膜

原发性黄斑前膜又称黄斑前纤维增生或 Jaffe 综合征等,是指发生在一般正常的、没有任何已知的其他眼病或玻璃体视网膜病变眼中的黄斑前膜。在普通人群中发病率为 2%～6%,其中 90% 以上为 50 岁以上的老年人。无性别差异。双眼发病率为 10%～20%,常先后发病。病因不详,一般认为是黄斑变性的特殊表现。

1.发病机制

原发性黄斑前膜的形成主要与玻璃体后脱离和来自视网膜的细胞向黄斑区迁移积聚有关。近年来对手术剥除的膜标本的病理检查表明,视网膜前膜中含有五种细胞:①神经胶质细胞。②视网膜色素上皮细胞。③巨噬细胞。④肌纤维母细胞。⑤纤维细胞。以上细胞通过细胞外基质(来自血浆或由色素上皮合成)相互连接并形成纤维性膜组织。

2.诊断

(1)症状:起病缓慢,常在体检时发现。视力多>0.5,若<0.1则多有视网膜皱褶或水肿,甚至裂孔。多有视物变形,可有复视。视力障碍常导致阅读困难。红绿色觉异常及 VEP 异常。

(2)眼底所见:

1)检眼镜检查及分级:病变位于以黄斑区为主的后极部眼底。可分为三级。

0 级:黄斑区视网膜表面呈箔状反光,组织结构正常。

1 级:表面可见薄膜,视网膜浅表面细小皱纹,血管略扩张迂曲。由于膜沿切线方向收缩,可出现游离缘或膜部分与其下的视网膜分开。

2 级:表面出现半透明膜(灰白色),视网膜出现全层皱褶,血管明显弯曲变形。

当黄斑前膜收缩时,可有小血管扩张,出现点状出血、微血管瘤及硬性渗出。当增厚的前膜向心性收缩时,中心部位可形成环形隆起(缩窄环),中央内陷而形成假性视网膜裂孔。还可有视网膜下新生血管形成。

2)荧光素眼底血管造影检查:该检查是诊断黄斑前膜的主要依据。表现为:a.颞侧上下血管弓靠拢,黄斑无血管区垂直直径缩小、移位。b.黄斑附近的血管扭曲扩张,并向前膜收缩中心移位。严重者可有荧光渗漏,形态不规则、不对称,与前膜的遮盖区一致。膜收缩中心可有无灌注区。c.严重者造影后期可出现黄斑囊样水肿。

前膜的形态和边界易在蓝光单色眼底照片上显影。

3)玻璃体改变:80%～95%的患者早期即可出现玻璃体后脱离。可完全性后脱离(可见视神经盘前环)或部分后脱离(可看到玻璃体与黄斑、玻璃体与视神经盘之间的粘连)。

3.治疗

(1)多数原发性黄斑前膜的患者不需治疗,随诊观察。

(2)手术治疗原发性黄斑前膜几乎 100％可剥除。

(二)继发性黄斑前膜

1.病因

该病继发于许多眼部病变。

(1)发生于有视网膜裂孔或视网膜脱离术后,发生率可高达 50％。膜的组成以视网膜色素上皮细胞为主。此种膜多致密而厚,黄斑皱褶主要指这种类型。凡术前视网膜条件差、玻璃体有出血、术中手术范围过大、患者年龄较大等均可使发病的危险增加。

(2)发生于眼外伤或手术及激光、冷凝术后。

(3)伴有其他各种眼病,包括视网膜血管病变、各种类型的眼内炎症、各类血管瘤或其他肿瘤以及其他病变(如视网膜色素变性、玻璃体积血、毛细血管扩张症等)。

2.临床表现

(1)症状:患者对黄斑前膜所引起的视力障碍由于原发眼病的存在而不敏感。在原发性视网膜脱离者,成功的复位手术后视力改善又复减退,常提示黄斑前膜形成。

(2)眼底所见:继发性黄斑前膜的检眼镜检查和荧光血管造影表现较原发者更明显。可清楚见到黄斑部灰白色膜状物及视网膜皱褶和血管扭曲移位。

3.治疗

(1)手术治疗:需待原发眼病已治愈或稳定,黄斑前膜是引起视力差和视物变形的主要原因时,才考虑手术。

(2)药物治疗:药物对黄斑前膜的防治还有许多问题需进一步研究,且只能辅以在术中减轻手术难度和术后减少黄斑前膜复发。

1)皮质激素可减轻组织坏死水肿,控制炎症反应,抑制巨噬细胞迁移附着。对眼外伤、眼内炎、玻璃体积血、眼球内异物等引起血-视网膜屏障破坏的眼病,应常规酌情应用皮质激素。

2)非类固醇类抗炎药物作用机制可能与抑制蛋白质和核酸合成有关。如吲哚美辛、阿司匹林。

3)其他如青霉胺、米诺地尔(长压定)等可抑制胶原纤维交叉连接,氟尿嘧啶、柔红霉素、高三尖杉酯碱等可抑制细胞的增生。

十三、黄斑部视网膜下新生血管

黄斑部视网膜下新生血管也称黄斑下脉络膜新生血管膜(SCNV),是由多种病因所致的脉络膜新生血管穿越 Bruch 膜并在视网膜色素上皮下或上增生形成的纤维血管组织。常伴有视网膜下浆液性渗出和(或)出血,为多种眼底疾病导致视力丧失的最主要原因。

1.病因

(1)变性疾病如老年黄斑变性、结节状和弥漫性玻璃疣、病理性高度近视眼、血管样条纹、成骨不全、视网膜脉络膜缺损、Best病、伴有明显渗出的视网膜色素变性、Sorsby眼底营养不良、成年中心凹黄斑营养不良等。

（2）炎症或感染性疾病如眼拟组织胞质菌病综合征、弓形虫视网膜脉络膜炎、类肉瘤病、风疹、Vogt-Koyanagi-Harada综合征、鸟枪弹样视网膜脉络膜病变、Behcet病、慢性葡萄膜炎、中心性渗出性脉络膜视网膜炎等。

（3）肿瘤如脉络膜痣、脉络膜恶性黑色素瘤、脉络膜血管瘤、脉络膜骨瘤等。

（4）外伤如脉络膜破裂、激光治疗后、引流视网膜下液的复杂操作、视网膜冷凝损伤等。

（5）其他如匐行性或地图状脉络膜炎、特发于黄斑中心性浆液性视网膜病变样病变、眼底黄色斑点症、内层点状脉络膜病变、长期视网膜脱离、特发性黄斑部裂孔等。

2.发病机制

视网膜下新生血管发生的确切机制不清。一般认为，Bruch膜破裂是产生新生血管膜的先决条件，局部组织新生血管刺激因子（血管内皮生长因子，酸性、碱性成纤维细胞生长因子，白细胞介素-8，类胰岛素样生长因子，肝细胞生长因子）和抑制因子（转化生长因子和凝血敏感蛋白）动态平衡的失调是产生新生血管膜的关键。

3.临床表现

（1）症状：可有视力下降、视物变形、中心暗点、闪光幻觉（60％为白光）和幻视。

（2）眼底改变：早期新生血管膜呈灰蓝或淡黄斑块，晚期因纤维组织增生呈灰白色。周围常有出血。晚期可有视网膜水肿或渗出、继发性视网膜色素上皮或视网膜神经上皮浆液性或出血性脱离。

（3）眼底血管造影：这是发现视网膜下新生血管存在和定位的可靠方法。

1）荧光素眼底血管造影：早期出现海团扇状或车轮状荧光；晚期荧光素渗漏到视网膜下间隙，海团扇状或车轮状荧光消失。对新生血管膜上的出血、渗出或视网膜色素上皮脱离难以显现。

2）吲哚菁绿血管造影：能显示新生血管膜上的出血、渗出或视网膜色素上皮脱离，对诊断隐匿性新生血管膜或复发性新生血管膜更有优势。早期出现扇形、梳状或点状强荧光；晚期渗漏荧光。

4.鉴别诊断

（1）与视网膜表层的新生血管通过眼底造影区别。

（2）脉络膜恶性黑色素瘤：当有视网膜下血肿时，应与脉络膜黑色素瘤鉴别。荧光血管造影视网膜下血肿显示荧光遮蔽，遮蔽区内可见新生血管的渗漏点；而脉络膜黑色素瘤则由于瘤体不断渗漏显示强荧光。

5.治疗

（1）药物：玻璃体腔注入抗VEGF药物，如贝伐单抗和兰尼单抗。

（2）激光：激光是治疗新生血管膜，预防严重视力丧失的有效方法。可采用氩、氪或二极管激光，对黄斑中心凹外、近中心凹、中心凹下或复发性新生血管膜均有效，但并不是最佳治疗方法，因为除了可引起视力下降以外，还不能避免新生血管膜复发或残留。

（3）光动力学疗法（PDT）：对治疗黄斑中心凹下新生血管效果显著，有组织损伤小、可重复治疗等优点,但不能避免新生血管膜的复发且治疗费用昂贵。

(4)手术:可有三种方法。

1)单纯新生血管膜切除。

2)新生血管膜与脉络膜离断但不取出。

3)新生血管膜切除同时行视网膜色素上皮瓣转移或同种异体视网膜色素上皮细胞移植。

6.预后

(1)黄斑新生血管膜自然预后差。

(2)激光治疗复发率较高。

(3)手术治疗对绝大多数患者并不能提高视力,部分患者只是对比敏感度提高、视物变形改善、中心暗点缩小、阅读速度提高。

十四、Stargardt 病

Stargardt 病是一遗传性眼底病,临床上常见为单独的黄斑部萎缩性变性,亦有合并眼底黄色斑点者。

1.病因

多为常染色体隐性遗传,常见近亲联姻的后代,同胞中数人可发病。少数为显性遗传或散发病例。一般 6～20 岁发病,男女均有,且为双眼对称性病变。

2.病理

视网膜深层的黄色斑点是视网膜色素上皮细胞内黏多糖及大量暗褐质的沉积物。

3.临床表现

(1)进行性视力下降(0.1 以下)。

(2)有相对性及绝对性中心暗点。

(3)轻度色觉障碍。

(4)眼底检查:疾病初期,视力虽下降而眼底尚无改变。病情进展,中心凹消失,色素紊乱。继之黄斑变性呈椭圆或圆形脱色素区,边清,有金箔样反光,病灶周围有黄色斑点并多加扩展。晚期,后极部神经上皮、色素上皮及脉络膜毛细血管萎缩,仅见脉络膜大血管及白色巩膜。

(5)电生理检查:EOG 异常。

(6)暗适应:部分人减退。

(7)荧光素眼底血管造影:早期为荧光遮蔽点与透见荧光点先后出现。有时可见到脉络膜背景荧光减弱,而视网膜毛细血管相对性荧光清晰,则为所见的"脉络膜淹没"荧光图像。

4.诊断标准

依据病史、视功能检查、眼底表现及荧光素眼底血管造影特征,对本病可做出诊断。

5.鉴别诊断

需与中心性晕轮状视网膜脉络膜萎缩和视锥细胞营养不良相鉴别。

6.治疗及预后

本病无特殊治疗。晚期患者中心视力永久性丧失。视力低下者,可戴助视器。

十五、卵黄状黄斑变性

卵黄状黄斑变性,1905 年由 Best 首次报告,故本病又称 Best 病,因其形态变化大,又称多形黄斑变性,亦称卵黄样黄斑营养不良。通常为儿童期发病,黄斑出现卵黄样病变伴 EOG 异常,但视力改变与病变极不相称。

1.病因

常染色体显性遗传。

2.发病机制

将病变中卵黄物质通过光镜及电镜检查,发现是色素上皮中异常暗褐质颗粒的积聚。有人认为是一种不能由溶解酶分解和不完全分解的非特异性代谢产物。

3.诊断

(1)青少年期发病,双眼多为对称性病变,大多为体检时发现。

(2)早期视力正常,以后可有中心暗点,重者则中心视力显著下降。

(3)黄斑部有典型的卵黄样改变,进而破碎终至色素沉着及萎缩病变。

(4)ERG 正常,EOG 异常,暗适应正常,色觉轻度异常。

(5)荧光素眼底血管造影:卵黄完整时,黄斑荧光遮蔽;卵黄破碎期,可见透见及荧光遮蔽混杂现象;萎缩期,透见荧光及斑状荧光遮蔽;晚期病例合并脉络膜毛细血管闭塞,则弱荧光中可见粗大的脉络膜血管。

4.治疗

无特殊疗法。如有视网膜下新生血管形成,可试用激光封闭,但对中心视力的恢复尚无帮助。

第四节　视网膜脱离

视网膜脱离是常见的致盲眼底病之一。视网膜脱离是指视网膜神经上皮层与色素上皮层相互分离的病理状态。在胚胎发生与组织学上,视网膜神经上皮与色素上皮之间存在一潜在间隙,正常状态下,通过一系列生理、生化机制,视网膜神经上皮与色素上皮相互黏附,从而保证视网膜具有正常的生理功能。发生视网膜脱离后,由于感光细胞的营养遭受损伤,如不能及时复位,将使视网膜发生萎缩、变性,视功能遭受严重损害。通常临床上可分为孔源性视网膜脱离、牵拉性视网膜脱离和渗出性视网膜脱离。

一、孔源性视网膜脱离

1.概述

孔源性视网膜脱是因为视网膜先有裂孔而后发生的视网膜脱离。多数患有近视性屈光不正。孔源性视网膜脱离的发病取决于三因素,即视网膜裂孔、玻璃体液化及有足够的牵拉力使视网膜与色素上皮分开,其中视网膜裂孔是关键。发生视网膜裂孔之前,常有视网膜玻璃体退行性变,视网膜周边部格子样变性和囊样变性;玻璃体液化、浓缩引起玻璃体后脱离。视网膜与玻璃体的退行性变与年龄、遗传、近视及外伤有关。

2.临床表现

(1)症状:

1)飞蚊与闪光:出现于视网膜脱离的早期或前期。为玻璃体后脱离的症状。中老年人特别是高度近视眼患者,突然出现大量飞蚊、某一方位持续闪光时,应警惕视网膜脱离的可能。

2)视野缺损:多数视网膜脱离于几小时内发生,患者忽然觉得视野中出现黑幕状暗影,随着视网膜脱离发展而扩大。

3)中心视力下降:后极部的视网膜脱离,或视网膜脱离累及黄斑时,视力急剧下降。

4)视物变形:当周边部视网膜脱离波及后极或发生后极部视网膜脱离时,除中心视力下降外,尚有视物变形。

(2)体征

1)玻璃体:表现为玻璃体液化、混浊,玻璃体后脱离,即视盘前可见 Weiss 环,表现为较致密的环形混浊。如伴随视网膜血管破裂时可见玻璃体积血。陈旧性视网膜脱离在裂隙灯下即可见到玻璃体腔内粗大色素颗粒。视网膜脱离晚期,由于发生增殖性玻璃体视网膜病变(PVR),玻璃体后表面及视网膜前、视网膜下可见增殖膜,并形成视网膜皱褶。

2)视网膜:脱离区的视网膜呈灰色或灰白色隆起,当眼球运动时微现震颤。脱离范围扩大时可延及全视网膜,遮盖视盘,或呈漏斗状外观。眼底可发现视网膜裂孔,裂孔多见于颞上象限,次为颞下,鼻侧虽少见,但亦可发生裂孔。锯齿缘部的裂孔多位于颞下或正下方。裂孔亦可发生在黄斑区或尚未脱离的视网膜上。最常见者为圆形和马蹄形裂孔,亦可为不规则裂缝状和半圆形的锯齿缘离断。裂孔大小与数目亦因人而有不同。

3)PVR:PVR 呈视网膜前、下、玻璃体后表面的膜样增殖、收缩,可引起视网膜固定皱褶,是视网膜脱离的主要并发症,也是影响视网膜脱离手术成功的重要原因。此类疾病应根据PVR 程度和部位,在玻璃体切除术中选用膨胀性气体或硅油填充。严重前 PVR 者或 PVR 形成"漏斗状"视网膜脱离者应做硅油填充。

4)低眼压:视网膜脱离患者通常眼压降低,由于眼内液体通过视网膜裂孔经视网膜色素上皮引流所致,也可能与房水分泌减少有关。

5)视网膜脱离晚期:可发生慢性葡萄膜炎,虹膜后粘连,瞳孔闭锁,白内障形成,最终眼球萎缩。

3.辅助诊断

影像诊断:眼部 B 型超声显示脱离的视网膜呈白色线状光带,悬浮在玻璃体内,与球后壁距离远近不等,视网膜光带后为无回声暗区(系视网膜下液回声)。超声图可提示视网膜脱离范围、部位及程度等。

4.诊断与鉴别诊断

本病的诊断主要依靠临床症状和体征,需要鉴别的疾病主要包括以下几种:

(1)视网膜劈裂:视网膜劈裂是指视网膜神经上皮层本身的层间裂开。视网膜脱离则是神经视网膜与色素上皮之间的分离。获得性视网膜劈裂发病位于邻近内核层的外丛状层,通常在年长者视网膜周边部囊样变性基础上发病,故又称为老年性视网膜劈裂症或变性视网膜劈裂症。先天性视网膜裂劈的病变位于视网膜神经纤维层。视网膜劈裂可同时存在视网膜脱离。约25%的病例,在劈裂的内或外层均出现裂孔。内层孔通常位于劈裂最隆起处,外层孔常单个存在,如只有外层而无内层孔,仅容易发生局限的视网膜脱离。约40%的患眼,在劈裂的内、外层上均出现裂孔时发展为视网膜脱离。

(2)脉络膜脱离:根据发病原因分为原发性脉络膜脱离和继发性脉络膜脱离,原发性者为原因不明的脉络膜自发渗漏所致,继发性者多由于手术、外伤、眼内炎症、葡萄膜肿瘤、视网膜脱离等所致。脉络膜脱离的眼底表现有别于视网膜脱离,色泽较暗,多呈棕色或灰色球形隆起,表面光滑无皱纹,边缘清楚,多位于赤道前。由于受涡静脉限制,脉络膜脱离被分割成数个球形隆起。孔源性视网膜脱离可合并脉络膜脱离,称脉络膜脱离型视网膜脱离,此时眼压很低,葡萄膜反应重,预后不好。

(3)脉络膜黑色素瘤:呈实性隆起,周围可合并渗出性视网膜脱离,根据眼底表现、荧光素眼底血管造影、超声、CT等检查不难与视网膜脱离鉴别。

(4)Schwartz综合征:目前认为由于视细胞外节盘膜脱落,通过玻璃体皮质孔、睫状体上皮孔或邻近前房的锯齿缘附近裂孔进入前房,形成前部葡萄膜炎,阻塞小梁网导致高眼压。房水电镜检查可见外节盘膜及巨噬细胞,不见淋巴细胞及中性粒细胞。临床表现以青年男性多见,单眼发病,可有外伤史。眼压可达40~60mmHg,睫状充血,前房浮游细胞、无KP或少量色素性KP,激素治疗无效。视网膜裂孔多邻近锯齿缘视网膜呈扁平或球形脱离。

治疗应封闭视网膜裂孔,裂孔封闭后症状与体征消失。

(5)特发性葡萄膜渗漏综合征:Schepens首次报道,中年男性多见,多为双眼发病。病因为脉络膜、巩膜肥厚影响涡静脉引流。Forester实验证明巩膜增厚主要是黏多糖或黏蛋白的过度沉着,因其高度亲水性,导致巩膜肿胀。患者常自觉某一象限视物遮挡感,此时眼底检查可见脉络膜隆起,常位于周边部,随病情进展可延至一个或几个象限,常呈环状。若病情进一步发展至渗出液突破视网膜色素上皮(RPE)细胞层,即出现随体位移动的、半球形或球形、非孔源性视网膜脱离,常位于下方。脱离的视网膜表面光滑,一般无固定皱褶。该病的诊断主要以临床诊断为主。

以下四点为诊断依据:

(1)睫状体和周边脉络膜脱离,为本病最早出现的体征。B超或UBM检查有助于诊断。

(2)渗出性、非孔源性的视网膜脱离,可随体位移动。

(3)眼前节一般无炎症反应。

(4)眼轴长度正常。治疗应注意视网膜复位手术无效,可施行巩膜切除术、巩膜切开术或涡静脉减压术,术后视网膜下液吸收较慢,需长期观察。

5.治疗

目前手术是孔源性视网膜脱离治疗的唯一手段。孔源性视网膜脱离手术的选择,应根据视网膜脱离的范围,裂孔的大小、形态、数目、位置,变性区域的大小及位置,视网膜表面膜形成与否,以及玻璃体情况综合考虑决定。手术目的是封闭裂孔,消除或减轻玻璃体对视网膜的牵拉,恢复视网膜活动度,达到视网膜解剖复位。可采用激光光凝、透巩膜光凝或冷凝,使裂孔周围产生炎症反应以闭合裂孔;根据视网膜脱离及玻璃体的情况,选择巩膜扣带术或玻璃体手术联合眼内填充术。

(1)巩膜扣带术:包括巩膜外垫压术及巩膜环扎术,是除复杂性视网膜脱离的首选术式,特别是儿童视网膜脱离应尽可能使用巩膜扣带术,儿童的玻璃体手术因术前及术中玻璃体不易后脱离,常常导致术后 PVR 形成,最终形成视网膜再脱离。

(2)玻璃体手术:对于复杂性视网膜脱离在孔源性视网膜脱离中包括:黄斑裂孔视网膜脱离、巨大裂孔视网膜脱离、合并严重 PVR 视网膜脱离、合并屈光间质混浊的视网膜脱离等,治疗应使用玻璃体手术。手术中根据裂孔位置、大小、PVR 的程度决定气体或硅油充填的选择。

6.随诊

视网膜复位术后 2 个月内仍处于增殖期,应密切观察,防止因 PVR 导致视网膜再脱离。孔源性视网膜脱离双眼发病率约 15%,所以在一眼已发生脱离时,另一眼必须充分散瞳检查眼底,如果发现有视网膜变性、裂孔,而玻璃体无明显变性,裂孔处未见粘连性牵引,应该避免眼部外伤、持重及剧烈运动,必要时行局部视网膜激光光凝;已发现有浅脱离者,需及时采取手术以防止脱离继续扩展。另外,如果存在早期格子样视网膜变性、严重格子样视网膜变性已行光凝及视网膜脱离手术治疗后的患者,建议长期跟踪检查,至少每年一次散瞳详细查眼底,以防视网膜脱离的发生或复发。

7.自然病程和预后

总的来说,视网膜脱离发生时间短、范围小,裂孔数少,裂孔面积小,增殖膜形成轻者,手术成功率亦高,反之则成功率低。手术成功与否以视网膜能否复位为标准。但视网膜复位,并不一定有相应的视功能恢复。例如:超过 6 个月的陈旧性视网膜脱离,因为视网膜视细胞已发生不可逆性损害,即使视网膜术后复位,视功能亦不能发生较大改善。中心视力的预后,主要看黄斑是否受累及受累时间的长短。

8.患者教育

高度近视者应避免过于剧烈的运动,出现上述症状时应及时就医。

二、牵拉性视网膜脱离

各种原因引起的玻璃体积血日久机化形成,以及各种原因导致的增生性玻璃体视网膜病变最终牵拉视网膜神经上皮使之与色素上皮分开,均可称为牵拉性视网膜脱离。牵拉性视网膜脱离病程缓慢,早期患者可无任何症状,当牵拉达一定程度或一定范围时导致视网膜脱离,患者可出现视力下降或视野缺失。检查可见明确的玻璃体-视网膜牵拉,牵拉可局限也可广泛,但很少波及锯齿缘,牵拉呈垂直或切线方向,在牵拉部位视网膜隆起,血管扭曲变形,视网膜活动度差,一般无视网膜裂孔,可有视网膜下增生及视网膜下沉着物。如牵拉引起视网膜裂孔,眼底表现包括孔源性和牵拉性视网膜脱离两种形态,为混合性视网膜脱离,称牵拉-孔源性视网膜脱离。视网膜血管性疾患引起的牵引性视网膜脱离常常伴随玻璃体积血。一些病例由于严重的玻璃体混浊,术前不能看到眼底,应行超声检查。牵拉性视网膜脱离的治疗,主要是手术解除玻璃体视网膜增殖或机化组织对视网膜的牵拉。包括玻璃体切除术,巩膜环扎术和玻璃体切除联合眼内填充术。

三、渗出性视网膜脱离

渗出性视网膜脱离是一种继发性视网膜脱离,常因视网膜或脉络膜肿瘤、炎症、血管病以及全身血液和血管性疾病引起。其发病机制主要是视网膜毛细血管和色素上皮屏障功能受到破坏,导致血浆和脉络膜大量渗出和积聚在视网膜下形成渗出性视网膜脱离。

视网膜脱离范围常随体位而改变,视网膜下液体总是流向眼底最低处,如坐位时下方视网膜脱离最高,平卧时下方视网膜球形隆起样脱离消失,积液流向后极部,使后极部视网膜隆起脱离,而周边视网膜脱离不明显。脱离的视网膜表面较光滑,无牵拉皱褶。无视网膜裂孔。葡萄膜渗漏是一种特殊渗出性视网膜脱离,好发于男性,其具体原因不清楚,与糖尿病、胶原病、内分泌病有关,但常为特发性,无具体原因可发现。渗出性视网膜脱离的治疗主要是治疗原发病。

第五节　视网膜变性

一、视网膜色素变性

视网膜色素变性为进行性遗传性营养不良性视网膜退行性疾病,以夜盲、进行性视野缺损和眼底色素性视网膜病变为其特征,为常染色体显性遗传、隐性遗传并伴性遗传。

1.病因病理

本病为视网膜色素上皮细胞和光感受器细胞的变性。可能与视网膜色素上皮酶系统发育缺陷,铜、锌及牛磺酸缺乏等有关。还有认为本病可能为自身的免疫性疾病。

早期在视网膜中,有视杆细胞进行性的退行病变,周边有色素细胞增生并聚集在视网膜面及血管旁,视网膜动静脉血管内膜增生变厚致管腔狭小;晚期视网膜层由外向内各层组织不同程度萎缩。视神经盘上胶质增生形成膜状致视神经盘为蜡黄外观。

2.临床表现

(1)双眼发病,男性多于女性,儿童期起病。

(2)早期有夜盲,暗适应功能下降。

(3)视野进行性变小。可有环状暗点,进展呈管状视野,而中心视力尚好(中心视野尚存 $5°\sim10°$)。

(4)眼部检查:视网膜血管狭细,赤道部视网膜色素上皮细胞变性萎缩及不均匀增生,如骨细胞样的色素沉着。继之色素向后极部发展,脉络膜亦萎缩。动脉更细,静脉旁有白鞘,视网膜呈青灰色。黄斑粗糙或有囊样水肿。视神经盘呈蜡黄色。临床上还可见无色素性视网膜色素变性者,除视网膜看不到色素沉着外,其他表现均如前述。

(5)眼电生理检查:早期 EOG 波形消失;ERG 波形降低至熄灭。

(6)荧光素眼底血管造影:视网膜血管迟缓充盈;视网膜透见荧光及荧光渗漏;视网膜表层血管扩张及渗漏,脉络膜血管无灌注或延迟灌注。

(7)暗适应:早期视网膜视锥细胞功能正常,视杆细胞曲线终末阈值升高。晚期视杆细胞功能丧失而视锥细胞阈值亦升高,形成高位单向曲线(仅代表视锥细胞功能的曲线)。

(8)色觉:早期色觉正常,晚期色觉障碍(蓝色盲)。

3. 鉴别诊断

(1)梅毒性脉络膜视网膜炎:其视网膜色素沉着斑小,以后极部为多,胡椒盐状改变。夜盲不明显。视野无环形暗点。视神经盘色略淡,而不是蜡黄色。ERG 可有振幅降低。梅毒血清反应阳性。

(2)妊娠期麻疹致胎儿视网膜病变:由孕妇在妊娠第 3 个月时患麻疹所致。患儿生后眼底病变渐进发展,可见视网膜面散在斑点状色素沉着,以后渐有骨细胞样改变。此病少见。

(3)病毒性热疹后视网膜色素变性:多在病初 1 周后双眼视力下降,视野向心性缩小,以后眼底周边出现色素,类似典型视网膜色素变性改变。

4. 治疗

(1)已诊断视网膜色素变性者,应每年定期复诊,查眼底、视野及眼电生理检查。

(2)视力下降至 0.2 时,或有管状视野者,可试用助视镜。

(3)有并发白内障者,需行手术治疗,摘除白内障并植入人工晶状体。

(4)目前尚无特殊药物治疗。可试用扩血管药及小剂量维生素 B、维生素 C、维生素 E 以及锌剂。

(5)如合并屈光不正,可用镜片矫正。

二、结晶样视网膜变性

结晶样视网膜变性为少见的视网膜退行性变性眼病。

本病双眼受累,为常染色体隐性遗传性疾病。

1. 病因

尚不明确,视网膜面出现黄白色结晶样闪光亮点,其具体成分不明,推测与色素上皮-感光细胞复合体代谢紊乱有关。

2. 临床表现

(1)视力下降或伴夜盲。

(2)早期眼底视神经盘血管大致正常。晚期视神经盘色淡,视网膜动脉细窄,眼底背景略呈青灰色。视网膜面前后有多个黄白色闪光亮点,以后在极部密集而周边部稀疏。黄斑中心凹不易分辨。病变区有暗褐色大小不一、形态不规则的斑块,少有类似骨细胞样改变。

（3）视野改变：有中心或旁中心暗点、部分或全部环形暗点，周边视野向心性缩小。

（4）暗适应检查：暗适应中度异常，病程长者重度夜盲。

（5）视觉电生理检查：ERG 早期正常，晚期 b 波下降，EOG 异常，表示色素上皮受损广泛且严重。

3. 鉴别诊断

原发性视网膜色素变性与本病的鉴别为：较早出现视网膜周边有骨细胞样色素沉着，散在无光泽的结晶样黄白色亮点，视神经盘蜡黄及视网膜血管细窄。

4. 治疗

本病尚无特殊疗法。

三、白点状视网膜变性

白点状视网膜变性为罕见的家族遗传性视网膜退行性病变。其视网膜广泛散布白色斑点。为静止性夜盲症，因白色斑点及视网膜色素再生缓慢，一般无进行性恶化倾向。

1. 诊断

（1）幼年发病，可有暗点及视野缩小，中心视力尚好。

（2）视网膜遍布小圆形或卵圆形、大小均匀的白点，后极部较密，周边稀疏，偶见有融合成小哑铃形，一般不连接成片状。

（3）荧光素眼底血管造影术多见透见荧光，晚期为荧光渗漏。

（4）暗适应时间延缓。

（5）视觉电生理检查：ERG 正常或降低；EOG 异常。

2. 治疗

因其发病机制不明，无特殊疗法。

四、玻璃膜疣

玻璃膜疣为黄白色透明的胶样物沉积于脉络膜的玻璃膜。有家族遗传性趋向。多见中年以后，60 岁以上老年人更为常见。

1. 病理

本病的视网膜组织病理检查，发现色素上皮广泛受累，黑色素颗粒在胞质内由密集分布变成分散分布，并有纤维性物质积聚，导致色素上皮细胞受推挤而引起邻近感光细胞变性。因此认为玻璃膜疣为色素上皮细胞不正常的分泌活动。也有人认为疣可能是变性的色素细胞转变而来，因而这些细胞内的透明物质可能是老年的色素上皮细胞，其中含有未消化的感光细胞外节。

2. 诊断

（1）视力障碍：早期黄斑部多有玻璃膜疣侵犯，其视力尚可正常。有时有视物变形及中心视力下降。

（2）眼底检查：玻璃膜疣为小的黄白色发亮圆点，边缘有轻微色素环绕。位于视网膜后，略向前凸，散在或成群分希，亦可融合成大片圆形或地图形的外观，病变区色素变淡或脱失。其边缘有色素增生。脉络膜毛细血管萎缩而露出大而硬化的脉络膜血管。赤道部玻璃膜疣较黄斑部为多。随年龄增大而疣亦增多,呈正相关改变。

（3）荧光素眼底血管造影:荧光增强及透见荧光。

（4）ERG:一般正常或低于正常。EOG 低于正常。

3.治疗

因疣的病变过程缓慢,目前尚无有效疗法。

如发现玻璃膜疣区色素增生及视力下降而有黄斑变化的可能性时,可用维生素 C 及维生素 E,以增强视网膜对光损害的保护作用。可用硫酸锌制剂,可增强视网膜代谢作用。

五、近视性视网膜脉络膜病变

单纯性近视,眼底改变不明显,视力矫正良好。高度近视,多伴有眼底改变,一般矫正视力欠佳。

1.诊断

（1）视力障碍:①远视力差,近视力正常,近点距离近。②进行性视力减退,随屈光度增加而加重。

（2）视物变形及中心暗点（为黄斑出血、机化瘢痕所致）。

（3）眼前黑影飘动因玻璃体变性、液化、混浊所致,暗适应差。

（4）眼底改变:①豹纹状眼底。②近视性弧形斑（视神经盘颞侧有弧形白色斑或呈环状萎缩斑）。③黄斑有萎缩、出血或灰褐色斑,即 Fuchs 斑。④后巩膜葡萄肿。⑤赤道部及锯齿缘部囊样变性。⑥玻璃体变性液化混浊后脱离。⑦可并发视网膜裂孔及视网膜脱离。

2.治疗

（1）对脉络膜新生血管,可行抗 VEGF 药物治疗或 PDT 治疗。

（2）黄斑裂孔,不伴视网膜脱离者可观察;如伴视网膜脱离者,手术治疗。

六、视锥细胞营养不良

视锥细胞营养不良是一种极少见的遗传性黄斑部变性疾病之一。

本病主要损害视网膜视锥细胞,也伴有不同程度的视杆细胞损害。因此,早期黄斑受累,辨色力障碍;晚期致视网膜色素上皮变性而致色盲。故又有中心型视网膜色素变性之称。

1.病因

本病为遗传性疾病,亦常见散发病例。遗传方式为常染色体显性或隐性遗传。

2.临床表现

（1）眼底改变:

1）静止型视锥细胞营养不良:主要表现为色觉障碍,视力正常或轻度下降。其中可能有弱视,严重者伴眼球震颤、畏光,黄斑多正常。

2）进展型视锥细胞营养不良:有进行性色觉障碍及视力减退,晚期有夜盲。病情进展,双眼黄斑有对称性金箔样反光,显示色素上皮萎缩区如靶心状。亦有的为胡椒盐状改变

（为色素小点和色素脱失）。晚期病例，见视神经盘颞侧苍白，动脉变细。除上述病变外，尚有病例见到周边视网膜为弥漫性色素上皮萎缩及骨细胞状色素沉着，此则应归入锥-杆营养不良之列。

（2）视野检查有相对性或绝对性中心暗点，亦可有环形暗点。

（3）色觉检查：早期红绿色盲，晚期全色盲。

（4）荧光素眼底血管造影：黄斑区有强荧光背景，如靶心状改变，围绕一弱荧光中心。

（5）视网膜电图：明视反应降低或消失；暗视反应正常或降低。

（6）暗适应检查：视锥细胞阈值明显升高；视杆细胞阈值正常或升高。

3.诊断标准

诊断本病依据为：进行性视力减退，畏光并喜暗光下活动，后天获得性眼球震颤，色觉障碍。眼底检查黄斑区有靶心状色素上皮细胞脱失，则可诊断。

4.鉴别诊断

（1）Stargardt病及中心晕轮状视网膜脉络膜萎缩性黄斑变性：由荧光血管造影检查可分辨。前者黄斑区椭圆形无背景荧光（脉络膜淹没征）；后者病灶边缘为脱色素强荧光环，中央为脉络膜大血管显影。而视锥细胞变性则黄斑部为靶心状透见荧光改变。

（2）氯喹性视网膜病变：眼底改变及荧光素眼底血管造影与视锥细胞变性相似，但有服用氯喹病史可以鉴别。

5.治疗

本病为遗传性黄斑变性疾病，无特殊疗法，视力下降随年龄增加而进行性加重，可试用助视器。

七、中心性晕轮状视网膜脉络膜萎缩

中心性晕轮状视网膜脉络膜萎缩是原发性视网膜脉络膜萎缩的一种特殊类型。本病少见，有家族史。

1.病因

本病为家族遗传性疾病，常染色体显性或隐性遗传，为双眼对称性疾病，男女均可发病。

2.病理

黄斑区脉络膜毛细血管为一界线清晰的萎缩斑，病灶内视网膜色素上皮及神经上皮细胞均有萎缩及纤维化，脉络膜血管无硬化现象。

3.临床表现

（1）少年起病，视力为缓进性减退；中年期视力明显降低；近老年期中心视力更差。无夜盲，有中心暗点。

（2）眼底检查：早期黄斑部有色素脱失及色素沉着斑，中心凹反射弥散或消失，如金箔样反光。晚期，双眼黄斑部出现对称性环形、卵圆形、边界清晰的病变区，该灶区内色素上皮及脉络膜毛细血管消失，大血管裸露膜上，边缘清晰。

（3）荧光素眼底血管造影：早期为黄斑部透见荧光，晚期为病灶中央弱荧光及脉络膜血管显影和其边缘色素脱失后的弱荧光环。

4.诊断标准

本病仅局限于黄斑区或后极部，边界清楚的黄斑部色素紊乱，中心凹反光消失，有典型的荧光素眼底血管造影图像，临床易于诊断。

5.鉴别诊断

（1）Stargardt病：多在6～20岁发病，双眼黄斑部可见对称性横椭圆形、边界清晰的色素上皮萎缩区，晚期病变区内脉络膜血管萎缩，病灶周围有多个黄色斑点。

（2）视锥细胞变性：本病为黄斑部色素上皮轻度萎缩，边界不清，脉络膜无进行性萎缩，患者有典型的畏光及中心视力下降。色觉障碍及全视野ERG以及暗适应检查显示视锥细胞功能下降。

（3）老年性黄斑变性：多在45～60岁发病，无家族史。黄斑病变区边界不清，眼底有散在玻璃膜疣及视网膜下新生血管。

6.治疗及预后

本病为遗传性疾病。病因不明，目前尚无有效疗法，中心视力呈永久性下降。

第六节　周边部视网膜格子样变性

周边部视网膜格子样变性是后天获得性变性，10岁以上人群患病率8%，双眼患病率42%，常发生在近视眼，格子样变性区内合并圆形萎缩孔达40%，变性区两端和后缘是马蹄形视网膜裂孔的好发部位，我国孔源性视网膜脱离的年发生率为约7.98/100 000，尽管视网膜脱离眼常常看到格子样变性，但是预防性治疗格子样变性并不能阻止视网膜脱离的发生。

1.临床症状

格子样变性区无临床症状，发生玻璃体后脱离时可以有相应的症状

2.临床体征

（1）检眼镜下格子样变性位于视网膜赤道部，一般为平行向白色网状区，可以有色素。

（2）变性区内或两端可以有视网膜糜烂或小圆形裂孔，玻璃体后脱离（PVD）时变性区后缘或两侧发生马蹄形裂孔。

3.辅助诊断

（1）如果眼的屈光间质混浊，进行B超检查。

（2）一般眼底观察周边部推荐间接检眼镜，也可借助三面镜或眼底生物镜观察。

4.治疗与预后

治疗针对有症状的马蹄形裂孔，使用光凝，合并视网膜下液时选择巩膜扣带术和冷凝或光凝。治疗的选择见表13-1。

表 13-1　周边部视网膜格子样变性治疗的选择

损伤类型	治疗
急性有症状的马蹄形视网膜裂孔	立即治疗
急性有症状的带盖视网膜裂孔	可能不需要治疗
外伤性视网膜裂孔	通常需要治疗
无症状的马蹄形视网膜裂孔	通常可以不治疗而进行随诊
无症状的带盖视网膜裂孔	很少推荐治疗
无症状的萎缩性圆形孔	很少推荐治疗
没有裂孔的无症状的格子样变性	不治疗,除非 PVD 引起马蹄形裂孔
有裂孔的无症状的格子样变性	通常不需要治疗
无症状的锯齿缘离断	在治疗方面尚无共识,没有足够的证据可用于指导治疗
对侧眼出现萎缩孔,格子样变性或无症状马蹄形孔	在治疗方面尚无共识,没有足够的证据可用于指导治疗

5.随诊

(1)一般无须随诊,有玻璃体后脱离的患者一定时间内需要复诊。

(2)对于玻璃体积血影响视网膜检查,以及 B 超结果为阴性的患者,应当定期进行 B 超检查。对于怀疑有视网膜裂孔的眼,4 周后再行 B 超检查。

6 患者教育

(1)对视网膜脱离高危患者告知 PVD 和视网膜脱离的症状,以及定期随诊检查的重要性。

(2)指导所有视网膜脱离高危患者,一旦眼前漂浮物明显增加、视野缺损或视力下降,要及时通知他们的眼科医师。

第七节　视网膜母细胞瘤

1.概述

视网膜母细胞瘤(RB)是婴幼儿最常见的眼内恶性肿瘤。活产儿患病率大约为 1∶(18 000～21 000),无种族和性别差异。平均诊断年龄双眼患者为 10 个月,单眼患者为 2 岁,多数(约 90%)在 3 岁前诊断,7 岁以后少见,成年人发病非常罕见。目前已经确定 RB 的发生是由基因突变引起的,人类 RB 基因位于 13 号染色体长臂 1 区 4 带(13q14)。如 RB 基因突变发生在亲代的生殖细胞或早期胚胎,这样由此发育形成的个体中所有的细胞(包括生殖细胞)均有此突变,因此具有遗传性,为常染色体显性遗传;如突变发生于体细胞(视网膜细胞)则不具遗传性。遗传性约占 40%,非遗传性约占 60%。双眼患者一般是由生殖细胞变异引起,具有遗传性;单眼患者之中,约有 15% 也是由生殖细胞变异引起。三侧性 RB 是指在双眼发病的基础上,蝶鞍或者松果体出现原发肿瘤,属于双眼发病的一种特殊类型。

2.临床症状

患儿多因眼外观异常来就诊,瞳孔区发白(白瞳症)和斜视是最主要的就诊原因,部分患儿会出现眼红和眼部不适(揉眼)。较大的患儿会主诉视力下降、眼前黑影等症状。三侧性 RB 可出现头痛、呕吐、发热、癫痫发作。

3.临床体征

早期病变扁平或隆起于视网膜表面,呈白色或半透明状,表面光滑,边界清;随着病情发展,内生型肿瘤向玻璃体腔内突起,肿瘤细胞在玻璃体内播散种植引起玻璃体混浊。外生型肿瘤则在视网膜下形成肿块,常常引起明显的渗出性视网膜脱离;眼内较大的肿瘤会引起虹膜红变、继发青光眼、角膜水肿、玻璃体积血等;有些坏死性 RB 会引起明显的眼周围炎症,呈眶蜂窝组织炎表现。晚期肿瘤侵犯到眼眶会引起眼球肿胀外突;弥散生长的肿瘤常见于发病年龄较大的患儿,在玻璃体腔和前房出现白色雪球样混浊,形成假性前房积脓,而眼底见不到明确的肿瘤,容易误诊为眼内炎。

4.辅助检查

B 超检查显示眼内占位病变中有因肿瘤钙化形成的斑点状高反射回声,可见到声影;CT 同样可显示眼内占位有钙化斑,并可显示肿瘤是否出现眼外生长以及在的颅内有无三侧性 RB。MRI 的检查意义与 CT 相似,其信号特点为:T_1 加权 RB 为中低信号,相对于玻璃体为高信号;T_2 加权为中等信号,低于玻璃体信号。通过细针穿刺或玻璃体手术取标本进行活检会极大增加肿瘤向眼外扩散的危险性,因而应尽可能避免。

5.鉴别诊断

能引起白瞳症的其他眼病均可与 RB 混淆,常见的有 Coats 病、永存原始玻璃体增生症(PHPV)、早产儿视网膜病变、眼弓蛔虫病、先天性白内障、家族性渗出性玻璃体视网膜病变、混合错构瘤、Norrie 病、脉络膜缺损等。对白瞳症患儿要注意详细询问病史及家族史,常规全身麻醉下散瞳行双眼检查,根据视网膜有占位性病变以及眼部超声检查肿瘤有明显的钙化现象 RB 诊断不难。

6.治疗

视网膜母细胞瘤的治疗要根据不同的情况制订个性化的治疗方案。早期小肿瘤患者可选择眼局部治疗,如冷冻治疗、激光光凝治疗、经瞳孔温热疗法治疗(TTT)、局部放射治疗等;中期较大的肿瘤以及合并有明显渗出性视网膜脱离的肿瘤选择化学减容治疗联合眼局部治疗;晚期肿瘤患者选择眼球摘除和全身化疗;如果出现肿瘤眼球外生长,则行眼球摘除、全身化疗、放射治疗,出现肿瘤全身转移的患者还需通过强化的全身化疗联合自体干细胞移植的方法来治疗。

7.自然病程和预后

如不治疗 RB 患者几乎无生存可能。眼球摘除手术曾经是治疗 RB 的经典方法并挽救了大部分患者的生命。自 20 世纪后期始,随着医学技术的发展,RB 的治疗理念发生了重大改变,治疗目的不再仅为挽救生命,还要尽可能地保留眼球和保存视力。目前发达国家 RB 患儿的存活率已到到 95% 左右,而在眼球保存率方面,早期和中期肿瘤眼在 90% 以上,小部分晚期肿瘤眼也得以保存。

第八节　糖尿病视网膜病变

糖尿病视网膜病变(DR)是糖尿病常见的严重并发症,是糖尿病患者致盲的重要原因之一。由于糖尿病发病率正随着人们生活方式的改变而上升,加之人类寿命的延长,视网膜病变正成为新世纪所面临的严峻挑战。糖尿病视网膜病变的发病率视不同国家、地区及年龄组而有较显著不同,多发生于 40 岁以上的患者,随着生活及饮食结构的改善,总的发病趋势在逐渐上升,我国的糖尿病视网膜病变发生率也不例外。近年来随着糖尿病发病率的上升,DR 的发病率和致盲率也在逐年增加,严重影响了患者的生存质量。

糖尿病视网膜病变在不同年龄组发病率各不相同,<40 岁者其发病率仅占 1％或更低,>50 岁者约为 10％,非增殖性糖尿病视网膜病变常发生于成年人,而增殖性糖尿病视网膜病变最常见于青年人。糖尿病视网膜病变发生率与糖尿病的病程有重要关系,病程超过 10 年者其发生率为 15％～20％,病程 20～25 年者其发生率为 80％～90％。Campbell(1980)称,一般患者患糖尿病 10 年后,有 50％的患者发生糖尿病视网膜病变,25 年后则有 95％的患者发生。近年来的国内报道称病程在 5 年以下者糖尿病视网膜病变发生率为 38％～39％,病程 5 年以上者发生率为 50％～56％,10 年以上者为 69％～90％。糖尿病病程的长短以及糖尿病控制的好坏明显制约着糖尿病视网膜病变的发生率。

1.发病机制

糖尿病视网膜病变是糖尿病患者常见的并发症,是一种严重的致盲性眼病,是导致不可逆性视力丧失的首要原因及糖尿病的特征性眼部并发症,其发病机制比较复杂,病变过程从非增殖型向增殖型发展,所有的眼底变化皆系糖尿病性视网膜微血管病变的结果。糖尿病视网膜病变的病理改变包括:①周细胞选择性的丢失;②基底膜增厚;③微血管瘤的形成;④新生血管形成;⑤视网膜血管通透性增加、视网膜缺血、视网膜前或玻璃体内纤维血管性及胶质组织增生等。特征表现为早期的血管阻塞,后期的纤维血管增殖及瘢痕形成。以眼底镜观察可见视网膜微动脉瘤、黄斑水肿、硬性及软性渗出(棉絮样)、出血斑、视网膜小动脉呈白细线状、静脉串珠、视盘及网膜新生血管、增殖机化膜形成及由此而引起的视网膜脱离等,眼底荧光血管造影则可检查到眼镜底下不能见到的微动脉瘤、毛细血管扩张渗漏、血管壁周围染色、黄斑拱环断裂、视网膜无灌注区、中心无血管区扩大、黄斑区的花瓣状蜂房状荧光渗漏等。研究表明,糖尿病视网膜病变的发生、发展受多种因素的协同作用。它与多元醇代谢异常、蛋白质非酶糖化、脂质氧化及自由基作用、细胞凋亡、三酰甘油蛋白激酶 C(DG-PKC) 系统的激活及细胞因子、血管舒张性前列腺素产物、血流动力学的改变、血液黏稠度的改变、生长激素分泌异常、视网膜内生长因子、超氧化物歧化酶(SOD)活性下降,以及微量元素和血栓素水平的改变等多种因素有关。

(1)糖代谢紊乱:糖尿病患者的糖代谢紊乱是产生糖尿病视网膜病变的根本原因。糖代谢紊乱与糖酵解过程的紊乱有关。糖酵解过程紊乱与 3 个关键限速酶——己糖激酶(HK)、磷酸果糖激酶(PFK)和丙酮酸激酶(PK)活性有关。血糖正常时醛糖还原酶主要以无活性的形式存在于各种组织中,血糖浓度升高,过量的葡萄糖即经过醛糖还原酶催化转变为山梨醇。醛糖还原酶可促使高浓度葡萄糖转化为山梨醇,然后被山梨醇脱氢酶再转为果糖,并使半乳糖转化为卫茅醇。由于山梨醇和卫茅醇在细胞内很少进一步发生代谢,山梨醇等不能通过细胞膜而堆积于细胞内,致使细胞破裂,组织水肿,在视网膜内引起毛细血管细胞受损、基底膜增厚、毛细血管闭锁,这些改变长期以来被认为是糖尿病视网膜病变最关键的早期损害。血糖控制不佳,发生糖尿病视网膜病变的危险度会迅速增加,血糖水平在一定程度上反映了糖尿病视网膜病变的发生、发展情况。在一组日本 T2DM 患者的 10 年观察中,血糖长期控制不良者发生糖尿病视网膜病变明显增多,而已有糖尿病视网膜病变者,其病变加重亦与未合理控制血糖有直接关系。因此,为了预防和延缓糖尿病视网膜病变的发生.严格控制血糖水平是非常重要的。未合并视网膜病变的糖尿病患者,如果长期稳定控制血糖能减缓糖尿病视网膜病变的发生和发展。但视网膜病变如果发生,即使血糖得到控制也不能停止病变的发展。同时值得注意的是,短时间快速降低血糖可使糖尿病视网膜病变加重。这是因为血糖水平下降后,视网膜血流量减少,而视网膜血流自主调节能力改善较慢,从而导致视网膜缺血加重,使糖尿病视网膜病变加重。空腹血糖>11.1mmol/L 的患者应高度警惕糖尿病视网膜病变的发生,尤其对于病程 10 年以上的患者,定期监测空腹血糖水平有重要的临床价值。目前有报道用山梨醇醛糖还原酶抑制药治疗糖尿病视网膜病变,但是还没有实验表明能够阻止视网膜微血管病变的发生,这方面的研究仍在进行之中。

(2)非酶促性糖基化作用:糖代谢机制紊乱是糖尿病视网膜病变发生的重要原因。因为长期的高血糖导致蛋白质非酶性糖基化,造成微血管壁的损害、基底膜的增厚、通透性增加,甚至引起血管堵塞,红细胞变形能力低下,糖化血红蛋白出现,这些都能引起视网膜的低氧状态。均可导致糖尿病视网膜病变的发生,而 HbA1c 能较好地反映近期内的血糖水平。HbA1c 可反映检测前 2~3 个月的血糖情况而不受短期血糖波动的影响。有研究表明 HbA1c>9%组视网膜病变的发展比<7.5%组提前了近 2 年。增殖型患者 HbA1c 水平(10.9%)比没有增殖型的患者 HbA1c(8.6%)高($P<0.01$)。相关统计学分析表明,HbA1c 水平是预示糖尿病视网膜病变发生、进展或发生增殖型糖尿病视网膜病变(PDR)的重要指标,HbA1c 长期偏高,表明今后发生糖尿病视网膜病变、糖尿病视网膜病变进展或发生增殖性视网膜病变的概率越大,HbA1c 含量与红细胞聚集速度呈正相关。HbA1c 含量越高,红细胞聚集速度越快,大量红细胞迅速聚集,易使微小动脉形成血栓;同时,红细胞内血红蛋白的糖化,使其对氧的亲和力增大,血栓形成以及氧解离速率降低,组织缺氧,诱发一系列血管生长因子的增生,打破血管生成因子,抑制因子间的动态平衡,这是糖尿病视网膜病变发生、进展的基础。临床研究证实,糖尿病视网膜病变患者有视网膜组织缺氧,而 HbA1c 对氧的亲和力高于正常的血红蛋白,使氧不能在组织中扩散,因而糖尿病患者 HbA1c 升高时组织缺氧加重,视网膜组织容易发生病变。

(3)血流动力学的改变:有学者应用彩色多普勒血流成像(CDFI)技术检测糖尿病球后动脉血流动力学的改变,结果表明糖尿病患者眼动脉、视网膜中央动脉的血流动力学特点:①眼动脉的改变比视网膜中央动脉明显。②呈低流速、低流量、高阻力型改变。③眼动脉呈缺血性改变,提示眼动脉缺血性改变比视网膜中央动脉明显。而视网膜中央动脉是眼动脉分支,因而眼动脉呈缺血样状态势必影响视网膜中央动脉血流状况。因此,血流减慢和组织供氧减少,是导致视网膜缺血性病变的重要血流动力学因素。糖尿病患者血小板的黏附和聚集异常,以及血液成分改变和黏度增高等,都可能与视网膜的循环障碍和缺血有关。

(4)血液流变学的改变:糖尿病视网膜改变与血液黏稠度增高有密切关系。由于糖尿病微血管内皮损害,血管通透性增高,造成血浆外渗,血液浓缩,使血液流速缓慢;持续高血糖,造成糖化血红蛋白产生增高,红细胞聚集性增高和变形能力下降,微循环障碍,红细胞氧解离度下降,产生低氧血症。加上血清脂蛋白、纤维蛋白原和 α_2 球蛋白等含量升高,使血液黏稠度进一步加大,导致血管内皮损害,管腔堵塞,易致微血栓生成。因此降低血液黏度对防治糖尿病视网膜病变具有一定的临床意义。血小板凝集增加也是促使毛细血管阻塞的原因,毛细血管基膜增厚、管腔缩小也使红细胞通过困难,这些改变均可使视网膜缺氧。缺氧的毛细血管通透性增加,产生血浆渗出及出血。神经纤维层的局限性缺氧性坏死形成眼底镜下可见的软性渗出斑(棉絮状渗出斑或称棉毛斑)。尚存活的视网膜受到缺氧刺激后,在毛细血管闭锁区的边界处形成新生血管及微动脉瘤增殖。有的毛细血管内皮增生形成了小动、静脉之间的短路交通支。

(5)视网膜内生长因子:许多文献均报道了大量不同种类的生长因子可以促成或抑制视网膜血管增殖,这些因子包括成纤维细胞生长因子(FGF)、上皮细胞生长因子(EGF)、肿瘤坏死因子(TNF)、血小板衍生生长因子(PDGF)。缺血导致生长因子的释放是目前较流行的糖尿病视网膜病变产生机制的一种假说。胰岛素样生长因子(IGF)升高影响糖尿病视网膜病变发生、发展,且糖尿病视网膜病变进展上述因子更趋升高。这些因子在视网膜新生血管形成过程中起重要作用,它们是强有力的促血管生长因子,可刺激血管内皮细胞、成纤维细胞及视网膜色素上皮细胞发生增殖和移行,从而导致新生血管形成。可以说,FGF、EGF 和 TNF 水平升高,是糖尿病视网膜病变恶化的征兆。这些学术观点都为我们临床的诊断治疗工作提供了一定的帮助。视网膜微血管功能和结构紊乱、血液成分和随之而来的血液流变学变化,已被公认为视网膜病变的基本机制。

(6)超氧化物歧化酶(SOD)活性下降:国内有学者认为体内自由基增多、脂质过氧化增强在糖尿病视网膜病变中起重要作用。糖尿病视网膜病变患者自由基反应增强与红细胞免疫功能下降之间尚有内在联系,两者都是促使糖尿病视网膜病变发生、发展的重要环节。因此针对性抗氧化治疗改善红细胞免疫功能可能对防治糖尿病视网膜病变有一定作用。有学者对糖尿病视网膜病变患者血清超氧化物歧化酶检测与分析,提示糖尿病视网膜病变的发生、发展与血清 SOD 下降有关。因为脂质过氧化是氧自由基、超氧化和多不饱和脂肪酸相互作用的结果。氧自由基可以攻击其他不饱和脂肪酸,使视网膜视盘膜、线粒体膜和内层网膜内的脂类受到了可逆的破坏。膜中磷脂发生过氧化,导致其中蛋白质、酶和磷脂交链失活,使膜的流动性、通透性改变,多种功能受损。严重者导致这些生物膜溶解和细胞死亡,使视网膜病变进一步发展。

另外,目前公认随病程增加尤其是 5 年以上者糖尿病视网膜病变发生增加。糖尿病视网膜病变发病率随病程的增加而增加,病程 7 年者 50% 的 T1DM 型糖尿病患者有糖尿病视网膜病变,病程 20 年以上者几乎所有的 T1DM 型糖尿病和 60% 的 T2DM 患者均有不同程度的视网膜病变。我国的糖尿病以 T2DM 为主,往往隐匿性起病,不易发现确切的发病时间。国外资料表明,25% 的患者在诊断糖尿病的同时,眼底已出现早期的糖尿病视网膜病变表现,甚至有些患者因视力障碍来眼科就诊时才发现患有糖尿病。因此,糖尿病患者每年至少应散瞳查眼底 1 次,一旦发现视网膜病变应做眼底荧光造影(EFA)检查,以明确眼底病变程度。对早期患者应密切观察,散瞳查眼底时间缩短为每 3～6 个月 1 次,以便病变加重能及时发现,早期治疗。

Engeman(1989)及 Yoshida 等(1993)认为视网膜微循环内微血管病变伴血栓形成在糖尿病视网膜病变的发生发展中有一定作用。国内相关学者采用比色底物法检测发现糖尿病视网膜病变患者组织型纤溶酶原激活剂(tPA)活性显著降低,纤溶酶原激活剂抑制物(PAI)活性显著增高,且增殖型者最为显著(均 $P < 0.01$),表明糖尿病视网膜病变患者有血浆纤溶功能损害。说明 tPA、PAI 活性变化及两者间的失衡在糖尿病视网膜病变的发生发展中起一定作用。tPA 和 PAI 是纤溶系统一对关键物质,它们均主要来自血管内皮细胞,血管内皮细胞的损伤导致 tPA 合成释放减少,活性降低。周细胞的丢失和内皮细胞的损害可促使血管平滑肌细胞合成释放 PAI 增加。广泛的微、小血管内皮细胞损伤后,刺激血小板凝集并释放出细胞因子,细胞因子可促使内皮细胞合成释放 PAI。在糖尿病视网膜病变发生机制研究中,研究者也注意到了血栓素 A_2(TXA$_2$)和前列环素(PGI$_2$)在微血栓形成中的作用,糖尿病视网膜病变者 TXA$_2$ 和 PGI$_2$ 在血浆中的稳定代谢产物 TXB$_2$ 显著升高,合并高血压者升高更明显。当然,内分泌代谢异常以及病毒或细菌感染对病变发生的关系尚需进一步证实。再者,为什么此种病变独见于视网膜而不见于脑组织,发生在视网膜血管而不发生在脉络膜血管以及形成新生血管的具体的机制等还有待进一步探讨。

必须指出的是,自 20 世纪 70 年代以来,眼底视觉电生理检测已证明在糖尿病视网膜病变出现症状、体征之前已有异常波形变化,表明视网膜神经组织结构的病变极可能先于眼底血管改变,也表明糖尿病视网膜病变影响的范围很可能并非单纯或主要限于血管病变。

糖尿病视网膜病变与遗传有一定的关系。有人认为 HLA 类型与视网膜病变间的关系表明,遗传因素可能对糖尿病并发症的发生与否起支配作用。Ramsea 认为糖尿病患者中发生微动脉瘤及增殖性眼底改变者,HLA-B8、HLA-B12、HLA-B15 呈阳性,特别是后者,因此推测 HLA-B15 可能是产生增殖性糖尿病视网膜病变的一个易感性因素,同样,有人认为糖尿病的微血管基膜易于增厚亦与遗传有关。

2.临床分期及糖尿病视网膜病变表现

(1)临床分期:根据《我国糖尿病视网膜病变临床诊疗指南(2014 年)》分期:分为非增生性糖尿病视网膜病变(NPDR)和增生性糖尿病视网膜病变(PDR)。

NPDR 分为:

1)Ⅰ期(轻度非增生期)。仅有毛细血管瘤样膨出改变。

2)Ⅱ期(中度非增生期)。介于轻度到重度之间的视网膜病变,可合并视网膜出血、硬渗和棉絮斑。

3)Ⅲ期(重度非增生期)。每象限视网膜内出血≥20 个出血点,或至少 2 个象限已有明确的静脉串珠样改变,或至少 1 个象限视网膜内微血管异常,无明显特征的 DR。

PDR 分为:

1)Ⅳ期(增生早期)。出现视网膜新生血管(NVE)或视盘新生血管(NVD),当 NVD>1/4～1/3 视盘直径(DA)或 NVE>1/2DA,或伴视网膜前出血或玻璃体出血时称"高危增生型"。

2)Ⅴ期(纤维增生期)。出现纤维膜,可伴视网膜前出血或玻璃体出血。

3)Ⅵ期(增生晚期)。牵拉性视网膜脱离,合并纤维膜,可合并成不合并玻璃体积血,也包括虹膜和房角的新生血管。

(2)糖尿病视网膜病变在眼底镜下及荧光素血管造影表现:糖尿病视网膜病变的诊断与评估,临床上多依靠眼底镜观察或进行眼底照片拍摄分析。但1960年以后,真正在临床上广泛使用的眼底荧光血管造影,使人们对视网膜病变的研究有了突破性进展。以荧光素钠从肘前静脉注入的同时对眼底进行观察或照片拍摄,可显示视网膜循环的动态情景,如可计算出臂—视网膜循环时间,视网膜动、静脉毛细血管的充盈阻塞与否,有无荧光素从血管渗漏,组织有无荧光着色,有无毛细血管扩张,侧支管道形成等。

1)微动脉瘤:微动脉瘤是眼底镜下出现最早及最多见的一种表现,呈一种大小不等、边界清楚的红或暗红斑点,散布于黄斑及其周围,多少不一,眼底镜下见到的数量远远少于眼底荧光造影(FFA)检查所见。有时眼底镜下仅寥寥数个,而造影片上则已多至不可计数。但也有从眼底镜或眼底彩色片上确认为微血管瘤,造影片上却不见荧光充盈,可能因微血管瘤内血流停滞或瘤体壁玻璃样变性所致,也可能是小出血点的误诊。微血管瘤为毛细血管壁内周细胞部分丢失后该处管壁薄弱形成的梭样或囊样膨隆,有时位于毛细血管的一侧,如憩室状。微血管瘤的半衰期自数月至数年不等。一般长期不消退,也可逐渐变成粉色或边缘发白,最后形成小圆白点。微动脉瘤形成自视网膜毛细血管,通常见于闭塞的毛细血管附近。它存在于网膜浅层或深层毛细血管网,甚至可来自脉络膜循环。其直径大小可为 $12\sim100\mu m$,但仅$>30\mu m$者方能在眼底镜下见之,因而眼底荧光血管造影可发现早期更小、更多的微动脉瘤改变。如果一个红点其直径$>125\mu m$应视为出血斑,除非其呈明显的圆形,边界光滑,中心有亮光反射。一般在荧光血管造影的静脉,早期充盈并维持其大小形态及荧光素(染料)存留或是逐渐有渗漏,它们可围绕着棉毛斑或是为硬性渗出环所包绕,表明其存在系网膜血管病变所致。

2)黄斑血管拱环及黄斑无血管区改变:人眼视网膜黄斑部有一发育良好的黄斑血管拱环和黄斑无血管区。糖尿病性视网膜病变的最早病理改变为毛细血管闭塞。正常黄斑血管拱环和黄斑无血管区可于眼底荧光血管造影清晰显示。糖尿病视网膜病变也同样最易使其发生改变,黄斑拱环近中心区只有一层血管,糖尿病视网膜病变时黄斑拱环毛细血管闭塞、毛细血管间隙变大,环缘断裂,毛细血管芽进入无血管区及无血管区周围毛细血管床间隙加宽,使黄斑无血管区边界不清与扩大。有人认为黄斑无血管区直径$>1\,000\mu m$时视力下降,但正常上限也可达$1\,000\mu m$。糖尿病视网膜病变的毛细血管闭塞在眼底荧光血管造影片上为小的无灌注区,其周围有毛细血管扩张和微动脉瘤形成,散在分布于视网膜后极部的毛细血管无灌注区。新生血管的产生与视网膜毛细血管无灌注区有密切关系。

3)视网膜内出血:视网膜内出血乃继发于微动脉瘤、毛细血管或小静脉破裂。出血形状取决于出血的位置深浅,一般多为圆点样出血,位于深层(外丛状层),边界清;污渍点样出血亦位于深层(外丛状层),边界稍糊。乃因深层细胞排列较疏松,出血易存留于细胞外间隙中,此出血与微动脉瘤在眼底荧光血管造影下极易区分,出血遮蔽荧光及弱荧光点,微动脉瘤则为强荧光点。视网膜浅层出血则呈条状或火焰状,乃浅层细胞排列紧密,出血只能沿神经纤维或轴索构成之故,有些出血中央可有白心,可能是来源于微动脉瘤的血管已闭塞。出血斑可吸收,通常为 6 周至 4 个月,但附近又可有新出血斑。出血不在黄斑中心凹与视力下降影响不大。出血一般均多散布于眼后极部,若仅有周边网膜出血、血管阻塞,应眼科会诊注意有否其他眼病。

4)硬性渗出斑:硬性渗出斑可为条斑样数点,丛集成堆或绕成簇的微动脉瘤呈大的硬性渗出环,颜色为黄白色。硬性渗出斑位于外丛状层,其成分为血清脂蛋白,系来自异常通透性的血管,特别是微动脉瘤,硬性渗出斑散在于后极部网膜,但好发于黄斑区,致网膜增厚。硬性渗出斑也可存积于视网膜下引起感光细胞退行性变,在黄斑区者对视力损害尤为显著。以无赤光线眼底镜检查更易看出硬性渗出斑。硬性渗出斑可自发或光凝后被巨噬细胞吞噬吸收。然而长时存在的硬性渗出斑可机化成斑块最终形成圆盘状瘢痕。在荧光造影中,除非硬性渗出斑极厚,一般不遮蔽荧光,硬性渗出斑本身不为荧光显影。有时在硬性渗出斑中央可见渗漏的微动脉瘤及扩张的毛细血管。大片渗出可呈现假荧光;蜡样渗出斑可能是毛细血管基底膜病变的结果。毛细血管基底膜的一个重要作用为分子滤过,病变情况下,血浆自病变处漏出,当漏出液被吸收而其中的脂类残留时,成蜡样渗出斑。但也有人认为,此种脂类残留为视网膜水肿后神经组织的分解产物。

5)黄斑水肿:黄斑水肿是非增殖性糖尿病视网膜病变视力下降最常见的原因,通透异常的微动脉瘤、毛细血管以及视网膜内血管异常,引起血浆脂蛋白及其他血浆成分蓄积于细胞外间隙。临床上只有当视网膜增厚了方被眼底镜发现,而荧光造影常可清楚显示。黄斑水肿可仅为局部视网膜内微循环不正常,包括局部有渗漏的微动脉瘤及扩张的毛细血管,这些病变的外围常伴以硬性渗出所形成的环。黄斑水肿亦可为弥漫性扩张毛细血管渗漏所致,外层视网膜带有囊样改变。最严重的弥漫性黄斑水肿见于青年起病的糖尿病患者,常迅速发展至严重的增殖性视网膜病变。黄斑水肿可分成两个明确的类型,一为局灶性,二为弥漫性。局灶性黄斑水肿源自个别的或小丛集状的微动脉瘤渗漏,组织病理学上其渗漏程度极为有限,这些微动脉瘤通常伴有硬性渗出斑纹斑点或明确界线的硬性渗出环;弥漫性黄斑水肿则源自广泛损害的毛细血管微动脉瘤,普遍扩张的毛细血管床小动脉。这些扩张的血管有通透性特别强的管壁而渗出大量液体,囊样黄斑水肿常伴有弥漫性黄斑水肿,此因视网膜外丛状层及内核层蓄有过量细胞外液。

6)棉絮状斑(软性渗出):广泛的小动脉闭塞预示着较重的非增殖性糖尿病视网膜病变或者说它临近增殖期,临床上表现为大量棉絮状斑点状出血及静脉串珠。棉絮状斑为神经纤维层小梗死灶,乃由小动脉暂时性血流减少或阻塞所致,颜色灰白;斑点样出血则为小动脉阻塞。棉絮斑一般约为 1/4～1/3 视盘直径大,其边缘上可见出血斑、微动脉瘤,偶见纤曲扩张的毛细血管,个别绕有硬性渗出环。荧光造影下显示早期的棉絮状斑及出血斑点的遮蔽荧光,其周围为毛细血管无灌注的弱荧光区。棉絮状斑能自行消退,消退后,眼底镜就无从见到,但 FFA 上仍为无灌注区。

7)静脉串珠:糖尿病对视网膜血管的危害以静脉为主,不同于高血压病或症状性高血压以动脉为主。糖尿病早期,眼底已见视网膜静脉扩张充盈,随着病程和病情发展,静脉管径变得粗细不匀,严重者呈串珠状,行径纤曲,甚至成襻形,管壁出现白鞘。由于糖尿病血液呈高凝状态,因之发生视网膜中央静脉干或分支阻塞者,亦时有所见。上述棉絮状斑常见于小动脉和毛细血管无灌注区以及静脉串珠邻近处。静脉串珠表明局部静脉扩张,静脉壁变薄,有时静脉异常可表现为静脉襻样呈"Q"形及静脉节段重叠以及静脉鞘样和局灶狭窄改变,这些改变伴有毛细血管无灌注区视网膜缺血,示临近增殖期。组织病理上,呈静脉串珠壁增厚及透明样变。

8)视网膜内微血管异常:视网膜内微血管异常泛指有毛细血管床病理性改变,特别是有病变小动脉、小静脉间的扭曲扩张的毛细血管通道形成。这些扩张的毛细血管通道存在于小动脉和毛细血管无灌注区,看上去似充满血液的血管。视网膜内微血管异常为视网膜内新生血管异常,有时难以与早期表面新生血管区别开来,两者均有荧光渗漏,但新生血管渗漏强得多。有人称视网膜内微血管异常为视网膜内新生血管。一般认为视网膜内微血管异常乃无灌注网膜内的新侧支血管,源自视网膜小静脉,可形成新的毛细血管襻,其也回流到网膜小静脉。与静脉串珠一样,它的存在预示着有发生增殖性视网膜病变的危险。事实上,仅有硬性和软性渗出而不存在视网膜内微血管异常及静脉串珠或网膜内出血,并不能预示糖尿病视网膜病变进展。

9)中周部视网膜出血:Shimizu 等证实中周部视网膜比视网膜后极更多地经受无灌注影响。中纬部的无灌注与视盘新生血管形成密切相关。当然,后极部特别是黄斑部的小动脉、毛细血管无灌注可产生严重的视功能障碍。显著缺血的视网膜外观上比正常网膜苍白及暗淡。较大一点的动、静脉可有白鞘,无灌注。显著的视网膜缺血则少有出血、微动脉瘤及硬性渗出。其他改变有小动脉局灶性狭窄、白鞘及终末阻塞,呈现一幅修剪的动脉树枝状,这在荧光素血管造影下清楚可见。

10)新生血管:有了明显的毛细血管和小动脉无灌注,一般都将进展为增殖性视网膜病变。新生血管常因中纬部毛细血管无灌注所致,多于视盘在内的后极部 45°范围内,特别是视盘本身的新生血管(NVD)。NVD 呈现束状、条纹状血管。血管襻有时跨越视盘其他新生血管。早期 NVD 以检眼镜检查或以无赤光眼底镜下观察较为清楚,荧光素血管造影可见荧光渗漏。一般以在视盘或一个视盘直径范围内的新生血管称为 NVD,视网膜其他部位的新生血管则称为视网膜新生血管(NVE)。NVE 为轮状微细血管网,通常源自视网膜静脉、小静脉或毛细血管。因有的 NVE 极稀薄不易见之,故用直接眼底镜及双目间接眼底镜综合观察评估较好。

11)出血:新生血管丛常黏着于后玻璃体,当玻璃体后脱离便有出血发生,如已有玻璃体完全后脱离或是做过玻璃体切除去掉后部玻璃体,NVD 很少有出血发生。玻璃体对这些纤维新生血管的牵拉导致出血,出血在视网膜前、玻璃体后这一间隙中,典型者可成舟形或半圆形外观。出血常在后极部,遮蔽该处视网膜结构,可为一片或几片,大小不一,可小于视盘直径或几个视盘直径大。颜色多暗红,由于红细胞下沉,上部颜色淡下部深。小的出血几周可吸收,大的出血则需数月。当出血进入玻璃体内或玻璃体内增殖的新生血管破裂时,就发生玻璃体积血,使眼底完全不能窥清,仅有红色朦胧反光。出血严重者眼底红色反光也不能见到。以后血液凝固分解与吸收,形成大小不等的凝块浮游于玻璃体内。当出血不能吸收时,形成白色或灰白色条带,其上可含新生血管。当增殖的结缔组织被牵拉,可产生牵拉性视网膜脱离。

12)牵拉性视网膜脱离:NVD 及 NVE 的进展使纤维增殖出现并缠于新生血管间,其也黏着于玻璃体后表面。随着增殖的进展,纤维血管复合物从视盘沿上、下血管弓特别是颞侧血管弓延伸,常形成一与视盘和上、下血管弓连接的环,这时血管组织产生一与视网膜平行的正切面牵拉。如果这一纤维血管组织收缩且在视盘有紧密的玻璃体视网膜粘连,则黄斑本身可受到拖曳(通常向视盘方向)。后玻璃体脱离在此可产生一个桌面样形状的视网膜脱离,黄斑区脱离而沿血管弓环有残余粘连附着处。

当纤维血管增殖与收缩，玻璃体凝胶随不断进展的玻璃体后脱离而收缩，则可能导致视网膜脱离。视网膜脱离主要在黄斑区外，但进行性黄斑脱离1年后可达14％，3年后可高达23％。也有一种罕见的情况，玻璃体完全后脱离放松了视网膜牵拉，而脱离的视网膜自行复位自然进程下，增殖的新生血管最终会消退而纤维化。起初新生血管呈鞘样，最后完全阻塞，代之以无血管胶样瘢痕组织，这就是终末期视网膜病变，即血管变细、视盘苍白。如果新生血管及其纤维增殖物未经受玻璃体和纤维血管收缩，也可经纤维血管期过渡到终末期，而没有牵拉性视网膜脱离和玻璃体积血。

3.诊断

糖尿病视网膜病变的诊断有赖于根据眼底镜检查及眼底血管荧光造影（FFA）检查所见。按是否发生新生血管这一标志，将糖尿病视网膜病变分为非增殖性糖尿病视网膜病变（NPDR）和增殖性糖尿病视网膜病变（PDR）两类。NPDR表现为静脉扩张、静脉串珠样改变、微血管瘤、视网膜出血、水肿及硬性渗出、视网膜内微血管异常、棉絮斑，病变没有突破内界膜。继续发展即为PDR，以新生血管形成、神经胶质增生及玻璃体积血、视网膜牵拉、视网膜脱离为特点。视网膜水肿发生于黄斑时，后极部增厚或硬性渗出，眼底血管荧光造影显示黄斑部染料积存。

4.治疗

由于糖尿病和糖尿病视网膜病变的发病机制尚未完全阐明，糖尿病视网膜病变的症候错综复杂，患者的周身情况不同，因此必须根据视网膜病变的具体情况及患者的全身状况合理治疗，才能取得较好的疗效。

（1）控制糖尿病的治疗：

糖尿病是终身疾病，迄今为止尚无根治的方法。随着病程持续，视网膜病变在所难免。因此，需在内科医师指导下坚持正规药物治疗和严格控制饮食，使血糖得以比较稳定地控制在正常范围，保持良好的代谢。越来越多的研究表明，糖尿病初期及时对血糖进行良好的控制可延缓糖尿病视网膜病变的发生。控制血糖对已形成的糖尿病视网膜病变也有益，可使病损程度减轻或使之稳定。但也有研究发现，血糖控制良好的患者视网膜病变进展率达34.6％，控制不佳的患者也有不发生视网膜病变者。通过胰腺和胰岛移植改善代谢，可能是更为理想的方法。

1）严密地控制血糖和糖化血红蛋白的高水平状态与视网膜病变的发生、发展有密切的关系，因此，目前控制血糖和糖化血红蛋白除饮食治疗和运动疗法以外，胰岛素和口服降糖药是主要的治疗手段。

2）胰岛素：胰岛素强化治疗（即连续皮下胰岛素灌注或复合注射）能有效地延缓和阻止T1DM患者视网膜病变的发生、发展。这一结果也同样适用于T2DM患者。但可以肯定的是胰岛素治疗并不能完全阻止视网膜病变的进展，但可以延缓其发展。糖尿病微血管的并发症是长期形成的，所以尝试通过降低血糖来控制糖尿病视网膜病变也是一个长期的过程。

3）口服降糖药：主要包括磺胺类（SU）药物、双胍类（BG）药物、α-糖苷酶抑制药、胰岛素增敏药等药物。该类药物主要用于T2DM，通过增强肝、肌肉、脂肪组织对胰岛素的敏感性，提高胰岛素的活性，从而达到降糖效果。

4）蛋白非酶糖基化终末产物（AGE）抑制药：慢性高血糖引起机体蛋白质非酶糖化所形成

的蛋白非酶糖基化终末产物大量堆积,是导致视网膜毛细血管周细胞凋亡、糖尿病视网膜病变发生的主要原因。AGE 抑制药氨基胍的研究及应用越来越受到重视,许多报道都证实氨基胍对糖尿病视网膜病变的发生发展具有一定的作用。氨基胍治疗糖尿病视网膜病变的主要机制有:①抑制 AGE 和胶原蛋白的交联;②对山梨醇有抑制作用;③能抑制脂质氧化,具有抗动脉硬化的作用。

5)醛糖还原酶抑制药(ARI):多元醇通路异常一直被认为是糖尿病视网膜病变发生发展的一个重要原因。由于高血糖的刺激引起多元醇代谢亢进,使细胞内渗透压升高,细胞内水潴留,导致组织缺氧,营养缺乏,细胞功能低下,从而引起一系列并发症的发生发展。ARI 通过抑制多元醇代谢途径中关键酶醛还原酶来改善多元醇代谢途径的平衡,恢复神经传导速度,防止视网膜组织中蛋白质异常渗漏。但目前就 ARI 是否能控制和延缓糖尿病视网膜病变的发展还有一定的争论。

(2)血压的治疗:对于糖尿病患者来说,严格控制血压是十分重要的。糖尿病视网膜病变的发生与发展同高血压有关。糖尿病合并高血压的患者容易发生视网膜病变。因此,对于合并高血压的糖尿病患者,应给予积极的治疗。使用血管紧张素转化酶抑制剂(ACEI)等降血压药,以预防高血压对视网膜循环的有害影响。

ACEI 常作为糖尿病高血压患者的首选药。ACEI 除通过抑制肾素－血管紧张素－醛固酮(RAS)系统来降压外,还能增加骨骼肌对胰岛素的敏感性和对葡萄糖的摄取,降低血糖,减少糖化血红蛋白,抑制 AGE 形成,抗氧自由基和抗脂质过氧化等。

(3)改善视网膜微循环

1)导升明:1971 年 Sevin 等首先报道了导生明(2,5-二羟基苯磺酸钙)治疗糖尿病视网膜病变的临床疗效。导升明作用的主要机制有:①减少组织胺、5-羟色胺、缓激肽、前列腺素和血栓素 B_2 等血管活性物质的生成。②降低全血和血浆的高黏滞性。③减少人红血细胞和内皮细胞内山梨醇的形成。减轻细胞渗透性和功能紊乱,降低毛细血管的高通透性,降低血细胞的高聚性。④减少血小板聚集因子的合成和释放,从而改善视网膜的循环状态,抑制血栓形成。

2)抑制白细胞停滞的药物:近年来对于糖尿病视网膜病变在微循环障碍中所起的作用有了新的认识。由于白细胞本身体积较大,常黏附于血管内皮细胞上,白细胞聚集栓塞血管与毛细血管无灌注、渗漏有着密切的关系。许多研究表明黏附分子的表达增多与毛细血管内白细胞停滞有关。所以利用黏附分子抗体能够减少白细胞停滞以及所带来的血栓危害性。

3)抗血栓治疗:以往通常用阿司匹林来改善糖尿病视网膜病变的微循环障碍,但对于其疗效还存在争议。DT-TX30 是一种将血栓素、酶抑制剂和血栓素受体拮抗剂混合的一种药物,能改善微循环的血流量,但有可能加重玻璃体积血。

4)其他:使用降脂药对于缓解糖尿病视网膜病变也有一定的作用,它能大大地降低因血脂过高所引起的增生性视网膜病变。另外,使用生长因子抑制剂、维生素 E 抗氧化治疗等方法也对糖尿病视网膜病变的发展有一定的延缓作用。

(4)非增殖期药物治疗:非增殖期现采用 VEGF 抑制剂治疗,近几年来,随着分子生物学技术和细胞生物学在糖尿病视网膜病变发病机制方面的深入研究,细胞因子在其发生、发展中的作用越来越突出。其中,血管内皮生长因子(VEGF)被认为是最重要的眼内新生血管生长因子,其生物活性可以被抑制剂阻断,从而达到抑制新生血管生成的目的。研究表明,VEGF

抑制剂在治疗眼部渗出性以及新生血管性病变中疗效显著。理论上,玻璃体内注射雷珠单抗具有全身吸收引起的不良反应,但其应用剂量仅为静脉注射的 1/400,以非结合形式到达血液循环,出现全身反应的可能性很小。统计表明,眼部不良反应可能有:角膜损伤、视网膜脱离、葡萄膜炎或炎症反应、晶状体损伤、眼内炎、白内障进展、视网膜动脉阻塞、视网膜下出血、急性视力下降、视网膜色素上皮脱离;全身不良反应包括急性缺血性心脏病发作、血压增高、脑血管意外或死亡,但发生率均未超过 0.21%。因此,玻璃体内注射雷珠单抗并未增加药物相关性眼病和全身不良反应的比率,雷珠单抗在 CRVO 继发黄斑水肿的治疗中具有很好的有效性和安全性。兰尼单抗最近也被 FDA 批准用于新生血管性年龄相关性黄斑水肿的治疗。尽管已做了大量的研究,但是系统的随访其副作用仍然缺乏。Mason 等对 5 233 例患者注射雷珠单抗后发生急性眼内炎进行了回顾性研究,结果只有 1 例出现急性眼内炎。Mason 试验也已经提供了哌加他尼钠治疗年龄相关性黄斑水肿的安全性数据,他们认为严重并发症与注射过程有关而与药物本身无关。来自 MARINA 的 2a 随访数据显示用兰尼单抗并没有增加全身副作用。2018 年艾力雅(阿柏西普眼内注射溶液)两个新获批适应证在中国上市,分别用于治疗成人糖尿病性黄斑水肿(DME)和成人新生血管(湿性)年龄相关性黄斑变性(nAMD),这也成为国内首个和唯一用于治疗糖尿病性黄斑水肿的抗 VEGF 类药物。新的安全性研究还需要研究不同病种的人群,因为患糖尿病的人倾向于更年轻,伴有更多心脏和肾脏疾病,眼内状况也不一样。糖尿病患者眼内可能有更多新生血管和纤维组织,可能引起不同的副作用。为此,我们期待更多关于治疗糖尿病性黄斑水肿远期的安全性研究。

5.局部治疗

临床实践证明,单用全身治疗难以改善眼底情况。治疗糖尿病进行性视网膜病变或已经进展为增殖期糖尿病视网膜病变的有效手段为激光治疗和玻璃体手术治疗:激光光凝是当前糖尿病视网膜病变首选治疗,已获眼科界公认。在各种波长中,氩绿激光效果最好。因这一波长不仅能被黑色素吸收,还能为血红蛋白吸收,所以不仅可用于大面积光凝,也可直接用以光凝新生血管及有渗漏的微血管瘤。

(1)激光治疗:

1)适应证:激光治疗用于以下两种情况,一是非增殖性视网膜病变出现有临床意义的黄斑水肿时。所谓临床有意义的黄斑水肿,是指黄斑中心凹及其周围 500μm(相当 1/3 视盘直径)内的视网膜有水肿、增厚或硬性渗出;或者是在黄斑区,视网膜水肿增厚的范围超过 1 个视盘直径,且至少有部分已进入中心凹周围 1 500μm 区域内时,需用激光治疗。治疗后,视网膜水肿及渗出逐渐减少以至完全吸收,视力可能提高。一般观察 3 个月,如水肿仍然存在,可考虑再次治疗。二是增殖性视网膜病变。新生血管可导致玻璃体积血、牵拉性视网膜脱离以及由虹膜红变发展而来的新生血管青光眼是糖尿病患者最后失明的主要因素,因此,密切关注新生血管的出现,及时施以激光治疗使新生血管消退,是目前防范糖尿病患者免于完全失明的重要措施。激光治疗增殖性视网膜病变,使用全视网膜光凝的方法。治疗后,视网膜新生血管逐步消退,大多不再出血。如血管未完全隐退,可于 4 个月后补充治疗。

2)治疗前准备工作:近期荧光血管造影,最好是 2 周内所做的,以鉴定微血管瘤及其他局部渗漏处,选择局部光凝的病损位于黄斑 2 个视盘直径(PD)内,距中心凹至少 500μm 远;做中心视野及 Amsler 中心方格表检查,用于治疗前后的对比;向患者解释光凝时的合作很重要,以免眼球意外移动伤及中心凹。

A.增殖前期:因此期视网膜已有广泛的毛细血管无灌注及大范围水肿增厚,局部或限于某一象限的光凝已无济于事,应及早分次进行大范围视网膜光凝(即所谓全视网膜光凝)。

B.增殖期:视网膜或视盘面发现新生血管,提示病变进入增殖期。美国糖尿病视网膜病变研究组提出的高危指征为视盘面或离视盘缘1PD之内有中度或严重新生血管者;视盘面或离视盘缘1PD之内有轻度新生血管而有新鲜出血者;中度或严重视网膜新生血管并有新鲜出血者。出现高危指征之一,即使新生血管面积只有1PD左右,也必须大范围视网膜光凝。大范围视网膜光凝部位是在眼底后极部(包括视盘鼻侧缘1PD)以外至赤道部宽阔的环形区内。光凝使大面积视网膜组织破坏,形成瘢痕,从而减少耗氧量,以保障眼底后极部血供,维持其正常氧分压。

4)不良反应:糖尿病视网膜病变激光光凝对防止视力进一步损害有益,然而不能逆转其已经损害的视力。必须指出,激光光凝具有一定的危险性,除光凝直接影响视网膜功能与引起光凝区之间视网膜水肿、浆液性渗出外,还可导致出血、视网膜屏障破坏、炎症反应、自由基毒性。所以严格掌握适应证及剂量十分重要。术后给予内服银杏叶提取物(达纳康)能减轻不良反应。

(2)玻璃体手术:当玻璃体积血长期不能消退或玻璃体内机化膜势必导致牵拉性视网膜脱离时,行玻璃体切割术。术前做B型超声检查了解玻璃体积血与机化膜范围,以及是否已经发生视网膜脱离,并做ERG检查估计术后视功能恢复情况。糖尿病黄斑水肿或合并视网膜弥漫水肿,严重影响中心视力,应及时施行后部玻璃体分离切除术,切除肥厚的玻璃体,缓解玻璃体对视网膜的牵拉,据报道术后有50%～60%的患者改善了视力。

手术对已发生玻璃体积血或牵拉性视网膜脱离的患者,玻璃体手术是目前公认为最佳也是唯一的治疗方法。对T1DM视网膜病变合并玻璃体积血的患者主张早手术,如积血在6个月内不吸收,即考虑切除玻璃体,去除积血。T2DM引起的玻璃体积血,并不强调早期手术。不过近年来玻璃体手术器械不断得到改进,医师也积累了大量手术经验,再加上眼内激光的使用,手术并发症已较过去减少,故专家们认为也以早手术为佳,尤其对那些以往未曾做过激光或有反复出血的病例,争取去除玻璃体内积血后立即做眼内视网膜光凝。

对于重度增殖性糖尿病视网膜病变行玻璃体手术是有效的。通过玻璃体手术可达到:①除去积血等原因造成混浊的玻璃体;②切除增殖的视网膜;③牵拉性视网膜剥离的复位;④眼内视网膜光凝等。即使黄斑已发生水肿也有玻璃体术后有效的病例。

糖尿病视网膜病变,还受全身其他疾病的影响,高血压、高血脂、蛋白尿等都可加重视网膜病变的发生和发展,因此在治疗眼病的同时,不可忽略全身情况的了解与处理。此外,妊娠可促使视网膜病变加重,因此患糖尿病的妇女,如打算生育,应在妊娠前放大瞳孔检查眼底一次,无论有无视网膜病变,妊娠期间都应每3个月放大瞳孔复查直到分娩。如出现增殖性病变,立即进行全视网膜光凝,以免产生玻璃体积血、牵拉性视网膜脱离等严重的致盲并发症。总之,糖尿病视网膜病变是造成糖尿病患者失明的重要原因,但它又是可以防治的。这就需要普通内科、内分泌科、眼科医师以及糖尿病患者的密切配合与通力合作,共同防止糖尿病引起的双目失明。

第十四章

视神经疾病

第一节 视神经炎

1.概述

视神经炎泛指视神经的炎性脱髓鞘、感染、非特异性炎症等疾病,能够阻碍视神经传导功能,引起视功能一系列改变的视神经病变。

临床上常分为视盘炎和球后视神经炎。

球后视神经炎一般可分为急性和慢性,后者为多见。

病因:①局部炎症。②病毒感染。③全身感染。④营养和代谢性疾病。⑤中毒。⑥特发性:多发性硬化、糖尿病、甲状腺功能障碍与本病关系密切。

病理:早期白细胞渗出,慢性期以淋巴细胞和浆细胞为主。中等程度损伤形成少量瘢痕,而严重损伤则神经纤维被神经胶质细胞增生代替,引起视神经萎缩。

2.临床表现

视盘炎症常突然发病,视力障碍严重,多累及双眼,多见于儿童或青壮年,经治疗一般预后较好,我国 40 岁以下者约占 80%。临床表现:视力急剧下降,<0.1。眼痛:早期前额部疼痛,眼球转动痛。

球后视神经炎突然发病,视力突然减退,甚至无光感。多单眼发病,眶深部痛或眼球转动痛。因球后视神经受累部位不同有以下几种类型。①轴性球后视神经炎,病变主要侵犯视盘黄斑束纤维,表现为视力下降严重,视野改变为中心暗点。②球后视神经周围炎,病变主要侵犯球后视神经鞘膜。梅毒多见,表现为视野向心性缩小。③横断性视神经炎,病变累及整个视神经横断面,表现为无光感(黑蒙)。

3.查体要点

(1)视神经乳头炎:瞳孔不同程度散大,直接对光反射迟钝或消失,间接对光反射存在,单眼患者出现相对性传入性瞳孔障碍,称 Marcus-Gunn 瞳孔。眼底:视盘潮红,乳头表面毛细血管扩张,边缘不清,轻度隆起,筛板模糊,生理凹陷消失,可出现少量积血点。视盘周围视网膜水肿呈放射状条纹,乳头表面或边缘有小积血,静脉怒张弯曲或有白鞘。

(2)球后视神经炎:瞳孔中等大或极度散大。直接对光反应消失,间接对光反应存在。眼底:早期无变化,3~4周时视神经色泽改变,颜色变淡。"两不见"症状:患者看不见,医生早期检查无异常。

4.辅助检查

(1)必做检查

1)视野检查:视盘炎表现为巨大而浓密的中心暗点、重者有周边视野缩小,色觉改变(红绿色觉异常)。球后视神经炎表现为中心、旁中心暗点或哑铃状暗点。

2)头颅眼眶CT:排除颅内病变。

3)FFA:动脉期见视盘表层辐射状毛细血管扩张,同时见很多微动脉瘤,早期荧光素渗漏,视盘成强荧光染色。

(2)选做检查

视觉电生理检查,了解视神经功能。VEP可表现为不同程度的振幅降低,潜伏期延长。病变侵犯视盘黄斑束纤维,主要表现为振幅降低;病变侵犯球后视神经鞘膜,主要表现为潜伏期延长。

5.诊断步骤

见图14-1。

6.鉴别诊断

视盘炎需与以下疾病鉴别。

(1)视盘水肿:常双眼,视盘肿胀明显,隆起高达6~9D,但视功能多正常,或有阵发性黑蒙史。视野早期生理盲点扩大而周边视野正常。常伴有其他全身症状,如头痛、呕吐等。

(2)缺血性视神经病变:发病年龄多在50岁以上,突然发生无痛性、非进行性视力减退,早期视盘轻度肿胀,后期局限性苍白。视野检查:弓形暗点或扇形暗点与生理盲点相连。FFA示视盘早期弱荧光或充盈缺损,晚期视盘强荧光。

(3)视盘血管炎:视盘血管炎多见于年轻女性,视力轻度减退,视盘充血潮红,轻度隆起,乳头表面或边缘有小积血。视野可为生理盲点扩大。FFA显示乳头表面毛细血管扩张渗漏明显。激素治疗效果好。

(4)假性视盘炎:假性视盘炎常双侧,乳头边界不清,色稍红,隆起轻,多不超过1~2D,无积血渗出,终身不变。视力正常,视野正常。FFA正常。

球后视神经炎需与头颅或邻近组织肿瘤鉴别,其症状与体征均与球后视神经炎相似,头颅CT或MRI提示颅内占位。

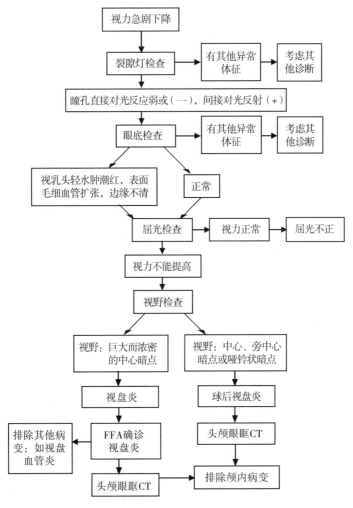

图 14-1　视神经乳头炎诊断流程

7.治疗措施

（1）经典治疗

1）积极寻找病因,针对病因治疗。

2）大剂量糖皮质激素冲击治疗:视神经炎本身是一种自限性疾病,糖皮质激素治疗在短期内能促进视力的恢复,并延缓多发性硬化的发生,采用静脉大剂量、短期疗程。但在长期效果上没有明显的疗效,对最终的视力没有帮助。因此适用于重型病例。

3）配合抗生素。

4）血管扩张药:局部及全身应用。

5）改善微循环及神经营养药:B 族维生素、ATP、辅酶 A、肌苷等。

6）中医中药。

（2）新型治疗

球后视神经炎,由于视神经肿胀,长时间可导致神经变性坏死,考虑开放视神经管治疗。如为蝶窦、筛窦炎症导致球后视神经炎,视力下降严重可考虑蝶窦筛窦手术。神经内科治疗,如多发性硬化、脱髓鞘性疾病等。

（3）治疗流程

治疗流程见图14-2。

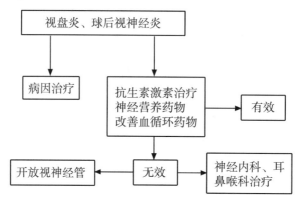

图 14-2　视神经炎治疗流程

8.预后评价

大多数视盘炎病例经过积极治疗都可恢复正常,而且病程较短,预后良好,视盘颜色变淡或苍白。少数重症患者治疗效果缓慢或无效,病程较久,炎症消退后视盘苍白萎缩,视力障碍,预后欠佳。

家族性球后视神经炎病例预后较差,家族性者多发生于青春期后男性,女性则多为遗传基因携带者。

9.最新进展和展望

视神经炎的基础研究取得了很大的成绩,如研究表明 HLA-DRB1 * 15 基因可能是部分视神经炎患者的遗传易感基因。

很多家族性视神经炎都有特异性基因位点改变,因此基因治疗是目前研究的热点,基因治疗技术已开始应用到视神经炎的动物实验模型中。基因治疗可能会为那些严重的进行性视神经脱髓鞘的患者带来益处。

随着脂肪抑制和DTI等磁共振成像技术的应用,以及钆喷替酸葡甲胺(Gd-DTPA)增强检查等,能更好地显示活体组织内的细微结构,是显示视神经炎的较好检查技术。功能性成像已开始用于评价视神经炎累及的视神经功能及追踪视神经恢复的情况。

第二节　视盘水肿

1.概述

视盘水肿指视盘被动水肿,无原发性炎症,早期无视功能障碍。多是其他全身疾病的眼部表现。

（1）病因

引起视盘水肿的疾病很多:①颅内原因有颅内肿瘤、炎症、外伤、先天畸形等。②全身原因有恶性高血压、肾炎、肺心病等。③眶内原因有眼眶占位、眶内肿瘤、血肿、眶蜂窝织炎等。④眼球疾病有眼球外伤或手术使眼压急剧下降等。

（2）发病机制

视神经的轴质流的运输受到阻滞。

2.临床表现

（1）症状

1）常双眼，视力多无影响，视功能可长期保持正常的特点是视盘水肿的一个最大特征。少数患者有阵发性黑蒙，晚期视神经继发性萎缩引起视力下降。

2）可伴有头痛、复视、恶心、呕吐等颅内高压症状，或其他全身症状。

（2）病史

可有高血压、肾炎、肺心病等其他全身病病史。

3.查体要点

（1）早期型：视盘充血，上、下方边界不清，生理凹陷消失，视网膜中央静脉变粗，视网膜中央静脉搏动消失，视盘周围视网膜成青灰色，视盘旁线状小积血。

（2）中期进展型：视盘肿胀明显，隆起3～4D，呈绒毛状或蘑菇形，外观松散，边界模糊，视网膜静脉怒张、迂曲，盘周火焰状积血和渗出，视盘周围视网膜同心性弧形线。

（3）晚期萎缩型：继发性视神经萎缩，视盘色灰白，边界模糊，视网膜血管变细。

4.辅助检查

（1）必做检查

1）视野：①早期生理盲点扩大（图14-3）。②视神经萎缩时中心视力丧失，周边视野缩窄。

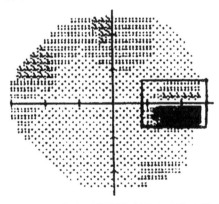

图14-3 视盘水肿视野表现为生理盲点扩大

2）头颅眼眶CT，排除颅内病变。

（2）选做检查

1）视觉电生理：了解视神经功能。VEP表现为大致正常。

2）FFA：动脉期见视盘表层辐射状毛细血管扩张，很快荧光素渗漏，视盘成强荧光染色。

5.诊断步骤

诊断步骤见图14-4。

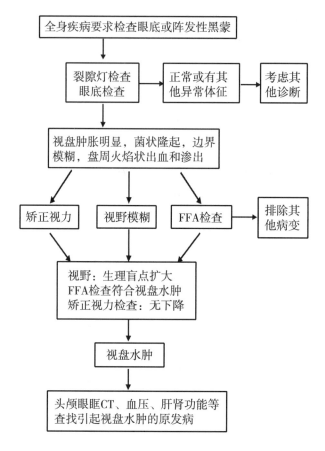

图 14-4　视盘水肿诊断流程

6.鉴别诊断

(1)视盘炎:突然发病,视力障碍严重,多累及双眼,多见于儿童或青壮年,经激素治疗预后较好。伴眼痛。眼底:视盘充血潮红,边缘不清,轻度隆起,表面或边缘有小积血,静脉怒张迂曲或有白鞘。视野检查为中心暗点,色觉改变(红绿色觉异常)。

(2)缺血性视神经病变:发病年龄多在 50 岁以上,突然发生无痛性、非进行性视力减退,早期视盘轻度肿胀,后期局限性苍白。视野检查:弓形暗点或扇形暗点与生理盲点相连。FFA示视盘早期弱荧光或充盈缺损,晚期视盘强荧光。

(3)视盘血管炎:视盘血管炎多见于年轻女性,视力轻度减退,视盘充血潮红,轻度隆起,乳头表面或边缘有小积血。视野可为生理盲点扩大。FFA 显示乳头表面毛细血管扩张渗漏明显。激素治疗效果好。

(4)假性视盘炎:常双侧,视盘边界不清,色稍红,隆起轻,多不超过 1～2D,无积血渗出,终身不变。视力正常,视野正常。FFA 正常。

(5)高血压性视网膜病变:视力下降,视盘水肿稍轻,隆起度不太高,眼底积血及棉绒斑较多,遍布眼底各处,有动脉硬化征象,血压较高,无神经系统体征。

(6)视网膜中央静脉阻塞:视力下降严重,发病年龄较大。视盘水肿轻微,静脉充盈、怒张迁曲严重,积血多,散布视网膜各处,多单侧发生。

7.治疗措施

(1)经典治疗

1)寻找病因及时治疗:在早期和中期进展时治疗能提高视力。

2)药物治疗:高渗脱水剂降低颅内压,如口服甘油、静注甘露醇。辅助用能量合剂(ATP、辅酶 A、肌苷等)、B 族维生素类药物。

3)长期视盘水肿患者:经常检查视力及视野。

(2)新型治疗:不能去除病因,药物无效,在观察过程中发现视力开始减退、频繁的阵发性黑蒙发生,必须及时行视神经鞘减压术。

(3)治疗流程:治疗流程见图 14-5。

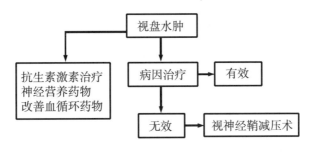

图 14-5 视盘水肿治疗流程

8.预后评价

视盘水肿可逐渐加重,视力障碍发生较晚。病因及早去除,视盘水肿可于 1～2 个月内消失,预后良好。然而,长期严重的视盘水肿的预后很差。视盘水肿长期高于 5D 以上对视功能威胁很大;视网膜静脉明显怒张、迁曲,视网膜上广泛大片积血以及棉绒斑的早期出现常表示视功能濒临危险关头,视网膜动脉明显狭窄变细表示视神经已经发生严重变化;视盘颜色变白表示视神经已经发生萎缩。

第三节　缺血性视神经病变

1.概述

缺血性视神经病变系视神经的营养血管发生急性循环障碍所致。一般以视网膜中央动脉在球后 9～11mm 进入视神经处为界限,临床上分为前部和后部缺血性视神经病变。①前部缺血性视神经病变(AION):由于后睫状动脉循环障碍造成视神经盘供血不足,使视神经盘急性缺氧水肿;②后部缺血性视神经病变(PION):筛板后至视交叉间的视神经血管发生急性循环障碍,因缺血导致视神经功能损害的疾病。

病因:全身疾病为主要原因。①老年动脉硬化、高血压、糖尿病等。②红细胞增多症、颞动脉炎、贫血等。③低血压、休克、青光眼等。

病理:营养视神经的睫状血管发生阻塞引起神经纤维缺血、缺氧。前部缺血性视神经病变发生于视盘筛板区小血管,也称缺血性视盘病变。本病较常见。一般来说,人两眼的解剖结构和血管排列都比较一致,因此,两眼常先后发病,病变位置极为相似。

2.临床表现

(1)发病年龄多在 50 岁以上,国内平均 49 岁。

(2)突然发生无痛性、非进行性视力减退。

(3)常累及双眼,先后发病间隔不一,可数周、数月或数年。

(4)伴有高血压、糖尿病、动脉硬化、颞动脉炎等。

3.查体要点

①缺血性视神经病变多见于小视盘无视杯者。②早期视盘轻度肿胀,边界模糊,视盘可有局限性颜色变淡区域,少数人可表现为视盘轻度充血,视盘周围有一些细小的积血,视网膜血管改变不明显。③后期视盘局限性苍白。

4.辅助检查

(1)必做检查

1)视野检查:弓形暗点或扇形暗点与生理盲点相连,也可出现水平偏盲或垂直偏盲(图 14-6)。

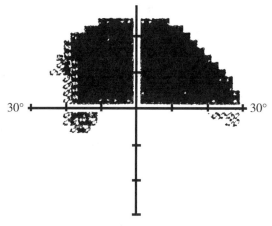

图 14-6　缺血性视神经病变。视野表现为水平偏盲

2)FFA:示视盘早期弱荧光或充盈缺损,后期视盘荧光素渗漏着染呈强荧光(图 14-7)。

图 14-7　缺血性视神经病变 FFA。早期视盘鼻侧弱荧光,后期渗漏成强荧光

3)头颅眼眶 CT:排除颅内病变。

(2)选做检查:视觉电生理检查,了解视神经功能。VEP 特点一般认为是以振幅减低为主,潜伏期没有明显改变,1/3 的患者可出现 VEP 潜伏期的延长,但很少超过 122 毫秒。

5.诊断步骤(图 14-8)

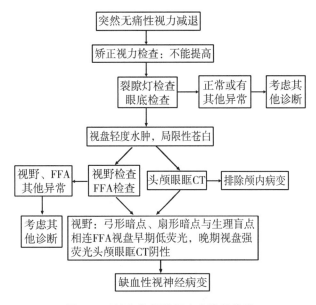

图 14-8　缺血性视神经病变诊断流程

6.鉴别诊断

(1)视盘炎:突然发病,视力障碍严重,多累及双眼,多见儿童或青壮年,经激素治疗预后较好。可伴眼球转动痛。眼底:视盘充血潮红,边缘不清,轻度隆起,表面或边缘有小积血,静脉怒张迂曲或有白鞘。视野检查为中心暗点,色觉改变(红绿色觉异常)。

(2)视盘水肿:常双眼,视盘肿胀明显,隆起高达 6~9D,但视功能多正常,或有阵发性黑蒙史。视野早期生理盲点扩大而周边视野正常。常伴有其他全身症状,如头痛、呕吐等。

(3)视盘血管炎:视盘血管炎多见于年轻女性,视力轻度减退,视盘充血潮红,轻度隆起,视盘表面或边缘有小积血。视野可为生理盲点扩大。FFA 显示乳头表面毛细血管扩张渗漏明显。激素治疗效果好。

(4)假性视盘炎:常双侧,视盘边界不清,色稍红,隆起轻,多不超过 1~2D,无积血渗出,终身不变。视力正常,视野正常。FFA 正常。

7.治疗措施

(1)经典治疗

1)病因治疗:如治疗高血压、糖尿病等。

2)激素治疗:减轻水肿和渗出。

3)应用扩血管药物和营养神经药物。

4)高压氧治疗。

5)应用降低眼压药物:如口服乙酰唑胺,改善睫后短动脉的灌注压。

6)活血化瘀的中药治疗。

(2)治疗流程

见图 14-9。

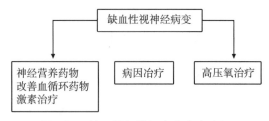

图 14-9　缺血性视神经病变治疗流程

8.预后评价

缺血性视神经病变常在半个月至两个月内,其视神经盘的水肿即可自行消退,留下局限性的苍白区。如及时治疗,视功能预后较好,如治疗不及时,可导致视神经萎缩。

第四节　视神经萎缩

1.概述

视神经萎缩是指任何疾病引起视神经发生退行性变性,导致视盘颜色变淡,视力下降。视神经萎缩不是一种单独的疾病,它是多种眼部病变的一种结局,可严重影响以至丧失视功能。

(1)病因:原因很多,但有时临床上很难查出病因。常见病因有:①视盘水肿。②蝶鞍、额叶等颅内占位性病变,脑膜炎,脑炎等。③视神经炎症、视神经缺血、视神经肿瘤、多发性硬化等。④药物中毒、重金属中毒及外伤等。⑤遗传性 Leber 视神经病变等。⑥脉络膜炎症,视网膜炎症、变性。⑦营养障碍,如恶性贫血、严重营养不良等。

(2)病理:①视神经纤维变性、坏死、髓鞘脱失而导致视神经传导功能丧失。②视盘苍白系视盘部位胶质细胞增生、毛细血管减少或消失所致。

原发性视神经萎缩由筛板后的视神经视交叉、视束及外侧膝状体的视路损害所致;其萎缩过程是下行性的,继发性视神经萎缩由于长期视盘水肿或视神经盘炎而引起,其萎缩过程是上行性的。

2.临床表现

严重视力减退,甚至失明。视野明显改变,色觉障碍。可有一些特殊病史如中毒外伤史、家族遗传性病变史。

3.查体要点

(1)瞳孔:瞳孔不同程度散大,直接对光反应迟钝或消失,间接对光发射存在。患眼视力严重下降但未失明者 Marcus-Gunn 征阳性。

(2)眼底检查:视盘变苍白为主要特征。原发性者视盘苍白,边界清晰,筛板可见,视网膜血管变细。继发性者视盘灰白污秽,边界模糊,因炎症导致大量神经胶质细胞覆盖,筛板不可见,视盘附近视网膜血管变细有白鞘。可查出颅内病变、视神经视网膜原发性疾病等。

4.辅助检查

(1)必做检查

1)视野检查:不同类型、不同程度的缺损,如中心暗点、偏盲、向心性缩窄。

2)头颅眼眶 CT:排除颅内病变。

3)电生理检查:了解视神经功能。VEP 可表现为不同程度的振幅降低,潜伏期延长。

(2)选做检查:FFA:视盘一直呈弱荧光,晚期轻着染(图 14-10)。

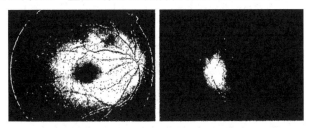

图 14-10　视神经萎缩 FFA 表现视盘早期呈弱荧光,晚期轻着染

5.诊断步骤

诊断步骤见图 14-11。

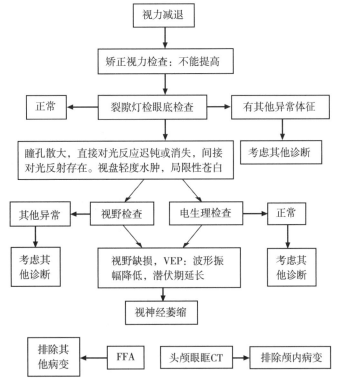

图 14-11　视神经萎缩诊断流程

6.治疗措施

(1)经典治疗:积极病因治疗。应用药物:①糖皮质激素。②神经营养药:B 族维生素、ATP、辅酶 A、肌苷、烟酸。③活血化瘀,扩张血管药物。

(2)新型治疗:预后较差,无特殊治疗。

(3)治疗流程

见图 14-12。

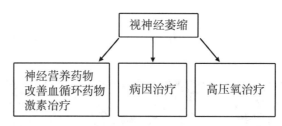

图 14-12　视神经萎缩治疗流程

7.预后评价

视神经萎缩为视神经严重损害的最终结局,一般视力预后很差。患者最后多失明。但垂体肿瘤压迫导致的下行性视神经萎缩,绝大多数手术切除肿瘤后视力可有很大恢复。

第十五章

屈光不正

眼球屈光系统由角膜、房水、晶状体及玻璃体四种屈光媒质组成,正常眼球总的屈折力约为 58.64D。出生时眼球轴长为 17～18mm,均为远视眼。3 岁时眼球即可发育至 23mm,3～14 岁发育增长约 1mm,达到正常眼球长度(24mm)。这时由眼外某一目标发出的光线,经过屈折(非调节状态下),成像在视网膜上。视觉细胞因受光线刺激产生兴奋,然后通过视路传到大脑枕叶视觉中枢,通过分析、综合,才能辨明物体的大小、形状、位置、明暗及颜色等。

眼的屈光状态分为正视眼与非正视眼下详述了。

眼球在调节完全松弛的状态下,来自 5m 以外的平行光线,经过眼的屈光系统屈折后,恰好在视网膜黄斑部成像,为正视眼。正视眼的屈光与眼轴长完全适应:当眼调节静止时,由眼外某一点发出的光线恰好在视网膜成焦点,眼外的这一点即为该眼的远点,眼的远点与视网膜上的焦点永远互为共轭焦点或称联合焦点。

当眼球在调节松弛状态下,来自 5m 以外的平行光线,经过眼的屈光系统屈折后,不能在视网膜上清晰成像者称为屈光不正。即眼球的屈光与眼轴长不能完全适应。屈光不正分为近视、远视和散光三大类。

远视:当调节静止时,平行光线入眼后,成焦点在视网膜之后。

近视:当调节静止时,平行光线入眼后,成焦点在视网膜之前。

散光:当调节静止时,平行光线入眼后,不能在视网膜上成焦点而是形成焦线。

屈光不正的原因:①各屈光媒质弯曲度的异常。角膜或晶状体的弯曲度小于正常为远视倾向,大于正常为近视倾向;角膜或晶状体弯曲度不规则可产生散光。②眼轴的异常。正常眼球轴长平均为 24mm,大于 24mm 者为近视倾向,小于 24mm 者为远视倾向。③屈光指数的异常。房水或晶状体的屈光指数降低或玻璃体屈光指数增高为远视倾向;房水或晶状体屈光指数增高或玻璃体屈光指数降低则为近视倾向。④屈光媒质位置的异常。晶状体向前移位为近视倾向;向后移位则为远视倾向。当晶状体倾斜或部分脱位时可产生散光。此外,视网膜发生倾斜,如高度近视的后巩膜葡萄肿,当其顶端不在黄斑中央凹时则发生散光。⑤屈光系统中某种屈光媒质阙如,如无晶状体眼可形成高度远视倾向。

第一节　远视眼

1.定义

远视是指在调节松弛状态下,平行光线经眼的屈光系统屈折后,所形成的焦点在视网膜之后,在视网膜上形成一个弥散环,不能形成清晰的物像。

2.病因及分类

(1)按屈光特性分类:

1)轴性远视:眼球前后径较短产生远视。比如:新生儿的眼球几乎都是远视眼,高度远视眼的眼球外形通常比正视眼或近视眼小。

2)弯曲性远视或称曲率性远视:眼球任何屈光面的弯曲度变小均可形成远视眼,最常见为角膜弯曲度较小所致。

3)屈光指数性远视:眼内各屈光媒质的屈光指数降低均可引起,但不多见。

4)眼内某个屈光媒质阙如:比如:无晶状体眼,一般都是高度远视眼。

远视眼还可根据其程度分为轻度远视(+3.00D 以下)、中度远视(+3.00~+5.00D)及高度远视(+5.00D 以上)。

(2)根据调节作用的影响分类:

1)总合远视:使用睫状肌麻痹剂,调节作用完全消失后所显示的全部远视屈光度。

2)绝对远视:调节作用所不能克服的远视。

3)能动性远视:能用调节作用克服的远视。

4)显性远视:能动性远视与绝对远视之和。

5)隐性远视:为总合远视与显性远视之差。

3.临床表现

(1)视力:远、近视力的好坏与屈光度高低及调节强弱有关。轻度远视由于自身的调节,一般远、近视力均好。中度远视的远、近视力均不好,但假如是儿童、青少年,其调节力很强,视力也可增加,但易出现调节痉挛及视疲劳现象,中年人由于调节力逐渐减退,近视力更差些,可出现老视提前现象。高度远视者,其远、近视力更差,靠自身调节难以克服,必须戴镜。未经矫正的中、高度远视患者,为了看清楚,常将所看的物体放在眼前较近处,这样视网膜上的成像会因为加大而显得清晰些,所以常误认为是近视而就诊。

(2)视疲劳:是远视眼最主要的症状。轻度远视,由于调节力不强,一般无明显症状,长时间看近时可有轻度视疲劳;中、高度远视在未矫正前,调节力过强,视疲劳明显,患者用眼时间稍久则出现视物模糊、字迹串行、眼球酸胀,以及不同程度的头痛,严重者尚可引起恶心、呕吐等。假如患者闭目休息一段时间或在进行户外活动、戴凸透镜后,症状可减轻或消失,则这种视疲劳为调节性视疲劳。

(3)眼位:中、高度远视眼,一般调节过强,相应的集合亦过强,易发生内隐斜或内斜视,斜视多发生在远视度数较高的眼,且常有弱视发生。

(4)其他:中、高度远视眼,眼轴较短,可伴有小角膜及浅前房,其晶状体一般无显著改变;

眼底改变明显,视盘较正常小,边缘不清、色稍红,呈假性视盘炎状。此外,常伴有结膜炎、睑腺炎或睑缘炎。由于远视眼解剖上的特点,可发生闭角型青光眼。

4.诊断及鉴别诊断

根据检查远、近视力,以及睫状肌麻痹下的验光检查等可做出诊断。

(1)与正视眼的鉴别:轻度或中度远视,常可通过调节自行矫正,远、近视力均可正常,表现与正视眼无异,这种远视可称为"假性正视"。为了鉴别,除用睫状肌麻痹下散瞳检影外,还可使用一简单易行的方法,即在眼前放置一片(+0.5D)凸透镜,如加镜后视力减退,则为正视;如加镜后视力不变或上升,则为远视。

(2)与近视眼的鉴别:儿童及青少年远视眼,常用自身调节看清目标,当调节痉挛时,则形成假性近视,使远视力减退,从而误戴凹透镜,如此又加重调节痉挛,出现更明显的调节性视疲劳。而高度远视患者,未矫正前为了获得清晰视力,往往将物体移近,睑裂缩小,以便使视网膜像放大些,外观上很像近视眼,为了鉴别诊断,可采用睫状肌麻痹下散瞳验光。

(3)与老视眼鉴别:远视与老视,虽然均采用凸透镜矫正,但其发生原因并不相同。前者为屈光不正,后者为老年人晶状体弹性降低、调节能力减退所致。远视眼戴凸透镜可放松调节,增进远、近视力;而老视眼戴凸透镜则只能看近,不能看远。

5.治疗

远视眼欲想在视网膜上获得清晰的像有两种方法:一种是动用眼的调节,由于晶状体变凸,增强其屈折能力,使入眼的光线具有一定的集合性。至于光线集合的程度,则要看光线是否来自眼后的某一点,该点即为远视眼的远点。因为远点与视网膜中央凹总是互为共轭焦点,所以只有位于远点上的物体才能通过调节在视网膜上形成清晰的像。另一种方法为使用凸透镜,假如该镜片的主焦点与远视眼的远点互为共轭焦点,则可以在视网膜上形成清晰的像。

远视眼的治疗主要为镜片矫正,部分患者可用药物及手术治疗。

(1)镜片矫正:原则上远视度数应当给足。儿童、青少年均应在麻痹睫状肌后检影验光(一般使用阿托品),低度远视,如无任何症状可不戴镜,随着眼球发育可成为正视。假如有症状,尤其伴有斜视时则必须配镜。对于成年人的中、高度远视患者,初次配镜时一般不易接受,可适当降低度数,逐步给予矫正,通常所降低的度数不应超过原度数的1/3。为了避免高度远视镜片成像放大的作用,对于单眼高度远视或无晶状体眼,最好选配角膜接触镜或植入人工晶状体。

(2)药物治疗:因调节痉挛所产生的假性远视,可滴1%阿托品眼液,每天晚上一次,以消除调节紧张。

(3)手术治疗:

1)对于高度远视眼,尤其是无晶状体眼,以往曾成功施行表层角膜镜片术,但其预测性较差,目前已被植入人工晶状体(有晶状体眼人工晶状体、无晶状体眼人工晶状体)所替代。

2)对于经过严格筛选的某些低度远视眼,可采用激光角膜热成形术(LTK)、传导性角膜成形术(CK)及准分子激光角膜屈光手术(PRK、LASIK、LASEK 及 EPI-LASIK)。

第二节　近视眼

1.定义

眼在调节放松状态下,平行光线经眼的屈光系统屈折后聚焦在视网膜之前,称为近视眼。

2.病因

主要为先天遗传因素及后天环境因素两大类。

(1)遗传因素:近年来一些学者通过有近视的双生子进行遗传与近视眼的研究,取得成果。1979 年有学者对高度近视的遗传规律进行探讨,发现双亲均为高度近视者,其子代均为高度近视;双亲一方为高度近视,另一方为正视者,其子代患高度近视者占 57.5%;双亲均无高度近视,其子代患高度近视占 22.2%。因此,有学者认为我国高度近视的遗传,基本上是一种常染色体隐性遗传。1980 年,有学者又对 90 对年龄在 7~19 岁之间有近视的双生子,进行遗传与近视眼的研究。结果表明,同卵双生子之间近视一致率为 81.6%;异卵双生子之间的近视一致率为 57.6%,两者之间有显著性差异。同时还发现同卵同对之间相关系数为 0.72,异卵同对之间的相关系数为 0.26,两者有显著性差异。从近视一致率之间显著的差别,说明近视眼与遗传密切相关。但同卵同对之间的差值大于零,相关系数又小于 1.0,说明环境因素亦在起作用,因此提出一般近视眼属于多因子遗传。

此外,不同种族的近视眼发生率有很大差异,黄种人发生率最高,白种人次之,黑种人最低。即使在同一环境条件下,不同种族的近视眼发生率仍有明显差异,表明遗传因素是种族差异的主要原因。

(2)环境因素:当眼球发育成熟后,假如没有先天遗传因素,则环境的改变对近视的发生发展有很大影响。比如青少年从入学起,直到升入大学,近视发病率呈直线上升。此外,城市学生比县镇的发病率显著增高。以上可称为"学校性近视",一般不超过 -6.00D,多在青春期后停止发展。青少年由于调节力很强,假如近距离用眼时间太久,可引起远视力减退,称为"假性近视"或"功能性近视",经过休息或用睫状肌麻痹剂后,视力可部分或全部恢复。

3.分类

(1)按照屈光特性分类

1)轴性近视:因眼球前后径过长所致。

2)弯曲性近视或称曲率性近视:角膜或晶状体表面弯曲度过陡所致。

3)屈光指数性近视:因眼内屈光媒质指数过高所致。

4)位置性近视:因眼球内某屈光媒质位置前移(如晶状体向前脱位),可引起近视。

(2)按照近视的程度分类

1)低度近视或轻度近视:-3D 以下。

2)中度近视:-3~-6D。

3)高度近视:-6D 以上。

(3)按照病程进展及有无病理变化分类

1)单纯性近视:多为学校性近视,发展缓慢,20 岁以后基本稳定,屈光度多在 -6D 以下,多数眼部没有病理改变,用适当镜片即可将视力矫正至正常。

2)变性性近视:又称为病理性近视、先天性近视、高度近视、进行性近视、恶性近视等,通常有遗传因素,病程多为进行性。随着眼球逐渐加长,近视屈光度持续增高,一般在−6D 以上,其眼球的病理变化也逐渐加重。−10D 以下,眼球变性不明显者,可用镜片矫正至正常视力;-10D 以上,眼球变性明显者,用普通眼镜或角膜接触镜视力均不易矫正至正常,假如有并发症,有可能成为低视力,严重者可致盲。

(4)按照调节作用的影响分类

1)假性近视:多见于儿童或青少年,患者远视力低于正常,近视力正常。假如在小瞳下验光,常能接受负球镜片使远视力提高,但不能使调节放松,视疲劳症状依然存在甚至加重。假如用强睫状肌麻痹剂(如 1% 阿托品)散瞳,则远视力通常可恢复正常,检影验光为正视或轻度远视。

2)真性近视:患者远视力差,近视力正常。用睫状肌麻痹剂散瞳验光时,其散瞳后的远视力变化不大,用负镜片可矫正远视力。这种近视不是因为调节过强所致,而是因为其他屈光因素所引起。小瞳孔下验光与散瞳验光的结果差别不大。

3)混合性近视:患者远视力差而近视力正常,用睫状肌麻痹剂散瞳验光时,其散瞳后的远视力有所提高,但不能达到正常。散瞳后视力提高这部分为调节过强所致,即假性近视;余下视力差这部分为真性近视,须用负镜片矫正。因此,小瞳验光与散瞳验光的结果不同,前者所需镜片屈光度大于后者。

4.临床表现

(1)远视力下降,近视力正常。

(2)视疲劳:不如远视眼明显,但在低度近视较常见,它不是因调节强引起,而是因为调节与集合不协调所致。高度近视由于所观看的目标很近,集合作用无能为力,多采用单眼注视,反而很少引起视疲劳。

(3)眼位异常:因近视眼多为调节不足,其集合作用相应减弱,易发生外隐斜或外斜视,斜视多出现在近视度数较高的一眼。

(4)眼球改变:低度、中度近视眼,其眼球一般无变性改变。而高度近视,多属于轴性近视,其伸长主要限于眼球后极部。可有轻度眼球突出,前房稍加深。玻璃体及眼底的变性改变较为显著。

1)豹纹状眼底:由于眼球加长,视网膜血管离开视盘后即变细变直,同时脉络膜毛细血管亦伸长,从而影响了视网膜色素上皮的营养,使浅层色素消失,脉络膜血管外露形成豹纹状眼底。

2)弧形斑:视盘周围的脉络膜在巩膜伸张力量的牵引下,多从视盘颞侧脱开,使其后面的巩膜暴露,形成白色弧形斑。假如眼球后极部继续伸长,则脉络膜可从视盘四周脱开,形成环形的弧形斑,有时亦可形成鼻侧、上方、下方各种不同类型的弧形斑,斑内可见不规则的色素以及硬化的脉络膜血管。

3)漆裂纹样病变:眼底可见不规则的黄白色条纹,如同旧漆器上的裂纹,为玻璃膜出现网状或枝状裂隙,亦称玻璃膜裂纹。主要见于眼球后极部及黄斑区,有的与弧形斑相连,可引起视物变形及相对旁中心暗点,并可诱发视网膜下血管新生及黄斑出血,是视力进一步受损的先兆。

4)黄斑部病变:可发生形状不规则的萎缩斑,脉络膜新生血管可反复发生出血,时间久了可形成黑色圆形稍隆起的斑块,称为 Fuchs 斑。亦可发生黄斑破孔。

5)巩膜后葡萄肿:由于眼球自赤道部向后过度延伸,后极部巩膜明显变薄,发生局限性扩张,在眼压的作用下,巩膜膨出,而形成大小不等的后巩膜葡萄肿,其发生与屈光度的高低及眼轴的长短明显相关。

6)周边视网膜及脉络膜病变:主要表现为弥漫性脉络膜退行性病灶、带状脉络膜退行性病灶及视网膜囊样变性。其发生率与年龄无关,与屈光度显著相关。病变分布以颞侧居多。主要表现为格子状变性、霜样变性、牵引灶、囊样变性及裂孔等。

7)玻璃体变性:发生玻璃体液化、后脱离及各种形状的混浊。

5.并发症

(1)白内障:晶状体混浊可为后极型,亦可呈核性。色棕黄,病程进展较慢。核性混浊者,因晶状体屈光力增加,可使近视程度一时性加深。除白内障外,近视眼亦有可能引发晶状体脱位。

(2)青光眼:在近视患者中,开角型青光眼患病率为正常人的 6～8 倍。正常眼压性青光眼及可疑青光眼的比例也明显高于其他人群。由于高度近视眼的巩膜壁较薄,采用 Schiotz 眼压计测定的眼压多数偏低,早期容易漏诊。

(3)视网膜脱离:近视眼人群中的发生率为其他人群的 8～10 倍,多见于中、高度近视眼(−5～−8D)。由于变性的玻璃体与有退行性变或囊样变性的视网膜粘连,在玻璃体长期不断牵引下,包括外力作用下,一些部位的变性视网膜被拉出裂孔或撕裂。液化的玻璃体可从此裂口处流入视网膜下,从而使视网膜隆起而脱离。早期由于变性玻璃体对视网膜的牵拉,可引起一些刺激征象,如闪光感等。

6.治疗

近视眼欲想在视网膜上获得清晰的像有两种方法:一种是使人眼前的平行光线变成散开光线,即将被看物体移向眼前的某一点,假如这一点正好与视网膜像互为共轭焦点,则眼前的这一点为近视眼的远点,从此点发出的光线,必将在视网膜上成一清晰的像。另一种方法为使用凹透镜,镜片的力量是使平行光线变为敞开光线,其散开的程度正如由该近视眼远点所发出者,因此可以在视网膜上形成一清晰的像。

(1)假性近视的治疗:主要目的是解除睫状肌的紧张状态,如使用睫状肌麻痹剂滴眼、近雾视法、远眺练习、针刺疗法、眼保健操、眼部按摩及使调节放松的各类治疗仪等。更为重要的是应鼓励青少年多到户外活动,锻炼身体,均衡饮食,并减少每次近距离用眼的时间,避免过度使用调节。

(2)真性近视的治疗:首选的方法为光学矫正。为了得到较好的光学效果,减少视疲劳,在给镜片处方时,应以最低度数获得正常视力为原则。对于高度近视或两眼屈光参差较大者,可选配角膜接触镜以减少双眼影像缩小及影像不等。

近年来角膜屈光性手术及晶状体屈光性手术已在世界范围内广泛开展,并取得了一定的疗效。角膜屈光性手术是通过手术的方法改变角膜表面的形态,以矫正屈光不正,其基本方法是在角膜上做不同形状的切口以松解角膜纤维的张力如放射状角膜切开术(RK),或通过去除部分角膜组织以使角膜表面变平,如准分子激光屈光性角膜切削术(PRK)、准分子激光原位角膜磨镶术(LASIK)、准分子激光角膜上皮瓣下磨镶术(LASEK)等。此外,还有基质内角膜环植入术(ICR)用以矫正低度近视及治疗早期圆锥角膜。晶状体屈光性手术包括透明晶状体摘除植入人工晶状体,以及有晶状体眼的人工晶状体植入术,主要用于高度近视的矫正。总体上讲,屈光手术均属于类似美容的可选择性手术,需要在患者自愿并理解手术风险的前提下有条件地开展。

7.预防

在屈光不正中,远视、散光多与先天性因素有关,不易预防。而近视眼的病因比较复杂,有遗传和环境两种主要因素。在目前尚不能进行基因治疗的情况下,改善视觉环境应当作为预防近视的重点。

(1)合理的采光:学生在室内学习时,窗户的透光面积与室内地面之比不低于1∶6,另外窗外不应有高大的遮挡物。黑板表面避免直射光反射及眩光,室内灯具不要过低,一般不低于1.7m,否则易产生眩光。桌面的照明度不低于100lx。避免晚上开灯睡觉。

(2)提高亮度对比度、清晰度:提高印刷品的明度和字体的黑度,提高亮度对比度以及清晰度。否则,假如纸不白,字不黑、字迹模糊,则会动用更多的调节,容易导致近视。

(3)阅读时的坐姿:书桌椅的高低设计需符合人体工程学的要求,阅读时坐姿要端正,持续时间不宜太长。

(4)适当的看近时间:每次阅读或看电脑的时间,最好不要超过50分钟,稍微休息几分钟后再继续近距离阅读或工作。

(5)适当的阅读距离及良好的阅读习惯:阅读距离不宜太近,不要在走路或在运动的交通工具内阅读,否则由于字体不稳定,容易引起调节紧张而形成近视。应鼓励儿童及青少年多参加户外活动,放松调节,以免形成假性近视。定期检查视力,发现问题做出处理。

(6)平衡饮食:多吃蛋白质、钙质丰富的食物,少吃甜食。

(7)遗传咨询:近视眼尤其是高度近视眼,与遗传有明显关系,假如双方均为高度近视,则子女的遗传概率很高,所以有条件的地方应建立眼科遗传咨询门诊。

第三节　散光眼

1.定义

眼球在不同子午线上屈光力不同,平行光线入眼经过屈折后,不能在视网膜上成焦点,而是形成两条焦线和最小弥散斑的屈光状态称为散光。

2.原因及类型

(1)按屈光特性分类:

1)弯曲性散光:角膜两个主要径线的弯曲度不一致是造成规则散光的主要原因,多为先天因素所致。后天的常为角膜疾病引起,如圆锥角膜、角膜周边退行性病变或因角膜炎症后留下的瘢痕,多引起不规则散光。此外,手术后(如白内障、角膜手术等)或眼睑肿物压迫眼球,亦可引起不规则散光。晶状体弯曲度异常所致的散光多为低度的,通常不需矫正。

2)指数性散光:见于晶状体各部分屈光指数不等时,如白内障进行中可以出现,常很轻微。

(2)按两条子午线的相互位置关系分类:

1)不规则散光:由于各子午线或同一子午线上的角膜弯曲度不一致而产生,用镜片不易矫正。

2)规则散光:两个主要子午线(即屈光力最大的与屈光力最小的子午线)互相垂直,可用镜片矫正。

A.规则散光根据两条主要子午线聚焦于视网膜的位置关系而分为以下五类。

a.单纯远视散光:当眼不用调节时,平行光线入眼后,一条主要子午线可成焦点于视网膜上,而另一条主要子午线则在视网膜后成焦线。处方举例:+1.50DC×90°。

b.单纯近视散光:当眼不用调节时,平行光线入眼后,一条主要子午线可成焦点于视网膜上,而另一条主要子午线则在视网膜后成焦线。处方举例:-2.00DC×180°。

c.复性远视散光:当眼不用调节时,平行光线入眼后,两条主要子午线在视网膜后面形成两条焦线。处方举例:+1.00DS+0.50DC×90°。

d.复性近视散光:当眼不用调节时,平行光线入眼后,两条主要子午线在视网膜前面形成两条焦线。处方举例:-1.25DS-0.75DC×180°。

e.混合散光:当眼不用调节时,平行光线入眼后,一条主要子午线成焦线于视网膜前面,另一条主要子午线成焦线于视网膜后面。处方举例:①+1.00DS-1.75DC×180°;②-1.50DS+2.0DC×90°。

B.在规则散光中,根据垂直子午线与水平子午线屈光力强弱而分为以下两种。

a.循规性散光:是指垂直子午线的屈光力大于水平子午线的屈光力,可用正柱镜片×90°或负柱镜片×180°矫正。

b.逆规性散光:是指水平子午线的屈光力大于垂直子午线的屈光力,可用负柱镜片×90°或正柱镜片×180°矫正。

临床上循规性散光较多见,而逆规性散光则较少见。此外,凡散光镜片的轴在垂直或水平子午线20°以内的均属于合例的或不合例的散光,即合例散光用负柱镜片轴在180°±20°,不合例散光用负柱镜片轴在90°±20°;而在这个子午线范围以外的则称为斜轴散光,即两条子午线距水平或垂直子午线均大于20°,例如:-1.25DS×45°或+1.00DC×135°。

C.据双眼散光轴之间的关系又分为以下两种。

a.对称散光:双眼主要子午线的倾斜度距中线呈对称位置,即矫正两眼所用相同符号柱镜片的轴相加等于180°时,为对称散光。如右眼负柱镜片轴在60°,左眼负柱镜片轴在120°,则60°+120°=180°;或双眼负柱镜片轴均在90°,则90°+90°=180°。

b.不对称散光:双眼主要子午线的倾斜度距中心不对称。即矫正两眼所用相同符号柱镜片的轴相加不等于180°。例如:右眼负柱镜片轴在120°,左眼负柱镜片轴在80°,则120°+80°≠180°。

3.临床表现

(1)视力:低度散光的视力一般不受影响,中、高度散光则远、近视力均不好。单纯散光视力轻度减退;复性散光尤其是显著的混合性散光,视力减退较严重,且因矫正不良而易形成弱视。散光眼视力减退的程度与散光性质、屈光度高低及轴的方向有很大关系。另外,散光眼的视力与调节功能亦有一定的关系:单纯远视散光常因调节过强变为单纯近视散光,即远视子午线变为正视,而正视子午线则变为近视状态。复性远视屈光度较低的主要子午线,由于调节可表现为单纯远视散光状态。混合性散光,由于调节使屈光度低的主要子午线得到矫正,而高的主要子午线变为高度单纯近视散光,结果使视力更差。

(2)视疲劳:最常见,表现为眼痛、头痛尤以前额部明显,有重影、近距离工作不能持久。查体时有以下表现:①为了看得清楚些,常眯眼将睑裂变窄,以达到针孔或裂隙的作用,近视眼在看远时将睑裂变窄,而高度散光眼在看远看近时均将睑裂变窄。②为了得到较大的视网膜像,常把物体拿到近处,很像近视眼。③在高度不对称或斜轴散光时,常表现为头部倾斜或斜颈,矫正散光后,可逐渐消失。④高度散光时,为了看清楚常有扭转头部的表现。⑤眼底检查时,视盘常呈椭圆形,高度散光者,视盘的垂直缘能看清,而水平缘看不清,或相反。从视盘的形态,大致可了解散光的轴向。

4.治疗

散光眼借调节作用或移动被看目标与眼的距离,均不能成一清晰的像,只有配戴合适的散光镜片,才能在视网膜上形成清晰的像。

(1)柱镜片矫正:对度数较低、视力尚好且无视疲劳者,可暂不戴镜。但对视力明显减退且有视疲劳者应及早配镜。给镜原则是防止过矫,低度者应给足;而高度者(3D以上)或斜轴散光者,患者一次不易接受,因高度柱镜所产生的畸变对视觉干扰较大,故可分次给予矫正,使患者有一适应过程。

(2)角膜接触镜矫正:±1.50D以下的散光可用软性接触镜矫正,而±1.50D以上的散光则需要用硬性角膜接触镜矫正。

(3)手术治疗:可用于先天性或眼部手术后所造成的散光。术式包括横向角膜切开术、弧形角膜切开术(AK)以及角膜缘松解切口(LRI)。横向角膜切开术主要用作联合放射状角膜切开术(RK)矫正近视性散光,但目前基本上已停止使用了。AK以往主要用于矫正自然产生的散光,但现在主要用来矫正角膜移植术后散光。LRI则用来处理白内障超声乳化和IOL植入术后散光。目前主要用于散光矫正的手术为准分子激光屈光性角膜手术,包括PRK、LASIK及LASEK,通过对角膜组织的圆柱形消融,使得角膜两条主径线上的屈光力达到一致。

第十六章

斜视与弱视

第一节 共同性斜视

共同性斜视是指双眼视轴分离,在向不同方向注视或者更换注视眼时其偏斜视角均相等。

一、共同性内斜视

1.分类

(1)先天性内斜视:出生后半年内发生,内斜角较大,一般在 50°～60°,斜视角稳定,可双眼交替注视。单眼注视的患儿常有弱视,眼球内转过强,外转不足。常合并单眼或双眼下斜肌亢进、垂直眼位偏斜、隐性眼球震颤,可有家族史。屈光状态有轻度的远视眼,戴矫正眼镜不能矫正斜视。

(2)调节性内斜视:平均发病年龄 2.5 岁(6 个月至 7 岁),初始时为间歇性,后变为恒定性,偏斜眼常有抑制性暗点。常伴有弱视,分型如下。

1)屈光性调节性内斜视:患儿多为中高度远视,屈光度范围从＋3.00～＋6.00D,平均＋4.75D,斜视角常在 20°～30°。发病初期多呈现间歇性内斜视,如能及时和经常戴矫正眼镜,内斜视可以得到控制和矫正。调节性集合与调节的比值(AC/A)正常。不治疗非调节因素增加,可转为部分调节性内斜视。

2)非屈光性调节性内斜视:与屈光不正无关,是调节与调节性集合间的一种异常联动,表现为调节性集合反应过强。如融合性分开功能不足,则形成内斜。看近时内斜度大于看远时的内斜度,高 AC/A,可伴有 V 征。屈光状态与同年龄的正常儿童相似。多有双眼视,少有弱视。

3)部分调节性内斜视:是由于调节增加或者解剖异常所引起。发病早,有中度远视散光,常有屈光参差、弱视及异常视网膜对应,正常 AC/A。远视度全部矫正时内斜度减少,但仍有残余内斜视。常合并下斜肌过强或者 A、V 综合征。

(3)调节性内斜视

1)基本型:发病年龄 6 个月至 6 岁,单眼或交替性,看远看近斜视度相等,无明显屈光不正,AC/A正常。

2)集合过强型:看近时斜视度大于看远时斜视度,相差超过10°,屈光状态为轻度远视或正视,配戴矫正远视的眼镜不能减少内斜度,AC/A正常或稍低。早期发病者双眼视觉差。

3)分开不足型:看远时斜视度大于看近时斜视度,相差超过10°,无屈光不正,双眼视力相等。

(4)继发性内斜视:继发于外斜视术后过矫。

2.临床特点

(1)主要表现:表现为眼球向内侧偏斜,看远看近时各个方向的偏斜角相等。

(2)次要表现:常合并弱视,屈光不正,可有下斜肌功能过强,A征或V征,垂直斜视。

(3)误诊分析:临床上易误诊为共同性内斜视的疾病特点如下。

1)假性内斜视:幼儿角膜距内眦角较近,看似内斜视,患儿多有宽鼻梁、内眦赘皮或小瞳距。用角膜映光法和遮盖-去遮盖法检查证实无眼位偏斜。

2)先天性展神经麻痹:患眼内斜视,第二斜角大于第一斜角,患眼外展受限。

3)麻痹性内斜视:突然发病,眼球运动受限,有复视及眩晕,有代偿头位,第二斜视角大于第一斜视角。

3.辅助检查

(1)眼球运动检查:观察双眼运动是否对称,有无运动限制或斜肌功能异常。

(2)眼科全面检查

包括裂隙灯检查和眼底检查,除外引起视觉剥夺的原因。

(3)其他

1)视力:分别检查双眼视力(包括裸眼、矫正和小孔视力),确定有无弱视,注意有无眼球震颤。

2)用角膜映光法和三棱镜测量第一眼位和各方位的斜视度。

3)显然验光和睫状肌麻痹下检影验光。

4.治疗要点

(1)矫正屈光不正:用睫状肌麻痹药物散瞳准确检影,并按照下列原则配镜。

1)内斜视合并远视应给予全矫。每半年或者一年复查一次屈光状态,根据屈光度的变化更换眼镜。

2)内斜视合并近视应在获得最好视力或者正常视力的情况下,尽量减少球面镜的度数。

3)高AC/A的调节性内斜视患者可配戴双焦镜。

如有弱视应进行遮盖治疗以及其他相应的弱视训练,即使有手术适应证也要待视力提高后,再进行斜视手术。

(2)手术治疗

1)先天性内斜视:有交替注视者应尽早进行手术矫正斜视,单眼注视者进行遮盖治疗至双眼视力相等后手术。

2)部分调节性内斜视:全天配戴矫正眼镜,经过半年到一年的观察,去掉调节,如还有一部分剩余的斜视角,可进行手术治疗。

3)非调节性内斜视:戴镜后残余的明显斜视应行手术矫正。

4)对于成年人的斜视,要明确告知斜视手术只能改善外观,不能改善视功能。

(3)共同性内斜视的治愈标准

1)完全治愈:双眼视力正常,眼位正位或仅存少量隐斜,中央凹融合,正常视网膜对应,有中央凹立体视(≤60°),无自觉症状。

2)不完全治愈:上述项目中存在一项或几项缺陷。有轻度弱视,有小度数眼位偏斜(≤±8°),有融合,正常或异常视网膜对应,具有黄斑或周边部立体视,有自觉症状。

3)临床治愈:无双眼单视功能,仅获得外观上改善,第一眼位±15°以内,上下偏斜10°以内。

二、共同性外斜视

共同性外斜视较内斜视少见,与屈光不正关系不大,常有一间歇期,受融合机制控制。共同性外斜视分为先天性外斜视、间歇性外斜视、恒定性外斜视、继发性外斜视。

1.分类

(1)先天性外斜视:出生时或1岁内发病,多伴有斜视角较大,一般在35°～40°,一般较恒定。可合并分离性垂直偏斜或A-V综合征。可有代偿头位。

(2)间歇性外斜视:间歇性外斜视是指外展和集合功能之间的平衡失调,集合功能不足和融合力低下而致外斜视,发病年龄多为从婴儿期至4岁。早期强光线下常闭合一眼,以消除暂时性的复视。随病情进展斜视发生的次数和持续时间逐渐增加,看近时也出现外斜视。当近视眼患儿未经矫正,看近目标时,不使用调节,因而调节性集合减弱,也容易引起外斜视。同时可有颞侧半视网膜抑制、旁中心注视及异常视网膜对应。可合并弱视、上斜肌或下斜肌功能异常、A-V综合征或垂直斜视。分为如下四型。

1)基本型:看远斜视度与看近斜视度相等,AC/A值正常。

2)外展过强型:看远斜视度大于看近斜视度15°以上。遮盖一眼30分钟后,看远时斜视度仍大于看近时。AC/A值高。

3)集合不足型:看近斜视度大于看远斜视度15°以上。AC/A值低。

4)类似外展过强型:与分开过强型类似,但遮盖一眼30～45分钟测量,看远看近斜视度相等。

(3)恒定性外斜视:可由间歇性外斜视进展转变而来,或出生后即有。斜视度通常较大而恒定。发病年龄越小双眼视觉功能越差,预后差。发生在成年人的外斜视开始呈间歇性,以后因调节力减弱,失去代偿,成为恒定性,预后好。单眼恒定性外斜视的偏斜眼常有严重的弱视。可合并斜肌功能异常、A-V综合征及垂直偏斜。

(4)继发性外斜视:内斜视术后过矫或者由于存在感觉性缺陷(如屈光参差或因器质性原因引起的单侧视觉障碍),使融合功能遭到部分或完全破坏所形成的外斜视。

2.临床特点

(1)主要表现:双眼视轴分离,一眼或双眼交替恒定性或间歇性外斜,遮盖注视眼时非注视眼外转,向正前方注视。

(2)次要表现:可合并弱视、上斜肌或下斜肌功能异常、A-V综合征或垂直斜视。

(3)误诊分析:临床上易误诊为共同性外斜视的疾病特点如下。

假性外斜视:瞳孔间距过宽,眼眶发育异常,以及某些眼病如早产儿视网膜病变向颞侧牵拉视网膜,弓形虫病及其他视网膜病等导致旁中心注视。

3.辅助检查

(1)眼球运动检查:观察双眼运动是否对称,有无运动限制或斜肌功能异常。

(2)眼科全面检查:包括裂隙灯检查和眼底检查,除外引起视觉剥夺的原因。

(3)其他检查:

1)显然验光和睫状肌麻痹下检影验光。

2)视力:分别检查双眼视力(包括裸眼、矫正小孔视力),确定有无弱视。

3)用角膜映光法和三棱镜测量眼球在第一眼位和各方位的斜视度。强调检查看远斜视度时应让患者注视6m以外目标,检查看近斜视度时如遇类似外展过强者,可遮盖一眼30分钟后再检查远、近斜视度。

4.治疗要点

(1)非手术治疗

1)矫正屈光不正,治疗弱视:散光和屈光参差应矫正,视网膜成像清晰可增加融合刺激。

2)正位视训练:清除抑制,加强融合功能,矫正异常视网膜对应。训练方法包括交替遮盖法、同视机训练以及加强辐辏的训练。

3)加用负透镜:AC/A值高的外斜视,使用负透镜可增加调节,刺激调节性集合,减少外斜视程度。

(2)手术治疗

1)间歇性外斜视时间大于觉醒时间的一半、有双眼视功能缺陷的证据以及外斜视时间增加,发生频率增加,这些都是外斜视手术的指征。但手术时机的选择应慎重,特别是婴幼儿很容易发生矫治过度,矫治过度后形成微小内斜视,而引起弱视和新的异常视网膜对应,危害更大。成年人的矫正手术属于美容性质,切忌矫治过度,出现复视。

2)对伴有 A-V 综合征、垂直斜视的外斜视应做相应手术矫正。

3)继发性外斜视要针对病因治疗,若外观受到影响,可行手术治疗。手术尽量限于患眼。

第二节 非共同性斜视

1.临床特点

(1)临床表现复视和眩晕;眼球运动障碍;眼位偏斜,双眼分别注视时和向各方向注视时测量的偏斜角不同,第二斜视角大于第一斜视角;可有复视及代偿头位。

（2）误诊分析

临床上易误诊为非共同性斜视的疾病特点如下。

1）先天性斜颈：有产伤史，出生后即发现颈部胸锁乳突肌呈条索状，头向患侧斜。而眼科斜颈胸锁乳突肌不强硬，闭合一眼后头位改善或消失。

2）共同性斜视：多在5岁前发病，病因未明。无明显自觉症状，眼球运动正常，第一斜视角等于第二斜视角，向各方向注视的斜视度不变。

3）牵制性斜视：由于眼眶内肌肉或筋膜的异常对眼球产生牵制力，限制眼球的运动，产生的斜视称为牵制性斜视。病因有先天发育异常或后天外伤手术。此病被动牵拉试验阳性。

4）Duane眼球后退综合征：先天性眼球运动异常，Ⅰ型有患眼外转受限，第一眼位可视正位，内转时睑裂缩小，眼球后退。有代偿头位。

5）眼眶肿瘤或炎性假瘤可引起眼球突出和眼球运动受限；眶壁骨折肌肉嵌顿可导致眼球运动受限，患者自觉复视。

6）甲状腺相关性眼病：有或无甲状腺功能亢进病史，单眼或双眼突出，上睑退缩和迟落，结膜充血，眼外肌肌腹肥大，常引起眼位偏斜和眼球上转、外转运动受限。患者常有复视。

7）重症肌无力：可累及提上睑肌和所有眼外肌，根据受累肌肉可有上睑下垂和不同方向眼球运动受限。常在晨起较轻，下午加重，休息后减轻。新斯的明试验阳性。

2.辅助检查

（1）眼球运动检查：观察双眼运动是否对称及有无运动限制或过强。

（2）复像检查：可有麻痹眼和麻痹肌。

（3）眼科全面检查：包括裂隙灯检查和眼底检查。

（4）影像学检查：B型超声，眼眶和颅脑CT、MRI等有助于眼眶及神经系统疾病的诊断。

（5）Hess屏检查：明确麻痹眼及肌肉。

（6）试验检查

1）牵拉试验：检查眼外肌有无运动限制。

2）考虑重症肌无力时，应做新斯的明试验。

3.其他检查

（1）视力：分别检查双眼视力（包括裸眼、矫正和小孔视力），确定有无弱视。

（2）用角膜映光法和三棱镜测量眼球在第一眼位和各方位的斜视度。测量第一偏斜角和第二偏斜角。

（3）神经科检查：寻找麻痹性斜视的病因，内科检查除外内分泌疾病。

4.治疗要点

（1）治疗原则

先天性麻痹性斜视患者应早期手术，以给患儿创造发展双眼视觉的条件。对后天性麻痹性斜视患者，应首先弄清病因，针对病因进行治疗。在排除其他疾患，或者病情稳定一段时间后，才可考虑其他疗法。

（2）具体治疗方法

1）药物疗法：全身使用神经营养药，给予维生素B_1、维生素B_{12}或者三磷腺苷等药物治疗，或者针对原发病进行药物治疗。

2)光学疗法:在 10°以内的斜视,可试戴三棱镜以消除复视。由于麻痹性斜视患者其斜视度随注视方向而变动,所以只能主要矫正位于正前方以及正下方的复视。

3)手术治疗:在弄清病因或证明其已停止发展、保守治疗无效的情况下,病情稳定 3～6 个月以后,可考虑手术治疗。

4)眼眶疾病:由眶内炎症引起者经抗感染治疗后可好转。有肿瘤者应手术摘除。眼眶骨折应在发病早期尽早手术,错误手术时间可使肌肉及筋膜组织发生粘连硬化而导致手术失败。

5)甲状腺相关性眼病:内科治疗为主,眼部局部滴用或球后注射皮质激素。眼位稳定后可行手术矫正斜视。

第三节 特殊类型的斜视

特殊类型的斜视是一类有典型症状的特殊类型的斜视。

1.临床特点

(1)A-V 综合征:A-V 综合征是一种亚型的水平性斜视,同时伴有垂直性麻痹,故在向上和向下注视时,水平斜视角的大小发生变化。A 征在向上 25°和向下 25°注视时斜视角相差 10°,V 征向上 25°和向下 25°注视时斜视角相差 15°为有临床意义。该病病因目前尚无一致看法,可能由于水平肌、垂直肌或斜肌功能异常引起。可与水平斜视合并,也可见于其他类型的斜视中。常见下斜肌过强与 V 征合并,上斜肌过强与 A 征合并。

(2)垂直分离性偏斜:双眼交替遮盖时,被遮盖眼上斜视或向下漂移。当上斜眼转为注视眼时,对侧眼并不向下转,无垂直运动或缓慢向上漂移。常与水平斜视合并,也可合并垂直斜视。多有隐性眼球震颤。可合并 A 或 V 征。

(3)Duane 眼球后退综合征:Duane 眼球后退综合征是一种先天性眼球运动障碍。病因可能为:眼外肌及筋膜发育异常;神经核或核上神经性支配发生紊乱;常染色体显性遗传。此病是主要累及眼球水平运动的综合征,使眼球不能外转或外转高度受限,内转时睑裂变小、眼球后退。患者多有代偿头位。临床分为三型。

Ⅰ型:第一眼位正位或内斜,眼球内转正常,外转明显受限,内转时睑裂变小和眼球后退,外转时睑裂变大。代偿头位面向患侧转。

Ⅱ型:第一眼位多为外斜,眼球内转明显受限,外转正常或轻度受限,内转时睑裂变小、眼球后退,外转时睑裂变大。

Ⅲ型:第一眼位大多正位,眼球内转外转均受限,内转时睑裂变小和眼球后退,外转时睑裂变大。

(4)上斜肌鞘综合征:上斜肌鞘综合征是由于上斜肌肌鞘缩短或者是上斜肌肌腱的先天异常,限制了上斜肌的功能。患者表现为患眼内转时下斜,并上转受限,外转时上转正常,第一眼位常无斜视,内转时向上牵拉试验阳性。先天性者大多数有代偿头位,无复视。后天性者有复视。

(5)眼外肌纤维化:眼外肌纤维化又称为全眼外肌麻痹,常染色体显性遗传病,也可散发。眼外肌大部分或全部纤维化,眼球各方向均不能转动或仅有少许水平位转动,双眼上睑下垂,眼球固定在向内、向下注视的位置,下颌上举,头后倾。向上方和侧方注视时引起反常的集合运动。

(6)慢性进行性眼外肌麻痹:本病为慢性进行性双侧性眼外肌麻痹。从上睑下垂开始,逐渐出现眼球运动障碍,最后眼球固定不动。幼年发病,缓慢进行至成年后止。眼位呈正位或轻度外斜,无复视。可伴有眼底视网膜色素变性、心肌病变和发育迟缓。

2.辅助检查

(1)视力和眼科全面检查:包括裸眼、矫正视力,确定有无弱视。裂隙灯检查和眼底检查。

(2)眼球运动检查:观察有无运动限制或过强。是否有代偿头位、内转时眼球后退和睑裂缩小。

(3)牵拉试验:区别麻痹性和限制性斜视。

(4)其他检查

1)测量眼球在第一眼位和各方位的斜视度。测量第一斜角和第二斜角。

2)非典型性或进展性眼球运动异常者,可行 CT 或 MRI 等影像学检查。

3)慢性进行性眼外肌麻痹应做新斯的明试验与重症肌无力鉴别。

3.治疗要点

(1)有屈光不正者应进行矫正以改善病情。

(2)如在原在位为正位视,无明显的代偿头位,可保守治疗。

(3)有明显的代偿头位,或在第一眼位有影响美观的水平性或垂直性偏斜,应予以手术治疗。对 A-V 综合征及斜肌功能异常合并水平斜视或垂直斜视,可同时手术矫正。

(4)根据特殊的眼球运动异常、眼外肌功能决定矫正手术。

(5)对有上睑下垂的患者应视眼位及有无 Bell 征决定是否手术。

第四节 弱 视

弱视是先天性或在视觉发育的关键期,由于各种因素造成视觉细胞的有效刺激不充分,从而使矫正视力低于同龄正常儿童的现象。一般眼科检查无器质性病变。

1.病因及分类

(1)斜视性弱视:儿童期患有斜视者,由于双眼不能同时对同一物体协同聚焦,大脑视觉中枢会对成像较模糊眼的视觉冲动产生抑制作用,干扰了该眼正常的视觉发育,久之导致该眼弱视的产生。这种弱视是斜视的结果,是继发的,功能性的。早期治疗弱视眼有提高视力的希望。

(2)屈光性弱视:当双眼屈光参差较大时(一般大于 2.5D),双眼视网膜上的影像差会超过视觉中枢的融合能力,大脑皮层就会对屈光不正程度较高眼形成的较模糊的图像产生抑制作用,从而造成该眼发生弱视。另外,在儿童期或学龄前期未经矫正屈光不正程度较高者可能会发生双眼弱视,多见于高度远视。屈光性弱视是功能性的,经过治疗视力有望得以恢复。

(3)形觉剥夺性弱视:在婴幼儿时期,由于严重的上睑下垂、先天性白内障、角膜混浊等,影响了外界物体对视网膜的刺激,妨碍了视功能的正常发育,导致受累眼弱视的形成。形觉剥夺性弱视较斜视性和屈光性弱视的预后差。

(4)先天性弱视:多见于先天性全色盲、新生儿视网膜或视路病变、眼球震颤等。

2.临床表现

(1)弱视:通常为单眼发病,也可以为双眼发病。青少年人群中的患病率为2%～4%。

(2)视力低下:经屈光矫正后视力≤0.1者为重度弱视,视力在0.2～0.5者为中度弱视,视力在0.6～0.8者为轻度弱视。

(3)拥挤现象:弱视眼对排列成行的视标分辨能力较单个视标差,即用单个"E"字测量视力比用普通视力表检查可提高2～3行。产生拥挤现象的原因是由于注视点与邻近视标之间异常轮廓的相互影响。

(4)伴随体征:弱视眼可伴有斜视、旁中心注视、眼球震颤等异常体征。

3.治疗

早期发现和正确处理是弱视治疗的关键。

(1)弱视的检查:根据患儿年龄不同可以采用不同的方法进行视力的检查和评估,如红光反射、交替遮盖试验、优先观看法、视觉电生理检查、视力表检查等。

(2)弱视的治疗

1)弱视治疗效果取决于年龄、弱视程度与性质和对治疗的依从性。年龄越小治疗效果越好,年龄越大效果越差。

2)首先应该散瞳验光,以明确有无屈光不正的存在。如果存在屈光不正,就应该配镜矫正。

3)物理性治疗:多采用遮盖法加精细作业,也可以采用压抑疗法、后像法、红色滤光片法、视刺激疗法等。遮盖治疗时,要密切注意被遮盖眼(好眼)的视力情况,以免发生因遮盖引起的形觉剥夺性弱视。

4)矫正斜视:在保守治疗无效的情况下,可以行手术矫正斜视,以促进双眼单视的恢复。

第十七章

眼眶疾病

第一节　眼眶先天性异常

眶壁的先天畸形可以由于颅骨骨缝过早愈合而发生的尖头畸形或颅面骨发育不全症;或由于眶壁本身发育障碍形成眶壁缺损。

一、尖头畸形

①多由额缝闭合过早所致。②头颅的高度超过正常,前后径短,两侧较宽。③由于眼眶狭窄引起突眼、外斜、视盘水肿、视神经萎缩。

二、颅骨、面骨发育不全症

又名Crouzon病,为颅骨骨缝过早愈合的结果。

1.诊断

(1)睑裂向下倾斜,颊部扁平、大嘴、下颌小而后移的面部特征。

(2)眼部有突眼、外斜、视神经萎缩等。

2.治疗

手术治疗。

三、眶壁缺损

可致脑膜和脑组织经眶壁缺损部位突入眶内。

1.诊断

(1)搏动性单眼突出,与脉搏不一致,是脑搏动传导至眶的表现。

(2)对突出组织施加压力,可以引起颅高压增高的征象。

(3)影像检查可见眶骨缺损。

2.治疗

人工骨修复缺损部位。

第二节 眼球突出

眼球突出是指眼球突出度超出正常范围内,人正常眼球突出度在 12～14mm,平均 13mm,两眼差值不超过 2mm。眼眶的炎症、水肿、肿瘤、海绵窦血栓形成或眼球增大皆可引起,可为眼病征象,也可为全身病的病征。

一、炎性眼球突出

1.病因

(1)眼眶急性炎症:常见为眼眶后部骨膜炎、眼眶蜂窝组织炎以及眼球筋膜炎等。

(2)眼眶慢性炎症:常见为眼眶假瘤。

2.临床表现

(1)眼眶急性炎症所致的球突出:在眼球突出之前或同时伴有眼眶的明显炎症,所以容易做出诊断。

(2)眼眶慢性炎症所致的眼球突出:常见为眼眶假瘤。眼眶假瘤是一种非特异性慢性增殖性炎性病变,病理改变可为炎性细胞、胶原组织增生、脂肪坏死、肌肉血管炎。这是眼球突出的常见原因之一,常被误诊为真性眼眶内肿瘤,需加以鉴别。

其他如眼眶结核、梅毒、寄生虫引起的眼眶炎症,眼球突出较为少见。

二、外伤性眼球突出

1.病因和临床表现

由于头部外伤,颅底、眼眶骨折,眶内出血,组织肿胀,引起的急性或亚急性外伤性眼球突出。严重者可使眼球脱出于眼眶外,但较少见。也有的是由于手术或治疗时球后注射造成的眶内大量出血而引起眼球突出。

2.治疗原则

(1)外伤所致眼球脱出者,应将眼球复位并用消炎眼膏同时加压包扎。

(2)眶内组织出血、肿胀者,用消炎眼膏并加压包扎患眼。

三、搏动性眼球突出

1.概述

搏动性眼球突出是由于颈内动脉破裂,血液流入海绵窦,使静脉压显著增高,大量血液流入眼静脉,当动脉收缩时,引起冲动性眼球突出和杂音。

2.病因

(1)多为头部外伤,颅底骨折所致。

(2)少数由梅毒或动脉硬化引起。

(3)先天性眼眶顶骨缺陷伴有脑膜突出者,也可出现搏动性眼球突出。

3.临床表现

(1)眼球突出。

(2)眼睑和球结膜水肿,血管扩张如"海蛇头"样。

(3)眼眶部可闻隆隆声、搏动性杂音,当压迫同侧颈内动脉时,杂音可以完全被制止。

(4)视网膜静脉怒张、出血。

(5)视力下降:当有视盘水肿或黄斑部水肿时可引起视力下降。

(6)展神经、动眼神经和滑车神经有麻痹者提示为颈动脉海绵窦瘘。

(7)三叉神经(第一支)麻痹者提示为床突下动脉瘤。

4.辅助检查

X线血管造影。

5.治疗

(1)轻者观察,不需治疗。

(2)重者采用手术治疗。

6.随诊

密切观察。

7.自然病程和预后

有自发愈合或终身不变者。有逐渐恶化者,可引起颈内动脉破裂而死亡。

8.患者教育

避免受外伤。头颅外伤后要及时和定期到医院检查随访。

四、间歇性眼球突出

1.病因

间歇性眼球突出较少见,多由先天性或后天性眶内静脉曲张、血管瘤引起。

2.临床表现

(1)眼球突出,时轻时重,有时消失。

(2)多为单侧性。

(3)低头、弯腰或压迫颈静脉时,可加重眼球突出;直立时眼球突出可以减轻或消失。

3.治疗

轻者可观察,重者可考虑手术治疗。

五、内分泌性眼球突出

1.概述

内分泌性眼球突出为一种慢性进行性眼眶炎症,由于本病的病因不明,所使用的诊断名称、分类也不一致。合并甲状腺功能异常者称为 Graves 眼病,而甲状腺功能正常者称为眼型 Graves 病。

内分泌性眼球突出分为轻症和重症两型。

(1)轻症内分泌性眼球突出(非浸润性):女多于男,在青春期至更年期内发病、起病缓慢。

食欲增加、乏力、消瘦、出汗多。甲状腺肿大,心动过速。

(2)重症内分泌性眼球突出(浸润性):无性别差异,多在 40 岁以上。

2.临床表现

眼球突出多为双侧,但也可为单侧。

(1)上睑退缩(Dalrymple 征):又称凝视现象,眼球向正前方注视时,上睑不能遮盖角膜上方而露出长条巩膜。

(2)上睑下落困难(Von Graefe 征):正常人眼球向下旋转时,上睑随着下落,而本病患者上睑下落不足或不能。

(3)眼睑丰满(Enroth 征):眼睑浮肿,尤以上睑明显。

(4)睑裂痉挛性开大(Kocher 征):当患者注视东西时睑裂痉挛性开大,可露出角膜上、下方巩膜。

(5)眼睑震颤(Rosenbach 征):当眼睑轻轻闭合时有震颤。

(6)集合不足(Mobius 征):双眼集合运动减弱。

(7)眼肌麻痹(Ballet 征):部分或全部眼外肌麻痹,但不合并眼内肌麻痹。

(8)瞬目反射减少(Stellwag 征)。

(9)瞳孔间接对光反应异常(Cowen 征)。以上症状中前五项最为常见。

3.辅助检查

(1)实验室检查:按甲状腺功能而有所不同:①甲状腺功能亢进者,基础代谢率增高、碘-131 吸收率增高、T_3 和 T_4 增高、T_3 抑制率降低。②甲状腺功能正常者,基础代谢率及碘-131 吸收率均正常,T_3 和 T_4 正常或略高,而 T_3 抑制率降低。

(2)眼眶 CT:不同程度眼肌肥大,眼睑组织肥厚。

4.治疗

(1)药物或手术治疗病因。

(2)对角膜暴露者行眼部包扎或睑缘缝合术。

(3)对眶压高、视盘和视神经有水肿者应做眼眶减压术。

(4)合并有开角型青光眼者,应给予青光眼药物或手术治疗。

(5)激素治疗:球后注射曲安奈德 20～40mg。

5.随诊

1 个月检查一次。

6.自然病程和预后

预后较差。

7.患者教育

发现眼球突出应及时到内分泌科室检查甲状腺功能。已经患有甲亢的患者要积极治疗减少眼球突出的发生。

第三节　眼眶炎症

由于眼眶与鼻窦、口腔和颅内密切相关,眼眶附近组织和全身的炎症,都可引起眼眶的急性和慢性炎症。

一、急性眼眶炎症

(一)眶骨膜炎

1.病因

(1)常由眶部附近炎症病灶蔓延所致,成人多由鼻窦炎,婴、幼儿多由上颌牙槽脓肿引起。

(2)少数可由全身急性传染病转移蔓延所致,如猩红热、百日咳或病灶感染等。

2.临床表现

(1)眶前部骨膜炎:

1)眼睑和结膜高度充血、水肿。

2)眶缘局部组织肿胀、发硬并有明显压痛。

3)眼球被推向病灶对侧,向病灶侧运动受限。

4)轻者炎症吸收,不留后遗症。

5)重者经排脓引流后炎症消退。

(2)眶后部骨膜炎:

1)炎症位于眼眶深部、症状较前者为重。

2)眼睑和结膜高度水肿,眼球呈轴向突出。

3)重者可出现眶尖综合征:因第Ⅲ、Ⅳ、Ⅵ脑神经麻痹,而引起上睑下垂,眼球各方向运动受限,瞳孔开大,瞳孔的对光反应和集合反应消失,视力下降(因视神经炎症、水肿或萎缩所致)。

4)第Ⅴ对脑神经第一分支(也可同时包括第二分支)麻痹,引起上睑、鼻、额、颞部、结膜和角膜知觉减退或消失。

5)如果炎症向颅内蔓延,可引起脑膜炎或脓肿而危及生命。

3.治疗

(1)找病因,应做耳鼻喉科、口腔科和内科全面检查。

(2)针对病因,给予足量的全身抗生素。

(3)局部热敷。

(4)手术:切开引流。

(二)眶蜂窝组织炎

1.病因

(1)鼻窦炎是引起眶蜂窝组织炎最主要的原因,其中最常见者为筛窦炎,其次为额窦炎、上颌窦炎和蝶窦炎。

(2)颜面部丹毒、脓肿、睑脓肿、急性泪囊炎、牙槽感染以及口腔和咽部的化脓性炎症引起眶蜂窝组织炎。

（3）猩红热、水痘、流行性感冒、菌血症、败血症等全身急性传染病，也可引起本病。

2.临床表现

眶蜂窝组织炎是眼眶软组织炎症中最严重的一种，主要的临床表现如下：

（1）眼睑、结膜高度充血、水肿。

（2）眼球高度突出，开始有明显的眼球转动痛，继则眼球固定不能转动。

（3）暴露性角膜炎，因眼球突出，眼睑不能遮盖角膜所致。

（4）眶压增高，因眶内组织炎性肿胀引起。

（5）视神经早期为水肿、炎症；晚期可引起萎缩。这是由于炎症直接侵犯视神经所致。

（6）视网膜动脉或静脉可发生阻塞，严重者可发生眼球血管膜炎、全眼球炎。

（7）全身常伴有发热、头痛、恶心呕吐、白细胞增高等症状。当炎症扩散引起海绵窦血栓、脑膜炎或脑脓肿时，可引起死亡。

3.治疗

检查病因并给予适当处理。全身应用大量抗生素及磺胺制剂。如已形成脓肿，应切开引流，防止炎症向颅内扩散，局部热敷。

（三）眼球筋膜炎

1.病因

眼球筋膜炎为眼球筋膜内的炎症，分为浆液性和化脓性两种。

（1）浆液性眼球筋膜炎多由风湿或过敏性反应引起。

（2）化脓性眼球筋膜炎多由流感、白喉、败血症、外伤、手术感染或眼眶周围化脓性炎症所致。

2.临床表现

（1）起病急，炎症常开始于眼外肌的肌腱处，可引起眼外肌麻痹、眼球运动受限。

（2）球结膜水肿，眼球压痛和转动痛。

（3）炎症消退后常引起球筋膜和眼球广泛粘连。

（4）浆液性眼球筋膜炎多为双侧性，症状较轻，有复发趋势。

（5）化脓性眼球筋膜炎多为单侧，但也可为双侧，症状较重，球结膜下可有黄色积脓区，严重者炎症向外扩散到眶内组织而引起眶内脓肿、眼球突出，炎症向内蔓延，可引起巩膜穿孔、全眼球炎。

3.治疗

针对病因，可用抗生素、激素、碘剂等药物。

4.随诊

密切观察，积极治疗。

5.自然病程和预后

急性眼眶炎症，不仅危害视力，有时扩散到全身发生败血症可造成对生命的威胁。预后较差。因此对于眶部炎症应及时做出正确诊断，早期彻底给予治疗。

6.患者教育

眼部疼应及时就诊治疗。

二、慢性眼眶炎症

(一)非特异性眼眶慢性炎症(眼眶假瘤)

1.病因

(1)病因不清楚,但与感染、鼻窦炎有关。

(2)炎症后眼眶内脂肪组织破坏、分解引起的增殖性反应。

(3)病毒的组织核蛋白的改变引起的自身免疫反应。

(4)病理检查:慢性炎症、无瘤细胞,故称假瘤。

2.临床表现

假瘤与真性肿瘤的临床表现有如下区别:

(1)假瘤可为双侧,而真瘤多为单侧。

(2)假瘤在眼球突出前常有眼睑、结膜的炎症阶段;而真瘤为无症状的眼球逐渐突出。

(3)眼底检查,当真瘤较大压迫眼球时,可引起眼底局部受压的表现,不影响视力;而假瘤炎症阶段,可引起视网膜炎、视神经炎和视力损害。

(4)X线照相、超声波、CT、MRI检查,有利于鉴别假性和真性肿瘤。

(5)抗炎药物、激素治疗对假瘤有效,而对真瘤无效。

3.治疗

(1)去除病因。

(2)用抗炎药物、皮质类固醇和碘剂治疗。

(二)特异性眼眶慢性炎症

1.病因

多为结核,梅毒较为少见。

2.临床表现

(1)眼眶结核:

1)以眶前部骨膜炎为主。

2)青少年多见。

3)常有外伤史。

4)一般形成冷脓肿、骨疡和骨坏死,脓肿穿破形成瘘管。

5)病程经过缓慢。

6)可见睑外翻和兔眼并发症。

(2)眼眶梅毒:较眼眶结核少见,多见于三期梅毒,常见为梅毒性骨膜炎。

3.治疗

病因治疗,抗结核或驱梅治疗。

第四节　眶内囊肿和眼眶肿瘤

一、泪腺混合瘤

1. 概述

泪腺混合瘤在眶原发性肿瘤中发病率最高,来源于泪腺管或腺泡,也可以起源于副泪腺及先天性胚胎组织残留(泪腺原基),发病年龄多为30～50岁,多为良性,生长缓慢,少数为恶性。

2. 临床表现

(1)症状:早期无任何自觉症状。晚期由于暴露性角膜炎、视神经和黄斑部水肿、视神经萎缩,而引起视力下降。

(2)体征:

1)眼睑外侧皮下摸到肿块,边界较清楚、表面呈结节状、质较韧,可推动。

2)早期眼球无突出、运动也无障碍;晚期眼球向下方突出,向颞上方运动受限。

3)上睑下垂。

4)当肿块与眼眶广泛粘连或有压痛者,提示肿物已侵犯眶骨,有恶变的可能。

3. 辅助检查

眼眶 X 线片、超声波、CT 检查有助于诊断。良性者为泪腺窝扩大及骨质增生,恶性者则为骨质破坏。

4. 治疗

(1)放疗不敏感。

(2)手术切除。手术时尽可能将肿瘤连同包膜一起完整切除,以防止瘤细胞种植引起复发。

5. 随诊

1～3 个月复诊。

6. 自然病程和预后

预后较好。

7. 患者教育

发现眼皮肿胀或复视及时检查除外眼眶肿瘤。

二、眼眶血管瘤

1. 概述

眼眶血管瘤是由血管组织的错构、瘤样增生而形成的常见原发性眶内肿瘤,是一种常见的良性中胚叶眶肿瘤,占眶内占位性病变的第二位,为 10%～15%。其中海绵状血管瘤最常见,多见于青壮年,占眶血管瘤的 50%～96.3%。其次为毛细血管瘤,多发生于婴幼儿,约占18%。病程缓慢。

2.分类

(1)海绵状血管瘤。

(2)蔓状血管瘤。

(3)血管内皮瘤。

(4)血管外皮瘤。

(5)毛细血管瘤和血管肉瘤。

3.临床表现

(1)症状:

1)单眼发病,缓慢进展的无痛性眼球突出。

2)视力减退。早期视力不受影响,肿瘤增大到一定程度可引起屈光不正或眼球后极部受压而引起视力下降。

3)复视。

(2)体征:眼球突出,一般无眼球运动障碍。

4.辅助检查

(1)B超表现:眶内类圆形中等透声占位,边界清楚,内部回声均匀、较强,可有无回声晕,压迫可有变形。

(2)X线平片:肿瘤较大时可见患侧眶密度增高,可有局限性眶腔扩大,但眶壁骨质无破坏。偶见浅淡钙化斑或囊状钙化影。

(3)CT表现:眼肌圆锥内圆或卵圆形软组织密度占位,边缘光滑清晰,中度至明显增强。可有静脉石或钙化。大肿瘤可有眶扩大,无骨壁破坏。眶尖常保持正常。

(4)MRI表现:肿瘤边界清楚,光滑,T1加权像中、低信号,T2加权像高信号,信号强度均匀。巨大肿瘤可占据眼球后间隙大部,但眶尖仍可见脂肪信号。病理检查明确诊断。

5.治疗

(1)对婴幼儿和儿童患者可随访观察,不必急于手术。

(2)对年龄较大、肿瘤发生较快、眼球突出明显并压迫眼球引起视力损害者,则应考虑手术。

6.手术方法

(1)经眶缘切开:肿瘤位置较浅者。

(2)外眦切开合并下穹隆结膜切口。

(3)外侧眶骨切开术:肿瘤较大、位置较深、与周围组织粘连较多者。

7.随诊

定期随访,密切观察以免延误治疗。

8.自然病程和预后

眼眶血管瘤是发育性肿瘤,有自行萎缩、缩小的可能。视力预后一般良好。

9.患者教育

眼球突出应及时到眼科就诊治疗以免漏诊误诊。

三、眼眶囊肿

眶内发生囊肿样占位病变，统称为眼眶囊肿，根据囊肿的性质，可以具体区分为眼眶皮样囊肿、黏液囊肿等，多数属于良性。共同的特征为眶内肿瘤样病变中包含有囊腔，内含有各种液体。

（一）眼眶皮样囊肿

1.临床表现

（1）无自觉症状，发展缓慢。

（2）常发生于眼眶的边缘部，尤其是外上或内上方眶缘。

（3）囊肿呈圆形或椭圆形、表面光滑、边界清楚，与皮肤不粘连、可移动，其蒂固定在骨缝上。

（4）囊内有软骨、毛发、牙齿和腺体。

2.鉴别诊断

需与脑膜膨出相鉴别。该病表现为：较为少见。多由眶内上角鼻根处的额骨、筛骨、泪骨、上颌骨之骨缝中间脱出。③固定于眶骨处不能移动。④压迫肿块时，可使其缩小并有与脉搏一致的搏动感。

（二）黏液囊肿

1.病因

黏液囊肿是由鼻窦长期慢性炎症、外伤，使鼻窦内黏液分泌物不能排出而潴留造成的。

2.临床表现

（1）眼球突出、移位。

（2）眼球向外下方移位——额窦囊肿。

（3）眼球向外侧移位——前筛窦囊肿。

（4）眼球向正前方突出——后筛窦及蝶窦囊肿。

3.诊断

超声波、CT 和 X 线平片检查即能做出明确诊断。

4.治疗

手术治疗。

5.随诊

1个月复查。

6.自然病程和预后

一般视力预后良好。晚期发生的视力丧失和眼肌麻痹较难恢复，通常全身预后良好，但有复发倾向。

7.患者教育

慢性鼻窦炎要积极治疗。预防发生眼眶黏液囊肿。

四、眼眶神经瘤

（一）神经纤维瘤

1.临床表现

（1）良性肿瘤。

（2）从小发病。

（3）发展缓慢,病程长达数年至数十年。

（4）孤立神经纤维瘤,在眼眶的为圆形、灰色、质较硬、有囊膜包绕的神经纤维瘤,生长缓慢,较为少见。

（5）弥漫型眼眶神经纤维瘤,又称 Von Reckinghausen 病,是全身神经纤维瘤在眼眶的表现。

1)从眼睑和颞部额部开始发病,然后向眶部蔓延。

2)肿瘤组织柔软肥厚、增大、有弹性,境界清楚但无包膜。

3)颜色与正常皮肤一致,肿瘤缓慢增大。

4)眼球突出,因瘤组织充满全眼眶。

5)早期骨质增生,晚期眶骨破坏。

6)眼球搏动,与脉搏一致,但无杂音。

7)全身除有神经纤维瘤外,还有皮肤咖啡色斑及乳头状软疣。

2.辅助检查

CT 可清楚显示病变,尤其对眶壁及邻近骨质显示最佳,MRI 可准确显示病变的范围。

3.治疗

手术治疗。

4.随诊

密切观察,1 个月复查一次。

5.自然病程和预后

（1）眼眶神经纤维瘤因类型不同预后也有区别。局限型肿瘤切除后很少复发。

（2）弥漫性肿瘤,侵犯范围广,缺乏明显边界,手术难以完全切除,术后往往继续增长,易复发。

（3）个别病例可恶变为恶性神经鞘瘤。

6.患者教育

发现眼眶占位应该早诊断,早治疗。

（二）神经鞘瘤

1.概述

为神经外胚叶性肿瘤,多为良性,生长缓慢。成年人好发。

2.临床表现

（1）可发生在眼睑和眼眶,而以眼眶为多见。

（2）眼球突出、复视。

（3）在眶缘可扪到肿块，为圆形或椭圆形、质地软硬不一，有囊腔者较软。

（4）肿物大多起于肌圆锥内。

3. 治疗

手术切除。肿瘤有完整包膜，尽量切除干净，防止复发，防止恶变。

肿瘤与周围组织粘连紧密，术中注意保护视神经、眼外肌等重要结构。如分离困难，可采用囊内切除法。

（三）视神经胶质瘤（视神经肿瘤部分）

1. 概述

起源于视神经的神经胶质成分，为良性或低度恶性肿瘤。本病多起自视神经孔附近，向眶内或颅内发展。一般不引起血行转移。

2. 临床表现

（1）症状：

1）视力减退早于眼球突出。

2）头痛、恶心、呕吐——提示肿物向颅内发展。

（2）体征：

1）眼球突出。

2）常发生于 10 岁以下儿童。

3）多为单侧。

4）进展较缓慢。

5）眼球运动障碍

6）眼底可见视盘水肿，视神经萎缩。视网膜放射状条纹。

3. 影像学检查

X 线头颅片，可见视神经孔扩大。

4. 治疗

（1）手术治疗：应尽早切除肿瘤。根据肿瘤的位置不同决定不同术式。

1）肿瘤位于眼眶中段，则可行眶侧壁开眶术将肿瘤取出，保留眼球。

2）肿瘤已突入眼球内者，则需将肿瘤连同眼球一并摘出。

3）肿瘤位于眶尖或颅内者，则需行开颅术将肿瘤彻底切除。

（2）放射治疗。

（四）视神经脑膜瘤

1. 概述

视神经脑膜瘤是起源于蛛网膜成纤维细胞或硬脑膜内面的内皮细胞的一种中胚叶性肿瘤。属于良性肿瘤，但也可恶变。

一般生长缓慢，多见于青年人，以女性为多。

2. 临床表现

（1）症状：

1)眼球突出先于视力减退。

2)起源于不同部位的脑膜瘤可出现不同的症状:①起源于颅内者,有头痛、呕吐等颅压高的症状;②起源于视神经管者,常先有视野向心性缩小和视神经孔扩大;③起源于眶内者,向前进入眼球,向后进入颅内。

(2)体征:

1)眼球运动障碍:位于眶尖部的肿瘤早期出现。

2)眼底:可出现视盘水肿、血管扩张、出血、黄斑部放射状条纹,晚期出现视神经萎缩。

3. 辅助检查

(1)视野检查:视野缺损。

(2)X线头颅片:可见视神经孔扩大、眼眶扩大。

4. 治疗

手术治疗:早期单纯肿瘤切除。眶内充满肿瘤组织,视力完全丧失者可做眶内容摘除术。

五、眼眶肉瘤

眼眶肉瘤较常见,在眼科肿瘤中的发病率居第四位,可原发于眼眶内肌肉、骨膜和筋膜,以横纹肌肉瘤最为多见,淋巴肉瘤、脂肪肉瘤、纤维肉瘤、滑膜肉瘤和平滑肌瘤等都较少见。

(一)横纹肌肉瘤

横纹肌肉瘤发病年龄较小,大多在 10 岁以内。起病急,发展快。

1. 临床表现

(1)症状:

1)早期有眼胀不适感。

2)眼疼、流泪。

3)视力下降。

(2)体征:

1)早期轻度眼球突出,但很快呈现眼眶炎症的外观及眼球突出明显加重。

2)眼睑和结膜高度水肿,肿瘤可扩散到结膜下呈息肉样外观。

3)上睑下垂。

4)眼球运动受限。

5)眶缘可扪到肿物,质软无包膜。

6)眼底后极部可见受压现象,视盘充血、水肿,黄斑部放射条纹。

2. 辅助检查

X线检查早期眼眶骨正常;晚期骨质破坏,瘤体向鼻窦、颅内蔓延。

3. 治疗

(1)眶内容摘出术:此瘤恶性程度高,一经确诊,立即行眶内容摘出术,辅以放疗。

(2)放射治疗:此瘤对放射线比较敏感,术后用量(60 钴)为 40~60Gy。

（3）化疗：不宜手术者可试用长春新碱及环磷酰胺等治疗。持续治疗 1 年,可提高治愈率。

（二）淋巴肉瘤

淋巴肉瘤恶性度极高,肿瘤无被膜,发展迅速,临床症状较横纹肌肉瘤更为严重。预后极差,早期即可向邻近组织扩散,并转移至全身。

（三）纤维肉瘤

纤维肉瘤的恶性程度较横纹肌肉瘤和淋巴肉瘤为低,转移较晚或不发生转移。大多发生在 2 岁以内,10 岁以后少见,预后较好。

1. 临床表现

（1）症状：

1）发病年龄较小。

2）眼球疼痛多发生于眼球突出之前。

3）眼球突出速度较快。

4）早期眼球运动障碍。

（2）体征：

1）眼睑、结膜水肿。

2）眶缘常可扪到肿物。

3）肿物生长快。

2. 辅助检查

CT 检查示眼眶扩大,骨质破坏,眶上裂或视神经孔扩大。

3. 转移方式

（1）直接浸润转移：短期内即可破坏眶骨壁和视神经孔而使肿瘤向鼻窦或颅内转移。

（2）主要为血行转移。

4. 随诊

密切观察。

5. 自然病程和预后

恶性程度高,预后差。

第十八章

眼外伤

第一节　眼球前节机械性眼外伤

一、角膜外伤

多见于钝挫伤、表浅的异物划伤或手指擦伤。钝力可引起角膜浅层组织擦伤。钝力也可使角膜组织急剧内陷，角膜内皮层和后弹力层破裂，造成角膜基质层水肿混浊。严重时可导致角膜破裂。

1. 临床表现

(1)眼部外伤史。

(2)角膜浅层擦伤：视力减退、剧烈疼痛、畏光、眼睑痉挛和流泪。可造成上皮脱落及前弹力层损伤。瞳孔反射性缩小，角膜缘有睫状充血。荧光素染色可确定角膜上皮脱落的范围。

(3)角膜基质层损伤：症状较少，疼痛、畏光和流泪都较轻。基质层水肿、增厚和混浊，后弹力层出现皱褶。

(4)角膜破裂：角巩膜缘较易发生。可有虹膜脱出或嵌顿，前房变浅或消失，瞳孔呈梨形。

2. 诊断

根据眼部外伤史和眼部的改变可以诊断。

3. 治疗方法

(1)角膜浅层擦伤、板层裂伤滴用抗菌药物滴眼液，涂抗菌眼膏或配戴软性角膜接触镜。禁忌为了止痛而使用局部麻醉剂。角膜基质水肿混浊时，眼部可滴用糖皮质激素眼药水，必要时滴用睫状肌麻痹剂。

(2)角膜全层裂伤，长度大于 3mm 者需缝合伤口，脱出的虹膜数小时内经抗菌冲洗后可复位，时间长者需剪除以避免感染。

(3)必要时结膜下注射或全身抗菌治疗。

4. 治疗目标

闭合伤口，预防感染，促进愈合。

二、角巩膜缘和前部巩膜外伤

严重钝挫伤可致眼球破裂，常见部位为角巩膜缘和前部巩膜，尤其在眼直肌下。这种外伤可造成严重后果。

1.临床表现

(1)眼部钝挫伤史。

(2)视力降低,甚至为光感以下。

(3)眼压常降低,但可以为正常或升高。

(4)球结膜出血水肿。

(5)角膜可变形。

(6)在眼球破裂方向,眼球运动受限。

(7)伤口内葡萄膜嵌顿,或玻璃体、晶状体脱出。

(8)直肌下巩膜破裂时,外部检查不易发现,称为隐匿性巩膜破裂。

2.诊断

根据外伤史和眼部所见可以诊断。

3.治疗方法

(1)一期缝合伤口。如外伤累及玻璃体,可于术后 2 周左右行玻璃体手术,尽量保留眼球甚至有用视力。

(2)除非眼球不能缝合,不应做一期眼球摘除。

(3)眼部应用抗菌治疗,预防感染。

(4)必要时应用糖皮质激素。

4.治疗目标

手术修复伤口,预防感染。

三、外伤性前房出血

外伤性前房出血又称前房积血,见于眼球钝挫伤或手术后,以运动伤最常见。出血来源为虹膜动脉大小环、睫状体血管。伤后立即出现前房出血者称为原发性前房积血。伤后 2～5 天出现者为继发性前房积血。积血在 1 周以内者为新鲜出血,1～2 周为亚急性陈旧性出血,2 周以上者为慢性出血。

1.临床表现

(1)前房积血较多时,血液沉积于前房下部,于其上缘形成血平面。

(2)根据前房积血量,前房积血分为三级:积血量不到前房容积的 1/3,血平面位于瞳孔下缘之下者为Ⅰ级;积血量占据前房容积的 1/2,血平面超过瞳孔下缘者为Ⅱ级;积血量超过前房容积的 1/2,甚至充满整个前房者为Ⅲ级。

(3)前房积血多能自行吸收,有时前房积血吸收后,因血管扩张而再度出血。

(4)复发性前房积血一般要比第一次出血量更多。

(5)前房积血可引起许多并发症,最重要的是继发性青光眼,多见于继发性出血。其次是角膜血染,在前房充满血液和眼压升高时,更易发生。

2.诊断

根据有外伤史和明确的临床表现可做出诊断。

3.治疗方法

(1)半卧位安静休息。

(2)双眼包扎,限制眼球活动。

(3)不扩瞳,不缩瞳。

(4)先冷敷,阻止继续出血。然后热敷,促进积血吸收,

(5)精神紧张者,给予安眠镇静药。

(6)给予止血药,如氨甲苯酸、卡巴克洛等。

(7)可行前房穿刺术,防止积血。

(8)手术适应证为前房积血后眼压达 60mmHg,用降眼压药 72 小时后毫无好转;眼压达 50mmHg,持续 5 日不降;裂隙灯下可见角膜呈水肿及少量血染;眼压为 25mmHg,前房积血为全量,持续 6 日;或前房积血为Ⅱ级,持续 9 日。

4.治疗目标

前房积血消失。

四、外伤性虹膜根部离断

外伤性虹膜根部离断是指虹膜根部与睫状体相连处分离。当钝力从正面作用于眼球后的一瞬间,瞳孔发生阻滞,周边巩膜扩张,潴留于前房内的房水向无晶状体支撑的周边部虹膜冲击,钝挫伤的力量除在打击部位产生直接损伤外,由于眼球是不易压缩的球体,钝力在眼内传递,致外伤性虹膜根部离断;或穿通伤直接致外伤性虹膜根部离断。

1.临床表现

(1)裂隙灯活体显微镜或前房角镜下,虹膜周边部新月形黑色裂缝或破损,通过离断处看见晶状体周边部或睫状突,甚至玻璃体疝出,可伴前房积血。

(2)有时全部虹膜从根部完全离断,称外伤性无虹膜。

(3)小的虹膜根部离断,无自觉症状。

(4)中等大小的离断可产生瞳孔变形,引起视觉混乱。

(5)大的虹膜根部离断,可产生双瞳,出现单眼复视。

2.诊断方法

根据外伤史和临床表现可做出诊断。

3.治疗方法

虹膜根部离断伴有复视时,可行虹膜根部缝合术,将离断的虹膜缝合于角巩膜缘内侧。

4.治疗目标

当虹膜根部离断伴有复视时,可行虹膜根部缝合术,将离断的虹膜缝合于角巩膜缘内侧。

五、外伤性前房角后退

当钝力从正面作用于眼球后的一瞬间,瞳孔发生阻滞,周边巩膜扩张,潴留于前房内的房水向无晶状体支撑的周边部虹膜冲击,钝挫伤的力量波及睫状体的前面,导致环状肌及放射状

肌纤维与纵行肌的纤维分离,纵行肌仍附着于巩膜突上,环状肌及放射状肌纤维及虹膜根部均痉挛后退,前房角变宽,周边前房加深,称为前房角后退。

1. 临床表现

(1)前房角变宽,周边前房加深。

(2)有前房积血的病例,在出血吸收后多能查见不同程度的前房角后退。

(3)前房角镜下可见:

1)一度撕裂:虹膜末卷及睫状体带撕裂。

2)二度撕裂:睫状肌撕裂,睫状体带变宽。

3)三度撕裂:睫状肌撕裂加深,前房角明显加宽。

(4)少数患者前房角后退较广泛,在伤后数月或数年,因房水排出受阻发生继发性青光眼,称前房角后退性青光眼。伤后1~10年是发生青光眼的高峰时间。

2. 诊断

根据外伤史、临床表现和房角镜检查结果可做出诊断。

3. 治疗方法

以降眼压药物或眼外滤过术治疗继发性青光眼。

4. 治疗目标

如发生继发性青光眼,降低眼压至合理范围。

六、外伤性晶状体脱位

眼球突然遭受钝挫伤时,外力使眼球变形,房水冲击晶状体。随后玻璃体回跳冲击晶状体。经反复震动,将晶状体悬韧带部分或全部扯断,引起晶状体脱位。

1. 临床表现

(1)部分断裂时,晶状体向悬韧带断裂的相对方向移位。

(2)在瞳孔区可见部分晶状体的赤道部,可有部分虹膜震颤、散光或单眼复视。

(3)晶状体全脱位时,可向前脱入前房或嵌顿于瞳孔区,引起继发性青光眼和角膜内皮损伤。

(4)晶状体全脱位时,可向后脱入玻璃体,前房变深,虹膜震颤,出现高度远视。

(5)如果角巩膜破裂,晶状体也可脱位于球结膜下。

2. 诊断

根据外伤史和临床表现,可做出诊断。

3. 治疗方法

(1)晶状体嵌顿于瞳孔或脱入前房,需急诊手术摘除。

(2)晶状体半脱位时,可用眼镜矫正散光,但效果差。

(3)晶状体脱入玻璃体,可引起继发性青光眼、视网膜脱离等并发症,应行晶状体切除和玻璃体手术。

4. 治疗目标

改善患者视力,必要时摘除脱位的晶状体。

七、外眼及眼前节异物伤

外眼及眼前节异物伤较常见。大多数异物为铁质磁性金属。也有非磁性金属异物如铜和铅。非金属异物包括玻璃、碎石及植物性（如木刺、竹签）和动物性（如毛、刺）异物等。不同性质的异物所引起的损伤及处理有所不同。异物的损伤因素包括机械性破坏、化学及毒性反应、继发感染等。眼内的反应取决于异物的化学成分、部位和有无带菌。

1.临床表现

（1）眼睑异物：多见于爆炸伤时，可使眼睑布满细小的火药渣、尘土及沙石。

（2）结膜异物：常见的有灰尘、煤屑等，多隐藏在睑板下沟、穹隆部及半月皱襞，异物摩擦角膜会引起刺激症状。

（3）角膜异物：以铁屑、煤屑较多见，有明显刺激症状，如刺痛、流泪、眼睑痉挛等；铁质异物可形成锈斑；植物性异物容易引起感染。

（4）前房及虹膜异物、晶状体异物：常伴有穿通伤的表现。如角膜有线状伤口或全层瘢痕，相应的虹膜部位有穿孔，晶状体局限性混浊，表明有异物进入眼内。

2.诊断

（1）诊断主要根据外伤史、临床表现和影像学检查。

（2）诊断前房、虹膜和晶状体异物时，发现眼球壁伤口是诊断的重要依据。

3.治疗方法

（1）眼睑异物：对眼睑异物可用镊子或无菌注射针拨出。

（2）结膜异物：滴用表面麻醉剂后，用无菌湿棉签拭出异物，然后滴用抗菌药物滴眼液。

（3）角膜异物：

1）对于角膜表层异物，在表面麻醉后，用棉签拭去。

2）对于较深的角膜异物，可用无菌注射针头剔除。如有锈斑，尽量一次刮除干净。

3）对多个角膜异物可分期取出，即先取出暴露的浅层异物，对深层异物暂不处理。

4）若角膜异物较大，已部分穿透角膜进入前房，应行显微手术摘除异物。异物取出后滴用抗菌药物滴眼液或眼膏。

（4）前房及虹膜异物：靠近异物的方向或相对方向做角膜缘切口取出，磁性异物可用电磁铁吸出，非磁性异物用镊子取出。

（5）晶状体异物：若晶状体大部分透明，可不必立即手术；若晶状体已混浊，可连同异物摘出。

4.治疗目标

去除异物，预防感染。

第二节　眼球后节机械性眼外伤

一、眼球内异物

眼球内异物是一类比较常见的严重危害视功能的眼外伤。进入眼内异物的种类繁多,理化性质各异。眼内异物对眼部损伤作用包括机械性损伤、化学及毒性反应、继发感染以及由此造成的后遗症等。对于任何眼部或眶部外伤,都应该高度怀疑并排除球内异物的可能,以免造成不必要的损害。

1.临床表现

(1)多有异物本身对眼球的机械性损伤的表现,如结膜、角膜、虹膜的穿通伤口,晶状体局限性混浊、眼底出血等。

(2)根据异物的性质、球内位置以及有无带菌等因素,可有不同的临床表现。

(3)性质不活泼的异物如沙石粒、玻璃、塑料、睫毛等,由于其性质比较稳定,眼内耐受性较好,异物本身对眼球的损害较轻。

(4)性质活泼的异物,如铁、铜、铝、锌等是较常见的性质活泼的球内异物。当异物较大时,可引起眼部严重刺激性反应,其中尤以铁和铜反应为重。

(5)铁质沉着症:铁质异物可发生铁质沉着症,引起夜盲、视野向心性缩小或失明等症状。角膜基质铁锈沉积、虹膜异色、瞳孔扩大光反射迟钝、晶状体前铁锈棕色沉着、玻璃体棕褐色混浊、视网膜色素增殖、血管变细、视乳头色浅、萎缩以及继发性青光眼等;视网膜电图(ERG)检查多见 a 波和 b 波反应异常。

(6)铜质沉着症:铜异物可发生铜质沉着症,角膜周边部可见 Kayser－Fleischer 环、虹膜黄绿色变、瞳孔中度散大光反射迟钝、晶状体前后囊黄绿色物附着、玻璃体内金黄色反光、视网膜上可见血管两侧金黄色反光、黄斑部出现黄色病变区;有时出现无菌性炎症。

(7)还可发生玻璃体积血、化脓性眼内炎、虹膜睫状体炎、白内障、视网膜脱离、眼球萎缩等。

2.诊断

(1)根据明确的眼外伤史,眼球穿通伤痕以及临床表现,可以诊断。

(2)前房角镜、三面镜以及眼部超声、X 线、CT 和 MRI 等检查有助于诊断。

(3)对于视网膜毒性异物,可有 ERG 结果的异常,也有助于诊断。

3.治疗方法

(1)积极抗炎治疗和及早手术摘除。手术方法取决于异物性质、位置、可见度等因素。

(2)前房及虹膜异物:经靠近异物的方向或相对方向作角膜缘切口取出。

(3)晶状体异物:若晶状体大部透明,可不必立即取出;若晶状体已经混浊,可连同异物一起摘除,根据具体情况决定是否一期植入人工晶状体。

(4)玻璃体或球壁异物:较小未包裹、可见度好的磁性异物可应用磁铁取出;异物较小且完全包裹于球壁内时,视具体情况决定是否取出;其他玻璃体内或球壁异物,可采用玻璃体切除手术取出。

(5)积极治疗相关并发症,如继发性青光眼、虹膜睫状体炎、外伤性白内障等。

4.治疗目标

及早取出异物,防止并发症的发生。

二、外伤性玻璃体积血

眼部遭受钝挫伤和穿通伤时,可引起睫状体、脉络膜和视网膜血管破裂,导致玻璃体积血。

1.临床表现

(1)玻璃体积血程度不同,对视力的影响不同,严重者仅有光感。

(2)弥漫性积血时瞳孔红色反光消失。

(3)玻璃体积血混浊严重时,巍不见眼底。

(4)出血易使玻璃体液化或有胆固醇性结晶沉积。

(5)严重者可发生增生性玻璃体视网膜病变,视网膜脱离及继发性青光眼。

2.诊断

(1)根据明确的眼外伤史、玻璃体积血性混浊以及相关的眼底病变,可以诊断。

(2)眼部超声检查,可见低回声光点、光斑或光团、后运动活跃,有助于诊断。

3.治疗方法

(1)可给予止血药和促进血液吸收的药物治疗,如云南白药。

(2)少量积血多可自行吸收。

(3)外伤后 1 个月,积血不吸收者,可行玻璃体切除术;如伴有视网膜脱离应该及早手术治疗。

4.治疗目标

消除玻璃体积血。

三、外伤性视网膜脱离和增生性玻璃体视网膜病变

机械性眼外伤可使血眼屏障崩溃,产生严重炎性反应、眼内出血、玻璃体嵌顿、外伤性视网膜脱离和增生性玻璃体视网膜病变(PVR)。其中后两者后果严重,其手术时机和方式的选择均与患者视力预后相关。

1.临床表现

(1)多见于青少年。

(2)有明确眼球外伤史。

(3)视力明显下降。大量、浓厚玻璃体出血可致光感消失。

(4)可发现眼球受伤部位。

(5)前房炎性反应或出血。

(6)瞳孔散大,对光反应可为灵敏,也可能会消失。

（7）晶状体位置正常或脱位，透明或混浊。

（8）玻璃体出血，根据出血量的多少决定可否窥见眼底。

（9）视网膜表面出血，视网膜脱离。

（10）玻璃体内机化条索，牵拉性视网膜脱离。

（11）可出现视网膜裂孔。

（12）严重玻璃体出血时眼底不能窥入，B超声检查可显示视网膜脱离及PVR。

2.诊断

（1）根据眼外伤史和临床表现可以诊断。

（2）眼部超声扫描有助于诊断。

3.治疗方法

（1）有眼球穿通伤时应首先急诊处理。显微镜下关闭伤口，直肌止端之后的伤口需行巩膜外环扎术。

（2）眼外伤后7～14天行视网膜脱离复位术或玻璃体切除术。

（3）外伤性视网膜脱离：

1）详细检查眼底，若发现有视网膜裂孔，术中行巩膜外冷凝或光凝所有裂孔。

2）巩膜外切开放视网膜下液。

3）巩膜外加压。

4）巩膜外环扎。

（4）外伤性PVR：

1）行玻璃体切除术，须将玻璃体基底部的牵引增生膜切净。

2）将伤口处视网膜表面的玻璃体切净。

3）将视网膜从嵌闭的伤口中充分分离。

4）伤道与正常视网膜之间要有一个隔离带。

5）视网膜下机化条索必须切除。

6）首选眼内激光封闭裂孔及视网膜切开处。

7）倾向手术后硅油填充至少半年。

4.治疗目标

在手术显微镜下一期处理眼球伤口。伤后7～14天进行二期视网膜和玻璃体手术。无光感的患者也有恢复部分视功能的可能，因此不要轻易放弃治疗。

四、视网膜震荡与挫伤

视网膜震荡与挫伤是一种常见的眼外伤。其发病机制是由于眼球顿挫伤时，在对应的后极部视网膜上发生对冲力，造成视网膜组织功能或器质性的损伤。

1.临床表现

（1）视网膜震荡：

1）受伤后视力减退较轻微，伤后数天后视力可恢复。

2)眼底可见视网膜轻度灰白色混浊、水肿,黄斑中心凹光反射可消失。

3)一般无视网膜出血,痊愈后眼底正常,不遗留色素变性和其他病理性改变。

4)伤后早期荧光素眼底血管造影可有轻度弱荧光,无荧光渗漏和视网膜屏障的破坏。

(2)视网膜挫伤:

1)视力呈现不可逆性减退。

2)眼底可见视网膜乳白色混浊、出血,水肿范围大,中心凹光反射消失,严重者黄斑区出现类似樱桃红样改变,愈合后眼底有脱色素区或色素紊乱。

3)荧光素眼底血管造影多有荧光渗漏。

4)视网膜电图(ERG)检查可见 a 波和 b 波波幅下降。

2. 诊断

(1)根据明确的眼外伤史、特殊的眼底改变可以诊断。

(2)荧光素眼底血管造影和 ERG 检查有助于区分视网膜震荡与挫伤的诊断。

3. 治疗方法

可应用糖皮质激素、血管扩张剂、维生素类等药物治疗。

4. 治疗目标

对症治疗,促进视网膜的恢复。

五、视神经损伤

视神经损伤是一种严重影响视功能的眼外伤。由于视神经主要位于眼眶和视神经管内、眼球后面,又有软组织围绕,所以视神经损伤多为间接性外伤,直接外伤较少见。常见病因有颅脑外伤、颅底骨折、视神经管骨折以及眼部严重锐器冲击伤或眼球严重挤压伤等。根据视神经损伤性质和机制的不同,可分为视神经挫伤、视神经撕脱伤和视神经鞘膜内出血三种类型。

1. 临床表现

(1)视力突然性减退,甚至完全丧失;瞳孔散大,对光反射异常。

(2)不同类型视神经损伤,眼底改变可不同。

1)视神经挫伤:视盘水肿多见于外伤性蛛网膜炎,颅内视神经损伤,眼底早期多正常,晚期可出现视神经萎缩的表现。

2)视神经撕脱伤:部分性撕脱者,可见撕脱处视盘下陷呈类似青光眼样视杯凹陷;完全撕脱者,待眼底出血吸收后,可见视盘呈井状凹陷,酷似无底的洞穴,周围有严重挫伤样改变。

3)视神经鞘膜内出血:视网膜静脉怒张、迂曲,视网膜出血、渗出、视盘水肿,邻近视盘有红色圈形成,晚期可有视神经萎缩。

(3)视觉诱发电位(VEP)P100 波幅显著降低,潜伏期显著延长,严重者呈现熄灭型改变。

(4)根据视神经损伤程度不同,视野损害呈多样化改变。

(5)颅脑、眼部 CT 可见相应的阳性结果,如视神经管壁骨折、颅底骨折等。

2. 诊断

(1)有明确的眼外伤史,明显的视功能障碍,瞳孔散大和对光反射异常,眼底出现的病理性改变,可以诊断。

(2)VEP 和 CT 检查的阳性结果有助于诊断。

3. 治疗方法

(1)针对病因治疗。如视神经管骨折,早期可试行视神经管减压术;如视神经鞘膜内出血导致的视神经损伤,可试行视神经鞘膜切开术。

(2)给予糖皮质激素和高渗剂,以减轻水肿对视神经的进一步损伤。

(3)可给予维生素 B_1、维生素 B_6、维生素 C、维生素 E 烟酸酯等营养神经和扩张血管性药物作为辅助治疗。

4. 治疗目标

针对病因进行治疗,促使视神经功能的恢复。

六、眼球破裂

眼球破裂是一种极其严重的眼外伤。当眼球遭受的钝挫力足够强时,可在撞击部位或远离撞击部位处发生眼球破裂。直接的眼球破裂极少见,而间接性眼球破裂较多见。发生破裂的部位多见于角膜缘,也可见于结膜下、直肌下或后部巩膜,称为隐匿性巩膜破裂。

1. 临床表现

(1)视力明显减退,严重者无光感。

(2)眼压降低。

(3)结膜下出血或血肿,角膜可变形,前房及玻璃体积血,眼球向破裂方向运动时出现障碍。

(4)眼部 B 型超声扫描可显示球壁裂口;CT 检查可有眼环变形或不连续样改变。

2. 诊断

(1)根据有明确的眼部外伤史、视力和眼压明显减低可以诊断。

(2)眼部 B 型超声和 CT 检查的阳性结果有助于诊断。

3. 治疗方法

(1)仔细检查眼球伤口。

(2)尽可能缝合伤口,恢复眼球完整的解剖结构。

(3)根据损伤愈合情况,再决定进一步处理,如行玻璃体切除术。

(4)若眼球结构已经彻底破坏,无法修复,应行眼球摘除术,以防交感性眼炎。

(5)应用抗菌和糖皮质激素,预防感染,治疗眼部炎症反应。

4. 治疗目标

修复眼球的完整性,预防感染。

第三节 眼附属器机械性眼外伤

一、眼睑外伤

眼睑为眼附属器中最容易受伤的部位。根据致伤物的性质、大小、力量的不同,可发生不同类型的眼睑损伤,一般分为钝挫伤和切裂伤。

1.临床表现

(1)钝挫伤:

1)有钝挫伤史。

2)眼睑皮肤擦伤,眼睑水肿或者气肿,皮下出血,严重时可有血肿。但眼睑结构和眼睑皮肤基本完整。常常合并结膜下出血或者结膜、角膜的外伤表现。

(2)切裂伤:

1)有锐器导致的眼睑切割伤或钝伤(常导致裂伤)史。

2)眼睑皮肤裂开,深度可达眼睑全层。切裂伤的创缘整齐,而挫裂伤的创缘不规则。严重的外伤可有眼睑组织的部分或全部缺失。

2.诊断

根据眼外伤史,眼睑肿胀、出血或皮肤破裂,甚至眼睑组织缺损,可以诊断。

3.治疗方法

(1)顿挫伤:首先是促进止血,局部 48 小时冷敷,以后改为热敷。如有血肿且长时间不吸收时需考虑切开引流,同时加用全身广谱抗菌药物预防感染。

(2)切裂伤:进行清创、止血、探查伤口、清除异物。眼睑的各层组织应分层缝合。尽量顺皮肤纹理加以对合。应尽量保留睑部组织,使眼睑位置尽可能恢复,并尽量保证眼睑的结构和形态的完整。口服广谱抗菌药物预防感染,肌内注射破伤风抗毒素。伤口愈合良好时,可于术后 4～5 天拆线。

(3)如果发生眼睑缺损,且不能一期完整修补时,注意保护暴露的结、角膜,避免继发感染。

4.治疗目标

清创缝合,保持眼睑的完整性,预防感染。

二、泪小管断裂伤

泪小管断裂伤多因为内眦侧的眼睑切断或撕裂伤所导致,下泪小管裂伤较多见,上、下泪小管同时受累少见。

1.临床表现

(1)眼睑切裂伤病史。切裂伤位于内眦侧眼睑。

(2)眼睑组织常常全层或次全层裂开,从上、下泪小点冲洗泪道时可发现皮肤裂开处有液体流出。

2.诊断

(1)根据眼睑外伤史,泪小管部位的眼睑切裂伤,可以诊断。

(2)泪道冲洗可发现皮肤裂开处有冲洗液体流出,必要时可用染色剂证实。

3.治疗方法

(1)清洁创面,尽量一期吻合断裂的泪小管。

(2)泪小管内置入支撑物,并留置2～4周后拔除。

(3)滴用抗菌眼药水,必要时加用抗生素口服。

4.治疗目标

吻合断裂的泪小管。

三、爆裂性眼眶壁骨折

爆裂性眼眶壁骨折是由于间接外力引起的一组综合征。一般眶缘完整,眶壁薄弱处裂开,软组织嵌顿疝出。多由于在外力作用下,眶压突然增高,导致眶壁最薄弱处爆裂,骨折多位于眶底的眶下管、筛骨纸样板处。爆裂性眼眶壁骨折多于运动、打斗或车祸事故中发生。

1.临床表现

(1)外伤后即可有眼睑淤血、水肿、皮下气肿,以及眼球突出、复视等表现;而后出现典型的临床症状,如眼球内陷、眼球运动障碍等。

(2)眼球内陷,见于眶底和眶内壁骨折。多在外伤10天后发生,轻者眼球突出度较健侧低2～3mm,重者可达5～6mm,睑裂变小;因眶下部脂肪、下斜肌、下直肌、眼球悬韧带等软组织疝入上颌窦,可导致眼球向下移位,重者脱入筛窦或上颌窦;若眶下神经管骨折伤及眶下神经,则伤侧颧面部感觉异常。

(3)眼球运动障碍,眼球向上运动不足为常见,偶有下转受限,出现复视症状。

(4)可有眼球破裂伤、视神经管骨折,导致视功能严重障碍,甚至完全丧失。

2.诊断

(1)根据明确的眼和颅脑部外伤史,爆裂性眶壁骨折典型的临床表现,可以诊断。

(2)眼部X线和CT检查的阳性结果有助于诊断。

(3)视觉诱发电位(VEP)可以了解视神经功能损伤情况。

3.治疗方法

(1)伤后早期应用糖皮质激素,可减轻水肿和组织粘连,如泼尼松口服60mg/d,每晨1次,应注意逐渐减量。同时应用抗菌药物防止感染。

(2)水肿消退后,若眼球内陷和眼球运动障碍较轻者,可以观察;若眼球内陷和眼球运动障碍重者,考虑及早行眶壁修复手术。

(3)有视神经管明显骨折者,可行视神经管减压术。

(4)伴有颅脑外伤者,请神经外科会诊。

4.治疗目标

减轻眼眶组织的水肿和粘连,修复骨折,保持眼眶的完整性。

四、眶内异物

外伤导致异物进入并停留在眼眶内,成为眶内异物。眼眶周围有骨壁保护,因此眶内异物多从前方进入,也可以进入眼球后再度穿透球壁进入眼眶。常合并眼球的穿通伤。异物种类以金属最为多见,其次为植物性异物。眶内异物对眼部损伤的作用机制包括机械性损伤、异物反应、继发感染以及化学性损伤等。任何眼部或眶部外伤,都应该高度重视和怀疑眶内异物的可能,以免贻误治疗。

1. 临床表现

(1)机械性损伤:异物切割软组织,引起组织出血、水肿以及各种相应的结构和功能障碍;当眼球同时受累时,有眼球穿通伤性表现。

(2)异物性反应:任何异物均可引起受损组织异物性反应,最终被纤维组织包裹。眶内某些部位的异物性包裹可以导致继发性功能障碍,如眼外肌瘢痕粘连,眼球运动障碍,视神经受压引起视神经萎缩。

(3)细菌感染:以植物性异物伤多见,可引起眶蜂窝组织炎,眶脓肿,脓肿破溃,多形成瘘管,经常有脓性分泌物排出。

(4)化学性损伤:尤以铜、铁等金属性异物多见。铜性异物常引起无菌性化脓性反应,周围组织发生坏死;铁性异物,周围软组织常有铁锈沉着,少有功能障碍。

2. 诊断

(1)根据明确的眼眶部外伤史,眼睑皮肤和眼球壁的穿通伤痕,眶内异物所引起的一系列症状和体征,可以诊断。

(2)眼部 B 型超声扫描、CT、MRI 和 X 线等检查所显示的眶内阳性结果有助于诊断。

3. 治疗方法

(1)冲洗伤口,应用大量抗菌药物治疗,积极预防感染。

(2)植物性异物原则上应手术取出,并行瘘管切除。

(3)对于金属性异物,应视异物性质和部位决定是否手术取出。如邻近眶前部磁性金属性异物,可手术吸出;邻近视神经较大异物,因纤维组织收缩,影响到视神经血供,可外侧开眶取出;铜性异物常可引起化脓性炎症,通常需要手术取出。

(4)其他眶内非刺激性异物,如塑料、玻璃等,一般不必手术取出。

4. 治疗目标

根据异物性质和部位决定是否手术取出,进行积极的抗炎治疗。

第四节　化学性眼外伤

一、眼部酸性烧伤

酸性烧伤是指酸性化学物质接触眼部所致的化学伤。致伤物质的浓度、剂量、作用方式、与眼部接触面积、时间以及温度、压力等情况不同，其对眼部组织损害程度也不同。酸性化学物质基本上是水溶性的，可使组织蛋白发生凝固。当其浓度低时，对眼部仅有刺激作用。当其浓度高时，可使组织蛋白发生凝固性坏死，在结膜和角膜表面形成焦痂，可减缓酸性物质继续向深部组织扩散，因此组织损伤比碱性烧伤为轻。

1. 临床表现

（1）轻度：

1）多由于弱酸引起。

2）眼睑结膜轻度充血水肿，角膜上皮点状脱落或水肿；修复后水肿消退，上皮修复，不留瘢痕。

3）无明显并发症，视力多无影响。

（2）中度：

1）由强酸引起。

2）眼睑皮肤可起水疱或糜烂。

3）结膜水肿，出现小片缺血坏死。

4）角膜明显混浊水肿，上皮层完全脱落，或形成白色凝固层。愈合后可遗留角膜斑翳，影响视力。

5）可伴有虹膜睫状体炎。

（3）重度：

1）眼睑皮肤肌肉出现溃疡。

2）结膜广泛性缺血性坏死。

3）角膜全层混浊，甚至穿孔。

4）巩膜坏死。

5）有时引起眼球萎缩。

2. 诊断

根据明确的眼部酸烧伤史，眼睑皮肤和眼球的临床表现，可以诊断。

3. 治疗方法

（1）急救处理争分夺秒，彻底冲洗眼部是处理眼部酸烧伤最重要的一步。可用自来水或生理盐水冲，冲洗时间不少于 15 分钟。

（2）应用抗菌药物，积极控制感染。

（3）结膜下注射 5% 磺胺嘧啶钠 1～2mL。

（4）早期应用糖皮质激素，抑制炎症反应和新生血管的形成。

（5）滴用自家血清。

（6）应用胶原酶抑制剂防止角膜穿孔，可点用 2.5％～5％半胱氨酸滴眼液或 10％枸橼酸钠滴眼液，也可口服四环素等药物。

（7）如发生虹膜睫状体炎，可给予滴用 1％阿托品滴眼液。

（8）切除坏死组织，防止睑球粘连；若角膜溶解变薄，可行角膜板层移植术。

（9）晚期针对出现的并发症进行相应的治疗，如行睑部整形术、穿透性角膜移植术等手术治疗。

4.治疗目标

进行现场急救和后续治疗，尽量保持眼部组织的完整性和功能。

二、眼部碱性烧伤

碱性烧伤是指碱性物质接触眼部所导致的一种化学烧伤。视碱性物质的性质、浓度、剂量、作用方式、接触面积、时间以及温度、压力等情况的不同，对眼部组织损害程度亦不同。常见的碱性烧伤多由氢氧化钠、生石灰、氨水等引起。由于碱能够溶解脂肪和蛋白质，与组织接触后能很快渗透到深层组织和眼内，使细胞分解坏死。一般来说，碱性烧伤比酸性烧伤的后果严重。

1.临床表现

（1）轻度：

1）多由于稀释的弱碱引起。

2）眼睑结膜轻度充血水肿。

3）角膜上皮点状脱落或水肿；修复后水肿消退，上皮修复，不留瘢痕。

4）无明显并发症，视力多无影响。

（2）中度

1）由较稀的弱碱引起。

2）眼睑皮肤可起水疱或糜烂。

3）结膜水肿，出现小片缺血坏死。

4）角膜明显混浊水肿，上皮层完全脱落，或形成白色凝固层。烧伤愈合后可遗留角膜斑翳，影响视力。

5）常伴有较严重的虹膜睫状体炎。

（3）重度

1）多由强碱引起。

2）眼睑皮肤肌肉出现溃疡。

3）结膜广泛性缺血性坏死。

4）角膜全层混浊变白，溃疡形成，基质溶解，甚至穿孔，巩膜坏死等。

5）晚期愈合后，常有睑球粘连、假性翼状胬肉、角膜白斑、角巩膜葡萄肿、继发性青光眼、白内障,甚至眼球萎缩等发生。

2.诊断

根据明确的眼部碱烧伤史,眼睑皮肤和眼球由碱烧伤所产生的一系列临床表现,可以诊断。

3.治疗方法

(1)急救处理争分夺秒,彻底冲洗眼部是处理眼部碱性烧伤最重要的一步。可用自来水或生理盐水冲,冲洗时间不少于15分钟。

(2)应用抗菌药物,积极控制感染。

(3)应用维生素C,如结膜下注射维生素C 2mL,每日1~2次,也可口服或静脉点滴维生素C。

(4)早期应用糖皮质激素,抑制炎症反应和新生血管的形成。

(5)滴用自家血清。

(6)应用胶原酶抑制剂防止角膜穿孔,可滴用2.5%~5%半胱氨酸眼药水或10%枸橼酸钠眼药水,也可口服四环素等药物。

(7)如发生虹膜睫状体炎,滴用1%阿托品滴眼液。

(8)0.5%依地酸二钠(EDTA)滴眼,可促进钙质排出,可用于石灰烧伤的患者。

(9)切除坏死组织,防止睑球粘连;若角膜溶解变薄,可行角膜板层移植术。

(10)晚期针对出现的并发症进行相应的治疗,如行睑部整形术、睑球分离术、穿透性角膜移植术等手术治疗。

4.治疗目标

采取现场急救和后续治疗,尽量保持眼组织的完整和功能。

参考文献

[1]杨培增,范先群.眼科学[M].9版.北京:人民卫生出版社,2018.

[2]姚宝群,韩琪,颜华.临床实用青光眼防治手册[M].北京:科学出版社,2019.

[3]王桂初.精编眼科疾病诊疗学[M].长春:吉林科学技术出版社,2018.

[4]李玲.现代眼科疾病诊疗学[M].昆明:云南科技出版社,2018.

[5]何宏伟,等.疾病眼科诊断与治疗[M].北京:科学技术文献出版社,2017.

[6]吕天伟,等.现代眼科常见疾病诊疗[M].南昌:江西科学技术出版社,2019.

[7]邹海东.白内障[M].北京:中国医药科技出版社,2009.

[8]崔迎春,等.眼科检查与诊断治疗技巧[M].长春:吉林科学技术出版社,2018.

[9]张虹,杜蜀华.眼科疾病诊疗指南[M].3版.北京:科学出版社,2017.

[10]白玉星,张娟,刘杨.眼科疾病临床诊疗技术[M].北京:中国医药科技出版社,2017.

[11]张秀兰,王宁利.图解青光眼手术操作与技巧[M].北京:人民卫生出版社,2016.

[12]韦瑞博.房角关闭及闭角型青光眼[M].北京:人民卫生出版社,2016.

[13]黄淑仁,张晓峰.眼底病诊断与治疗[M].3版.北京:人民卫生出版社,2016.

[14]邵毅,赵学英,刘毅.眼科疾病的治疗与研究[M].北京:中国科学技术出版社,2016.

[15]魏文斌,施玉英.眼科手术操作与技巧[M].北京:人民卫生出版社,2016.

[16]张海平,孟兴凯,刘艳阳.临床医学见习指导[M].北京:北京大学医学出版社,2016.

[17]徐亮,吴晓,魏文斌.同仁眼科手册[M].北京:科学出版社,2018.

[18]刘祖国.眼科学基础[M].3版.北京:人民卫生出版社,2018.

[19]黎晓新.视网膜血管性疾病[M].北京:人民卫生出版社,2017.

[20]葛坚,王宁利.眼科学[M].北京:人民卫生出版社,2015.

[21]黄厚斌.眼底荧光素血管造影学习精要[M].北京:人民军医出版社,2015.

[22]缪晚虹,张兴儒.实用中医眼科学[M].北京:中国中医药出版社,2015.

[23]魏世辉,钟敬祥.神经眼科速查手册[M].7版.北京:人民军医出版社,2015.

[24]李平余.青光眼防治[M].北京:金盾出版社,2015.

[25]唐维强.眼科入门系列眼科CT与MRI学习精要[M].北京:人民军医出版社,2015.

[26]苏莉.精编眼科疾病诊疗学[M].西安:西安交通大学出版社,2015.

[27]刘院斌.眼科基础及诊疗实践[M].西安:西安交通大学出版社,2015.